我读《金匮》

蒋明 著

人民卫生出版社
·北京·

图书在版编目（CIP）数据

我读《金匮》/ 蒋明著 . —北京：人民卫生出版
社，2020.9
ISBN 978-7-117-30203-6

Ⅰ.①我… Ⅱ.①蒋… Ⅲ.①《金匮要略方论》- 研
究 Ⅳ.①R222.39

中国版本图书馆 CIP 数据核字（2020）第 126473 号

人卫智网	www.ipmph.com	医学教育、学术、考试、健康，购书智慧智能综合服务平台
人卫官网	www.pmph.com	人卫官方资讯发布平台

我读《金匮》
Wo Du《Jingui》

著　　者：蒋　明
出版发行：人民卫生出版社（中继线 010-59780011）
地　　址：北京市朝阳区潘家园南里 19 号
邮　　编：100021
E - mail：pmph @ pmph.com
购书热线：010-59787592　010-59787584　010-65264830
印　　刷：保定市中画美凯印刷有限公司
经　　销：新华书店
开　　本：710×1000　1/16　印张：26　插页：2
字　　数：439 千字
版　　次：2020 年 9 月第 1 版
印　　次：2020 年 9 月第 1 次印刷
标准书号：ISBN 978-7-117-30203-6
定　　价：85.00 元
打击盗版举报电话：010-59787491　E-mail：WQ @ pmph.com
质量问题联系电话：010-59787234　E-mail：zhiliang @ pmph.com

著者简介

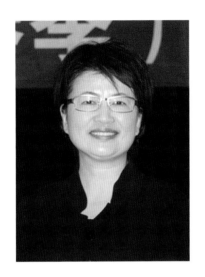

　　蒋明,1960年10月生,1982年毕业于南京中医药大学(中医学学士),后师从《金匮》专家张谷才教授、日本生物医学专家奥田拓道教授,攻读医学硕士、博士学位,现为香港浸会大学中医药学院首席讲师。

　　来港前为南京中医药大学教授,主要从事《金匮》研究与教学。来港后除"金匮"课程外,尚教授"伤寒论""内经""中国医学史""中西医学比较""方剂学"等。

　　学术上主张求真是学术的第一及最高原则,主张逻辑与方法的成立应处于学术观点之先,主张《伤寒杂病论》的研究要放置在张仲景学术个性与学术经历的背景下进行,主张张仲景对于《内经》是批判性地继承,主张《伤寒杂病论》的出现,是中医学由前(泛)专业性转为专业性的标志性事件,主张张仲景个人的最大贡献在诊断模式的建立,其模式是诊单一病、且处在首位,诊人则在诊病之次。

　　《我读〈金匮〉》是其研究《金匮》近40年的心血结晶。

自　序

　　30多年前,大学甫毕业,即进入《金匮要略》的教学研究工作。几十年来,自然地会有所累积。特别是因为医学院的研究学习经历,因为来香港后,教授其他专业课的经历、某种机缘而接触到人文学科的经历等,"横看成岭侧成峰",产生了新的理解角度,再来读《金匮》就有了些不同的感悟,于是想把自己的理解记录下来,参与对仲景学术的讨论,哪怕是供同道批判呢(西方哲学认为批判的意义是指出思想的限制)。这就是这本书的朴素起意。这起意随着自己学术观点的越加鲜明,变得愈加强烈,染恙莫名时,首先想到的就是这一未完成的心愿。

　　及至动笔落实,发现远不是记录下来那么简单。从动笔算起,已写了近十稿、十多年,观点、结构都调整了多次,包括文字也转变为对平易的自觉追求。总算完工了。

　　《我读〈金匮〉》本是暂拟名,感谢出版社,尤其编辑东枢老师,反复商量后,竟用成了它。于我,这算是遇上了伯乐般的幸运。因其使我有了表达的最大空间。

　　私以为,经典的现实意义,乃因当下的问题而存在。归纳"我读"的观点,要之有二:

　　一是学术上的。认为学术界对仲景思想存在误读,其中最严重的问题发生在"诊断什么"环节。而误读的原因,在当代,主要是因为预设的立场:刻意地以辨证理论与诊病抗衡,以致未能探讨"诊病"的意义,尤其是对治疗的指导性意义。其错在于未意识到"病"是客观存在,医学并无能力拒绝诊病。而"诊断什么"问题的发生,乃因错误地理解中西医的关系、诊断与治疗的关系,似乎诊病就一定会如西医学般地治疗,未意识到中医治疗是可以有不同选择的。

　　二是方法上的。认为对《金匮》的理解千余年来未见循序渐进,是因为尚未能建立起一套客观的共同持守的方法。这一重大任务虽不可能由本书建立完成,但已从强调自觉意识做起。表现为以求真(真的仲景之意)为宗旨。为保证观点客观,方法上强调以文本为依归(包括正反两面,包括仲景刻意强调与竟然忽略两类,且文本证据必须全书一致不相矛盾)。至于病例体会,尤其个别病例的体会只能作为理解的线索。因病例可以是扩大运用(异病同治)的结果。若仅病例(或以方测证方法)有效,没有文本支撑,不能作为仲景原意的确证。为将发散较远的个人观点区分清晰,特以"延伸问题"栏项标示。

苏东坡说过,"道之难见也甚于日"。求仲景的学术思想,尤其在文字之下的部分,亦深有此感。唯正因如此,私以为方法比观点更重要些。

蒋明于香港

2018 年 5 月 29 日

编写说明

　　《金匮要略》(后文简称为《金匮》)作为四大经典之一,意义不需多说。千百年来,有能力让中医人对此经典的学术研究维持着持续高涨的热情不变,这一现象本身已说明它的意义与价值。

　　但它的现实意义、它的不能退出,却是因当今的不足而存在的。《金匮》以独立的专业课而非节录在相关学科里、以原文而非译文而出现,都提示相关学科的不足,不是在具体枝节,而是事涉医学理念。因此《金匮》等经典的现实意义,不仅是具体内容的,也是重大医学理论的。

　　也就是说,经典的意义,不仅是知识的,更是方法论的。

　　而解读未停的现象也说明,精髓尚未捕获。

　　阅读者,不管有无自觉意识,在理解前必已有阅读心态与理解角度存在。这与阅读者的个人性格、学术经历乃至背景文化等诸多因素有关。避不开,也藏不住。

　　目前对《金匮》的解读,以一种心态、两个角度为主体。

　　这一种心态用一个词可概括:"医圣",远不仅是尊敬,而是膜拜。于是张仲景在其书中所述的每一句话都是经典,都远高明于今人。包括其矛盾之处。比如书中的篇章,既有独病成篇者,也有多病共篇者。全书由篇章构成,篇章结构是一本书最重要的脉络。那么这两种不同的篇章结构,哪种是张仲景推崇的,哪种是其不得已而为之的呢? 膜拜心态下,全是正面的评价,没有中肯的分析。那么,《金匮》主要在讲述内科病,《中医内科学》的篇章全是独病式的,《中医内科学》的这一批判性继承,是否背离了《金匮》的学术思想呢? 没有清晰的回答。这种心态下,使张仲景的困扰、张仲景的无奈、张仲景的遗憾全都不复存在。而因这一面的缺失,那一面张仲景的特色、他的得意之处、他所倡导的与批判的,也就因缺乏对比而无法突出,甚至湮没。

　　所谓两个角度,一是之前占绝对主导地位的辨证论治说。这个问题前因后果很复杂,简单地说,这个角度有硬伤。以第一篇的治未病(既病防传)问题为例,这是被张仲景放置在全书首篇首条、推崇为上工的理论。张仲景当然是上工,之后各病的治疗中一定不乏这样的治未病行为。但因辨证论治角度"有是证,方可用是药"的理解限制,使此条之后的任何一条,都未能读出其是在治未病。在这一角度下,张仲景被矮化成了中工、下工。

或许正是对此主流解读立场的否定,方证学说近年甚热。方证学说修补了证理论的不足,但另一方面也要看到,方证解读角度使张仲景的意义沦为只因一个个孤立的方剂而存在,放弃了对张仲景诊疗理论的追问,使张仲景从有理论建树的医学家沦为只有医治经验的临床医生,医学蜕变成医术,张仲景被这样的理解丢弃了学术思想的灵魂,这同样是严重矮化张仲景的行为。

以上说明,对《金匮》的解读远未完成。

千百年来,《金匮》的注释虽已海样积累,原著却并未因此而逐渐清晰明白起来,甚至,若隐去这些解读文献的年代,都不能凭借其认识的清晰度,而推知出其著述时间的先后,就是说,从性质上看,这些解读是未能递进的。

这说明,不仅解读是未让人满意的,作为解读的方法也有问题。若方法是值得信赖的、经过推敲的,认识没有道理不循序渐进。

尼采说过,"要给一个民族定性,与其看它有些什么伟大人物,不如看它是以什么方式认定和推尊这些伟大人物的"(《希腊悲剧时代的哲学》)。相信正是文化或者说文化里的方法论原故,《金匮》的注书虽多,但在方法上,都未能注意将解释者自己与张仲景做区分,不自觉地即以张仲景代言人自居,这就有了共同的问题。阅读者个人意见虽无法避免,但必须是有自觉意识的、有方法有原则规范的。从过往情况来看,这一问题处理得很不严肃,各种主观想法都可无限制地掺杂进来,无需证实与排除。张仲景因之而被涂抹,异化为赵钱孙李。

这至少是解读未能步入上升轨道、未能步步为营层层推进的一个重要原因。

为此,本书立下宏愿:求真实的张仲景,求张仲景的诊治思路。

如何求真实的张仲景?将张仲景定位于人(而不是神),从张仲景的学术个性,学术建树的始创性、奠基性、个人性,对待临床观察(疾病表现)、医疗经验、与机理思辨这三类不同真实度内容的态度等,依托文本,条分缕析。

在基于求真的原则之下,既求解张仲景在具体疾病层面的诊治思路,并探讨在具体疾病之上、临床医学层面方法论意义的诊断思路,是本书的目的。

本书主要内容:为了使解读尽量符合仲景的意思,在进入原文的解读之前,需要对阅读心态、解读方法等问题,做尽可能详尽的设定,这构成本书的上半部。下半部则是在此基础上的原文解读。即本书分作上下两部。

上部论述阅读中需注意的若干问题。分别从"阅读方法""人物个性""临症思路"及"与《内经》关系"四个方面作阐述。秉持张仲景是人,张仲景的学术是人所创立的学说之立场,探讨了长期以来未被重视的阅读心态问题;学术的奠基性、始创性、个人性这三大特点对学术的影响;临床观察、医疗经验、机理思辨这三类属性的内容真实度不同;及异病同治现象与异病同治观的差异问题等。分析书中存在的逻辑矛盾之处,提出有些内容是张仲景想要做并做到的,有些则是其限于条件,不得已暂做如此处理者。

提出应从张仲景的所长之处总结其学术思想,并不忘结合其学术个性等观点,阐述了发现其所长之处的方法,分析了造成其所长与不足之处的原因。

鉴于张仲景在自序中有"撰用《素问》《九卷》(即《灵枢》)……"之语,撰用即选用,选用是批判性继承,张仲景继承了《内经》的什么、又批判了《内经》的什么,在上卷的"与《内经》关系"部分,从方法论与诊断思路两方面做了论述。

上部的另一重点是张仲景的"临症思路"的论述。临症思路即诊治思路,是兼具理论与应用两方面的重大问题。治疗有赖诊断,诊断处于治疗之先。"诊断什么"的问题又较"如何诊断"重大,因后者只是技术方法,前者却涉及方针原则。通行的认识是诊断"证",这是反常识的。因患病无非是病(如无 SARS 病毒即无 SARS 病,SARS 病自有其自身规律)与人(不同的人在相同的病时可性质不同)两个规律的作用,"证"的异病同治性,使"病"的意义被抹杀,这不符合常识。张仲景的临症思路需从病与人这二者的孰主孰次及二者关系探讨,且需从其所长处探讨。基于"证"所作的原文解读因未必符合仲景原意,都需重新审视。

下部是原文部分。首先,原文的解读立场有重大调整,即变通行的辨证论治角度,而为"诊"与"治"二者的归纳,以求尽量贴近仲景原意。诊断意识是医学专业训练的一大任务,但中医人尤其是中医学生的诊断意识普遍薄弱,"诊断什么"的思路更是模糊。

另设"延伸问题"栏,以问题的形式,对一些必要的问题做深度剖析。从问题的认定、分析问题的方法到观点与结论(包括尚不宜过度结论之论),定位在自己的原创,多属首创。比如《金匮》有着《伤寒论》中所没有的文体:引用,归纳总结引用所发生的领域(相较于治疗,较多出现在理论阐释部分),分析需要做引用的原因,以作为了解判断张仲景其人及其学术个性的重要线索。

对原文的阐述详略不等。凡原文内容含义未明,不能排除有脱漏讹误等情况存在,又欠缺可作参照的版本作解读者;或原文的知识点已被更新,如许多疾病的预后推测,其预测多基于脉象而作,而预测的疾病许多尚在症状层次,内含诸多不同疾病规律的病种,预后其实参差不齐,于当今已有很大更新等等,则不作详述,或竟删削。附方部分一概未予载入。

相较于目前一些解读《金匮》的书,这本书的特点有:

心态:在主观意识上,自觉保持学术平等的心态。设法理解它而不是膜拜它。

原则:清晰区分"张说"与"我说",且"我说"必须立足于"张说"。力求作到三戒:一戒预设立场。针对的现状是,辨证论治理论、方证学说理论的立场天下。这二者都不可以作为解读仲景著作的预设立场。其实读原著而非译成的现代文,正是为了避免一切已有的预设立场,因"译"的行为很难不带观点立场。二戒粉饰贴"金"。针对的现状是阅读心态的问题。业内普遍将原文的所有内容都作为张仲景的学术主张看待,忽视张仲景也有不得已,也有条件所限,也有困惑。三戒不知扮知。针对的现状是,如一些书为每一条原文设有固定栏目,将这些栏目的体例齐全放在首位,使无论知与不知,知多与知少,深有认识与强行解释,都以同样的态度解说,且不做说明。

内容:《金匮》的诊治思路。包括具体每病的及总思路的。

《伤寒杂病论》全书一致、且首当其冲的诊断目标是什么? 病。

什么病? 单一病(彼时的)。

所谓单一病,指每病所含疾病自身规律(而非人的生命规律)尽可能单一者。

而所谓病规律,指由客观因素决定的、使疾病在病因、病理、病程、病势、演变、预后等疾病各有关义项上的必然性。病规律是自然规律的一种。

所含疾病规律单一者,如肺痨、蛔虫病。不单一者,如咳嗽、水肿,因内含多个疾病规律,谓之类病。

当然,随认识手段(技术)的改善,是否单一病,是一个处在不断变动中的判断,既往认为的单一病,有可能随认识进步,而发现包含的规律并不单一,但那属于具体知识,这里说的是思路。

在单一与非单一性这两类病中,仲景的诊断思路,其首诊的,是单一病。并且,因为之前的《内经》等尚未建立起这一诊断思路,我倾向认为应是仲景首创的,如凡咳嗽为主症者《内经》皆谓之咳嗽病,因其只有咳嗽病,而《金匮》则有肺痿、肺痈等。

并且,因仲景将这一思路推及书中每病,说明这一思路已形成为一种诊断模式,这是重大的诊断理论。

与病规律相对的,是人体生命规律。在仲景处,诊人,处在诊病之后的序位。因为客观上只能如此。

诊病与诊人,即是当今谓之辨证的内容。

张仲景诊的是单一性病,但在具体的病上,因为受限于诊断技术,完成度不一,或者说单一性程度不同。使有受限于诊断条件的不得已存在,比如书中的咳嗽病、黄疸病、腹满病等。但无论其完成度如何,他的这一思路都会在场,都会有痕迹。比如肠痈与蛔虫病都以腹痛为主症,但都独立成章了,心痛病、腹满病、寒疝病是除去肠痈与蛔虫病后的存在,正如书中的咳嗽是除去肺痿、肺痈病后的存在。有意识地观察仲景的这一诊断思路,将有助于更好地理解仲景原著。

一直以来,对仲景书中文字所载的知识继承较好,而关于其思路尤其是诊断思路的部分,只有辨证论治一个解读立场。其利,在于最大可能地保存了中医学的原状,而其弊,近年方证学说的兴起,已从侧面给出了回答。有鉴于此,故下篇部分即以单一性病为观察目标,视其于各病中对这一诊断思路的执行情况,并分析各种情况的形成原因。

总结书中单一病的诊断凭据:

一是病因。这可以是最确凿的诊断依据。比如蛔虫病的蛔虫、肺痨的痨虫。

但《金匮》全书做到这种专指性的病因,只有蛔虫病。更多的还是传统的认识,尤其强调的是外感病邪。它们在诊单一病时意义何在?

一方面,外感病邪与蛔虫、疟邪、痨虫等不同,所指非常复杂。主要指的是身体对邪的反应,但此反应既可以是身体的原因,比如迁居某地的水土不服,因只发生于部分人,故知主因在人;也可以是气候变化的原因,变化太激,超过一部分人的适应能力,主因仍在人;还可以是烈性病原微生物即戾气为病,主因在外邪。因为判断基于的是病人的身体状态,所以与其说是病因,或者作为病性可能更合适些。在不能清楚分辨传统病因含义所指的情况下,很难依据其确诊一个单一性病。

但另一方面,当其范围能够缩小,因素相对集中些时,说明已能有所排除,是认识上有所推进的表现。比如《金匮》对血痹病,述其病因几乎无所不包,或者说什么都不能排除。但奔豚气病有"皆从惊发得之""皆从惊恐得之"。在全书甚少直指情志因素的情况下,此病于同一条中连着强调了两次,当然是有辅助诊断意义的。比如一些单一病发病与情志刺激有关,这就排除了有类似临床表现但与情志病因无关的单一病。只是需要做病因与诱因的区分。

在一个大的流行病中,身体对病邪出现"长幼率相类似"性的反应,体现的只能是致病因素的性质。

二是临床表现。有些病的临床表现非常独特,辨识度强,若其并能仅见于某病,则诊断价值也几乎一锤定音,如肺痈病溃脓期的痰。中医学的病名概念绝大多数是从临床表现定义的,这样的主症就可以作病的诊断使用。

张仲景并不是对所有病都从概念述起,"不说"发生在广泛知晓,不必说的场合。不必说的原因有二,一是病名如咳嗽、呕吐这样的症状时,二是病名如伤寒这类《内经》中已多有阐述,众所周知时。是其书写惯例。

不但是主症有此价值,伴随症状也有辅助诊断的作用,比如肠痈,主症腹痛外,并有发热伴随:"时时发热,自汗出,复恶寒。"之外,仲景还特别善于利用排除法以诊断。所利用的是正常情况,如无热、无寒、不渴、自能饮食、小便自利等。但其不是将人体所有的正常处都历数一遍,而是有所取舍,当然是因为正常里带有对某些病的鉴别诊断价值。而不是所有的病都以同样的局部正常作为观照,则是因为所病不同之故,即决定何处的正常有诊断与鉴别诊断价值的因素,乃是所病。

三是病变过程。内容可包括以下三项:

①疾病演变过程中的内容。如果疾病所含的自身规律足够单一,则几乎每一个病的病变过程都是独特的,如肺系疾病只有肺痈呈现表证期、酿脓期、溃脓期过程。

②病变过程所需的大约时间。如"病疟以月一日发,当以十五日愈"。具体时间每病有异,或更准确地说,不可能每病相同,故可利用以诊断。

③转归或预后。如疟病不愈,转为疟母,黄疸不愈,转为黑疸。

传统手段下,急性病时的病变过程,因更易被观察,对诊断的意义要更高些。故中医学于外感热性病建树最丰,伤寒与温病学构成了中医学两大重要学科。

四是分类。分类亦是诊断问题。每病分类不同,因每病规律不同。在属单一疾病规律的病时,这样的病其分类能较具独特性,即能较充分地反映该病规律。通常这时的分类反映的其实是疾病的过程。如肺痈病的表证期、酿脓期、溃脓期分类。广有影响的以"六经钤百病",即百病皆以六经分证的观点,一定不是仲景的意思。

分类不能被病变过程取代的,是其中属人规律占主导地位的那一类。如虚劳病。

单一病中,若病人显现的病规律不够典型,则需充分考虑是病人个体因素的影响。人因素的这部分若亦能显现出某种规律,就也能在分类中占一席之地(如疟病的牝疟)。否则将只在具体治疗时作为一个局部存在(如肠痈病薏苡附子败酱散条的"身无热,脉数")。

即是说,于分类部分,也能较集中地看到仲景诊断思路里诊"人"这一义项。

五,其它。

至于病机、病位、病性等,意义不一。

在单一病时,病机、病位、病性揭示的是对该病更细处的认识,相仿于西医学对疾病更进一步,是从组织、细胞,乃至基因的方法,中医学则是从脏腑、八纲、气血津液的角度再推进一步。如对肺痈病病理的认识是"热之所过,血为之凝滞"(《金匮·肺痈》),其"进一步"体现在对治疗的指导性非常强,能高度控制(指定)方剂的选择。

而当属类病(非单一病)时,因病名只是一个症状或体征,什么也未能揭示,诊断只能下放到次一级的"分类",使其以分类的身份,起"代使病权"的作用。如咳嗽病的外感与内伤,水肿病的阴水、阳水,黄疸病的阴黄、阳黄等。

如果说单一病时分类亦用病机、病位、病性,但它是尽量地突出重点,尽量排除,尽量少;而类病时分类所用的病机、病位、病性,则是旨在尽量地全面覆盖,尽量收纳,一个都不能少。

缺乏"病"指导(规约)的病机,对诊断疾病的意义较弱:痰热咳嗽病人不是依据疼痛的特点或舌紫等判断为瘀,再进而可诊断为肺痈,而是相反,是由肺痈的诊断而后断其病机是痰瘀热。它如中风病风火痰瘀的判断等都属此类情况。

关于病位,中医学主要是脏腑定位,但因中医学的脏腑不受器官限制,使在依据其诊断单一病时较弱。当然,情况复杂,如"五脏六腑皆令人咳,非独肺也"(《素问·咳论》),因"五脏六腑皆令人呕,非独胃也"之类不能成立——虽然呕吐都可解释为胃不和降,却并不等于凡呕吐皆有胃病存在,而咳嗽病却总脱离不了肺,肺这个病位,于单一病的诊断中在一定程度上有辅助作用。

而虚证类、实证类、寒证类、热证类,甚至阴证类、阳证类等,这些证都包括了人的身体状态因素,不完全是病规律的反映。它的正面意义是,总有一些病,是一时难以诊断的,比如一些常见病的不典型者(所谓"疑"),或是一些新出现尚未认识的疾病,这时对人身体状态的脏腑八纲等性质判定,至少对参与疾病的人因素这一部分能有所诊断。即便是以病邪为主导因素的外感病，因中医学不是直接对着病原微生物针对性打击的治疗方法，这种诊断也能有其指导意义。

但无可否认，类病时以病机、病位、病性"代使病权"的诊断是不到位的，对治疗也指导不力，控制不到。比如胃脘痛，即便是最常见的寒邪客胃，不同的《中医内科学》教材中所给的主治方就存在出入。

在张仲景，正是因其诊断思路主张的不是类病，当其不得已只能以类病的形式出现时，会在分类上表达出他的不妥协。这就是尽可能地寻求突出重点。如痰饮病，当时的主流学术是五脏饮分类法（因是主流学术，故不是引述），但仲景未取此法，而是以四饮分类法为主法（以此法统率治疗），即便此法尚影响不大（故需引"师曰"），且未完善（如支饮内容很不单一），只是因四饮法较五脏饮法更能突出饮病的重点。正是因为张仲景在类病上也表现出其思路不一样，故使也有探讨必要。

以上诸项对诊断单一病的意义，有"专指"与"缩小指（缩小诊断范围）"两种情况。前者是一锤定音性的，后者则是辅助性的。而若病名是一个临床表现，一般而言，都属排除单一病或单一病倾向的病之后的诊断。如咳嗽病是排除肺痈等病、小便不利病是排除水气病、淋病之后的诊断等。

如此，本书的下半部分，将对篇中疾病诊断部分的内容，从病因（专指？缩小指？）、临床表现（主症、伴随症、以排除为目的的正常局部）、病变过程（演变内容、演变时间、转归、预后）、分类（病规律类、人规律类）、其它（病机病位病性于单一病时的专指、于非单一病时的缩小指）诸方面，以归纳分析的方式阐述。

目 录

上部　导读十论

下部 各论

臟腑經絡先後病脈證第一

痓濕暍病脈證治第二

瘧病脈證並治第四

中風歷節病脈證並治第五

血痹虚劳病脈證並治第六

肺痿肺癰咳嗽上氣病脈證治第七

上部　导读十论

设上部导论，是因为有必要先谈谈在原文阅读的原则与方法上需要注意的几个重要问题。

医学技术是客观的。可是同一本《金匮》，不同的人读，不但读到的思想是不一样的，其知识竟也被读出了许多不同来。这固然有书本身确实存在不同解释空间的原因：包括文字传抄版本的缘故，写作风格的影响，如张仲景不太对话题作"为什么"的解释；写作语境中省略的存在，如对目标读者专业层次的设定导致的省略；乃至对所述事物的认识尚有待更清晰的缘故，如胃痛在任何时代都是极常见病，但书中未予专篇论述，与胃痛极相似的"心痛"所指与胃或是心的关系不清等，虽如此，但由于在阅读者处这些来自于原著的原因是共同的，意味着对原著理解的不同，更主要的原因在于阅读者。

《金匮》各注本的作者首先必须是阅读者，且是深度阅读者。清·尤在泾在《金匮要略心典》自序中，曾归纳《金匮》各注本之失："性高明者，泛骛远引，以曲逞其说，而其失则为浮；守矩者，寻行数墨，而畏尽其辞，而其失则为隘。是隘与浮者，虽所趣不同，而其失则一也。"从下文"余……务求当于古人之心而后已"可知，尤在泾所认为隘与浮的共同之"失"，都是指不符仲景原意。但在《心典》之后，注本之间仍未形成逐渐明了的递进关系，而这种现象也普遍出现在中医学其他所有经典著作的解释中，说明问题不仅在具体内容的理解，而是在更基础层面的阅读方法上，有原则亟待规范。

此外，长期以来，对仲景"诊断什么"的问题存在严重误读，并且，有些重要问题尚从未涉及，如张仲景的学术个性及对其学术行为的影响；《伤寒杂病论》在学术思想与学术方法上，继承了《内经》的什么、又批判了什么等，因为这些问题重大，严重影响解读的立场，也有必要先予分析。

不过，意识到问题与解决问题并不等同。尤其，阅读原则与方法的问题处在方法论范畴，深受背景文化的影响，于不自觉中，我很可能也犯有自己所指出的错误。我深知自身能力的限制及问题的复杂，若拙著能起到一个引起话题的作用，亦于愿足矣。

阅读方法篇

（论1～论5）

论 1

三层阅读

读《金匮》,从最初阅读它的文字到它用文字所表达的医学内容(此时的阅读作为阅读的第一层次);在此基础上,从对全书内容的把握中,提炼作者的学术思想。学术思想是体系化了的学术观点,也就是系统性的学术理论。这大概可以算作是阅读的第二层次。而凭着对作者具体内容与整体思路的把握,又试着可将阅读推向到一个更深的境界:读无字之处、无可读之处。即读作者为何在此处此时沉默?这个境界层次(第三层次)的阅读,应该算是研读了,即研究性的阅读。至于一目十行的浏览,它不在精读的范围里。

1.1 什么是《金匮》

《金匮》是《金匮要略方论》的简称,亦更常简称为《金匮要略》,都是同一本书的书名。

这本书的内容,讲述的是杂病的诊断与治疗。那么什么是杂病?"杂病"的由来与这本书最初的名称有关。它的前身源自《伤寒杂病论》。《伤寒杂病论》是汉代张机(字仲景)的著作。书中讲述了当时医学界所认识到的疾病的诊断与治疗。他把这些疾病分为伤寒病与杂病两大部分。因为此书写成的时候正好是东汉末年的战乱时期,所以不久就散失了。后来在历史的流传过程中,就被分成了伤寒与杂病两本书。伤寒部分即是现今的《伤寒论》,而杂病部分即是现今的《金匮》。

杂病的意思是,把伤寒病分立出去之后,其余所有疾病的统称。即把非伤寒病统称之为杂病。这是由于非伤寒病是除伤寒之外的多种疾病的总括,病种芜杂的缘故。"杂",《说文》解释为"五彩相合",后用于形容多种多样的,不单纯的。在《金匮》一书中所讨论的杂病,按今天的分类方法,主要以内科病为主,其次是妇科(包括经带胎产)病,另外也有少量外科病的内容,其具体病种有数十个之多。

或许会问,为什么把疾病分为伤寒病与非伤寒病(即杂病),即独把伤寒病从一切病中分立出去呢？可以从张仲景所面对的局面进行推测。其原因应该主要有二：一是该病的高死亡率，二是高发病人数。这两点都可通过张仲景的《伤寒杂病论》自序进行推算："余宗族数多，向余二百，建安纪年以来，犹未十稔，其死亡者三分有二，伤寒十居其七。"那么，如果其家族中原有人口基数是210人，10年里有2/3的人死亡即为140人，这其中有70%即98人是死于伤寒病。将这一数据作为一个参考，可以想象得到当时全社会伤寒病的流行情况。该病的高发病率与高危害性，使医家必然会对其产生高度的警觉，所以要将伤寒病从一切病中单列出来予以强调，以示重视，这是可以理解的。当然，短时期内大量地遭遇同一个疾病，使医学对该病的认识深度、累积的治疗经验都会迅速提升，使伤寒一病内容独丰，能占全书一半。

那么杂病部分为什么又叫作《金匮要略方论》？或者说"金匮要略方论"是什么意思呢？一般认为，《伤寒杂病论》成书不久就散落不见了，尤其是其中的杂病部分。直到北宋年间，有一位名叫王洙的翰林学士，某日，他在翰林院的蛀蚀旧书中找到一本名为《金匮玉函要略方》的书。这本《金匮玉函要略方》竟是失传已久的《伤寒杂病论》，虽然内容不全，也不知是谁把书名改成这样，但都不影响这次发现的重大意义，因书中记载的杂病部分尚属失传后的首次曝光！可以想象，在这里，杂病部分的得传是占尽了人和因素的，我们怎样庆幸都不过分。因为这个翰林学士竟然未将这本残旧的书籍弃之不顾！毕竟王洙不是一个受过专业训练的中医，而《伤寒杂病论》又于成书不久即告散失，仅于一些医学书中有所提及，史书上并未见载，所以王洙是有极大可能并不知道这本书的。那一刻杂病部分的存亡真是全系在王洙的一念之间。

被抄录记载的《金匮玉函要略方》流传到一些文人医者的手中，发现于临床非常实用，但其编排的体例却不太方便使用。于是国家召集大臣孙奇、林亿等人对其进行校订整理。大臣们因之前已先行校定了《伤寒论》一书的单行本，故弃除该部，而仅保留杂病部分，调整体例，附录以散在于其他书中之相关内容，以《金匮要略方论》冠名之。

"方论"是两个并列的名词，意思是有方有论。现在所能见到的《伤寒杂病论》之前的中医学的书，或侧重"论"，如《内经》；或侧重"本草"或"方"，如《神农本草经》《五十二病方》等。论是理论，方与本草是治疗。中医学的理论发源大致有两端：一是借助于哲学的内容，推理演绎思辨而得；一是由临床经验总结上升而成。其中中医基础理论的体系结构是以前者为主体构建的；生理病理机理的解释也是以前者的方式为主。这样在理论与临床对接时，虽不至是强行拼凑,但也确是某种程度的硬着陆式的,带有一定硬伤。《伤寒杂病论》有意识地向临床贴近,规避了这一问题。《伤寒杂病论》序中"撰用《素问》、《九卷》(即《灵枢》)、《八十一难》(即《难经》)……","撰用"即"选用",一个"选"字透露出《伤寒杂病论》与《内经》的关系是批判性地继承。其选入了什么、舍弃了什么?以什么为标准来决定选录或舍弃?虽惜于张仲景未予明说,但其在此留下了巨大的操作空间是一定的。其结果是,《伤寒杂病论》的理论能够较明确、具体、实用地指导医术(如方药)的"用",而不是一些泛泛的方向性的大方针、大原则。方与论的一体化的实现,是一次医学上质的飞跃,类似于化学性质的变化,是中医学史上的大事件。这种性质的变化在中医学史上极其罕见。宋校正医书局的儒臣们,由《伤寒杂病论》之"论",《金匮玉函要略方》之"方",各取一字,作为此书代表性的特征,于书名中突显出来。

"金匮"的"匮"是柜子的意思,"匮"的这个意思后来用"柜"来表示。也就是说"匮"与"柜"是古今字的关系。"金匮"是指用金做的柜子。这个金有学者认为就是金子,更多的则认为是指金属(如铜)。个人观点倾向于前者。因历史上的金匮曾经是一个专有名词,意思是,那时的它并不是任何金属柜子的统称,而是专指用来收藏国家重要文书的器物,如皇帝的圣训、实录,调兵遣将的兵符等。其实是什么材质并不重要,中国历史上一直是农业国,冶金并不发达,任何金属柜子应该都非寻常之物,能装在这金柜之中的东西显然身份就更加尊贵。用作书名,是用来提示文献的内容重要。玉函,指玉做的匣子,与金匮并列,显示出把《伤寒杂病论》改名为《金匮玉函要略方》的无名氏对这本书的推崇。

"要略"是一个词,概要、主旨的意思。如果并无更全的版本,如何理解这里的不是全部,只是概要之说?有学者提出是表示节略本的意思。因当初王洙发现的《金匮玉函要略方》,是伤寒与杂病的合本,而伤寒部分经与其它版本的比对,发现内容不全(宋林亿等人《金匮要略方论·序》有"以其伤寒文多节略"之语),故称为节略本。略者,大要也。节略本即删去不重要的部分后形成的一个版本。但有所节略与节略本不是一个性质。前者可以是不得已而致的不能全,后者则一定是主动的胸有成竹的删繁就简。从唐孙思邈的"江南诸师,秘仲景要方不传"可知,当时仲景书的学术地位已经甚高,众人宝爱、膜拜犹恐不及,大概不会有人斗胆要对其进行删略。因删略即意味着批判。《金匮玉函要略方》中,伤寒论部分的不全,应该是无法获得全本的原因,而不是主动的删减。也就是说将其易名为《金匮玉函要略方》者,可能并不知这是一个不全的版本。故因是节略本而易名为"要略"说,于理不合。我的个人意见,当是书中所述病种未全的原因。即书中并未悉数讲述当时社会的所有疾病。最明显的如痿病,该病在《内经》中认识已有相当程度了,但《金匮》中却未见述。《伤寒杂病论》所载的病种与张仲景本人所经历的有密切关系,似乎他要以自己的亲见亲历对前人的书本所载作出验证后才能放心记述。大概因载病虽未全,但其思想可举一反三,故易名者谓之"要略"。

1.2 如何读《金匮》

《金匮》是公认的中医学经典著作之一。作为一本专业书,它能够直接指导临床,这是它的实用价值。同时,面对当今中医学内部各种学术观念的纷争,《金匮》的学术思想对昭示中医学的发展方向,亦具有指导性意义。所以,对于《金匮》的研读,如何仔细都不过分,如何体会都不多余,如何谙熟仍觉意犹未尽。但,怎样才能读得正确,读出滋味,甚至,读出它的言外之意、弦外之音呢?

1.2.1 逐条阅读

这是最基础的阅读,是阅读的开始,不可略过。不但是逐条,还必须是逐字逐句。此阶段的阅读可从文理与医理两个方面展开。

1.2.1.1 读内容字面含义

即从文字字面理解。文字处在正确阅读最基础的层面。文字理解错了,则一切在此基础上的展开全无正确的可能。而由于古代汉语与现代语言的含义发生变化的原因,由于汉语言一字多义的原因,由于作为普通词汇与作为专业术语(专业术语借助于普通词汇形成,但却另有严格规定的定义)之间存在着意思差别的原因,由于张仲景个人语言习惯的原因,由于张仲景所持方言的原因,及由于历史文献难免存在的文字上的衍脱倒讹错简等等情况,即便是最基本的文字阅读,要正确理解原文所传达的信息,也还是存在一些要注意的问题的。

1.2.1.1.1 普通词汇

阅读的内容是普通词汇时,要注意从古汉语的角度及对多义词的正确理解。各教材不乏因此而犯下错误,如历节病"脚肿如脱"的"脚",指的是小腿,而非现代汉语的脚。百合病"中病勿更服"的"更"不应解释作"更换",而是"更加、再"。

词是句子的最小功能单位，古汉语中以单音节的词（一个字即为一个词）为常见，虽如此，也存在双音节的词（两个字为一个词），甚至多音节词的情形，双音节及多音节词的含义不是逐字字意的相加。如胸痹病"胸痹缓急"的"缓急"是偏义复词，仅表"急"的意思，不是指时缓时急。

由于一些汉字较晚才被造出来，使其在普通词汇的运用上，与今天的语言习惯有差别。可以肯定的是，在汉代，"痰"这个字尚未被造出来。《金匮》"痰饮病"的"痰"应该是"淡"字，是经后人改动才变成的。不过，虽然"痰"这个字出现较晚，但病人咳嗽有痰这个症状在汉代却仍是有的，那么《金匮》在没有"痰"字的情况下，用什么来表达咳嗽所吐出的"痰"呢？是"浊唾涎沫"。稠痰叫浊唾、浊沫，或简称为"吐浊"；稀痰叫涎沫、涎吐；脓痰叫吐脓；与血相兼时叫"咳吐脓血"；日久正衰，无力与邪抗争，脓血痰以白色为主时叫"吐如米粥"；而有特别气味的则叫"浊唾腥臭"。

1.2.1.1.2 专业术语

专业术语与普通词汇的区别在于，专业术语有特别规定的含义，它与在作为普通词汇使用时，含义有所差别。

如恶寒与畏寒作为普通词汇都表示怕冷的感觉，但在作为中医学的专业术语时，恶寒仅用指表证时的怕冷，而畏寒则用指阳虚的怕冷。只是，恶寒作为专业术语的这个规定发生在张仲景之后，意味着张仲景著作中的恶寒是不受此专业术语含义限制的。《金匮》全书只见"恶寒"，寒战者曰"振寒"，而不见"畏寒"，意味着《金匮》的恶寒只是病人怕冷的记录，不等于已判断作表证。

困难的是，这种性质的古今词义差别于一般的辞典并无收载与反映。

因为文化的原因及一直以来在民间传承、非经院学术等的原因，中医学的专业术语颇不规范。表现为：有时同样的意思却以不同的术语表达，有时同一术语又表示不同的含义。如果说前者多以传承中因各人用语不统一而为典型（如肝气郁结、肝郁不舒、肝失疏泄、肝失条达、气机不畅等含义相同），于理解《金匮》尚无大碍的话，后者则因亦常出现在同一著述人（如张仲景）的笔下，而增加理解困难。

以术语"虚"为例，张仲景的笔下，既表示常规意义上的虚损之意，如"腹满病"的"按之不为虚，痛者为实"，也不乏罕见的其它所指。如在急性起病，后果又很严重时，有用"虚"表示易发易感人群的倾向：中风病谓其是"寒虚相搏"，胸痹病述其"所以然者，责其极虚也"。中风病以风火痰瘀为病理要素，胸痹以祛邪剂的栝蒌薤白剂为主方,性质都不属虚,"虚"字类似于"邪之所凑,其气必虚"之意。另外,"虚"亦会作普通词汇的"空无"意使用,如栀子豉汤证"胃中空虚"之"虚"、木防己汤条"虚者即愈"之"虚"等。

那么原文中的语言,什么时候是作为普通词汇,什么时候是作为医学专业术语呢?或者说如何分辨原文词汇的专业与非专业属性?一个较显著的特点是,作为医学专业术语,一般多出现在表示抽象意义的场合。如作为病名、病机词汇等。

1.2.1.1.3 注意张仲景的语言习惯

每一个人都会有属于自己特有的语言习惯,张仲景亦是如此。了解一个人的语言习惯,对于正确把握其语言的内容,和散发在这些内容里的学术思想无疑是重要的。而了解一个人的语言习惯,只有在充分了解这个人(这里是充分熟悉其著作内容、行文习惯)的基础上,方可总结、感悟。

如其用"身(体)疼痛"而非"恶寒"作为寒邪在表轻证的互辞。多用"少腹"表示包括小腹在内的整个下腹部,而不是像如今这般将少腹与小腹截然分开,各表一部分的下腹部。用"家"主要表示下列两种情况之一:一是病程久长,缠绵不愈时,如"失精家"。"失精家"语出虚劳病,病程久长自不待言;再是病程虽短暂,但却病势急重者,如湿病的"湿家"。因《金匮》湿病是新感外邪,湿邪在表的疾患,病程短暂,此处因是与寒邪合并为患,使病势较重,故曰"湿家"。用"如见鬼状"(见阳明病及热入血室中)表示热扰心神,神志不清,无法对话的狰狞状态;而用"如神灵所作""如有神灵者"(见百合病、脏躁病中)表示情绪失控,但神志清楚,能够沟通的温和状态等。

1.2.1.1.4 注意方言俗语

普遍认为,张仲景是河南南阳人。原著中亦见有一些河南方言,或是河南人特有的语言习惯。这些词语须按当地的方言俗语予以解读。

如五脏风寒积聚病有"如索不来"语,这是关于肝真脏脉的描述。多解为"脉象如绳索之悬空,轻飘游移,应手即去,不能复来"。但此关于"不来"的解释却很可能有误。因为除非心跳停止,否则脉动总还是要复来的。而如果是心跳停止了,对于预后的判断也就不必了。

据语言学家考证,"不来"是山西晋中、河北南部及河南南阳一带的方言。"不来"是固定的一个词,这个词形容的是一种运动状态,这一运动状态后来用

"摆"字来表述。之所以后来才用"摆"表述,是因为"摆"在唐以后才具有了表示这种运动状态的含义。而由于"摆"与"不来"之间在读音上存在关系,故提出"摆"是脱胎于"不来","不来"是"摆"的切音字。也就是说,肝气衰竭出现的肝真脏脉,判断的关键点是在"如索不来"的"索"上。是像索一般地摆动,无生命的柔和节制之象。

1.2.1.2 读内容医理

《金匮》是医学专著,其内容当然需要从医理的角度阅读推敲,医理无外诊断(包括病种、病证、病性、病势、病程等)与治疗两大类别。即便如"咳而上气,喉中水鸡声,射干麻黄汤主之"这样看似明显的,也还可以通过对此证的"喉中水鸡声"是痰鸣音还是哮鸣音? 如果是哮喘病,为何《金匮》是放在咳嗽病中讨论的? 如果是咳喘,它与小青龙汤证的鉴别点是什么等问题的探求,把内容的医理展布开来。

因为原文叙症简短,为加强理解,学界常用"以方测证"的方法。所谓以方测证,指由方剂的功效倒推方的主治。主治即是诊断问题,"以方测证"能成为中医学的专业术语,它的影响不可小觑。个人对这一方法的观点是,作为把握方的运用,以方测证法是可行的,包括它可能解出的经方的新用途、新主治。但若将其作为理解治疗机理的途径,并通过治疗机理倒推原文病证的机理,则一定要站在张仲景时代对药物功效认识的基础上。比如书中的葶苈大枣泻肺汤,主治"肺痈,喘不得卧""肺痈胸满胀,一身面目浮肿,鼻塞清涕出,不闻香臭酸辛,咳逆上气,喘鸣迫塞",今人因其治疗肺痈不力,而训"肺痈"为"肺壅",此以方测证,虽然从"用"的角度对读者负责,但却对仲景不够尊重,学术上不够严谨——为何仅将原文的此两条"肺痈"解为"肺壅"?

即是说,仲景其时对药物功效的认识,并不完全等同于当今,故不能简单以方测证。今人依据现认识,将仲景书中的"术",一时解作苍术,一时解作白术;将"芍药"一时解作白芍,一时解作赤芍;将"桂"一时解作桂枝,一时解作肉桂等,逻辑甚不合理。

有一些学术观点是隐藏在文字背后的。如"病咳逆,脉之何以知此为肺痈?"这句话表明,虽然病人以咳嗽为主症,咳嗽又是《金匮》的一个病种,但张仲景的临症思维却并未因此就直接进入咳嗽病的辨证论治系统里,而是先进行咳嗽病与肺痈病的诊断与鉴别诊断。且这句话透露出,对咳嗽病与肺痈病的关系,肺痈处在优先于咳嗽病的诊断与鉴别诊断位置上。

再推进一步,为何肺痈的诊断要优先于咳嗽? 二者的不同在于,肺痈是单一病理变化的病种(故能清晰展示出表证期、酿痈期、溃脓期这一演变规律),而咳嗽则是一个主症病种(非单一病),主症病种内包含着多个单一病种。如《金匮》的咳嗽病即至少包括了哮喘病。实是除却肺痈、肺痿之后的"咳嗽类杂病"。

因为学术思想的一致性,如果张仲景的这一临症思路在不同的疾病中反复出现,就可以理解为是张氏的学术思想。学术思想是系统化的理论,意义在于循此思路,当这个咳嗽病人,如果肺痈病的诊断不能成立时,可以举一反三地再进入与肺痿病、哮喘、肺癌、SARS 等单一病的诊断或鉴别,这些单一病仍处在优先于咳嗽病的诊断队列里。

到此地步时,其实已是下一个层次的阅读了。

1.2.1.3 学以致用问题

在如何学以致用的问题上,个人的观点是,可持"不约而同"原则。

所谓"不约",指方的施用者彼此间的未曾约定。经方沿用至今已近 2000年,因地域、朝代的跨度,使用者之间几乎只能是"不约"状态。"同"有三个含义,同样的方、治疗同样的病证、取得同样的疗效。不约而同显示出陌生医生间的"默契","默契"是因客观规律,其含义如 1+1,不约而同,都会等于 2 一般(当然真实程度或有性质的不同)。笔者认为,中医学的主体优势不是理念,也不是理论,而是经验。经验是否成熟,是否值得信任,高度依赖经验所重复的次数,即样本量。治疗总关乎机理,机理是客观规律,概率问题,"不约而同"的基数越大,疗效的可重复性越强,与疾病客观规律的相符度就越高。而真实性也就是科学性,故可据其指导临床运用。

具体操作是,可对某方古今所有临床文献(包括个案)进行归纳总结。文献数即是"不约"数,文献间诊治项目高度重叠("而同")的部分,即是该方的客观规律部分。

利用此方法,在注意方的相符度(加减药味控制越严格越好)基础上,我们惊奇地发现,无论是否阳黄,茵陈蒿汤竟无治疗肝后性黄疸有效的报道! 这一结果提示,茵陈蒿汤的运用指征除传统的阳黄外,还必须符合肝前或肝源性黄疸的诊断。后发现新版《中医内科学》(周仲瑛主编,中国中医药出版社 2007年第 2 版)为阳黄新增"胆腑郁热证",大柴胡汤为主方,与本发现亦可谓是"不约而同"了。

我读《金匮》

某年的学术会上,来自台湾的专家曾以"天狗食日"说提醒解释中医疗效时的科学性问题。天狗食日是一个民间传说,是古人对日食现象的解释——因为"天狗食日"或"天狗吃了太阳"。该现象出现时,古人们会以敲锣打鼓放鞭炮来吓走天狗,以吐出红日。此方法非常"奏效",因每次都能成功。那么中医学的疗效是否也只不过是天狗食日版的神话故事呢?这其实是科学所要求的证伪问题。我想,证伪的方法可从病的自愈率,或者其病持续了多久,期间是否曾不时自愈来辅助判断。显而易见,如果病都能不药而愈,那么,中西医学也就都可不必存在了。

具体如何"用"的问题,因相关书籍甚多,方证学说尤详,而本书主要以仲景诊治思路为指向,限于篇幅,本书仅于"血痹虚劳病"及"呕吐哕下利病"两篇,作了基于"不约而同"原则的示范性演示。

1.2.2 综合阅读

综合阅读意味着前后联系,融会贯通。这是建立在第一层次之上的阅读境界。它表明阅读已经从一字一句的羁绊中解脱了出来,进入了学术内容与学术思想的整体把握,因读通读透而使书中的内容与思想如行云般地舒畅自然,没有滞碍,显示出阅读颇已不俗。

另一方面,正是因为少了原文的制约,在这个环节上,张仲景被涂抹得格外严重。对张仲景学术思想的最大误读亦即发生在此。涂抹与误读,表现在方法上,常常是认定(观点),而非确实(事实),或只是断章取义、似是而非的貌似"确实"。涂抹与误读,远不仅是阅读水平的问题,而是知道什么与相信自己知道什么的问题,"皇帝穿新衣",分明自以为是,却不能自知,是因为主观上未曾建立起求真意识。而放纵思辨之普遍,提示对"认定"与"确实"差别的不敏感,因为学界未建立相关的原则与强化训练机制。

如今只能从基础起步,并渐加改善。

原则只能是忠实于张仲景的原意。

而方法,至少需要前后联系,能交互说明。绝不接受仅只于一处"说得通"的解释。比如甘遂半夏汤中甘遂与甘草相反却同用,甚多教材以相反相成这一理由解释,其做法即属此类,因十八反不可能被一个"相反相成"的成语就轻率否定掉。说明的例证,最好能在原著中有相同内容的反复出现性。包括相同类的知识,或相同性质的思想。

相同类的知识,如木防己汤的主治病证问题。原文中有气喘胸满,心下痞硬坚满,面色黧黑(紫绀),脉沉紧等脉症记载。张仲景治疗咳嗽气喘吐痰的方剂甚多,根据各方中药物的反复出现而表现出的用药习惯,可推知木防己汤的目的不在纠正气喘胸满,而是先予救治心下痞坚。

相同性质的思想,如其设立疾病的标准,应是追求每病种内所含的疾病自身规律尽量地单一。理由是,这种意图,不但肺痈病、肠痈病、蛔虫病、疟病这类内含单一规律的疾病符合,即便如咳嗽、呕吐这些内含多个疾病自身规律(非单一性)的病种也是符合的。因为这些非单一病是在排除了单一性病后的诊断,如咳嗽是排除了肺痈等病之后的诊断,呕吐是排除了妊娠恶阻之后的诊断等,使单一病问题处在优先诊断与鉴别诊断的地位,而非单一者则是类似"咳嗽待查""呕吐待查"的意思。

个人认为,反复出现的相同,意味着或是这些知识已较为成熟,或是这些学术思想已较为成型。

具有反复出现性这一特征的内容,可予以标记,以作为理解其学术思想、系统理论的窗口、线索。同时,它也是据其理解疑难条文的重要工具,在求证张仲景含义所指的诸方法中,堪当排在第一顺位。以借此保证阅读理解时,观点与结论符合张仲景的原意,即客观性。

如果只有孤立的例证,则主张观点不能立即成立,或只能作为假设提出以待证实。应该有这样的自觉:对原著学术内容与学术思想随意、随便的解释是一种不严肃的伤害行为。断章取义,以偏概全的方法断不可取。这应该作为一条阅读原则规定下来。

如肺痈病"热之所过,血为之凝滞"的病机。一般认为,血得寒则凝,得热则行。那么如何理解这个因热而血凝的机理呢?对照《金匮》肠痈病的内容可以发现,肠痈主治方大黄牡丹汤中有丹皮、桃仁化瘀药,而肠痈与肺痈同为痈脓类的疾病,病机中皆以痰(湿)瘀热为主导因素,再结合《千金》治疗肺痈的名方苇茎汤中亦有桃仁的情况,知张仲景这里所说可致血瘀的"热"是指痈脓类疾病。因没有证据证明是指在任何情况下,故不可过度解释这句话。

为使其学术特点彰显,一是可作与学术背景的比对。一个学者的学术成长离不开其成长过程中所遭遇问题的启迪,越是反复集中出现的问题,越能使其思想趋向明显。设法站在张仲景的角度,体会他所面对的问题、所处的状态,可以帮助更好地理解原著的思想。就张仲景而言,当然是伤寒病对他的影响,这影响不仅发生在伤寒病,也左右了对其它病的认识,如其对中风病即从外风立论。

二是可作与主流学术思想的比较。中医学的理论中,从来都是不乏个人特色的,它甚至形成了一门独特的学科——各家学说。而如何对待个人经验与通常认识之间所存在的冲突关系,是中医学严肃的重大学术问题。张仲景的学术思想也是具有其独特性的,或者说以原文的形式学习仲景学术,一个重要的原因,就在于能够挖掘其潜藏在原文中的学术思想。这之中,与《内经》的比较最有必要。

当然,真正的读透,还有实践的问题。在实践中用,在实践中检验,在实践中提高。

在这个阅读项上,有两个常见的困难。

一是常听抱怨说,《伤寒论》易读,因其齐整;《金匮》难懂,因其零碎。

分析这一困难,说的是各疾病篇章的栏目结构是否严整的问题。

《金匮》每病的栏目与今临床教科书相若,由概念(如"百合病者……也"),分类(如"夫饮有四,何谓也? ……"),诊断(如"病咳逆,脉之何以知此为肺痈……"),鉴别诊断(如"……者何? 师曰:为肺痿之病。若……,此为肺痈。……者为肺痿,……者为肺痈"),治则(如"病痰饮者,当以温药和之"),证治,预后转归及判断(如"酒疸下之,久久为黑疸")等项组成。

但《金匮》的每病又很少如上一应栏目俱全的,因为有栏目"不说"而感觉"零碎"。这是因为每病常见性不一,使积累的经验多寡不一,认识程度不一。这时若要强行保证栏目的完整,未免需以据理推测的文字充斥,这不符合张仲景的个性,他取了另外的做法——让栏目空缺,为此不惜体例不全,不惜篇章结构不完整。

在文章完整与尊重真实之间,张仲景选择了后者。这不但不该被苛求责备,相反,却很有现实意义。以如今《金匮》教材的编写为例,一个未成文的潜规则是,把"释义"栏目放在不可或缺的位置。无论对原文是否理解及理解多少,"释义"一栏都不可"留白",且阐述时语气的肯定性亦无差别。

常听到的另一抱怨是,伤寒统一以六经分证,易于把握;《金匮》有多种分类法,难以"拎清"。这是对每病分类方法要求规范一致的诉求,这一要求很不合理。

可以说这是最贴近张仲景学术思想的一个问题了。伤寒是一个病,《金匮》所载是伤寒之外的其它所有病,每病自身规律不同,分类依随每病规律,自应不同。比如肺痈,借用今天的术语,即是表证期、酿痈期、溃脓期及死亡期(当今最后一期是恢复期),这是肺痈病的演变规律。只有肺痈病是此规律,肺痿、肺癌、哮证、喘证都不可能是此规律,分类方法不该要求各病一致。

宋·沈括在《苏沈良方》中曾经指出:"古法采草药,多用二月、八月,此殊未当。二月草已芽,八月苗未枯。采掇者易辨识耳,在药则未为良时。"要求疾病分类各病一致是与之同样性质的错误诉求:学习者易把握耳,在病则未必妥当。

以《中医内科学》为代表的当今中医学教材,对人们的疾病分类意识存在误导。其每病多以表里寒热脏腑虚实气血津液方法分类,虽较统一,却绝不是医学发展的方向,只能属一时的权宜之计。它与疾病设置标准有关,发生在病种只是一个症状或体征时(如咳嗽病、水肿病),症状体征病种是非单一病,包含着多个单一病的规律在内,如此,每病自身规律不能得显,也就无法根据病规律分类,而只能退至阴阳寒热虚实等一般规律(如黄疸病分为阳黄阴黄,水肿分为阳水阴水等)。

所有的病都立即可从阴阳进行分类,完全没有难度,不这样做,当然是有原因的。以阴阳分类虽然各病的一致性完好了,但各病的客观规律也不显了,随着病地位的缺失,不能指导病势病程的认识,无法指导预后判断,也就无法指导治未病,这样的分类意义何在?!

1.2.3 于无可读之处阅读

无可读之处即是其沉默之处,未述及、未解释、未表态之处。这个问题因为被关注得少,这里多谈几句。

1.2.3.1 为何要读无可读之处?

哲学家冯友兰先生说过,"人在思想时,总不免受到生活环境的制约,处于某种环境之中,他对生活就有某种感受,在他的哲学思想里就不免有些地方予以强调,而另一些地方又受到忽略,这些就构成了他的哲学思想特色"(《中国哲学简史》,天津社会科学院出版社2007版)。冯先生的这一观点也可以用来总结张仲景的思想特点,就用审视其"刻意强调了什么,又竟然忽视了什么"的方法。刻意与竟然,都是反"常",是与"常"的比较而来,而常是主流、是普遍、是一般,反常即是与主流普遍一般而异,当然属于特点。只是使其形成特点的因素,肯定远不止"生活环境"的制约,一定还有更复杂的存在,其中最重要的如先天的禀赋、人格,后天的学识、经历等,都深度参与其中。

张仲景强调了什么,学术界研究已经非常多了,甚至有解说过度之嫌,但张仲景竟然忽略了什么,即对什么缄默不说,又为何不说,研究得还非常不够。

这种不够，与古今哲学方法论的差异不无关系。

中西哲学家们普遍认为，因农耕文明的缘故，相较于西方哲学，中国哲学的特点之一是，概念来自直觉而非假设。这使我们的哲学重视不明确的东西而非明确的东西，认为未曾言说的远大于所能言说的，即言不尽意，挂一漏万。言外之意（即暗示）是言说内容不可缺少的一部分。传统中，理论允许以格言名句式出现。而格言式理论如果没有"暗示"的参与，将很难成立。比如"补肾不如补脾"说与"补脾不如补肾"说，如果没有暗示部分（如什么情况下补肾不如补脾等）的参加，不惟理论的合理性成疑，操作性亦罔谈。因为暗示是未以文字固定下来的，内容不能有效控制，所以我们的理论系统性不强。中医界常闻"学中医要悟"之说，有"医者意也"观，应该都是这一哲学方法论特点的体现。

与之相反，哲学家们认为，以古希腊为代表的西方哲学，因其海洋文明（一说商业文明）的缘故，其方法论以假设为特点。由假设得出的概念，需要确认，这种确认因概念的抽象性，使其往往通过演绎法推演出完整的意义，系统性较强。简单地说，在他们所建立的理论中，没有暗示的地位。在当今，由于西方哲学方法论已占据现代社会的主流，由于仲景学术的研究者们从出生伊始就处于这样的长成环境，自然地，于不自觉中就会以这一立场理解传统中医。

读仲景书，暗示不能轻忽。文字是"明示"，"暗示"是文字未及的部分。书中最大的暗示，应该是其诊断思路及思路里的方法论。比如为何是伤寒病与杂病的关系，而不是其它任何一个病与杂病的关系？或者为何不将伤寒也放置于杂病中，成杂病论？书中有时独病成篇，有时多病合篇，原因是什么？哪种是其首肯的形式，又迫于什么原因不能一以贯之，使两种形式并存？《金匮》全书以病为篇章结构，不是以脏腑。书的结构只能是作者刻意设计的结果，为何是病不是脏腑？肺痈病也以咳嗽为主症，它与咳嗽病的关系，即病种的设立标准是什么？"撰用《素问》《九卷》……"（《伤寒论》自序）里"撰用"的标准又是什么？等等问题涉及方法论，也涉及诊断目标，都属重大学术思想问题，但都未见仲景说明。

张仲景对什么缄默未说，为何不说，必须是我们研究其学术思想的重要组成内容。

1.2.3.2 形成无可读之处的几种情形

医学著作虽然不是中国画，不需要有目的地利用留白以表达意境，但为何不说？是不需说？还是无法说？还是说不清？其中的原因、含义仍是值得推敲的。因为如果是后两种原因所致，则说明其有疑问存在，需要引起警觉与注意。

1.2.3.2.1 语境原因，不必说

语境的问题很好理解。任何文章，书写时都有一个假设的阅读对象。阅读对象不同，省略不说的指向不同。如科普类文会尽量减少术语的使用，问题则会从最基本交代起；而专业类文则会将基本知识略过不提，因不必说。

《金匮》有许多这一类的"不说"。如厚朴一尺问题。厚朴大黄汤与麻子仁丸中所用厚朴皆为一尺。汉时一尺约等于现在的 23cm，这是学术界公认的。但这个 23cm 大约相当于现在的多少重量呢？因为要确定重量还必须知道它的宽度与厚度。这个宽度与厚度张仲景并未述及，使业界产生许多针对这一问题的研究。可是这个问题却是不需要说的。因为作为天然植物的厚朴，并不能长到任意宽与任意厚，它总是会有一个常态，这里的"不说"其实应该即是指当时常见的厚度与宽度。

厚朴一尺之所以会变成今天需要考证解决的问题，是因为今天不以长短作用量单位，是语境变化了的缘故。使当时认为不必说的，因为时过境迁，今天成了问题。

这一类的"不说"极常见，如无论是《金匮》原文与注述，都不会从阴阳五行最基本讲起。许多时候这一类的不说也不会引起阅读者的注意。如书中各病篇，有时以概念开端，"百合病者……""狐惑之为病……"；但有时又概念欠奉，如咳嗽、呕吐，这显然是因为尽人皆知咳嗽、呕吐的含义之故。

1.2.3.2.2 未能认识，无由说

对于未知的事情，当然无由说起。也就是说，其实不是说的问题，而是认识的问题。

"见识"的构词说明，"见"能增加"识"。所以"行万里路"的意义能比肩"读万卷书"。体现在医学上，就是常见病与罕见病的区别。仲景其时因为伤寒病压倒性地常见，故其"说伤寒"说了半本书，而杂病部分各病合加，也只说了半本书。

若以脏腑系统来归类《金匮》的内容，发现脾胃与肺系的内容甚多，无论是病证，还是治疗的方法，都很丰富。心与肾系的内容则明显偏少，而肝系甚至未能有一个独立的篇章。这种各系统的不能同步，不是张仲景的有意选择、有

所偏向,而是因为未能认识的原因,苦于认识条件的束缚。

中医学根据疾病"形诸于外"的表现诊断与鉴别诊断。但所"形诸于外"者是否具有足够的辨识度?以咳嗽类疾病为例,是肺痈而不是其它肺系疾病,能率先从咳嗽病中独立出来,乃因肺痈有一个极具辨识度的"形诸于外"——特征性的痰("咳吐脓血")。

早在《内经》时期,即已认识到肺有主气司呼吸,通调水道,朝百脉等诸功能。其中主气司呼吸的功能发生疾病的"形诸于外",因易为医学详加分辨(咳嗽的特征,是否咳声有力,是否咳声低微,是否呛咳,是否干咳,是否喉中作痒;痰的稀薄黏稠量多量少色黄色白;等等),故积累最丰,而朝百脉的病变则竟然空白(即未说)至今。

许多病证《金匮》只设了一个主治方。但这不代表对这些病的治疗,较需要众多治方应对的病,把握更本质、疗效更确切,也不代表只一个主治方的病,其病情凝固稳定,没有发展变化。之所以梅核气只一个半夏厚朴汤,血痹病只有黄芪桂枝五物汤,狐蟚病只有甘草泻心汤,是因为彼时尚只筛选到各一个而已。观察到疾病,与找到方法治疗它,永远不可能同步。所以书中甚至尚有有论无方者,如中风病。

1.2.3.2.3 有所察觉,说不清

有所察觉,却又说不甚清,几乎全发生在内在病位、病变机理这一环节。

中医学利用病人的自我感觉及医生的感官以诊察疾病的方式,使得在判断内里的具体病位、病变机理时,只能依据外部表现以推测。但正如孙思邈《大医精诚》起首即谓的,"病有内同而外异,亦有内异而外同,故五脏六腑之盈虚,血脉荣卫之通塞,固非耳目之所察,必先诊候以审之"。因为并非所有的病都如肺痈一般,有一个极具辨识度的外部表现;亦不是所有的病都能如疟病一般,能在短时间完成一个较具特征性的演变过程("疟母"),大部分的病都不具有这样的条件,故使能有察觉但说不甚清。说不清也不是因其故意不说,而是认识困难。

如书中"心痛"一病,其"心痛"的具体位置所指,是心窝部还是心胸部的疑问,是今天语言环境的原因,在张仲景那一定是清楚的,他只是不需说。

问题在心痛的脏腑定位。因为心痛亦是栝蒌薤白半夏汤证的主症,该条条首所冠的病名却是胸痹,而不是心痛,意味着,并不是凡以心痛为主症者,皆诊为心痛病。这符合张仲景一贯的诊断思路。

心痛与胸痹很可能不是两种不同的心系疾病的关系？胸痹之外有无什么其它的心脏病以疼痛为典型表现？时至今日，以常见病为宗旨的《中医内科学》，其以疼痛为主症的心系疾病亦仅胸痹一病。这甚至提示胸痹与心痛的关系，也不是肺痈与咳嗽的关系。因为肺痈与咳嗽主病脏腑都在肺。

那心痛是否指胃痛？胃痛在任何时代都是极常见病，《金匮》却未见有胃痛病的篇章，这应该不是仲景彼时没有，而很可能是以另一个名称出现的，其中以心痛的"嫌疑"最大。此其一。其二，书中心痛病的治方以散寒为要，符合胃痛的常见情形。其三，服药方法罕见地强调与进餐的先后顺序，提示与胃的关联密切。其四，主治方乌头赤石脂丸以小量（梧子大一丸），每日定时、持续服用的方式给服，所治的却是极重的疼痛，提示痛虽剧烈，病情却稳定，亦颇似胃痛。其五，蛔虫病时亦有用"心痛"一词，等等都提示其心痛之"心"指向的是胃。

但若是等于胃痛，则为何与胸痹同篇？《金匮》的多病合为一篇，是因为彼此间鉴别诊断存在困难，但即便胃痛有与胸痹病鉴别诊断的需要，也一定不是所有的胃病都与胸痹表现相似。其它原因、表现的胃病去了哪里？类似"心痛"一词的构词方式，《金匮》有大量以"胃"所组者，如"胃中不和"（湿病篇）、"胃气有热"（消渴病篇）、"胃气衰则身肿"（水气病篇）、"胃中苦渴"（黄疸病篇）、"胃中虚冷"（呕吐病篇），乃至"胃燥""胃实"（产后病）等，如果心痛即是胃痛，因何这里不用"胃痛"，却用"心痛"？

《金匮》心痛一病（包括其治方）对后世的影响甚小，大概与其疼痛出现的体表位置、内在病变的脏腑都未说清楚有很大关系。

1.2.3.3 如何读无可读之处？

读无可读之处，即是从一片空白中读出它的门窗路径来，这当然是难的。俗话说沉默是金，淘金，当然是难的，而且淘出来是沙的概率要远远高于金，所以它处在阅读的最高境界，是一种带有创见性的阅读。那么如何读无可读之处？

1.2.3.3.1 深探细究，时时设问

要能发现问题。

治未病是近年的热门话题。当今中医学对治未病的含义，普遍认为应包括未病先防、有病早治与既病防变三项。这三项内容在《金匮》中皆有论述。

但唯独对做到既病防变这一项的才被认可是高明医生（即"上工"），说明张仲景认为既病防变在境界上是属于较高层次的，它甚至可用来作为评价、判断、考核是否已达到高级中医师的标准。而《内经》认为有病早治者也属上工："上工救其萌芽"。

那为什么张仲景认为既病防变的境界，要远远高于未病先防与有病早治呢？书中未予说明。或许他认为不需要说？是因为稍有临床经验的医生都明白？是因为这句话是前人（如《难经》）早已说过的耳熟能详的话？今天的我们已经无法请教于张仲景了。

如果我们认为这段话确是张仲景所述，或者至少认为张仲景同意此说（因其下文补充了肝虚证如何先实脾以治未病的方法，这是《难经》所没有的），那么其认为只有"上工"才能解决既病防变的问题，就需要我们于无可读之处细细咀嚼了。

从下文的"中工不晓相传"之语看来，既病防传的难度应该主要在能"晓"与"不能晓"上。而这个中工所"不晓"的显然不是疾病会传变这一常识，而应该是"不晓"在具体疾病时，它将如何传变及何时传变。原文中既病防传举的是"见肝之病，知肝传脾"的例子，但肝病之传变却不是必定传于脾，它也可能会传心、传肺、传肾、传胃等等。原文"当先实脾"，即在脾病出现之前先予顾脾。也就是治脾之未病了。一个"先"字，提示此时脾的病态并未显现，即无症可辨（诊断），那么如何知道这个肝病会传脾，而不是传心、传肺、传肾呢？这显然不是一个普通的医生所能到达的境界。因不同疾病有不同传变，甚至同一疾病也有不同传变的可能性，既病防传治未病却要求在这些传变的端倪尚未显露时，即进行针对这些传变的预防性治疗，显然相当有难度。

而治未病另两项即未病先防与有病早治问题，从其原文所述的内容来看，应该都属一般意义上的防治，并不如既病防传这般要求有针对（选择）性。其述未病先防是"不令邪风干忤经络"，这是类似《内经》"虚邪贼风，避之有时"的观点；有病早治则是"适中经络，未流传脏腑，即医治之"，这是类似《内经》"上工救其萌芽"的观点。从张仲景所述有病早治的具体方法是"四肢才觉重滞，即导引吐纳针灸膏摩"来看，这两项治未病的方法在技术上不存在难以企及的高度，有此意识即可。如此，仅既病防传的治未病位列上工，就不难理解了。

至于《内经》认为有病早治也属上工，应该是从医学理念的角度论，而张仲景把这个"上工"删去了，则是从医术水平的立场论。

这里的研究当然也需要科学正规，设计合宜的研究方法从来都是重要的。

1.2.3.3.2 触类或能旁通

发现的问题如何解决？

总有一些问题会让人有才思枯竭之感，即便有心研究，但苦无思路，无从着手，虽遍寻书海，亦不得其要领。这时，始终做个有心人，机缘巧合时，会因触类旁通（指非中医学甚至非医学知识），而体会到天机泄露，灵光乍现的神来之助。

我受惠于此法甚多：

比如人文学科普遍关注学者的学术个性与其学术思想的关系，是他们的研究常项，想到《伤寒杂病论》也是个人性著作，张仲景的学术个性是什么，对其学术思想有什么影响呢？

比如中国哲学的特点之一"多言无益"，哲学是方法论，那么《伤寒杂病论》在暗示方面有何意义，如何读文字之外的"无可读之处"，等等。

这里以曾受惠于此法的中西病种关系问题，稍加展开说明。

《金匮》的框架是以病构建的，所以其临床诊疗的第一环节即是病的辨识。学术界对这一学术思想用"以病为纲"来表述。辨病是起音与定调，直接对之后指导常见证与主治方的环节产生影响，显得如此重要，但有许多病的诊断在《金匮》中却未明说，或言之不详。那么我们可否借用西医学同一疾病的诊断方法呢？这有一些难题：中医学的病种与西医学的相关病种之间并不是一一对应的关系，这使在技术上有困难；而更困难的是在立场与态度方面。长期以来，中医学被认为是异病同治的。异病同治的绝对化，使病的诊断对指导治疗"无意义"，故此，学术界对中西医病种之间的不对等，谋求的不是在技术上的解决，而是提倡不应追求中西医病种之间的联系与沟通，这样一种态度，使诊断思路中是否要辨病亦成为疑问。

这一问题让我受困良久。

直至某日偶然听了一个非医学专题的讲座，讲座的具体内容甚至主题如今都已经不能准确记起了，但讲座里的一句话却深深启发了我。

那句话是"发现不是发明"。

发现是看到、找到、了解到，其看到、找到、了解到的东西是固有的、本来就存在着的，而发明却是创造了本不存在的东西。

犹如被击中一般，刹那间想到，疾病也是固有的，并不是被某种医学创造出来的，它更不因医学的有无、医学的不同而改变其存在，医学只是发现了它，医学最多也只是创造了能够发现、认识它的方法与手段。既然疾病是一个客观的事实存在,中西医学只是阐述了各自对这一事实的认识,鉴于事实只有一个,中西医病种之间就一定能沟通!

某日看电影《未竟一生》(*An Unfinished Life*)。剧中小女孩问爷爷喂养的猫们叫什么名字,爷爷说"它们没有名字。""那你怎么区别它们?""没必要区别它们。"想到胃炎、胃溃疡这些疾病在中医学里一概以"胃脘痛"名之,胃脘痛只是它们可能的共性症状,犹如剧中的"猫群",而胃炎、胃溃疡是具体的"猫",不给它们具体的"猫名",也是因为中医学认为"不需要区别它们",但这却是误会。于科学史课程时曾听过这样一个细节:根据事物的一般规律可作推理预测,但不能取代田野调查,因不能预先知道。"病"也是不能预先知道的,那么诊病就应该是医学的田野调查。病的规律也不能根据对人的寒热虚实等等一般规律推测……

当来到了阅读的第三层境界之时,也就意味着关于本学科的所有风光都被看遍了,这实际上已经是一个前无古人的境界。如何在这个天际高度找到一条云梯,踏出自己的天阶,创造出一个新高度? 个人体会是,利用融会贯通的综合知识,思考原著中留白的原因与含义,借助触类旁通的机缘,获得如有神助的特别启迪与触动,使阅读出现创见性,于无中生有,产生新的认识。

论 2

阅读心态

除客观的态度外,还应持平视的立场。

对一本书,以俯视、平视,还是仰视的立场去阅读它,读到的东西可以是完全不一样的。

黑格尔说过类似"婢仆眼中无英雄"这样的话。这反映的其实是一种普遍的人性或曰生物性——肯定自我、不轻易臣服,与是否婢仆无关。它的另一端则是,一旦接受某人为"英雄",又会心生崇拜,把"英雄"的一切所行所言神化。

张仲景是被神化了的。

张仲景素有医圣之称。圣者,通也。指对某门学问、技艺有特高成就之人。也就是说,圣仍然是人,不是神。但一直以来,对张仲景著作的理解,却是放其在神谕的地位,认为其著作的每一句话、每一个字都是其学术思想的体现,是他的学术主张。仰视的视角,无法看到他也有因为条件限制所致的不得已,也有想做却做不到的无奈,认识上也会有不足与局限。

张仲景是否也有不能? 试举二例。

例一,矛盾的并存。

《金匮》中矛盾的并存很普遍。很难同意矛盾的双方都是张仲景学术思想的体现。

以全书的大纲结构为例,《金匮》有时是一个病独立成篇,有时又由两个病、三个病共组篇章。专病专章与多病共篇呈现出一种矛盾的并存。

我的观点是,只有前者是张仲景的学术主张,后者是其在不得已时的权宜变通。因为如若不是的话,为何不更多病地合共成一个篇章? 或者为何不索性取消用病来做章节的划分? 毕竟合并是容易的,而分开则需要条件。

《金匮》将之区分,使之独立成篇的共有疟病、奔豚气、水气(即水肿)、黄疸四病。疟病因其流行特点,早在《内经》时即已被从热性病中区别了出来。而后三者都是主症特别突出明显的病种,即都是诊断可以明确的病种。

而多病共篇的病,都是在临床表现上彼此相像类似,或者说在鉴别诊断上有一定困难者。如呕吐与下利共篇,因为时有呕吐下利共见;肺痿肺痈与咳嗽同篇,是因为肺痿、肺痈与咳嗽病主症都见咳嗽,肺痈在溃脓期前主症无特殊等。

从反面说,张仲景很可以不作区别,简单地将胸痹心痛合成一个疼痛病,将呕吐与下利合成一个吐泻病,将肺痿肺痈与咳嗽合成一个咳嗽病。但他没有,相反,他十分致力于病的区分。如肺痈也有胸膺部疼痛,但因区分得彻底,故未与胸痹共篇,霍乱就是吐泻并见,妊娠恶阻与胃反都以呕吐为主症,但分属在三个不同的病篇等。

只是主观上致力于病的区分与客观上能否成功区分,不是一回事。成功区分需要辨识的条件。即便在今天,用于鉴别诊断的技术条件不知要先进发达多少倍,也仍不是每一个病都能成功分辨的。

所以,多病共篇只是其权宜之计。

说明《金匮》中,张仲景有迫于条件限制的无奈与不得已,有他的不主张,有他的非学术思想体现。

例二,没有辛凉解表方。

辛凉解表的名方如桑菊饮、银翘散迟至清代的《温病条辨》才见载。但温病在张仲景时代是有的:"太阳病,发热而渴,不恶寒者,为温病。若发汗已,身灼热者,名曰风温。"(《伤寒论》6条)只是张仲景时代的中医学尚未能为温病与风温提供治方。

仲景时代没有辛凉解表方不是因其不需要。温病是严重之疾:"风温为病,脉阴阳俱浮,自汗出,身重,多眠睡,鼻息必鼾,语言难出,若被下者,小便不利,直视失溲,若被火者,微发黄色,剧则如惊痫,时瘛疭;若火熏之,一逆尚引日,再逆促命期"(《伤寒论》6条)。包括张仲景在内的所有医生都会希望能有治疗它的良方,但这一心愿迟至明清才得完成。

传统的方法里,治方是在与疾病抗衡的过程中,从临床逐渐筛选固定的。治方的这一产生模式,非常依赖临床病例的数量。罕见的病,因为缺少对它的认识,诊断已经困难,筛选有效的治方更是罔谈。张仲景当时所处的社会,流行的是伤寒病:"伤寒十居其七"(《伤寒论》自序),故其治伤寒方丰富。辛凉解表方出现于明清时代,因其时温病流行。罕见之病,或病机复杂之病,则得方甚少。

张仲景也不能超越这一限制。说明张仲景也有想做却做不到的无奈与遗憾。

张仲景的伟大在于,伤寒病如此流行,全社会的医生都遭遇此危机,但仅张仲景著作了《伤寒杂病论》。即便不能排除另外有人著书的可能,但经验告诉我们,从理论到实践,如《伤寒杂病论》般突破程度的书,是不可能成批出现的。张仲景代表着当时中医学的最高峰。

但前无古人的仲景,是否已不需要后来者?医学的任务远未完成,道路尚远。金元时甚至有"古方不能治今病"的叹息。理论上这一点非常容易理解,但在实际中,却鲜有人承认张仲景也有他的不足。

现实里,因为将其神化,过度膜拜,不能接受张仲景亦有力所不逮,亦有局限,医学在之后亦有所发展,于是不惜涂抹张仲景,致使解释严重偏离。

经方中有多个属"十八反"的配伍,如甘遂半夏汤的甘遂与甘草、赤丸的半夏与乌头、附子粳米汤的附子与半夏等。这本不难理解,因为十八反说是后人的认识,张仲景不可能预知预明。而且十八反是否绝对的配伍禁忌,还待证明。我即曾多次共用半夏与附子,常用剂量下,并未见不良反应。但是多本教材与参考书竞相以"相反相成"作理由为仲景"打圆场"辩护,似乎张仲景是明知十八反而故意违背之,似乎不以"曲逞其说"让张仲景先知先觉就不够显示其伟大。

张仲景是伟大的,但他仍是人,是神一样的人,而非人一样的神。承认一个人的局限,并不有损于他的形象,或者说更利于显示其伟大。因为神是无所不能的,一切都理所应当。只有人,当其能人所不能时,才可称其为伟大。应该看到,一个人的杰出,不是因为他全知全能、无所不知、无所不晓,而在于他虽处在同一个专业环境里,却能从专业队伍中脱颖而出,并对这个队伍形成引领。

相反,拒绝承认《金匮》也有它的局限,则不但会使学术停滞,甚至可能招致湮灭。百合病不见于《中医内科学》中,百合地黄汤不见在《方剂学》中,其原因,与阅读者仰视的目光,一直未能从争鸣的角度,对张仲景百合病病因问题的阐述进行厘清,不能说完全无关。

张仲景是一个人,他有他的伟大,但也有他的无奈与限制。这里言说这一问题,目的并不在诟病张仲景,而是希冀在对原著的阅读中,能将张仲景放在人的位置,以一种平视的角度,思考文中哪些是张仲景所倡导坚持的,哪些是其不得已而姑且为之的,哪些是他在认识上未达到或未臻清晰的,以使我们对《金匮》的阅读更客观,能更准确地理解、继承他的著作他的思想,把他的追求变成今天的坚持,把他的无奈变成今天的任务。因引起不足的客观原因在今天或许已经不复存在,医学可以由此前进一步。

论 3

三大特点

以《内经》《伤寒杂病论》为代表的中医学经典著作,其知识与思想两个层面的现实意义,一直是阅读者所重视的。但作为中医学始创阶段奠基性的扛鼎之作,它们与充分积淀积累之上的著述是否有所不同?初啼是石破天惊的,但初啼毕竟未经时间修饰检验,并且《伤寒杂病论》还有个人著作的特性,都使在阅读的角度上,有需要特别注意之处。

3.1 始创性与批判性阅读

《内经》《伤寒杂病论》等经典皆属始创性著作。它们的始创性表现在或是基础理论的鼻祖,或是临床诊疗体系的始端。

始创性著作是初啼,它是石破天惊的,但它与成熟阶段不同。因为尚未经过长时间实践的反复验证筛选确认,观点难免会带有不符合实际的部分。

人类在见到黑天鹅之前,曾以为凡天鹅都是白的。中医学的许多知识亦都源自经验的积累及推演。

想象与推演,即演绎性,在著述者无意识时,易滑向过度结论;有意识时,才能定位为假说,并用语言标示指明。过度结论与假说都有假设的性质,假设性不是始创性著作所独有,却大概以始创性学术著作最普遍,或者说浓厚的假设性可谓是始创时期学术著作的最显著特征之一。

此问题于我们尤其重要,因为我们身处其中的文化。

中医学的经典著作中,作为著述者,在阐述的方式上,从未对假设类与充分验证类两种知识有过清晰的区分标示。而作为阅读者,在意识中也缺乏分辨这二类知识的敏感性。究其原因,是因为我们生长于斯的文化。因为文化造就的普遍性,潜移默化中构成了我们的思维惯性,或者说形成为一种习性,影响着我们对名与实问题的反应。文化原因的严重性在于,如果不经后天的专门训练,我们就会不自知。

举例来说,中医学最重要的五脏系统理论中,每一个脏系统都被分属有体、志、液、华、官窍等各项。对这些属项，每一个脏系统都既无空缺，又无脏系统间的多寡不均；体、志、液、窍等项的每一个，都仅归一个脏系统所属，未曾出现兼属或多属；每一个脏系统的认识程度都处在同一层次、同一水平上，没有悬而不决，未出现某一脏系统领先或滞后于其它，似乎不存在认识条件的限制。极其清楚，非常"完美"。但这些结论没有过度之嫌吗？以当时的条件有无可能做到？比如肺主气、司呼吸理论确实能指导临床；悲属肺理论却不同，临床对悲（如抑郁证）的治疗，并不从肺。理论与治疗的冲突，实际上是理论未能通过实践的检验、理论不符合生命客观规律的表现，提示悲属肺理论需要修正。而这不是脏腑理论中唯一的一个。

《内经》时期在构建人体"整体网络"时，限于当时的认知条件，无法完全从观察与实践总结上升而来，只能借助于哲学取得的认识。但哲学规律不可能完全等同于医学规律，哲学以"空降"的方式来到中医学，"硬着陆"带来的"硬伤"，使其对医学的解释，不可避免地会带有推演（假设）色彩。在五脏系统理论时即表现为强行配置的一面。为此，在实践中，借助临床实际的"检验"反馈，这部分内容悄悄地发生了修正与异化。悲属肺理论即是其中之一。

讨论这一问题，仍不是旨在诟病。假设虽不能视为严格科学意义的假说，但在性质上有相似性，故尔，作为一种方式，自有重要意义。只是需要注意，因为这类著作的类假说特性，有必要建立批判性阅读意识。

"批判"一词或招人反感。但《伤寒论》自序中有"撰用《素问》《九卷》《八十一难》"之语，"撰用"即"选用"，即批判性选择。因有所被选即有所落选，被选即是肯定，落选即是否定。这里被其选择的是《内经》《难经》。

哲人说"批判是指出他人思想上的限制"，只有在批判性阅读中，那些该坚持的、有价值的东西才会因经受的甄别、筛选而突显。

因为在实践的过程中，已经在事实上悄悄地发生了演变，如悲与肺的关系，当悲忧不能自拔时，临床几乎都不会从肺来治疗，那它意味着这一理论全无道理吗？意味着只是悲与肺的关系出现问题吗？还是意味着所有的五志相配乃至更广范围里的理论都需经受批判？批判什么？如何对待？批判性阅读会使这些无意中已经被淘汰过滤掉的理论，变成有意识，变得能慎重。

3.2 奠基性与方法论阅读

经典著作都属奠基性著作。它们或是直接组成或是参与架构了中医学主体理论体系。如此,它们的意义就不可能仅仅是文字所显示出来的知识的与思想的,更重要的还有文字背后的方法论。正是这些方法论,使那些知识性的文字在逻辑上得以联系、在结构上得到支撑、内容才得以成立。

今天的中医人仍然主动地反复阅读这些典籍,是因为它们与当今目下的中医学仍能接得上、接得通。也就是说,在方法论上,当今与过往仍是一致的。疾病谱有变,医学知识有推进,研究方法有突破,但方法论未变。

反观之,对经典并不存在版权限制,完全可以自由地对其引用。事实上,也确实是这样做的,重要的原文多已出现在如《中医基础理论》《方剂学》《中医内科学》《中医妇科学》等教材中。但各门经典仍是独立的专业课程。在这些课程里,不顾被引用的重复,逐字逐句,从头读起,而且是读的原文,为此,先要培训古汉语。姑且不论因为《医古文》的开设而增加的负担,各院校教授经典的老师与学经典的学生,其古汉语水平一定高过古汉语与经典专家们合作完成的译文吗? 如果不是因方法论,经典如此程度的独立性从何而来?不仅如此,毕业后的职业生涯里,仍有不断主动回溯经典的强大内在要求,那些常读常新,难道不正是因为方法论? 至此,方法论解读的需要已不必再赘言了。

可是方法论的解读是困难的。不仅因为方法论不是以文字的形式清楚明白地写在书中,复杂性更在于,典籍的著述者在其主观上,方法论意识也未必是清晰的。他当然是有方法的,但方法所利用的原理、其适用的范围、长短优劣所在、不同方法间的关系等等,尤其在中医学的早期阶段,不可能有清楚的认识。其情形如,早期的人们,为渡过一片大水,不管是独木舟,还是羊皮筏,都是利用水的浮力。但这只是经验的用。水的浮力与承载重量、与船只大小体积形状的关系,并不精确地知道。更不可能知道的是,还有可利用为潜艇、飞机、隧道等等的原理存在及原理构成。独木舟与羊皮筏的方法,也不是经与潜艇、飞机、隧道等等比对后,主动选择、优胜而出的方法。

过往对中医经典的研究中,是有方法论一项的,但研究普遍缺少为何此时此地用此种方法而不是它种方法,即缺少所用方法间关系(如方法的顺位)的探讨、不同方法所得知识信度的探讨等。

以《内经》为例,其方法包括直接观察、大体解剖、实践经验及分析思辨几大类。由于思辨常借助自然现象、社会结构、哲学、农事、气象等其它专业知识作为逻辑以帮助分析,《内经》所用的这些方法间,它们是何关系? 谁是第一顺位,谁是不得已的借助? 比如,中医学中,体表的器官都是实指的,而内里的器官则强调"不可实指"(脏腑不是作为实指器官存在,而只是一组组功能的代码符号)。从方法论上说,实指者源于直接观察,不能实指者则结合了思辨。

当一只孔雀站在面前时,人们普遍的做法是直接指认,而不会结合思辨地解释说:孔雀是一种像鸡、只是尾部的羽毛更长更漂亮的鸟。也就是说,直接指认在前,处在第一顺位;借助各种帮助的说明则在其后,是第二或第三顺位。

之所以人们普遍这样顺位,是因为如此方能符合人类认识事物的一般规律。那么,如果经典时期的中医学都能如扁鹊"视见垣一方人",比如有了能透视脏腑的 X 光机之类,那内里的器官是否也会如体表的器官一样实指呢? 也就是说,方法论的研究中,对于所用的方法,要审视该方法的实现,需以哪些条件的满足为前提(诸如脏腑的功能符号性是否因为条件所限的不得已),作出回答,给出方向。

方法论的解读是重要的,未经方法论的解读而作出的事涉方法论的改变,则是轻率的,甚至有可能是失误的。

《内经》中有大量解剖知识,但在各版《内经》教材中,因为是选读,集中讲述解剖知识的原文全遭"落选",即是被滤过掉了的。对解剖知识的彻底拒绝,也就是对解剖方法的拒绝,如果这一拒绝是方法论层面的,它意味着当今中医学拒绝从机体的结构及其结构的变化以了解生理病理机制这一途径。而若只是一时尚未能找到将现有的生理病理认识与解剖器官挂钩的方法,则这种拒绝当属受限于条件的不得已。二者的不同意味,直接影响到中医学后续发展一个重大路径的抉择。可是,对于大多数只是阅读教材的中医人而言,因不知被"滤过"原文的存在,对悄然发生的关涉方法论的演变却很可能浑然不觉,茫无所知。值得担忧。

有鉴于此,《伤寒杂病论》对《内经》的"撰用"(选用)是否涉及到方法论,就必须纳入阅读思考的范围。

3.3 个人性与所长处阅读

与《内经》等多人合著性典籍不同,《伤寒杂病论》是个人的独著,它在始创性、奠基性特点之外,尚有个人性的特点。

由于个人(或某个流派)性而产生特色性。特色可以是非常犀利的,却也可能是失之全面的。因为个人性著作,其看问题的学术角度、学术立场,非常受其个人原因的制约。著名的"补脾不如补肾"与"补肾不如补脾"矛盾对立,其实只是各观点所持者个人性的体现。

那么如何发现其特点所在？仍可经由比较，看其刻意强调了什么与竟然忽视了什么。

如《内经》以咳嗽为主症的病，都属同一个咳嗽病。它强调的仅是"五脏六腑皆令人咳"一个规律，这是关于人的规律。但张仲景竟然忽略了五脏六腑咳的问题，却强调咳嗽可有肺痿、肺痈、肺胀等多个不同的病引起，在病与人的双重规律之间，他更强调"病"的规律。这就是张仲景在咳嗽为主症时诊断思路上的个人特点。

而特点未必等于特长。比如张仲景对病因所作的理论阐述，"千般疢难，不越三条：一者，经络受邪，入脏腑，为内所因也；二者，四肢九窍，血脉相传，壅塞不通，为外皮肤所中也；三者，房室、金刃、虫兽所伤，以此详之，病由都尽"（《金匮·脏腑经络先后病》2条），只有外感致病因素，未见情志致病因素。这是他的特点，却不能说是特长。

那么如何分析其长短所在？可从两个方面入手：

一是实践的机会。《伤寒杂病论》是临床专著，对疾病的认识程度以临床实践的机会多寡为前提。也就是说，根据张仲景所接触到的病种及病种的常见与否为线索。《伤寒论》自序说"余宗族素多，向余二百，建安纪年以来，犹未十稔，其死亡者三分有二，伤寒十居其七"，伤寒病的死亡率占所有病的七成，发病率只有更高过此数值，医生因诊治此病而累积的经验也将远远多于其它任何一种疾病。所以其书名曰《伤寒杂病论》，而不是其它。《伤寒杂病论》十卷论伤寒，六卷论杂病，伤寒是一个病，杂病是伤寒病之外所有疾病的总称，论述伤寒一个病的内容竟胜过其它各病的总和。并且，杂病部分出现了一个伤寒病时所没有的体例：引用。即"经云""经曰""师曰"等。越是其所不熟悉的部分，引用越频繁。也就是说，就伤寒病与杂病部分相较而言，伤寒病是其所长。

若未在实践中遇到，则甚至出现空白。如痿证，在《内经》时已见载，并且《内经》中引用了不止一本书的论述，提示这在当时是一个相当常见的病，但《伤寒杂病论》中却无该病记录。提示张仲景可能未遇到过这样的病。这是个人的不足性。

二是认识的条件。传统的中医学，是以医生的感官诊察疾病的表现。受限于这样的技术方法，对各脏腑系统的诊断能力一定是不平均的。诊断又是治疗的前提，相应地，治疗的丰富程度在脏腑系统间也会是不同步的。如此,肺系与脾胃系的诊与治就应相对成熟些。确实,以脏腑划分《金匮》的内容可发现,这两个脏系的内容是最多的。反例则是,书中甚至没有一篇专论肝系疾病。

受经历、学识、好恶等等的影响,每个人都各具其长,各有所短,包括张仲景,这一点不用阐述。那么对其擅长的这一部分需要格外注意、格外仔细地研读也就顺理成章。更重要的是,学术思想也应该从其所擅长的部分总结(因为只有此部分才能谈得上学术思想的形成),以此避免总结过度。而对其所不擅长处,应格外保持求证之心,不可盲目教条地模仿。

论 4

三类属性

《金匮》的全部内容,可以按其性质,分为三大类。把握住这三类内容的性质特点,将有助于对它的理解与运用。

第一类是疾病表现的临床观察记录,第二类是医学经验,第三类是对原因机理的认识。

这三项不同性质的内容,与客观事实的相符程度、或者说真实度是不完全一样的,它们的意义也不尽相同。阅读者对于它们需有自觉区别意识。个人认为,疾病观察记录为真实所见,可以相对信任;经验极珍贵,应予尊重;至于对原因机理的思辨分析,则因其多有假设,又证据参差,是阅读理解时最必须小心对待的内容。

4.1 疾病观察记录,阅读的入门路径

4.1.1 记录源于实见,实见值得信任

张仲景的著作中,有大量疾病表现的临床记录。这是理解《金匮》的入口路径。

仲景时代与今天,医者面对的都是病人。因为人是稳定的,人的身体疾病也就有稳定性,那时有的,今天许多仍有。病是客观的,病的表现也同样是稳定的,不管时代如何变迁,只要是相同的病,其临床见症就有其同一性。这些临床记录就是带领今人进入那时医学的路标记号、理解那时医学的路径线索,循着它,就能进入、捕捉到张仲景的临症思路,人们熟记原文的意义也正在这里。

当然,这些临床记录必须没有杜撰的成分,其内容是真实可信的,这一点很重要。

个人认为张仲景记下的都是真实的临床所见。"医者意也"现象在这个环节并不存在。也就是说,没有想象出的病症。

说记录源于实见,其理由有三:

一是从所记录各病表现的齐整性看。有些病记录到的内容相当多,如脾胃与肺系的病变;有些则非常少,如以口、阴部溃疡为主症的狐惑病,以肢体麻木为主症的血痹病。这与人类流行病学常见病的疾病谱大致吻合。因消化道与呼吸道是直接可与外界相通的系统,大概没有一个人,在其一生之中,从未出现过这两个系统的病变。反之,如果这些记录有人脑思维的加工,则会使其内容齐整得多,甚至会呈现出平均推进展开的面貌。

二是从症状表现的逻辑连贯性看。条文中所述的具体临床表现,有些症状很是给人有"突兀"感——症状出现得出乎意料,症状间的关联性逻辑上难以理解,说明临床表现不是由推理得出。比如狐惑病记录了其口腔、阴部的溃疡表现后,突然出现了一条述说其眼部的改变;记录了饮停于肺的喘满后,有一条提到"烦躁而喘"(小青龙加石膏汤条);另一条则说还有心下痞坚、面色黧黑(木防己汤条)等,都不是这些病的常见症状,却又都与临床相符合:前者如肺性脑病,后者如充血性心力衰竭。而寒热往来主症者,只在疟病时记录到其转归有疟母(如疟疾的脾肿大),伤寒病时则未见等。

三是从解剖、生理知识的延续性看。张仲景于《伤寒论》自序中有"撰用《素问》《九卷》"之语,显示对《内经》的尊崇态度。《内经》中有大量解剖、生理知识,但《金匮》的疾病表现记录与《内经》的解剖生理知识没有都形成延续性、一致性。如《素问·经脉别论》载有"肺朝百脉",《素问·灵兰秘典》述及肺主"治节出",但在《金匮》中并无肺的这些功能的病变记载,说明病的记录亦不是由解剖、生理知识的推导而来。

对于人类而言,用大脑的想象使内容整齐、逻辑连贯、思维延续毫不困难。那么,这临床记录不整齐、不连贯、不延续,却坦荡托出的原因,可推想正是客观所见,且是唯有所见为上。记录的态度里有一个尊重实际的最高原则在。

病症表现部分,不容想象染指,张仲景的笔下没有想象而来的病症,这一点,其实也是所有尤其是早期中医学文献的特点,是中医学有高度默契的一条准则。

4.1.2 实见未必尽真,未必满足信任

但是另一方面,这样的临床观察记录是否绝对可信?或者说有哪些因素不自觉地影响了这些疾病临床表现的真实记录,使其内容在客观上未必尽真,或虽然真,却未必足够支撑得出某个真的结论,使阅读者对其信任需保有

限度？

其影响因素如：

一是文字方式所带来的。

书中四诊所得，病人的声音、气味、颜色、情绪、感觉、动态的变化等等，所有的信息，都必须转化成凝固的文字表达。

文字的压力，因其一词多义。如"产后七八日，无太阳证，少腹坚痛，此恶露不尽。不大便，烦躁发热，切脉微实，再倍发热，日晡时烦躁者不食，食则谵语，至夜即愈，宜大承气汤主之"(《金匮·产后病》)。其"至夜即愈"之"愈"显然只是诸症日重夜轻之意。再如"急"是《金匮》中常见的表紧绷感的词汇，如"弦急""里急""拘急"(俱见《金匮·虚劳》)等，但在"邪气反缓，正气即急"(《金匮·中风》)处，其"急"只是相对于患侧弛缓不用的正常肌张力，正常之意。同一个词，既表病态，又表正常。

文字也会尴尬或词穷："似喘不喘，似呕不呕，似哕不哕。"(《金匮·呕吐》)并且这些文字有时还必须经辨析、归纳，甚至判断才能形成。从而使记录有了理解加工的掺杂，而这些环节都不能完全摒弃主观的参与。如书中对病人神志状态，"如见鬼状"(《金匮·妇人杂病》)、"如有神灵"(《金匮·百合病》)、"像如神灵所作"(《金匮·妇人杂病》)的形容，描述已属判断，而二者间的区别标准，更只存在张仲景的心里。

文字尚有自身的特点。比如省文笔法。如"太阳病，发热无汗，反恶寒者，名曰刚痉""太阳病，发热汗出，而不恶寒，名曰柔痉"(俱见于《金匮·痉》)。刚痉与柔痉各是痉病的一个分类，若仅症见恶寒、发热、有汗或无汗，是不能诊断其为痉病的，有认为是条文里将痉的主症作了省略。

二是诊察手段所带来的。

相当的记录源于病人的自我感觉。这有它积极的一面，在生命健康疾病奥秘至今仍未获全解的状态下，过度相信仪器的检查，不理会病人的感受是态度倨傲的，很不足取。但它负性的一面是，病人的耐受能力、感觉能力、分辨能力、表达能力等个体差异都非常之大，并不尽可当真。

比如不渴、口渴、咽干、咽干口燥、唇口干燥、苦渴、大渴、渴而引饮、但渴不饮、渴不多饮、但欲漱水不欲咽等等，是书中诊断时重要的分辨依据，但这一感觉却与病人的饮水习惯、环境的温度湿度、食物咸淡、着衫厚薄、运动强度等有诸多关系。

三是记录模式所带来的。

张仲景的临床观察记录都是诊断后作了取舍选择的记录。翻开原著,通篇看到的都是类似这样的:如《伤寒论》242 条:"病人小便不利,大便乍难乍易,时有微热,喘冒不能卧者,有燥屎也。"如《金匮·湿病》21 条:"病者一身尽疼,发热,日晡所剧者,名风湿。"这些观察记录,并不是纯粹的病情记载,而是在讲述病的诊断问题。也就是说,它已不仅是记录,而是论断。

但论断的依据是否足够? 或者说所举见症是否足够作出结论?"咳而上气,喉中水鸡声,射干麻黄汤主之。"(《金匮·咳嗽》)喉中水鸡声作哮鸣音解,确实符合客观实际。射干麻黄汤也确实是治疗哮喘的效方。但该方仅适用于哮喘发作期的寒哮证。"咳而上气,喉中水鸡声"不足够支持哮喘发作期寒哮的诊断。

诊断的立场,必会使其记录时,对疾病的临床表现及病人的主诉重新组织(比如按对诊断的重要性),甚至有所舍弃。同时,这些记录统一的文风表明,不同病人的表述特征是被抹去了的,也就是记录并不是病人的原始诉说,而是作了修正。这些都对记录的真实性形成影响。

4.2 经验极其珍贵,宜模仿勿宜过度解释

原著中最珍贵的精华,最大学术意义之所在,乃是其总结的经验。这些经验覆盖疾病的诊断、鉴别诊断、病因、分类、治疗原则、治疗方法及预后判断等临床医学的所有环节。

这些经验还不仅仅是实用的财富,它还为"道"(指医学观、医学规律)层面的揭示提供了思考的方向,对现有的医学认识,在其认识之外,尚另有"道"存在的可能性提供了案例性的支撑。因为经验不是对生命完全明了之后的有意为之,疗效也不必一定要在对疾病机理清晰情况下方能取得,对生命健康、疾病的规律,那些治疗利用到的,很可能(其实在局部已经被证实)不限于同一个靶点、环节。经验的获得不依赖对生命的完全明了,经验却对生命的明了有启示作用,尤其是对生命能力的明了。设若治疗的机理真的不在规律的同一个环节上,在现代科学对于人体的奥秘揭示之前,经验背后的机理,可以说对于医学发展带有前瞻性意义。

对待经验,张仲景同样有一种实事求是的态度。《金匮》所论述的病,其内容虽然包括了临床医学的所有环节,但几乎没有一个病是包含了全部的这些项目的,许多病不但结构不全,有些甚至仅有区区 2 条内容。一本书的撰写一

定从谋篇布局开始,体例上如此残破的架构,大概没有哪个著述者不忌。但《金匮》就是在这样一种"不知者为不知"的状态下展开了。

4.2.1 经验珍贵,宜模仿不宜过度解释

4.2.1.1 方与法

经验的珍贵当然在其实用性,使我们面对疾病不致赤手空拳。其中最精彩的,应该是其治疗方法部分。即经方。

说经方在经验范畴,是因其组方理论未明。迄今为止,所有成熟的方剂都由临床慢慢筛选而来,现有的方剂学理论,还完全不足以据其随时组织出一个疗效肯定的方剂,所以方剂学课程的主体都是在介绍过往的方剂(这其中经方占据了很大一部分),而不是解决如何随时因病因人组织出一个新方的学问。

以桂枝汤为例,其组成为何以辛温解表药与养血药相配?它的组方奥秘是辛温解表与养血补血的成分吗?为何辛温解表药取的是桂枝?换成麻黄或荆芥如何?养血药为何是白芍?它的目的在于养血吗?桂枝汤证的病人必须有血虚吗?换成当归或地黄如何?没有答案。

另一方面,方剂在临床又普遍被"加减临时再变通"地对待,说明关于配伍要求的限制并不是绝对的。在实际中,甚至对方剂被调整加减要否设置底线都未达成共识,对方剂最小功能单元的配伍亦不清晰严格,这一变通空间的宽容模糊性,都说明这是一种处在经验层次的技术性知识。

经验的宝贵更在于,经验并不受限于人的思维,疗效可以不在一个点面上的展开。

比如针灸与用药,显然不是同一个性质的两种治法,前者对疾病的纠正,可以说是由患者自己完成的,医学对他(她)的帮助,只是在他(她)的特定部分作了点刺激而已。而药与药间也存在同样情况。同为辛温解表的麻黄汤与桂枝汤,显然也不是同一个性质的两种治法。后者尚可广泛用于里证的妊娠恶阻、男子失精女子梦交(加龙骨牡蛎)、奔豚气(加桂)、血痹(加黄芪去甘草)等不同脏腑、不同病机的疾病。

有理由相信,有些治疗是针对某种体质状态的调整。即无论这个人生的是什么病,都必然地带有这种体质的特征,或根本就是因这种体质而易发、诱发。于是针对体质的治疗,就有了异病同治特性。

生命是交响乐,不是单声部的独唱。而疾病可以自愈,正说明了关于健康与疾病的复杂。有多种理由表明,经方疗效的取得,利用到了疾病与人不止一

个的渠道与点面。正如渡海既可以用船,也可以用桥,或通过海底隧道,或从空中飞越一样,疾病的治疗也没有被谁规定一定只有一种方法可行。

即便在其与当今主流学术观点有出入时,也不全都意味着应被淘汰。曾治过一慢性肾小球肾炎病人,之前曾作为脾虚阴水,以健脾利尿法被治甚久,我据其晨起头面肿为主的特点,遵《金匮·水气病》"腰以上肿当发汗"原则,用防己黄芪汤,水肿立减。

但这些治法毕竟只是对具体经验的总结,它零星分散,不成体系,适用的条件与边界都未能言明,有时甚至表面看来原文的内容自我矛盾。如既说"病人欲吐者不可下之",下条立刻又说"视其前后,知何部不利,利之则愈"(《金匮·呕吐哕》),阅读时要细加体会。

4.2.1.2 断与诊

方剂是治疗方法,需以正确诊断为基础筛选。《金匮》中诊与断的经验,既未过时,也未被当今中医学全部吸纳。举例而言,如"肝着,其人常欲蹈其胸上,先未苦时,但欲饮热,旋覆花汤主之"(《金匮·五脏风寒积聚》)条,出现了两个事涉喜恶的"欲",前者喜按,但并非虚证;后者喜热,但并非寒证。提示普遍认为的"寒热之象可假,喜恶之情必真"诊断理论存在以偏概全。

亦曾治过一个背心部位手掌大的区域疼痛不已的老人。来前已经过西医学的全面检查,毫无发现,于是某权威给服小量激素,病人不敢持续久服而转看中医。因《金匮·痰饮病》有"心下有留饮,其人背寒冷如手大"语,推断其痛由寒饮所致,予苓桂术甘汤,三剂而愈。

而"断"又源于"诊"。当今虽已不乏各种现代仪器,但其检测结果对中医学的诊断意义仍然未明,中医学的诊法仍然还是以传统手段为主。

在《金匮》中体现最典型的应该是脉学。在张仲景那里,显然是没有"心中了了,指下难明"困扰的。怎样看这一现象?

某家的门是指纹锁,它常常只对儿子开放,而将其母与祖父拒之门外。后来其母发现,当她湿润或捻搓了手指后再操作,那门就能应声而开。可是祖父也如此这般一番,锁却依然冷漠不应。原来指纹也会老去。子、母、祖,湿润前、捻搓后,指纹究竟有何变化? 一般人道行不够,看不出、摸不出,但在"专门家"的指纹锁那里,清晰度显然是真实客观的。

盲人的读物对明眼人而言,摸在手下一团模糊。芭蕾舞鞋对普通人而言,只以足尖站立也已困难。脉诊也是一种技艺,也是需要苦练其功的,舌诊何尝不是？察色何尝不是？判断病人的性格类型、心理状态又何尝不是？曾治过一个反流性食管炎患者，复诊时说："中间其实去看了另一医生，却使一诊后已明显减轻的症状又全部回头了。对比了处方，也没改药啊。"是未改换，但少了一诊时的四逆散。因该病患既自我否定肝郁的存在，肝郁见症也不突出，而被前医忽视了吧。

中医学最大特色的"诊"，是对其微量改变或者说功能性改变的重视，不放过病人的主观感受、外在体表的表现等一切可收集的信息。所谓"有诸内者，必形诸外"。为此最大限度地调动了医者的感官系统。可是因为社会知识结构的改变、模式化教育的全面普及、专业化实验性研究的推崇，使今人获得知识，几乎只有听书本、专家说这一种途径。在学问中，个人感官获取信息的意义都被轻视、被忽视了，而感官因为不用，也都大大地钝化了，甚至心灵手巧这个词都冷僻了。

诊法问题在当今中医教育中情况严重。既有主观上对利用医生的感官系统诊察疾病方式的不自信，又在中医教育的实施中欠缺相应的技能训练。

以上说的是脉诊的可能与可信。至于脉诊的意义，"病咳逆，脉之何以知此为肺痈？当有脓血，吐之则死，其脉何类？"（《金匮·肺痈》）意思是，凭症状尚不能诊断的时候，可求助于脉诊。"阳微阴弦，即胸痹而痛"等等，都是借助脉诊以早期诊断的意思。因为内在的变化总是发生在体表有所见症之前，脉诊是那时的中医学窥测内部变化的途径。

4.2.2 经验不是真理，存在不足

但无论如何都需承认，经验毕竟不是真理，在客观性、必然性上存在瑕疵。尤其是经验必须在一定条件下才能稳定重复，但原著中这些条件却往往是不清晰的，或者根本就是待揭晓的。

经验客观性的疑问空间如：

如前所述，《金匮》的疾病表现记录，实际上是一种论断。这一论断立场，不但使记录与经验纠缠在一起，更重要的是，论断是主观意志行为。

纯粹客观的记录应该如一个旁观者般不介入，论断则因为属于创作，故一定有主观的成分。这种论断若将其理解为某种个人经验也未为不可。正如一个缺乏这种经验的人，不可能凭"小便不利，大便乍难乍易，时有微热，喘冒不能卧"，而判断出这是因为内有燥屎之故。

一部《伤寒杂病论》，每一条原文都是有判断的、有诊断的，没有待知的类

似"非典"（"非"的意思只是说了"不是"什么,而未说"是"什么）状态的病证。即便有些病证仅一两条原文,也还是有了诊断,也还是在论断。这不符合人类认识的规律。

当然张仲景在主观意识上,显然并不是会假扮知道之人。否则不会一个伤寒病占全书一半,其余所有病占一半,而这其余所有病里,各病条文数又严重不均衡,不均衡到不惜为此破坏了篇章结构的地步。他是宁可如此,也不假扮"知"。

论断的立场或会在心态上导致不再试图尽量收集、补充病的诊断资料,不会对诊断标准产生反复确认的要求。因为论断是在已经有了判断和结论基础上的结论。但这并不等于诊断所需的见症记录已然足够。

在《金匮》中,病的诊断一般有两种样态。一是前人已确认的病,张仲景会略过不提。可能他认为这已人所共知。虽然这并非是不必要的。姑且不说其伤寒病所指的长久争议,《金匮》中如疟病,虽然它也是一个早在《内经》中就出现的病种,张仲景惯例地未再言说,但仍是有重大疑问,如既然疟病不可混淆在伤寒病的少阳病中,那它与少阳病如何鉴别诊断? 二是张仲景自创的,或那时的医学新近确认的病。张仲景会在著作中,阐述其诊断标准。如"狐惑之为病……""阳毒之为病……";或"百合病者……";或"何以知此为肺痈? 当有脓血";或"……名曰水分""……名曰血分"等。但很明显,仅仅依据这些条文中所记录的见症,并不足以作出这些病的诊断,甚至时时会有不知所云之感,有的疑团直留至今。如阴毒、阳毒、溢饮、石水等。

就诊法而言,"形诸外"的观察所得是非特异性的,不但不同的病可以有相似甚至完全相同的外在表现,一个病的病况也不一定在体表悉数皆有反映。在自然的状态下,这种依据临床观察诊断疾病的方法,就非常依赖一个医生所接触的病例量。所以一部《伤寒杂病论》,一个伤寒病的内容独占全书一半的比例。而在中医学的发展史上,流行性疾病会率先被认识,其中一个因素,就是短时间内接触到大量的同一病种。但正如当年发热患者不尽是 SARS 一样,中医学史上,类黄、类疟等词本身就已说明此种诊法的不足。

古人"滴血验亲"法今天显得荒唐可笑,是因为有了"指纹""DNA"技术。今天的中医学几乎每病仍都强调"四诊合参",说明尚未找到诊断的"指纹"或"DNA"。

传说中,扁鹊医术的神奇首在于诊断,在于他能透视病人的内在变化:"视见垣一方人。以此视病,尽见五脏症结,特以诊脉为名耳。"(《史记·扁鹊仓公列传》)就是说,中医学并非一早就有一个拒绝了解病人内在变化的立场。我更相信,这立场是在与西医学的交锋中情感受伤的产物。无论如何,诊察手段如果一直局限在观察者的感官肉体,要发现观察对象的内在机理将是非常困难的。

当疾病流行表现为常态散发时,这一不足会加剧。病例数的有限,使一个医生所记录到的同一个病,其表现可能是未全的。比如梅核气病,在《金匮》中就仅有一个证型,半夏厚朴汤证。

若这种散发的病又是一个病程漫长、经历多个病理阶段的病种,就甚至有可能被分属到不同的病中,或者不同的病被归入同一个病里。比如黄疸与女劳疸、黑疸的关系,在《金匮·黄疸》14条中即被混淆在了一起,一团模糊。

这不是《伤寒杂病论》的个别现象,现有可见的中医学的文献,几乎都是这种状态,是中医学全部的文献共呈的样态。从有文献记载开始,持续了几千年。如此的不约而同,如此的普遍性,让人感到,反映的并不完全是认识所处的阶段问题,而有方法论的原因,文化的原因,是没有解决好的名实问题的文化体现。"医者意也"之说能站住脚,不能说与这一文化立场无关。

经验虽也是一种知识,却多是尚未能清楚言说的前知识。经验性的特点,使对它的尊重不应该是在随心所欲的妄加解释,而是在对它的模仿、对方剂组成用法尽量的不改动不更动。而对疾病的经验性诊与断,因其所占的客观事实既不是全部,也受到了诸多因素的影响,远不足以担当全部、绝对、唯一的诊断标准,不足以支撑住对治疗的全面指导作用,对它们需持以有限的信任意识。

另一方面,经验本身虽只属前知识,并不能与真理相等,但能历经如此长时间实践检验而不败,必因有客观规律存在其中。经验的不足,在于它与清晰明确言说客观规律的距离。经验实现条件的研究是现阶段可行的研究。

4.3 思辨多有假设,注意仲景态度极克制

《金匮》第三类性质的内容是对疾病原因机理的阐述。说它属第三类性质的文字,是它们既不属临床实见的疾病表现,也不尽属经反复验证、筛选淘汰所累积下来的经验,而是主要以大脑分析思辨的方法取得的有很强探讨性的认识。

思辨集中地出现在对病因、病理两个方面的解释时。

其中病因的解释中,不乏经验的基础。因为不同的病,其病因所指是不一

的。如指湿病病因是："此病伤于汗出当风，或久伤取冷所致也"，喝病的暑湿之证是因"夏月伤冷水，水行皮中所致也"；肺痈病是感受风热之邪："微则为风，数则为热"。奔豚气与情绪有关："皆从惊恐得之"，酒客吐血是因"极饮过度"；同为新产之后的常见症，却认识到原因不一："新产血虚，多汗出，喜中风，故令病痉；亡血复汗，寒多，故令郁冒；亡津液，胃燥，故大便难"等。这种不一，当然与临床观察所积累的经验有关。

但我仍认为它更多的是属于思辨的范畴。

这里对经验与思辨的界定方法是，经验具有可操作性，是现实的、具体的、技术的、细节的，当其所需的条件都予满足的话，再现性较稳定，重复性较强。而思辨则不太具有可操作性，它或是无具体细节的、抽象的、不现实的，使其很难证实；或是虽有细节，但包罗众多，无所排除、无所指向、无确定性，而很难证伪。

举例而言，如《金匮》对血痹病因的阐述，言其"尊荣人，骨弱肌肤盛，重因疲劳汗出，卧不时动摇，加被微风，遂得之"。在这段阐述中，血痹的病因有：① 尊荣人；② 骨弱；③ 肌肤盛；④ 疲劳；⑤ 汗出；⑥ 卧不时动摇；⑦ 被微风，共计七项。血痹不是一个常见的病证，《金匮》只积累到两条关于它的原文，这么少发的疾病，这么缺少认识的疾病，甚难依靠经验清楚总结到其病因，但却能讲述得如此明白，此其一。其二，这个疾病原因的一半以上，都是日常生活中极寻常的状态，而当时的医学（其实即便今天亦是）并没有条件对这些原因进行甄别排除确认。其三，若果是认识如此清晰，就应能解释为何"病因"如此常见却只有极少的人罹生此疾的问题。故这里的病因，其真实性与精确性实在是成疑。

再以文中的汗出之因为例，痉病时是："发汗太多，因致痉""下之则痉，复发汗，必拘急""疮家……不可发汗，汗出则痉"；肺痿病是："或从汗出"；历节病是："此皆饮酒汗出当风所致""汗出入水中"；黄汗病则是："汗出入水中浴，水从汗孔入得之"等。虽有或是责之汗出津伤（前两病），或是责之汗出腠理疏松，感受水湿（后两病），但汗出实在是太常见于日常生活，其与疾病的关系既很难否认、也很难确认。

当然，张仲景的病因认识里一定有经验之谈。但因其所述病因多属生活中的常态存在，如风、寒、汗出、忧伤、房室伤、疲劳、虚之类，既无法否认，又无法指认；无法量度而又难以避免，正是从这一点而言，我更愿将其作为思辨的内容。

而《金匮》中阐述的病理,我则倾向于认为,其思辨性色彩较病因部分尤要浓烈些。

其理由有二:一是这些知识似属解剖、生理、病理,却又明显与其相悖,提示这些知识的来源并非实见,信度成疑。

如述百合病的病理是:"百脉一宗,悉致其病也。"但显然百合病不是全身血脉的病变,此结论不可能是因看视过病人的血脉而得。又述妊娠六七月腹痛,"所以然者,子脏开故也"。按字面理解,"子脏开"有宫口开之意。"怀妊六七月"腹痛,若真的宫口已开,那是早产急症,但本条以内服药"附子汤温其脏"安其胎,《金匮》注家将"子脏开"作"虚寒"解,知其"开"非是真"开"。又痰饮病,述狭义痰饮是"水走肠间",溢饮是"饮水流行,归于四肢",悬饮是"饮后水流在胁下",实在是失之简单了。而简单是因为很难想象。因为事实的真相永远比想象的复杂。当没有经验可借助时,"充满想象"其实是伪命题。至于前文述及的膀胱与子宫(见《金匮》产后病 7 条、妇人杂病 19 条)混为一谈,血室与子宫关系不清等,更显示出这些病理应属大脑思辨的结论。

二是与治疗分裂的"虚"。《金匮》似乎隐隐有一种倾向:对不甚清楚的病、少见病、见症特别的病,对其病理的解释会自动滑入"虚"的立场,似乎是"邪之所凑,其气必虚"观的活用。如胸痹是虚:"所以然者,责其极虚也";中风病是虚:"寸口脉浮而紧,紧则为寒,浮则为虚,寒虚相搏,邪在皮肤;浮者血虚,络脉空虚,贼邪不泄,或左或右,邪气反缓,正气即急,正气引邪,喎僻不遂";历节病是:"寸口脉沉而弱,沉即主骨,弱即主筋,沉即为肾,弱即为肝……""少阴脉浮而弱,弱则血不足,浮则为风,风血相搏,即疼痛如掣""盛人脉涩小,短气,自汗出,历节痛,不可屈伸,此皆饮酒汗出当风所致";血痹病亦是"血痹阴阳俱微……";等等。但其虚并不悉等于病机的认定,治疗时并不受其影响与限制。如胸痹的栝蒌薤白剂即是祛邪剂而非补益剂。中风病的认识更是已被"更新":是内风而非外风,以实证为主而非虚,其邪是风火痰瘀而非其它。

思辨多属假设,假设难免有与真实的不符。这里之所以用"假设"一词而非"假说",因假说是有条件的,而随意解说甚至连假设都属不上。

当然,假设亦有它的意义,因为它是靠近真实的途径,尤其是,中医学的假设多以经验为基础,这样的假设是某种程度的持之有据,即思辨的可贵是它有某种科学假说性,尤其是建立在经验基础上的思辨。

经验亦为假设的验证提供了途径。如吴有性认为"温疫之为病,非风非寒,非暑非湿,乃天地间别有一种异气所感",它"有天受,有传染""从口鼻而人""为病种种,是知气之不一也""众人触之者,各随其气而为诸病焉""盖当其时,适有某气专入某脏腑经络,专发为某病""疔疮、发背、痈疽、流注、流火、丹毒与夫发斑、痘疹之类,以为诸痛痒疮皆属心火……实非火也,亦杂气之所为耳""至于无形之气,偏中于动物者,如牛瘟、羊瘟、鸡瘟、鸭瘟,岂但人疫而已哉? 然牛病而羊不病,鸡病而鸭不病,人病而禽兽不病,究其所伤不同,因其气各异"。感染性疾病的病因观已呼之欲出。

思辨的不足当然是它欠缺实证。既欠缺实证的过程,也欠缺实证的意识。这一点在当今仍未有改过的主观自觉。果树上总有一些花不会结果,称为"谎花"。中医人应该有一个清醒的认识:假设不等于真理! 它需要被证实或证伪,在未被证实或证伪之前,就是一个藏下"谎花"的果园,它的灿烂不等于等量的果实。同时我们自己主观上也要尽量克制住对疾病或经验随意地做如此性质的解释。

作为先行者,张仲景对思辨却是极端克制的,且是一种主观上的自觉态度、刻意的行为。可惜尚未引起学界注意,因而也就更谈不上被学界重视。

仲景的这一态度本书将在论七"张仲景的学术个性"篇"不放纵思辨"及论十"与《内经》关系"篇的"关于机理思辨"两个章节阐述,详见彼处。

论 5

异病同治现象的多层次性

关于"异病同治"概念,共认为是指"不同的疾病,若促使发病的病机相同,可用同一种方法治疗"(《简明中医辞典(修订本)》)。但这一概念中,不同疾病相同病机与相同治疗的条件却过于简略了,不足以规范异病同治理论,更不足以揭示它的深刻内涵。

如桂枝汤既用于表证的伤寒病(《伤寒论·太阳病》),也用于里证的妊娠恶阻(《金匮·妇人妊娠病》)。所治的这两种病,不但是病不同,证也肯定不同,那么其共用桂枝汤,是否仍属异病同治? 再如不同疾病导致的阳亡欲脱证,都用四逆汤,虽然完全符合异病同治的概念,但因为这种紧急状态下对症处理的异病同治在西医学中也同样存在,那么它还能算作中医学的特色理论吗?

异病同治是中医学的特色理论,"特色"是针对西医学的按病论治而言。因为异病同治的意思即是不按病论治。有病却不按病治疗,这是反常识的。而不按病治疗竟能治好,这就非常高妙了。不过,是否凡表现为异病同治现象者,皆是中医学的特色、皆构成理论呢?

异病同治不能仅看现象,更重要的,是要看有无条件做其它的选择。

举个例子,处理垃圾与进餐都用同一双手,可谓异用(病)同手(治)。但这是否因为人只有一双手的缘故呢? 如果人可以如蜈蚣般,有许多双手,相信一定会有人愿意多要几只,以专手专用。

也就是说,在研究异病同治之前,有一些基础性的甄别工作要做,以确定哪些内容可纳入异病同治理论的研究范围,或者说哪些虽也有异病同治现象,却应该从异病同治理论里剔除出去。

5.1 态势紧急,权宜暂计

指虽然所病不同,但在病程的某一阶段,都出现了某种相同或相似的严重状态,因为生命垂危,急者先治,救命为先,治病缓后。救命用对症处理的方法,而表现出异病同治现象。

如《金匮》"呕吐病":"呕而脉弱,小便复利,身有微热,见厥者,难治。四逆汤主之","下利病":"下利腹胀满,身体疼痛者,先温其里,乃攻其表。温里宜四逆汤",体现出在呕吐与下利病时关于四逆汤的异病同治。但其虽都以四逆汤纠治,可是四逆汤却既非主治虚寒呕吐的代表方,也非主治虚寒下利的代表方。用四逆汤异病同治的原因,是由于此时呕吐或下利病势急重,令阳气受损至衰微欲绝之境,阳虚的问题上升,较呕吐与下利更为突出。四逆汤功能回阳固脱,各种疾病在阳气欲脱时都可以此为主治方先予救治。如在《伤寒论》中也见用于少阴病寒化证与太阳病的误下亡阳等。表现出四逆汤也对这些病症的异病同治。且四逆汤也并不是这些疾病的主治方,不具有对这些病症的异病同治功能,仍是对阳亡欲绝急重症的对症处理。

这时的异病同治,属紧急状态下的一时权宜之计,燃眉之急获得缓解后,不能排除再从病论治,即不能构成对辨病论治理论的否定。而异病同治理论却是超越了病的指导与制约的,具有无法由辨病论治获得满意解释的特性。故认为此类情况的相同方治不同病,而表现出的异病同治现象,应从异病同治理论里剔除。因为这样的异病同治,在西医学中也同样存在,并不具有中医学的理论特色。

5.2 治方匮乏,一以代十

指由于可供选择使用的方剂匮乏,不能满足"术业专攻"的要求,迫不得已,使在不同疾病的治疗时,只能捉襟见肘地由同一首方剂来勉力应对,而表现出来的异病同治现象。这样的异病同治,要从学术思想的内容中剔除出去,其理由是显而易见的。

虽本易理解,但有时情况复杂。尤其因为人们对经方的推崇态度,未对这一情况的异病同治有清晰认识,致使后世方剂虽然发展丰富,因难以解决与前方的关系问题而运用困难。

如《金匮》以肾气丸主治虚劳腰痛("虚劳腰痛,少腹拘急,小便不利者,八味肾气丸主之")、痰饮病的微饮("夫短气有微饮,当从小便去之,苓桂术甘汤主之,肾气丸亦主之")、消渴病的下消("男子消渴,小便反多,以饮一斗,小便一斗,肾气丸主之")、妇人转胞("问曰:妇人病饮食如故,烦热不得卧,而反倚息者,何也? 师曰:此名转胞,不得溺也。以胞系了戾,故致此病,但利小便则愈,宜肾气丸主之")、及历节病附方中的"治脚气上入,少腹不仁"等5种不同的疾病,出现了异病同治的现象。这种异病同治现象,学术界一直将其视作为

《金匮》异病同治学术思想的典型范例。

由于肾气丸同时也是《金匮》肾气虚寒证的唯一代表方,即上述5种疾病是《金匮》论述肾气虚寒证时涉及的所有病种,于是在中医学的观念中,肾气丸即被视作为一切肾气虚寒证的主治方。

肾气丸的异病同治如此盛名,以致哪种肾气虚寒证不是肾气丸适应证的问题,中医学竟不能清晰回答。但是中医学又确实存在着大量的其它温补肾气(阳)方,这其中如右归丸、右归饮、《济生》肾气丸、十补丸等都是非常有效的名方。而创制大量温补肾阳方的直接原因,一定有某些肾气虚寒证用肾气丸效果不能尽如人意的缘故。如此即产生了关于肾气丸异病同治功效的悖论:若认为其能实现异病同治,就会面对与其它温补肾阳方关系的难题。如为什么需要其它温补肾阳方?哪种肾气虚寒证不适用肾气丸,而用其它温肾方?但若认为其不能实现异病同治,则又会面对与《金匮》所述不符,也与临床的实际状态不符的局面。

按脏腑归纳《金匮》的内容,所论述的肾系病证虽广泛涉及如虚劳病、消渴病、小便不利病、淋病、水气病、女劳疸病等多种,但在这些病证的治疗中,涉及肾虚之证的方剂仅有栝蒌瞿麦丸与肾气丸两首。栝蒌瞿麦丸出于《金匮·小便不利病》篇,主治"小便不利者,有水气,其人苦渴",由栝蒌根、茯苓、薯蓣、炮附子、瞿麦组成。方中栝蒌根生津润燥、瞿麦利尿行水,皆不是针对肾气虚寒而设。而冀望其温补下焦的茯苓、薯蓣与炮附子三味药恰好与肾气丸的温补组成相同。由于《金匮》全书所有的肾系病证,其治疗肾虚的方剂仅有栝蒌瞿麦丸与肾气丸两首,而这两首方的温补部分又所用相同,当时的中医学在益肾问题上是否有点捉襟见肘?不能绝对排除。

《金匮》是中医学现存最早的论述杂病诊治的专书。受制于观察手段条件的限制,不难想到,在医学发展史上,对人体各个系统疾病的认识是不可能很均衡地齐头并进发展的。以中医学这种观察人体生理、病理的方法而言,一定是消化系统疾病的认识遥遥领先,所以在《金匮》中阐述消化系统疾病的内容最多;其次是呼吸系统,表现为《金匮》中论述肺系疾病的内容紧随消化系统疾病之后。而五脏系统中另外的心、肝、肾三大系统的论述,在《金匮》可谓是寥寥无几。此其一。其二,对肾主生殖功能及其所致疾病的认识还很不到位。最典型的表现是将膀胱与胞宫混为一谈。如《金匮·产后病》:"产后七八日,无太阳证,少腹坚痛,此恶露不尽;不大便,烦躁发热,切脉微实,再倍发热,日晡时烦躁者,不食,食则谵语,至夜即愈,宜大承气汤主之。热在里,结在膀胱也。"产后腹痛,恶露不下,却云其病位在"膀胱"。同样,在《金匮·妇人杂病》篇,用肾气丸治"不得溺(尿)"的妇人转胞病证,学术界普遍认为其"胞"当是"脬"——膀胱,而非女子胞。这种生殖与泌尿系统功能与病证的混淆,也从一个角度说明了当时的中医学关于肾系病证不仅在治疗水平上,甚至在生理结构认识上都还不很成熟。认识上的不足,必然会带来诊断的游移,有效方剂筛选困难,有效方数量稀少。

以上说明在《金匮》中肾气丸的异病同治不能排除有可供选择方剂不够充足的因素。

肾气丸异病同治现象的复杂性在于,上述因素不是导致肾气丸异病同治现象的唯一因素。从临床对肾气丸的运用情况来看,它确实具有某种异病同治的功效。讨论的意义在于,肾气丸虽具有一定的异病同治功效,但绝不意味着肾气丸是一切肾气虚寒证的代表方,不意味着学术界不需要做哪种肾气虚寒证不适用肾气丸的研究,也不意味着它与《济生》肾气丸、右归丸、右归饮等其它温补肾阳方的关系可以一直模糊下去。

5.3 异病同治现象与异病同治观

一般认为,西医学的治疗模式是按病而治。异病同治即不按病而治,所以是它的相反模式。

中医学所说的异病同治,是在临床治疗的总结中发现的,但发现的只是大量不能用辨病论治解释的现象。它们属于经验,是对经验的总结,不是理论指导出的产物。换言之,异病同治的机理尚不明确。

由于造成现象的原因复杂,现象不一定必然是学术思想(先进内容)的反映。或者说它与迫不得已的应付都会反映成异病同治现象。根据现象总结其学术思想必须有一个甄别、分析、确认的过程。

鉴于异病同治所含复杂,建议将其区分为两类:异病同治现象与异病同治观,只有后者是中医学的特色所在,是中医学的精髓。由于异病同治观也表现出异病同治现象,故此后异病同治现象不是自然语言,而是作为学术术语,规定异病同治现象是异病同治观之外的存在。

"现象"是事物形态的自身外露。是"事物在发展、变化中所表现出来的外部形态"(《汉语大辞典》)。因这种"外部形态"的特性,故有时又被强调为"表面现象"。这一强调的关键点在于,外在表现与内在本质之间的关系不是必然相等。因为现象比本质要丰富得多。本质表现出的现象是多方面的,表现的形式也是多样的。有的现象曲折地表现本质,有的现象较直接地表现本质;有的现象真实地表现本质,有的现象歪曲地表现本质。有正常现象和反常现象,必然现象和偶然现象,真象和假象,等等。

一个事物同一性质的表象有多样性,而相同的表象又可以是由不同的本质所致,现象与本质不相等,现象背后的本质是什么,需要研究获得,不得将现象直接视同本质。

"观"则是基于对事物本质的把握。是"对事物的认识或看法"(《汉语大辞典》)。这个"认识或看法",必须形成于"能够确定某一人或事物是这个人或事物而不是别的"(《汉语大辞典》)基础之上。而"能够确定",必然对事物本质有把握。提示"观"的形成有一个理性活动的过程,是一种理性的认识,谋求的是事物本质的真相,而不是停留于对表象的观察。

"现象"可通过感性来感知,而"观"则需要借助理性的认识方能得以实现或完成。当这个理性的认识一旦系统化了时,即形成某种理论。"现象"与"观"不对等。

异病同治理论由异病同治观的内容构成。它是在对辨病论治有充分认识、并且有充分治疗方法的前提下,主动放弃辨病论治,而选择的异病同治治则。因为这种性质的异病同治是主观上的自觉选择,是一种学术理论,故可称为异病同治观。异病同治观是中医理论体系中最富特征性的著名学术内容,中医学以此界定与西医学的本质区别。

异病同治观虽也通过异病同治现象表现出来,但却不是凡表现为异病同治现象者皆因异病同治观所致。异病同治观与异病同治现象无论是概念内涵性质、还是概念外延范围都不相对等。异病同治现象有别于异病同治观。其中被迫的异病同治,应该从中医学异病同治理论的范畴内排除。

所谓被迫,至少来自病人与治方两个方面的因素。被迫于病人身体状态的选择,多见于虽然病不同,但因都出现了某种相同或相似的严重病理状态,在对这一严重状态进行对症处理时,表现出某种异病同治现象;被迫于治方的选择,则是虽然所患疾病不同,但由于可供治疗方剂的匮乏,故只能总是由同一首方剂来勉强应对,而表现出异病同治现象。

被迫造成的异病同治现象,不符合异病同治观主动选择的要求。它或因为在西医学中也同样有所存在(如被迫于危重症候的对症处理),或因为在中医学取得一定的进步之后会逐渐失去其异病同治的特性(如被迫于可治方的匮乏),故它不能构成中医学特色理论异病同治观的内容。只有剔除了这一类的异病同治才是中医学应该积极关注的内容。剔除首先需要的是有效的识别，有效识别又建立在对其内容构成有清晰认识的基础之上。

一首方在不同疾病治疗中同时出现，所说明的只是一种异病同治现象，由于异病同治现象不是由异病同治观一个原因导致，所以它不可简单等同于异病同治观。中医学的异病同治理论主要应该着眼的是异病同治观这一部分。

异病同治观是"非"按病论治，与"异病同治"说总是相伴出现的另一术语是"同病异治"，皆未提中医学是否要诊病的问题，但这问题是异病同治观的重要内涵。个人认为，异病同治观虽然与按病而治对立，但不等于中医学任何病任何时候都是如此。异病同治观与异病异治不是必然的对立的关系，就同一个病而言，也完全可以并存——使治法丰富，作为具体的问题，仍需要仔细审视辨析，不可轻率结论。

人物个性篇

（论6～论8）

论 6

张仲景其人

张仲景有医圣之称。但史书《后汉书》《三国志》皆未为其作传。较可信的记载，一是晋皇甫谧《甲乙经·序》里的一段话："仲景见侍中王仲宣，时年二十余，谓曰：君有疾，四十当眉落，眉落半年而死。令服五石汤可免。仲宣嫌其言忤，受汤勿服。居三日，见仲宣，谓曰：服汤否？仲宣曰已服。仲景曰：色候固非服汤之诊。君何轻命也？仲宣犹不言。后二十年果眉落，后一百八十七日而死，终如其言。"再就是北宋《太平御览》的所述。于《太平御览》中有两见，其一在卷722："王仲宣年十七，尝遇仲景，仲景曰：君有病，宜服五石汤，不治且成门（"门"字疑有脱误），后年三十当眉落。仲宣以其贯长也远，不治也。后至三十，疾果成，竟眉落，其精如此。"其二在卷739："张仲景过山阳王仲宣，谓曰：'君体有病，后年三十当眉落'。仲宣时年十七，以其言贯远，不治。后至三十，果眉落。"这三段说的都是张仲景的医术高妙。这一点其实从经方至今疗效确切亦可以想见。我们在对其神往之际，不免想象张仲景究竟是怎样一个人，其情其性如何，因为什么使他能从众医中脱颖而出达到圣者的峰巅，其对自己高妙的医术又是怎样一个评价……这里试从《伤寒论》自序中一窥之。

6.1 好恶与禀性

"咄嗟呜呼！""痛夫！""哀乎！""感……，伤……"等等，序中有许多表达情感之语。为何要写某书是书序的常见内容。"为何想要读这个专业？"来港后每年招生面试，听过许多同学的回答，不记得有人曾经有这样强烈情绪的表达。学术性著作皆大抵如此。或许大家都明白，要说服别人，最好还是冷静客观一点为好。即使情感浓烈，也要适当加以控制。

"余每览越人入虢之诊，望齐侯之色，未尝不慨然叹其才秀也。"这是序文的第一句。"慨然"，使"叹"的程度上升，有形动于色、抚掌而赞、击节而叹的画面感。先不说其与传统文化所主张的"泰山崩于前而不变色"含蓄文化的反差，毕竟意料之外处的失声大叫乃至拍手称快还是很常见的。但每次读到,即便只是泛泛浏览之下,也仍然会忍不住地出声赞叹、大声叫好——且从来如此、从未曾不,这就有点奇了。因为生活中实在很难有一件事让人们作如此反应。想想我们曾经为某事,每一念及,都会形色外露——即便只是会心一笑吗? 常见的反倒是,即便面对某些高妙到不可思议的事物也是时间久了就习以为常了——审美疲劳之类。所以这种"每……,未尝不慨然叹……"实在有些不可思议。

爱得浓烈的人,对其反面憎得也一定分明。此正可用来辅助判断。"举世昏迷,莫能觉悟,不惜其命,若是轻生,彼何荣势之云哉? 而进不能爱人知人,退不能爱身知己,遇灾值祸,身居厄地,蒙蒙昧昧,蠢若游魂。"这是几近举棒大喝了。即使只是夸张笔法,但因何于此处夸张,因何认为此时有必要夸张,还是能够体会出作者分明的爱与憎、好与恶。

先哲说,一个人的特点,可看他有意忽略了什么、又着意强调了什么。如果说"宿尚方术"乃是作者的好恶的话,好恶到否认社会主流价值观的地步,"除却巫山不是云",强势植入,不留余地,无可通融,应该是有禀性的关系的。其实这实在也是一种"迷",是痴迷。历史证明,大成就与大迷恋之间,总是有着不可分的关系。

6.2 成就与禀赋

"勤求古训,博采众方,撰用《素问》《九卷》《八十一难》《阴阳大论》《胎胪药录》,并平脉、辨证,为《伤寒杂病论》,合十六卷。""撰用"即"选用"。如何选? 依据什么选? 哪来的选择标准?《伤寒杂病论》只是这些入选材料的收集汇编吗? 作者未说。但我们知道并不存在现成可用的筛选标准。而作者要做选择,就需要对当时所有的医书先有反复的阅读了解,直至读通读透,读出心得体会取舍标准来方可。

学问在作者那里仅是数量的增加吗? 还是发生了性质的变化? 或者说,是否在融会贯通之后有所突破、有所创见? 前者是每个学者通过刻苦、坚持都可望做到的,而后者就有些神秘了。因特别的禀赋、特殊的际遇? 甚至某种造化的眷顾? 不得而知。所知者,仅是"纸上得来终觉浅",读书本身并不足以催化出这样一部完全可称之为巨著的《伤寒杂病论》。近两千年的时间已经证明,其将理论与临床终于打通、诊断模式创建形成的成就,其无法完全用中药学的知识解释的众多有效方剂,中医学里,历史上再也没有如此成就的第二人!

而这些原创性的、填补空白性的、开历史先河性的成就,没人比作者更知其"痒处"所在了,曙光乍现的契机、殚精竭虑的过程、焦头烂额的所在、狐疑不决的留存……多少重要的谜样的话题,但刚才还是大爱大恨情感浓烈到化不开的作者,此刻竟是一一略过了,似乎这些都不值一提。人类真是有天赋异禀者。

孙思邈的《大医精诚》,是从感叹"难精"的角度论"精"的,认为不能成大医是技术的问题,张仲景则认为技术不是问题:"虽未能尽愈诸病,庶可以见病知源。若能寻余所集,思过半矣。"不能成为大医,是因为世界观——"惟名利是务"。这是已成为大医者的不自觉流露。所谓会者不难,因不觉难,才会认为人人皆可做到,才会认为做不到者是因为未去做、因为不想做——"曾不留神医药,精究方术""举世昏迷,莫能觉悟"。

6.3 评价与品性

"虽未能尽愈诸病,庶可以见病知源。若能寻余所集,思过半矣。"即便不是所有病都能治愈,也至少可以"见病知源",多么自信的自我评价。但它们是否也显示出作者的自满与自负?

《伤寒杂病论》,伤寒是一个病的病名,杂病是除伤寒之外其余所有疾病的共称。该书合共十六卷,其中十卷论伤寒,六卷论杂病。也就是说一个病的篇幅占了全书的近2/3,而其余所有疾病的内容竟仅占1/3稍多。杂病中各病的内容也相差悬殊,最多的一篇有47条原文,而最少的病仅有原文2条。使结构乍一看颇不工整,体例亦因有漏缺而不全,却也因这一点让人添加信心,因其实事求是。

看看书中内容多寡的分布及其影响因素。内容最多的当然是伤寒病。"余宗族素多,向余二百,建安纪年以来,犹未十稔,其死亡者三分有二,伤寒十居其七。"以此计算,设若其人口基数原为210人,则每年死于伤寒者约有10人。一个家族的疾病谱可视为一个社会流行病学的缩影。如果我们将这一人口基数扩大3万倍——这是SARS重灾区香港的常住人口数,则其年死亡人数将是30万(香港当年死于SARS的人数是300),这就容易想象当时的情形了。患病人数当然还要远大于死亡数。但另一方面,医学也因此会积累下较多的认识。而那些不常见的病、因体表症状不明显而使诊断困难的病,了解自然会较匮乏。这正符合人类认识的特点:见多识广,熟能生巧,认识随之逐步推进,逐步深入。仲景书不以主观想象的"假设"强使结构与体例完整,在以思辨填塞其间的中医学著作中实属难得!

以作者这种实事求是的精神做背景来看其自评之语,大概就只有信服与敬重了。"经络府俞,阴阳会通;玄冥幽微,变化难极。自非才高识妙,岂能探其理致哉!……孔子云:生而知之者上,学则亚之。多闻博识,知之次也。余宿尚方术,请事斯语。"显然作者对医学的艰难并不轻视。

论 7

张仲景的学术个性

在研究《伤寒杂病论》的漫长历史里,有一个重大问题一直被忽视了。这就是张仲景的学术个性问题。

人与人的特质是很不相同的,尤其是那些伟大人物。孔子最看重"道":"朝闻道,夕死可矣。"裴多菲最看重的是自由:"生命诚可贵,爱情价更高,若为自由故,二者皆可抛。"他们的言论能流传至今,显然不是因为其价值观的司空见惯,这是普通人与伟人的差别。比如说"一阴一阳谓之道",但很难想象,因闻听"道为阴阳",便觉即使"夕死"亦堪快慰了的。那么同为杰出者的张仲景,其特质是什么? 孔子是思想者,裴多菲是诗人与英雄,他们的建树与他们的个人特质不能说没有关系。那么张仲景的个人特质对其学术建树又有何影响?

在学术界对张仲景公认的学术评价里,其中之一是关于理论的,说他"建立了临床诊疗体系"。"体系"是理论,且是系统性的理论,"诊疗体系"更是临床医学最重要的理论。"建立"是创立。创者,始也。学术上的突破,因没有任何现成的模式可作借鉴,也没有常规可循,是在卓绝的孤独中的创造。这样的学术,必然会带有创立者个人的个性色彩,他的专业经历、个人性格、文化背景等,对其学说观点的形成,一定会造成举足轻重的影响。这样的影响是不经意间发生的,不完全是学者刻意追求的结果,却又是无可避免的。它左右或决定着一个人看问题时的立场、角度、对现象与结果的评估等等,是学者自身特质的反映,是类似于风格之类的东西。

就仲景书中的学说而言,因为是首创,未曾被不同的后来者打磨修饰,所以,要理解真的张仲景的学术思想,在研究张仲景的学术之前,有必要先探讨其学术个性。

个性,是个人特有的性格,是个人稳定的心理特征的总和。学术个性,不是指其特有的学术观点,而是指一个学者个人的性格、学识、经历、文化背景等,对其学术产生影响的因素。这些影响因素的作用是举足轻重的:它们通过影响学者的立场、角度、态度,而左右着学者作出怎样的抉择。

观察其学术个性的方法,仍从其"刻意强调了什么"与"竟然忽视了什么"两方面总结。强调与忽视是正反两面,强调是在显处的,因只能通过语言文字作强调。忽视却是隐处的,因其忽略不论。刻意与竟然,即是"强调"与"忽略"的反常,与通常有别,与一般有异。这种刻意与反常若是不断重复,全书一贯一致,即可视之为个性所致,个性所在。

7.1 不过度总结

尤其在将临床经验总结成理论时,心态极谨慎。

以两个突出的范例来说明这一特性。

例一如文体。

在《金匮》部分出现了较多的引用体。常见的是"师曰",间或亦有"经云""经曰"。

这不可视同《内经》的黄帝问、臣子答式的文体。《内经》是对话性文体,是知识尚未形成体系的古人们,以问题为中心的阐述方式,便于著述人只选择对有所了解的问题做讲述。以问题为中心,问题之间思路的连贯性是较弱的,章节之间的衔接性也不强。有时相似问题重复讨论,内容却不是互相补充,观点也所持不一,远不成系统性。

而《伤寒杂病论》显然不是这样。表现在每按病讲述,每病体例虽完成度不一,但相当一致,即沿定义、分类、病因、临床表现、治则、方药、转归预后项一一展开,显示病体系的已然建立。若因积累知识较少,则作缺项处理,宁缺毋滥,留白不述。

引用体是对前贤所说的引用。今天在著述时也时常发生。

《伤寒论》与《金匮》中,引用体仅出现在《金匮》,且多达四十多处。其中引用最多的是"师曰",另有少量的"经云""经曰"。这样的引用,《伤寒论》却是一处也没有。就伤寒病与杂病的关系而言,显然张仲景更擅长于前者,因疾病流行,病例数的原因,他对伤寒病积累的经验要丰富得多,更自信。

而从引用的上下文属性来看,绝大部分又都属理论类。

经验积累不足时,会出现引用,引用的几乎都是理论类,这样的刻意安排,提示其将经验总结成为理论时,态度上极为谨慎节制。(引用体的详细情况参见下节)

再例如病因学特点。

张仲景阐述他的病因学观点为"千般疢难,不越三条:一者,经络受邪,入脏腑，为内所因也；二者，四肢九窍，血脉相传，壅塞不通，为外皮肤所中也；三者，房室、金刃、虫兽所伤，以此详之，病由都尽。"在这一病因学说里，"一者"与"二者"，都是外感因素。外感之邪内传脏腑，称为内所因；外感之邪在肌肤留连，称为外所中。可竟然没有情志因素！

情志病在《金匮》中不罕见。百合病、失眠、肝着、梅核气、脏躁等等，于奔豚气时，更提及"皆从惊恐得之"；于大黄䗪虫丸条，也曾论及"忧伤"。但他未将这些总结成情志病因，而只记述其临床所闻所见。即使他已注意到这些病的不可思议处，"象如神灵所作""如有神灵"，也仍未将其总结至病因学理论中。

还不是语言表达环节的谨慎，似乎是主观上的自觉克制，而故意如此处理（因情志病在《内经》时代即已有广泛共识，撰用《内经》的张仲景不可能不知道），如此才可解释上述这些情志有关的病，从第三篇的百合病始，至最后一篇的梅核气、脏躁，以一种极分散的状态呈现。肝气郁结，气血郁滞（肝着，旋覆花汤）；肝气郁结，气郁化火（奔豚，奔豚汤）；肝气郁结，气滞痰凝（梅核气，半夏厚朴汤）等，病理基础本是相同的病证，却被割裂开来，且彼此缺少联系呼应。

伤寒病是外感病因致病，杂病部分的痉、湿、暍、疟、肺痈、黄疸、风水等多病亦是外感致病，相较之下，情志致病在书中所占比例甚小，提示接触较少，似认为不足以支撑总结理论。

7.2 不放纵思辨

与临床表现、治疗效果、预后转归等等可以于实际做观察不同，为什么的问题不能实见，多是大脑思辨加工的结果，是认识，却未必真实。若以《内经》为比较对象，不难发现，张仲景在讲述疾病机理的为什么时，极其克制。

克制只会通过"竟然忽视"显现。是否忽视的参照标准，当以《内经》为对象时，可以轻易发现，《伤寒杂病论》与《内经》的不同非常突出，《伤寒杂病论》甚少阐述疾病机理的为什么问题，通常只是记录疾病的临床表现，给出诊断、列出治则治方、提示预后。

书中亦有对为什么的解释，它常发生在以下两类情形下：

一是当出现某较难理解的症状时，如肺痿病出现"必遗尿，小便数"，以"上虚不能制下"解释；水气病出现"四肢聂聂动"，以"水气在皮肤中"解释；痰饮病出现"肠间沥沥有声"，以"水走肠间"解释等。

另一类是对病因的追溯，如"此病伤于汗出当风，或久伤取冷所致也"（湿病);"此以夏月伤冷水,水行皮中所致也"(喝病);"此皆饮酒汗出当风所致"(历节病);"或从汗出,或从呕吐,或从消渴,小便利数,或从便难,又被快药下利,重亡津液,故得之"(肺痿病);"食伤、忧伤、饮伤、房室伤、饥伤、劳伤、经络营卫气伤"(虚劳病)等。

两类解释的共同特点是非常简洁,往往只有一个病理环节,且接近于经验性质,这使其或是较易被治疗证实,或是可于临床中反复观察感悟到。与《内经》多从长长的源头推导起,用思辨的方法作过程推进不同,只有近乎诊断结语式的表达。

如"风湿相搏,一身尽疼痛,法当汗出而解,值天阴雨不止,医云此可发汗,汗之病不愈者,何也? 盖发其汗,汗大出者,但风气去,湿气在,是故不愈也。若治风湿者,发其汗,但微微似欲汗出者,风湿俱去也。"本该有的疗效欠奉,是因为天阴雨不止,这很可能是经验之谈,是对观察的总结分析。

有些疾病,如中风、胸痹,因常突然发病,后果却可能很严重,使人难以接受,自然会问为什么。张仲景这时多会沿用《内经》"邪之所凑,其气必虚"思路。如中风是"寸口脉浮而紧,紧则为寒,浮则为虚""寸口脉迟而缓,迟则为寒,缓则为虚。营缓则为亡血,卫缓则为中风";胸痹是"所以然者,责其极虚也"。

比起《内经》常用的关系复杂的五行模式、无限可分的阴阳模式,"邪之所凑,其气必虚"是最朴素的。这一模式里,甚至虚都不等于是虚证的虚,因不是所有疾病(尤其是邪凑之病)都从补虚治疗。它只是表达了任何疾病都有人的自身因素之意。

在杂病中,张仲景论述各病体例的完成度是很不一致的,不少病都有体例上的缺项,有些病甚至只有区区二三条原文。因每病常见性不一,实际积累不一,对某病认识程度也就不一。这时他可以有两种选择,若其认为自己著作的完整性最重要,他可以通过思辨,补充内容,强行使体例完整;或者,也可以不惜破坏这一完整,若认为如实反映真实更重要。张仲景选择了后者。就是说,虽然应该怎么写,他是有设计的,但他选择暂且这样处理。而各病间内容多寡的参差不齐,恰让读者们看到了认识的过程及与认识条件之间的关系。

不过度总结、不放纵思辨,是因为有自我审查意识在。

张仲景总是以实见(即临床经历)为上。"为上"是指与非实见相冲突时的优先取舍标准。

所以,过往书籍中收载的病,未能尽见于仲景书中。如痿病、厥证、鼓胀等等,都是《内经》中的病证名,但《伤寒杂病论》中未见载。疟病虽专篇,但内容远较《素问·疟论》为少,《素问·疟论》设温疟、瘅疟、寒疟三类,《金匮》仅保留前两类,却新增牝疟及疟母。

当实见与过往书中的理论相冲突时,亦取前者。

《素问·咳论》有"五脏六腑皆令人咳,非独肺也"理论,《金匮》讲述咳嗽相关病内容甚多,包括《内经》未有的肺痿、肺痈、支饮、肺胀等等,却只字未提肺之外其它脏腑之名。

《内经》的理论总是五脏同比例平等推进的,《金匮》不是。以脏腑归类《金匮》的内容,可轻易发现其多寡在脏腑间的比例严重失衡,其中脾胃病与肺病最多,肝病则甚至未设任何专病。脾胃与肺因为都与外界相通,每个人一生中都一定有过这两个脏腑系统疾病的经历,如感冒咳嗽、胃痛、腹泻等,故任何时代,其发病率及总结到的知识都要明显高于其它三个脏腑系统。

"不过度总结""不放纵思辨",作为比较而出的结论,成为学术个性的符号,"不"就不仅是谨慎。对经典的"撰用",就是对普遍主流的拒绝、背叛,极具勇气、极其自信。

而不过度总结、不放纵思辨、以实见为上,反映的其实是学者的同一个特质,即求真。

追问疾病机理为什么的问题,是人类的本能。有能力不受控于这一本能,把疾病放在客观事物的位置,在不甚了解的情况下,能清醒地意识到这种尚不了解,是一个伟大学者的近乎先天性的特质。在思辨色彩浓厚的中国传统文化氛围里,这一特质尤显特别。因为张仲景并不是不会思辨,不是轻视理论。《伤寒杂病论》对《内经》的最大背叛即是理论,临床学科"诊断什么"的模式,是张仲景建立的。非不能也,乃不为也。"不为"里有理性控制。

论 8
引用里所藏下的

在文体上，《金匮》有一个有别于《伤寒论》的情况，这就是大量引用。

8.1 引用的一般情况

《金匮》全书引用共有 47 条、50 次。引用的内容，相较于方药类，以理论类为绝大多数，第一篇因属全书总论性质，全是理论阐述类，故该篇引用出现最是频繁，占全篇 17 条原文中的 14 条（详见后文附表）。

引用的方式，有直接引用式，如"经云"如何、"经曰"如何。直接引用与当今方式相同，没有疑义。稍显特别的是，《金匮》对所引的出处，只有笼统的"经云""经曰""论曰"。而这似乎并不是古人固定的做法，如《内经》引用时，即是写出书名的，与今天一样。

书中直接引用式其实罕见，占绝对多数的，是"问曰……师曰……"式，一种对话体形式。"经云""经曰""论曰"只各 1 次，"问曰……师曰……"则有 47 次。"师曰"仍属于引用，"师"不是张仲景自己。

需预作说明的是，在《伤寒论》与《金匮》中，对话体还有一种"问曰……答曰……"格式。于《伤寒论》有 7 处，出现时鱼贯集中（见 128、129、179、181、182、183、184 条）。《金匮》则共 2 处，出现在《水气病》与《疮痈肠痈浸淫病》篇。对话体是否亦属于引用？因尚存在文本传抄讹入的原因，本着宁缺毋滥、数据从严的准则，这里暂将其排除在引用属性之外。

8.2 "师曰"属于引用，"师"非仲景

其一，从书写方式看。

全书书写方式的主体，都是直接阐述，属论述体、叙述体，并非对话体，亦无"师曰"字样。

对话体是早期人类认识状态在文献书写形式上的反映。当其时，人类的认识尚未能实现体系化，对话体便于以问题为中心展开，因问题与问题之间

可以跳跃无联系,故也便于回避写作者尚不十分清楚的问题与问题间的关系。但对话体的长处也正是其不足之所在,故后来系统理论类的学术著作渐渐淘汰了这种文体。实际上,在《内经》中,已呈现为两种文体并存的状态,也就是说,在有条件的篇章,已经将对话体文体淘汰。《伤寒杂病论》更是早已越过了此阶段,表现在该书架构的异常严谨,即唯"病"为篇章。每病不出概念、诊断、鉴别诊断、病因病机、分类、治则、治方、预后等义项。每一种病的内容集中在该病下,不会出现相同病的内容散见于前后篇的情况(但情志病除外),显然这是已成体系化的结构,故其在书写体例上,已完全没有借助对话体的必要。全书399条原文,压倒性的多数,都不是对话体。彼处不需要,"师曰"条文也无理由需要。也就是说,"师曰"之"师"不应该是张仲景自己。

其二,从"师曰"出现的密集度,与张仲景擅长的病证二者间的关联性看。

于附表中可见,"师曰"引用体的分布是非常不平均的。从此入手,可分析出这些"师曰"引用体是因什么而出现。即若出现在张仲景所擅长的病篇,则"师曰"之"师"有可能是仲景自己,如仲景学生的记录或其它,毕竟《金匮》部分发现甚晚,且发现时已属残本,原作情况不得而知。而若出现在张仲景所不擅长之处,则"师曰"之"师"就大有可能与"经云""经曰"之"经"处在并列之位,都是仲景为了帮助说明做的引用。无论是哪种情况,可能性的大小程度,都可由"师曰"出现的密集度,与张仲景擅长的病证这二者间的关联性确定。

那么,如何分析张仲景的擅长与不擅长? 可借助熟能生巧这个线索。

熟能生巧是指在实践中获得的经验。张仲景是人,需要在实践中认识、发现、总结、提高。即当时的常见病他应较擅长。而如何知当时何病常见? 常见者,积累必多,认识应全面而深入,表现在书中,就是该病的条文数多,体例项较全。

从统计结果看,引用的频度与对某病认识的程度呈反比。即越是张仲景擅长的病,引用的情况越鲜见。

这也与引用在伤寒、杂病二者间的出现情况相符。伤寒病是其最常见、经验最丰富的病,伤寒一病的条文数约是全部杂病的总和,《伤寒论》中未见引用。即便作为与伤寒作鉴别诊断的病种痉湿暍病篇也都未见。

在杂病部分,则以脾胃系统最擅长。书中记载了多种不同的脾胃系病证,因为脾胃系疾病较易被中医学的手段所诊断,而诊断明确,才能筛选有效治方。以脾胃虚寒方为例,几乎做到了专病专用。与寥寥无几的肾气虚寒方构成明显的对比。从书中两个脾胃系病的专篇腹满寒疝宿食病篇及呕吐哕下利病篇来看,合共73条原文,"师曰"引用体仅共2条,是极低的。

而从反面看,除总论性质的第一篇外,在具体疾病时,趺蹶只有一条,是"师曰",占100%;疟病共5条,"师曰"占了3条,占60%;血痹共有2条原文,其中一条是"师曰",占50%;等等。提示"师曰"占比较大者,都属较少见或较难确诊的病种。

有史料表明,疟病是古代流行病里的常见病种(与人群逐水而居有关),从《内经》时代就已有所察觉,并将其同伤寒病一样,从热性病家族里单列出来了,所以发病数应该不会少。《金匮》里之所以记载甚少(共5条),个人倾向于是诊断困难的缘故。比如疟病与伤寒的少阳证就极为相像。

因"师曰"出现在张仲景不甚拿手的杂病部分,而非他最擅长的伤寒部分;杂病中又集中出现在他接触较少的某几个病篇中。若"师曰"之"师"是仲景本人,则无法解释为何这一格式不出现在其所擅长的篇章里,不出现在《伤寒论》里。

其三,从特例条文看。

其实"师曰"之"师"不是仲景的自称,有一个很突出的例子,就是《脏腑经络先后病》篇的第1条。此条亦见于《难经·七十七难》:"曰:经言上工治未病,中工治已病,何谓也?然。所谓治未病者,见肝之病,则知肝当传之与脾,故先实其脾气,无令得受肝之邪,故曰治未病焉。中工治已病者,见肝之病,不晓相传,但一心治肝,故曰治已病也。"

对比《金匮》的"问曰:上工治未病,何也?师曰:夫治未病者,见肝之病,知肝传脾,当先实脾。四季脾旺不受邪,即勿补之。中工不晓相传,见肝之病,不解实脾,惟治肝也。"体现出几个重要信息。一是,《金匮》此条的"师曰"显然是指的《难经》曰。因若以《难经》"然(表应答之词)"这一原貌,不加"师曰"更动,则很可能会被阅读者误以为阐述者是张仲景自己,显然张仲景不愿发生这样的误会(据此看来,仲景书中不同命名方式的方剂名称,很可能也是对原出处的尊重。当然,这是题外话)。二是,这种对话体式的引用,很大可能是保留的所引著作的原体例。如《难经·三难》"曰:脉有太过,有不及。"《难经》的此句系在问而非答中,于是《金匮》所引也就不是对话式:"师曰:夫脉当取太过不及"(胸痹病)。

根据《伤寒论》自序之"撰用《素问》《九卷》《八十一难》"之说,"经曰""经云"等是一种明的"选用","师曰"类同于"经云""经曰",与"经"的地位并列,也属对他人观点的引用,并不因引用方式的不同,而意义不同。

8.3 从引用中可读出什么

8.3.1 张仲景其人

一般而言,即便是写作中,人们也不需要为自己所说的每一句话指出其首论者是谁。即便是前人已经说过的话,当作自己的话再说一遍也不妨。也就是说,引用的目的不是为了尊重"版权",指明出处,引用是为了加强说明的力度。尤其是属于创新观点时,若已有前贤名士有言在先,加以引用是普通不过的做法。什么情况下会感到不放心,认为有必要通过引用以加强说明?并无明确规定,完全取决于写作者的主观判断,或者说取决于写作者心理上对其言论的自信程度、确定程度。这是人性的共同特点。张仲景是否也是如此?可从表1分析。

表 1　引用在各论病篇中的分布

		总条文数	引用条数	所占比例(%)
《伤寒论》	伤寒病部分	398	0	0
《金匮》	内科病部分	321	26	8
	妇科病部分	45	6	13
	外科病部分	8	1	13
	其它病部分	8	2	25

表1表明,引用出现的次数与所在病篇的总条文数呈负相关关系。

某病条文数的多寡,是该病流行性或者说常见性的体现,反映出对该病的积累与认识。负相关关系表明,引用的需要与当今一样,是出于著作者对其说服力的不肯定,或者说不够自信,谨慎之举。

基于此论,表2、表3显示的引用在理论与方药之间的显著差异,就可以理解为,其长于或者说自信于临床实践部分,而谨慎于对临床经验的理论总结。

表 2　引用在理论与方药间的分布 I·总论与各病比

	总条文数	引用条数	所占比例(%)
第一篇(总论篇)	17	14	82
各病篇	382	35	9

注:因偶有一条中作多次引用的情况,使引用条数与引用次数不尽相等。因计算的是所占条文比例,故仍以条数统计。

表3　引用在理论与方药间的分布 II · 各病中理论与治疗比

	总引用条数	引用分布	引用条数	占引用比例(%)
各病篇	35	理论阐述类	27	77
		方药类	8	23

注:方药类条文中亦有理论阐述。所引是一句话还是一整条,并不能确定,这里是将其全条皆属在方药类统计。否则显示的差异趋势虽不变,但差异性会更大。

表4　引用在理论属性中的分布（表中数值为频次）

	诊断	病因病理	分类	治则	预后	方药
第一篇（总论篇）	6	3	1	4	5	0
各病篇	19	21	3	7	7	8

注:凡出现引用,即将全条内容皆视作在内。文中内容,凡涉及统计项(即一条原文若回答了病因病理、诊断、治方三问题,则三项)皆分别列入统计。

　　表2是原书第一篇与以后各病篇的引用比。第一篇是《金匮》的总论性质篇,有提纲性理论阐述的意味,之后的各论病篇是对具体某病的总结,总论则是对所有病共性规律的理论总结,层次上更高,理论性更强,有一定方法论性质。所以表4显示出,第一篇的引用在理论各项的分布上,明显布局要均匀些,与各论病篇不同。

　　统计显现,第一篇竟以引用为主,引用率高达82%,明显高于各论。而各论的引用部分,理论类的占了77%,又显著高于方药部分,总论与各论在理论与方药二者间的引用情况特点一致,相符度惊人。方药类代表着临床实践运用,理论类则是实践的总结与提炼。二者间大比例的差异,显示出张仲景对不同类问题的自我能力评估,及由此心理活动带来的引用需要,足应引起学界重视。

8.3.2 学术个性与特点

　　因为引用完全由著作者自选,引用本身,及从其引用什么(即认同什么),可看出作者的学术个性。

　　由表4可见,各论中理论类的引用,集中出现在病因病理与诊断两项。

　　中医学的病因病理,较之疾病表现观察记录、临床经验积累总结两类,是推测性或者说假设性最强烈的部分。因为它的高推测性,这一部分最容易有心得感悟,而学科对它未设任何限制,使作者的撰写可以自由飞扬,任意发挥。但恰是这一部分,张仲景引用文献却最频繁。这是他的刻意选择,也就是说,是他的学术个性。对推测克制,不愿"妄"下断语,即便他医术高强,对自己极为自信(《伤寒论》自序"若能寻余所集,思过半矣"),这可解读为强烈的求真意识,解读为他的学术原则。

理论类引用频繁的另一大项是诊断。是具体疾病具体细致的诊断知识。

"曰:寸口脉数,其人咳,目中反有浊唾涎沫者何? 师曰:为肺痿之病。若口中辟辟燥,咳即胸中隐隐痛,脉反滑数,此为肺痈,咳唾脓血。脉数虚者为肺痿,数实者为肺痈。""问曰:病咳逆,脉之,何以知此为肺痈? 当有脓血。""师曰:奔豚病,从少腹起,上冲咽喉,发作欲死,复还止。""问曰:人病有宿食,何以别之? 师曰:寸口脉浮而大,按之反涩,尺中亦微而涩,故知有宿食""师曰:诸痈肿,欲知有脓无脓,以手掩肿上,热者为有脓,不热者为无脓。""师曰:病跌蹶,其人但能前,不能却。""问曰:病腹痛有虫,其脉何以别之? 师曰:腹中痛,其脉当沉,若弦,反洪大,故有蛔虫。"

所引用的这些诊断知识,各有重点,之间并无重叠。显然,诊断的目标是病,是基于疾病规律的判断。如果诊断的目标是人,是当今所理解的证,因人体质状态有共性,证也无非脏腑寒热虚实几种,以张仲景的临床技术,根本无需引用。只有在病时,每病重点不同,诊断要点不同,医者才会有力所不逮之感,才会产生引用的必要。

每病诊断知识的不同,对诊断知识不厌其烦地引用,既是对诊断的慎重,也是对彻底异病同治观诊断方式(异病同治的中心是人,其诊断的中心也是诊人)的否定。

诊断不是基于对人体状态的临床判断,意味着,疾病有自外于人体的客观规律。这可解读为张仲景的诊断思想。

结合《内经》亦曾频繁引用如《大要》《下经》《本病》等古文献现象,看来著述时引用文献,古今相同。

张仲景也有需要引用的时候。这应该可以为我们接受。再伟大的医学家,也都不乏困难与困惑。张仲景是人,也一定会有他在专业上的擅长与不足。

有些病因为不常见,有些病因为临床表现特征模糊,有些病因为病情进展极慢难以追踪,有些病因为有较多继发、并发症的干扰等,使诊断困难。中医学依赖外"象"诊断内在器官病的特点,使病因病理的认识难以精细深入。尤其是《伤寒杂病论》创立了中医学沿用至今的临床诊疗模式,创立模式,意味着对既有常规的批判否定,也意味着没有现成的模式可资遵循借鉴。以上种种,仅凭一己之力,不感到困惑、不需要借助前人的认识,反倒是不可思议的。

但比起留白不语来,引用别人远不是张仲景解决问题的主要途径。书中许多病篇仅寥寥数条原文(如阴阳毒病、疟病、中风病、血痹病、奔豚气病等),在每病常设的项目上甚至不惜"开天窗",留空白,也不以引用文献填补。除无可引用之外,另一情形即是,引用是经过张仲景仔细甄选过的,未有滥引也必须考虑进去。

《金匮》各篇引用出现情况见表5。

表5 《金匮》各篇引用出现情况

篇章	引用体条数/ 总条文数	条文号	出现形式、次数	条文类属、次数
脏腑经络先后病第一	14/17	1、3～14、16	师曰14;经曰、经云各1	论14
痉湿暍病第二	0/27			
百合狐蟚阴阳毒病第三	1/15	1	论曰1	论1
疟病第四	3/5	1～3	师曰3	论2;方1
中风历节病第五	0/10			
血痹虚劳病第六	1/18	1	师曰1	论1
肺痿肺痈咳嗽病第七	2/15	1～2	师曰3	论2
奔豚气病第八	1/4	1	师曰2	论1
胸痹心痛病第九	1/9	1	师曰1	论1
腹满寒疝宿食病第十	1/26	1	师曰1	方1
五脏风寒积聚十一	3/20	18～20	师曰3	论3
痰饮病十二	2/41	1～2	师曰2	论2
消渴小便不利淋病十三	0/13			
水气病十四	7/32	1、18～21、28、30	师曰7	论6;方1

篇章	引用体条数/总条文数	条文号	出现形式、次数	条文类属、次数
黄疸病十五	1/22	8	师曰1	论1
惊悸吐衄下血瘀血十六	2/17	2、3	师曰1；又曰1	论2
呕吐哕下利十七	1/47	3	师曰1	论1
疮痈肠痈浸淫病十八	1/8	2	师曰1	论1
趺蹶手指臂肿十九	2/8	1、5	师曰2	论2
妇人妊娠病二十	2/11	1、4	师曰2	方2
妇人产后病	2/11	1、6	师曰2	论1；方1
妇人杂病	2/23	9、19	师曰2	方2
合计	49/399			

临症思路篇

（论9）

论 9

张仲景临症思路解读

临症思路即诊治思路,是超越于具体疾病之上的共性理论。在此层面上,我认为,对仲景书的最大误读,发生在"诊断什么"的环节。此问题殊为重大,个人看法与主流有较大差异,分析学术争鸣,有必要先从主流观点的不合理处谈起。

9.1 尚有未知待揭秘

当前对仲景临症思路的解读,呈两极状态:

一极以自称为"死忠派"者为代表。他们熟记仲景书中的每一个字句,绝对化地信任原文所载病症表现与其所用治方之间的关系,见原文之症即用原文之方,以比照葫芦画瓢的方法绕过对仲景临症思路的解读。会有一部分疗效,但原文的病症表现与治方之间,不可能是绝对的唯一、必然关系。它们既不可能是,张仲景所述的每一个病,都见到了该病的全部表现、全部病理阶段(有些病甚至只有一两条原文);更不可能的是,张仲景当时的中医学已筛选到了所有疾病最有效的治疗。这样看来,这种绝对信任的模仿,不仅是机械的,所谓"死于句下",更是不负责任的。

另一极是以"学院派"为代表的当今主流学派,其体现是各种教材。各版教材、不同主编所编,几乎都异口一词,说仲景的临症思路就是辨证论治。"《伤寒论》是一部阐述多种外感疾病及杂病辨证论治的专书"(高等医药院校教材《伤寒论讲义》,李培生主编,上海科学技术出版社 1985 年版),《金匮》是"以病为纲、病证结合、辨证论治的杂病诊疗体系"(高等医药院校教材《金匮要略讲义》,李克光主编,上海科学技术出版社 1985 年版)。各教材观点皆相仿,颇无争议。用这个观点,在原文中的疾病表现与治疗方法之间,建立起逻辑联系。如对原文"虚劳腰痛,少腹拘急,小便不利者,八味肾气丸主之"的解释,是"腰为肾之外府,肾阳虚则腰痛。肾气不足,则膀胱气化不利,故少腹拘急,小便不利。故用八味肾气丸助阳之弱以化水,滋阴之虚以生气,使肾气振奋,则诸症自愈"。各中医药大学正是以这样的方法,完成了一届届的仲景课程教育。

多年来,我听见过许多临床医生的相同苦恼:知道经方效果很好,可惜不会用。初听时以为他们表达的是对经方、对原文的遗忘。听多了,始觉蹊跷:怎可能有如此不约而同只针对经方的选择性遗忘?!

如果不是因为忘了,是记得的,可却只能闲置着,那就意味着指导经方运用的思路有困难。但若真是如此事情就严重了,因为当代中医学认定了中医学的指导性思路就是辨证论治,难道这思路不足以指导经方的运用?换言之,难道这指导性思路是有重大欠缺的?!

因这一疑问触及当今中医学所认为的最根本的理论,本着大胆假设、小心求证的原则,这里先阐述张仲景辨证论治之外,另有思路存在的问题。即讨论辨证论治理论尚未概括张仲景全部的临症思路。

9.1.1 从传承(学习)方式分析

9.1.1.1 为何学原文、医古文,而非译文?

当年为了教授《金匮》,曾经利用业余时间,进修了一段时间的古代汉语。越学越觉这门学问的艰深。吃力之际,不免疑问:为何要学古汉语? 即便我为之倾尽所有的工余时间,也一定达不到古汉语专家的水平,那为什么我们要教授原文、同学要学原文? 为何不请古代汉语、《伤寒杂病论》两领域的专家,互相商量着、解释着,将原文逐字逐句地翻译成白话文、现代文? 我即便补充了古汉语知识,面对原文的艰难处,仍然有很强的无力感,那么学生们只学了那么少课时的古汉语课程,其古汉语水平能有多高? 怎么就能证明这样方式的学习,其理解原文的水平会高于专家所译出的白话文?

应该只有一个情况下,这一现象才能于逻辑上成立。即我们今天对于《伤寒杂病论》的说理工具、把原文解释成现代文的思路立场,诸如辨证论治等等,是有问题的,并且是大问题,或者说有重大的遗漏。只有在这种情况下,才不敢将译文视同原文。

因为译文一定要在译者理解的基础上才能做,译者能明白作者的文字,但能否明白文字之间作者的思路?

文字与思路并不相等的原因是,张仲景的原文多数形式是先描述病的表现,其次说用何方治之。作为联系起病症表现与治疗之间的思路,张仲景未明说。由此而留下诸多的疑问空间,如为何这时用此方,文中的症状谁是关键的主症? 各症是否必须一一俱备? 是否还需满足其它诊断条件? 什么情况下要调整治方或转用它方等等,即不清楚症与治二者间是否是唯一的、针对性的关系。也就是说转译不可能是述而不作的。

举一个较典型的例子,根据原文,小柴胡汤可用于伤寒少阳"往来寒热,胸胁苦满,嘿嘿不欲饮食,心烦喜呕,或胸中烦而不呕,或渴,或腹中痛,或胁下痞硬,或心下悸、小便不利,或不渴、身有微热,或咳"(96 条),"胁下硬满,干呕不能食,往来寒热,尚未吐下,脉沉紧"(266 条),"身热,恶风,颈项强,胁下满,手足温而渴"(99 条),"阳明病,发潮热,大便溏,小便自可,胸胁满不去"(229 条),"阳明病,胁下硬满,不大便而呕,舌上白胎"(230 条)等诸多之症,不知是否因为这些症几乎没有可能在同一个病患一起出现的缘故,张仲景又说"但见一症便是,不必悉具"。但其"一症"指何? 却未言说,甚至连哪些是必见症、主症都未说。因为不可能是只要见到原文中的任意一症,都一定适用小柴胡汤,这种情况下,让人产生不会用之感是很易理解的。其实,这个"一症"指什么,至今仍未能有定论。

思路是在不同事物间建立起的逻辑联系。思路需要建立,也就是说,这些事物间的联系或者不是必然的、固有的,或者虽有其必然性,但却是内隐而非外显的。早期的医疗活动中,疾病与治疗方法之间的关系,是由医生的经验建立的。后来有一部分经验演变成了稳定不变的知识,如《伤寒杂病论》。但因张仲景未以文字明确阐述,问题演变为对其思路的揭示,从对原文仍在持续不断的回溯与注解状态可知,张仲景的临症思路至少仍未完全捕捉到。

9.1.1.2 与内科学、妇科学等是何关系?

《金匮》主要在讲内科病与妇科病。那么它与《中医内科学》《中医妇科学》(下称《中内》《中妇》)是什么关系? 内外妇儿科并列的原因,是因为每科的常见病不同,《金匮》与《中内》《中妇》的不同是因为什么呢? 《中内》《中妇》是因应中医学学校式教育而编写的,起自 20 世纪的五六十年代,也就是说,编写时已有足够的条件,将认为有价值的《金匮》的所有内容,都收进有关教材中,不存在任何限制,包括版权方面的问题。确实,有一些病,几乎把《金匮》全病的条文都移植进《中内》,比如肺痿病、痰饮病。可是为何《伤寒杂病论》等等还是作为独立的专业课出现呢? 这个平等地位的存在,其理由至少不是具体条文的枝节问题,所以不能简单地用把更多的《金匮》条文安放进去解决。

既然不是遗漏了某一方某一条的枝节问题,就不得不迫使我们想,是用辨证论治解读张仲景临症思路的立场出了偏差。如果把张仲景的临症思路比拟成一头象,《中内》等所站位的立场——辨证论治的角度,很可能只是摸到了这头象的一部分。也就是说,辨证论治最多只是张仲景临症思路的一个部分,甚或一小部分?

大学刚毕业时,曾治过一位慢性水肿病人,她之前一直在看一个内科老师,从内科的角度,被诊为阴水的脾虚水肿,用的是健脾益气、利尿消肿的治法。因《金匮》水肿的治法是“腰以上肿当发汗,腰以下肿当利小便”,这个病人正是每天上午以头面肿为主,于是给服了《金匮》治风水的方剂——防己黄芪汤(原文方后写明,通过适当的药后护理可使发汗)。因为收效明显,同一诊室的另一医生说:“经方效果真是很好,可惜我不会用。”这是第一次听见这句话,印象深刻。

中药学也有他们的早期经典,比如《神农本草经》,但在中药学科里,它并不是一门独立的专业课,包括评价甚高的《本草纲目》。《神农本草经》《本草纲目》等古本草文献对中药学专业的意义,只是历史意义,但《金匮》却还有现实意义。不仅是《金匮》,《内经》《难经》《伤寒论》《温病条辨》等等都是。千百年来,人们对《内经》《伤寒杂病论》等热情持续,又不断作出新解释这一现象,其本身已经说明,在相当的层面上,医学还处在经验性的阶段,医学对于它的研究对象,对于人,对于人的生命健康与疾病并未完全了解,而在完全了解之前,就断言中医学的理论就是一个辨证论治实在是言之过早了。

9.1.2 从张仲景原文内容分析

9.1.2.1 强调辨病

如《金匮·肠痈病》第4条曰:“肠痈者,少腹肿痞,按之即痛如淋,小便自调,时时发热,自汗出,复恶寒。其脉迟紧者,脓未成,可下之,当有血。脉洪数者,脓已成,不可下也。大黄牡丹汤主之。”指出肠痈病的诊断,局部表现是:少腹肿满,按之压痛,痛的特点是牵及前阴,如淋病一般,但小便正常,故知不是淋病;全身症状则是恶寒发热汗出。

再如《金匮·肺痈病》第2条:“问曰:病咳逆,脉之何以知此为肺痈?当有脓血,吐之则死,其脉何类? ……热之所过,血为之凝滞,蓄结痈脓……”不仅辨的是病,且因咳嗽是《金匮》病种之一,这里显示出咳嗽病与其它以咳嗽为主症之病的关系:首先诊断的是相对单一病理变化的“它病”,咳嗽只是相当于

"咳嗽待查"地位的暂定病种。

如此等等,如果只是辨证论治,治疗只由证决定,辨病与治疗无关,那么有何理由如此强调辨病?!

9.1.2.2 异证同治

《伤寒论》第 42 条:"……当以汗解,宜桂枝汤。"第 44 条:"……欲解外者,宜桂枝汤。"第 234 条:"……表未解也,可发汗,宜桂枝汤"等,体现出桂枝汤所具有的发汗解表作用。但是另一方面,《金匮·妊娠病》有"师曰:妇人得平脉,阴脉小弱,其人渴(呕),不能食,无寒热,名妊娠,桂枝汤主之"的条文,用桂枝汤治疗的是妊娠恶阻。妊娠恶阻是里证,与营卫不和的太阳中风显然不是一个证,也就是说,出现了异证同治的现象!

同病异治、异病同治观理论表达的是,病并不是中医学最重要的诊断目标,证才是,所以说辨证论治。作为诊断环节的最终项,强调的当然是立足于细致区分的精确,不可能是"眉毛胡子一把抓"式的模糊。按照异病同治理论,病已然不必辨,证若也不必细分,诊断就沦为空话了。所以,持辨证论治观的中医学相信,证是严格的,一个方选择性地只治一个证,方证的概念正是应此而出。

异证同治现象,也说明辨证论治理论之外另有内容存在。

9.1.2.3 同证异治

疟病亦以"往来寒热,脉弦"为诊断要点,亦可谓"少阳证"。但疟病的"少阳证"(实际上仲景只在伤寒病时才将其断为"少阳证"),张仲景或用白虎加桂枝汤,或用蜀漆散治疗它,而伤寒病少阳证的主治方柴胡系列剂,却只出现在疟病转归的疟母方中,疟母之疟是非典型疟。

"相同"的证,不同的治法,迫使需要再以什么理论选择这些不同的治法。这一"同证"异治,也是辨证论治理论所不能回答的问题。

这种"同证"异治现象的存在,暴露出辨证论治理论,即便是存在的,也是远不足够的。因为证是有限可数的,它的内容不出八纲、脏腑、气血津液等因素的组合,是可以穷尽的,而病却千变万化,方亦层出不穷。证的有限性,不但使必然出现异病同治(包括由证的捉襟见肘而致),也会在指导方剂的运用时,遭遇一证之内存在数方的尴尬,是方证学说兴起的内在原因之一。

说明辨证论治既未达到中医人自以为的理想之境,也无法胜任引导中医学到达理想之境的任务。

9.1.2.4 无证但治

《金匮》首篇首条:"问曰:上工治未病,何也? 师曰:夫治未病者,见肝之病,知肝传脾,当先实脾。四季脾旺不受邪,即勿补之。"文中举肝病为例,指肝病之时,应洞察其病将欲传脾,为治未病,需在脾病出现之先,即予先行处理。

但肝病的传变并不仅有传脾一个途径。也可传心、肺、肾等。故能预知肝病将传脾者,可谓上工。可是这个上工是如何诊断的? 显然,这个无症可诊的诊治又是超越了辨证论治理论的。或许正是因为此原因,站在辨证论治立场上的各《金匮》教材,自此条后,再不见从这一治未病角度对原文的解释。

张仲景当然是上工,此点无人存疑。但各教材所持辨证论治的说理工具,确实无法读出张仲景的治未病思路,无法显示出张仲景的上工境界。

以上说明,辨证论治说至少尚未能涵盖尽张仲景全部的临症思路。

9.2 仲景的诊断意识

临床医学的内容不外诊断与治疗。正确的诊断是有效治疗的前提,诊断的问题处在治疗的前面。但从历史发展的过程看,医学对于诊断重要性的认识却是滞后于治疗的。

在医学出现之前,为解决病痛的需要,医术已率先出现了。只要能解决病痛,诊断的问题并不重要。所以在诸如"半夏为呕家圣药"之类的话语里,是无诊断意味的。呕吐算不得诊断,呕吐是病人的一个症状,不是知识,故不需要借助医学的帮助知晓。"半夏为呕家圣药"这句话,传达的信息只是半夏可止呕,是止呕的常用药,并没有对引起呕吐内在原因即病的诊断要求。

不关心诊断,是因为没有能力关心,因为尚不知存在诊断问题,即无诊断意识。看一下今天的民间,可推知医学当初的状态。在今天,各种道听途说、疗效成疑、古怪稀奇的偏方验方,民间依然能够热传,正是因为诊断意识的欠缺。而在医学界,这种情况发生在医学的起萌阶段。需在经验的疗效重复不出来,病痛解决不了的时候,才会产生分辨(诊断)的需要。以半夏治疗呕吐,有时有效,有时又无效,为什么? 是否造成呕吐的原因有不同? 对哪种呕吐有效? 分辨是人的本能,本能是下意识的。

当由具体的分辨本能,上升至所有疾病的共同需要,不是等到治之无效,而是在治疗之前即有关于诊断的强烈意识时,即意味着临床医学模式中的一个重大环节诞生了。

从医学发展史看,《伤寒杂病论》是有此意识的,《内经》时代则尚未建立。

在《内经》中已出现了大量诊断知识。如《素问·脉要精微论》"……声如从室中言,是中气之湿也。言而微,终日乃复言者,此夺气也。衣被不敛,言语善恶,不避亲疏者,此神明之乱也"之类。这样的知识在《内经》中比比皆是。

但有诊断知识并不等于有诊断意识。甚至到了隋唐时代的孙思邈,其《大医精诚》开篇即谓"病有内同而外异,亦有内异而外同",却未顺理成章地将问题的重点引至诊断方向,而只是慨叹"难精",奉劝人们多读书、认真读书("学者必须博极医源,精勤不倦")。

《内经》极少见到病证的诊断要点及鉴别诊断两方面的内容。《内经》甚至常常不能围绕一个诊断重点(某病),以诊断为目的地展开。时时"跑题"而不能集中,当然是意识上的不敏感。意识未能建立的原因,是因其时尚无必要,"不存在"诊断的问题:当时的许多病证名只不过是一些疾病表现出来的现象,比如痛、咳嗽、痿、厥等。五脏痿、五脏痹、五脏咳等不能指出病变的重点,说明其时对疾病的认识未深。在这个程度上,诊断意识不可能起步。

而张仲景不然,常于每病的篇首第一条即讲述该病的诊断与鉴别诊断问题(除了不可能有歧义而不必讲述的症状类病名,如咳嗽),形成规范的写作体例,这当然是有意识的表现。

"问曰:寸口脉数,其人咳,口中反有浊唾涎沫者何? 师曰:为肺痿之病。若口中辟辟燥,咳即胸中隐隐痛,脉反滑数,此为肺痈,咳唾脓血。脉数虚者为肺痿,数实者为肺痈。"(《金匮·肺痿肺痈》第1条)"诸浮数脉,应当发热,而反洒淅恶寒,若有痛处,当发其痈。""诸痈肿,欲知有脓无脓,以手掩肿上,热者为有脓,不热者为无脓。"(《金匮·疮痈肠痈》第1、2条)

意识是一个抽象词汇,它显露出的外象是什么? 或者说依据什么来判断医学是否建立了诊断意识? 是诊断目标的确定,围绕着诊断目标,通过诊断与鉴别诊断,经反复辨别确认的过程,不是简单粗暴地直接认定。有目标(诊断与鉴别诊断),有过程(反复辨别确认),即可视为诊断意识之外在表象。

诊断是指认"是什么"。因为客观事物的复杂性、人类认识的局限性,"是什么"的判断可能南辕北辙,可能指鹿为马。鉴别诊断是"不是什么"。从技术上说,"横看成岭侧成峰","是什么"与"不是什么",从一正一反两个方向"立体地"指认了事物,使"是什么"的正确性获得了成倍的提高。

意识的意思是觉察、警悟,即主观上的自觉性。意识包含思想,处在理性层面,有刻意用上全部心思不懈追求的痕迹特征。它的反面没有诊断意识的诊断,是"无心"的自发到达,为本能驱使下的自然呈现,只是一种经验判断,处在感性层面,是医学知识量的积累、物理性质的到达。因为分辨是人类,不,是一切生物的本能——"食色性也",要获得食色之性的满足,离不开对安全、优质食色的分辨。本能是与生俱来的,而诊断意识则处在理性层面,诊断意识是后天建立的,它只能是后天严格训练的结果。包括自我训练如张仲景,或他我训练如医学生。

可以说是张仲景实现了,或至少是他敏锐地捕捉到、并强化了当时医学在诊断环节的这一突破。

诊断意识的建立是医学的一次化学性或者说革命性的重大突破,其意义甚至远大于诊断从无到有的变化,因其意味着理性自觉的觉醒。诊断意识的出现,是诊断知识的进一步积累,是对所诊断事物的更深认识,更是诊断理论出现的标志,从此以后,只有诊断什么与如何诊断的问题了。

从医学发展的演变史来看,因为疾病是客观存在之物,它不是人类的发明,而是被人类发现。诊断意识的出现,意味着医学从此将不仅关注患病之人,也将尊重自呈规律的疾病。这是医学在求真之路上的重要一步。

9.3 仲景诊断思路

诊断的问题可分为"诊断什么"与"如何诊断"两个方面。如何诊断是技术、知识性的,它实用而具体,不涉医学理念原则。因每病具体不同,故放置在各病篇中结合原文详说。这里仅讨论诊断什么的问题。从理论层面看,这是一直以来对仲景书最大误读之所在。同时,这也是本书对主流看法的最大分歧,并由此产生最重要的争鸣。

9.3.1 解读方法

9.3.1.1 从常识切入

据说 17 世纪之前的欧洲人,在发现澳大利亚的黑天鹅之前,曾以为天鹅都是白色的。

天鹅是白色的认识源于经验,是对经验的总结与演绎。

张仲景的诊治思路是辨证论治理论,在近几十年一直强势。但这一理论并不是源自仲景自己的讲述,只是后人的理解,是后人对仲景诊治思路的感悟与概括。即便辨证论治是仲景的诊治思路,甚至是其诊治思路的主体,是白天鹅,那是否另有黑天鹅存在? 技术上,本应留有争鸣的空间与修正的余地,可是当今业界却对己见执念甚深、不容分说,专业问题成了姿态问题。为此,这里将探讨退回到从常识层面切入。

从常识来看,疾病的发生、发展,受疾病自身规律与人体生命的抗病规律双重因素决定。

以感染性疾病为例,其是否发生,与致病原的烈性程度正相关,并且致病原还主导着疾病的发展轨迹(比如致病原使疟病后期有疟母转变,与同以寒热往来为主症的伤寒少阳的演变不同,等等),这些是疾病自身规律的影响。另一方面,任何烈性的传染病,都未使人类因之灭绝,又提示人体抗病能力的重要作用。而在普通感冒时,许多人只是选择多喝水、多休息,所依赖的也正是身体的这种能力。

这表明,诊断什么的问题,其构成要素也无非是病与病人两类。那么张仲景的诊断思路,是在二者间择取其一,还是皆予考量? 如果是后者,有无主次之分? 如果有主次,其位置是凝固不变的,还是有所变换的? 仲景经历了伤寒病的大流行,其诊断思路的形成与这一经历有何关系?

9.3.1.2 疾病或人规律的判断

中医学的诊断方法,都是依据人体的疾病表现判断,途径单一。这意味着,疾病规律无法于人体之外(如病原微生物)做独立观察。因为人体的疾病表现是人对疾病的反应,这一反应里,病人的身体状态是参与了的。那么,如何判断是疾病规律还是人体抗病规律使然呢? 这个问题复杂而且困难。

就感染性疾病而言(张仲景正是在以伤寒病为代表的这一类病上取得的突破,并将其推而广之的),致病原自身"携带"的规律,决定了同为外感热性病,但有伤寒病、疟病、痉病、湿病、暍病、风水、黄疸、肺痈病等不同的发展。说它们是疾病自身规律所左右的发展,是因为这些病的演变趋势,于不同的人,却呈现出共性的走向。如肺痈病,有表证期、酿脓期、溃脓期等清楚演变。这种超越了生命个体因素影响的发展规律,只能是受疾病所左右,是疾病自身的发展规律。

如此,把超越生命个体差异,在不同生命个体间呈现共性发生发展的这一部分表现,谓之疾病规律使然。这个不同生命间的共性呈现,由越多人重复出来,概率的原因,其属疾病规律的可能性越大。反之,在部分特殊人群,若竟不能表现出某病的规律,则显然是人的抗病能力个体差异的缘故。根据与疾病自身规律相符性的程度可以诊断人的状态。

显然,要认识这样的疾病规律,必须是单一病时。非单一病时,较难确定独立于人(或者说自外于人)而存在的自身规律。某一流行性疾病肆虐之时,也是单一病在较短时间里有大量病人数,易被中医学的诊断手段察觉确认之机,所以外感热性病的建树,在中医学的地位独特,学术成熟度高,一枝独秀。

9.3.1.3 诊断模式形成与否判断

诊断模式指全书所有疾病皆遵循的统一的诊断思路。如何判断张仲景已然形成了诊断模式?本书所用的方法是,因为仲景书中有许多诊断知识,通过这些知识,可观察其在诊断什么。这一诊断什么的问题,如果不仅在某几个病中存在,而是全书所有病统一的、有意为之的,即可作为诊断模式已经形成的标志。

仲景的诊断思路,若仅在某些常见病中存在,尚可以属在经验范畴;但如果已达至医学模式,则一定是重大理论。因其可举一反三,对各病包括未知疾病的诊断目标,皆有指导意义。

9.3.2 观点与理由

9.3.2.1 诊单一病

所谓单一病,指每病所含疾病的自身规律(而非人体生命规律)尽可能单一者。中医学的单一病如蛔虫病、肺痨、肺痈等。

所谓疾病规律,指由客观因素决定的,使疾病在病因、病理、病势、演变、预后等疾病各有关义项上的必然性。病规律是自然规律的一种。

判断一个病是否属单一性质,有一个重要特点:在其时,其病的病因、病理(中医学统称为病机,病理机制)及病变过程诸方面,与任何一个它病是否可以完全重叠。否者为单一病,是者为非单一病。如肺痨病,是因痨虫即结核菌所致者,它虽也可以咳嗽为主症,但因其对任何其它原因所致的咳嗽类疾病具有排它性,而具有某种单一性;而咳嗽病,凡咳嗽为主症者,皆可诊为咳嗽病,完全没有排它性,故是非单一病(类病)。

即单一病的反面不是以人规律为诊断目标,而是内含多个疾病规律,因而疾病的性质非单一(类病)者,如咳嗽、头痛、水肿等。

诊单一病,即是以其为诊断目标的诊断模式、诊断思路。

因为诊断方法在不断更新、技术手段在不断提高,对疾病的认识总是处在不断深入的过程中，既往所认为的单一病，被发现包含的病规律并不单一，使原本认为是单一性疾病的结论有所变化，但那属于具体知识，这里说的诊单一病，指的是诊断模式或诊断思路的指向，是努力向着单一病的不断追求，而非拒绝。

仲景书中反复出现的一大诊断内容是诊断疾病，并且诊的是单一病（个别如虚劳病、瘀血病除外）。因全书各病一致，说明诊断思路已经形成模式。

但在当时的诊断条件下，要达成单一病的诊断目标，必须要具备以下三个条件，且缺一不可：一是必须有辨识度高的临床表现，它必须出现在体表，且还必须只出现在一个单一病中。如肺痈，是它的痰特别，而肺痿、肺胀则不是。二是必须在较短的时间内呈现全部病程。因为当时的医学主要是以个体行医的方式来面对疾病、认识疾病，且通讯手段落后，若病种的病变过程过于漫长，势必会增加医生认识的难度。肺痈病符合，而女劳疸则属于反例。三是必须要有相当的病例数，且重复多次。比如伤寒病，反例如石水。审视张仲景书中所载的内容，多数疾病都不能同时符合这三项条件，这时就只能以非单一病的面貌出现。如咳嗽、黄疸之类。即书中以非单一病为主体，是因为困难，是不得已的权宜。

关于书中类病（非单一病）病种，还必须认识到，是在彼时彼地诊断技术条件下的尽其所能。若已能认识到它们的非单一性，仲景则以优先诊断单一病的方式对待它们："病咳逆，脉之何以知此为肺痈？""病咳逆"，未诊断为"咳嗽病"，而是先诊断（或排除）肺痈病。肺痈是单一病，咳嗽不是，在诊断序位上，咳嗽病的诊断处在单一病之后，是排除了单一病之后的部分，也就是说，实是"咳嗽待查"病。

诊病之外，仲景也诊人，诊人的地位处于诊病之次，且其诊断方法，亦颇依赖单一病。详见该章节。

9.3.2.1.1 诊单一病思想体现

9.3.2.1.1.1 从篇章设置看

篇章是一部书最重要的结构。《伤寒杂病论》作为临床医学专著，无非讨论诊断与治疗两大问题，因为治疗以诊断的明确为基础，所以书的章节问题，其实也就是诊断什么的问题。

《金匮》以"病"为篇章章节，所以每篇名曰"……病脉证（并）治"。"病脉证（并）治"是偏正结构，是"（某）病"的诊断（"脉证"）与治疗（"治"）。

肠痈以腹痛（"按之即痛如淋"）、或拘急（"腹皮急"）、恶寒发热（"时时发热、自汗出、复恶寒"）为主症，蛔虫亦痛（"病腹痛""腹中痛""心痛"），寒疝更痛（"寒疝绕脐痛，若发则白汗出，手足厥冷"），胸痹心痛亦有心痛（"心痛彻痛，背痛彻心"），腹满亦然（"腹中寒气，雷鸣切痛""心胸中大寒痛""痛不可触近""按之心下满痛"），虚劳小建中汤条有"里急"，等等，临床表现虽相类或交叉重叠，但诊断目标不是寒热虚实、病变脏腑，而是在不同病时的特点。肠痈、蛔虫、寒疝、虚劳都是篇章名。是篇章结构的组成。

篇名中的"病"不是普通名词（即不是某个主症或体征的任意代称），而是专业诊断术语，已在追求病应有自己的设立标准。这个标准在仲景那里，是单一病。

如肺痿、肺痈等病是从咳嗽病中剥离、独立出来的病种，同样，淋病、消渴是从小便不利病中，胃反、妊娠恶阻是从呕吐病中剥出，等等，其间的关系，都是指向单一病与非单一病待查的关系，是对单一病的诊断追求。

书中只一篇例外，即《五脏风寒积聚病》。但全书此结构者仅此一篇，与其它各篇殊不统一，非常突兀，且思路远不如各篇严整，学界历有认为该篇非仲景所书的观点。

从每病所设结构看，项目相若。包括概念、分类、诊断、治则、治方、治禁、转归与预后。当然，每病构成未必如此完整，甚至，多数都不完整。那是因为尚未观察总结到。这些义项里尤其是转归预后，围绕的只能是病。如果是证，由于相同的证可以有完全不一样的预后转归，无法预测。比如痰饮蕴肺证，当是感冒所致时，与肺炎、肺癌等预后完全不一。

9.3.2.1.1.2 从诊断内容看

面对病情，《金匮》诊断与鉴别诊断的思路都首先是围绕着病及关于病的辨别。而不是关于脏腑病位、八纲属性等证的辨识。

以肠痈为例，"肠痈之为病，其身甲错，腹皮急，按之濡，如肿状，腹无积聚，身无热，脉数，此为肠内有痈脓。""肠痈者，少腹肿痞，按之即痛如淋，小便自调，时时发热，自汗出，复恶寒。"诊断过程中的诊病思路非常明显。当"腹皮急"的特点是按之濡软，如水肿之状，且腹内无积聚，又虽身无大热，但脉数时，诊断结论是"此为肠内有痈脓"（注意不是某证）。而"少腹肿痞"是"按之痛"，痛如淋病之状，但不是淋病，因小便自调，同时又有发热恶寒汗出，诊断结果也是肠痈病（也不是某证）。

病的诊断甚至还左右着证的判断。"诸浮数脉，应当发热，而反洒淅恶寒，若有痛处,当发其痈"(疮痈病)。"浮数脉,洒淅恶寒""时时发热,自汗出,复恶寒",如果没有痈病的诊断("若有痛处,当发其痈"),则当属表证无疑。因为病的确定,使相同的临床表现,其证的诊断却不同。肺痈肠痈有瘀血的诊断,根据只因为它是痈病,有"热之所过,血为之凝滞"的病理变化,不是强调刺痛舌紫脉涩之类。

9.3.2.1.1.3 从疾病发展过程看

疟病后期是疟母,黄疸后期是黑疸。疟母与黑疸,二者皆有病程久长,胁下癥块,体倦乏力的症候特征,病机皆为痰湿瘀阻,正气亏虚。虽证相同(近),但《金匮》并未将它们合篇同章,而是各归各病。中医学有久病入络说,似乎瘀血是所有疾病的共性转归,但于《金匮》中不是,因每病呈现出的规律不同。历节病直至"身体魁羸",亦未见从化瘀治。同样,伤寒的少阳与疟病表现一致,但伤寒少阳无发展成疟母的记载。而"此结为癥瘕,名曰疟母",尚提示疟母的癥瘕不同于别病的癥瘕。

百合病"每溺时头痛者,六十日乃愈;若溺时头不痛,淅然者,四十日愈;若溺快然,但头眩者,二十日愈";狐惑病"初得之三四日,目赤如鸠眼;七八日,目四眦黑";阴阳毒病"五日可治,七日不可治";疟病"以月一日发,当以十五日愈,设不差,当月尽解";"黄疸之病,当以十八日为期,治之十日以上瘥,反剧为难治"等,这些具体而精确的不同数字,只能是据观察而知,是不同病各自的客观规律。病不同,数字不同,在以病为结构的篇章设置里,这些数字出现在各个不同的病中,显现出不可取代的意义。

9.3.2.1.1.4 从伤寒病含义看

《伤寒论》的"伤寒"是病名。六经病证篇中有"伤寒"字样者90余处,多作病名解,且有直接出现"伤寒病"一词者。关于伤寒病,书中述及到作为疾病所具有的全部义项,显示张仲景是将"伤寒"作为一个病种来处理的。当然,此伤寒病非指西医学的同名疾病。

因为伤寒是病名,伤寒的含义问题也就可以理解为是伤寒病的概念问题。学术界对此历有广义与狭义之争,私以为,这是个不存在的伪问题,因所争的共性基础——"伤寒病是外感热性病的总称"不成立。

伤寒只是外感热性病之一。理由如:

其一,如果张仲景同意伤寒是一切外感热病的总称,就意味着除伤寒之外再无其它与之平行的外感热病病种。但在论述太阳病之前即正文之前,有一篇"辨痉湿暍第一"。于此篇的开篇首条,在《伤寒论》的《玉函》、唐本、宋本及日本《康平本伤寒论》四个古传本有大致相同的文字："太阳病,痉湿暍三种,宜应别论,以为与伤寒相似,故此见之"(《金匮玉函经》)。清楚交代了该篇出现在伤寒病正文前的用意是,为与伤寒作鉴别。即痉湿暍病不是伤寒病下的子项目,而是与之平等。

而如果伤寒是一切外感热病的总称,就会在伤寒病里再包含数十个小病种,于是伤寒病部分的结构就应该像杂病部分一样,也是以病分篇,而非以三阴三阳分。

故知张仲景不可能同意伤寒是一切外感热病的总称说,无论广义、狭义。

其二,根据《伤寒论》自序"余宗族素多,向余二百,建安纪年以来,犹未十稔,其死亡者三分有二,伤寒十居其七"计算,该病的年死亡率约是人口基数的5%,发病率当然更高。

因流行而病人数极多,当病变表现与病变过程呈现出共同规律时,自是极易辨识,当然会把它当作一个独立的病种,这是常识。当年由典型肺炎至"非典"(只是对典型的排除),直至SARS新病种的确立,其过程即属此类情形。所以,伤寒既不是广义伤寒,也不是狭义伤寒,就是一个病。当然,因为缺少病原微生物检查,误诊也在所难免。不过那是另一回事。

其三,从书名看。取名《伤寒杂病论》而不是《外感内伤病论》。《伤寒杂病论》的意思是,伤寒病论与非伤寒病论。因除去伤寒病后,疾病仍有甚多,故以杂病名之。杂病部分亦有外感热性病。杂者,不纯粹也。伤寒与杂病是一个病与其余病的关系。而之所以是伤寒杂病论,不是其它什么病与杂病论,乃因彼时伤寒病的发病率、死亡率最高而格外被重视之故。

对伤寒含义误读的原因,可追溯到对《素问·热论》"今夫热病者,皆伤寒之类也"的解释,因普遍将此句解读为"热病者,皆伤寒也"。此解不但使"今""之类"的意思被剥夺,且若解为热病是伤寒,则如"感冒病都是感冒病"一般,成为废话,无新信息,语义不通。而且,《素问》中,于伤寒病之外,尚有另篇论及其它热性病(如疟病、阴阳交、风厥等),也说明伤寒只是热性病之一。故此句实应理解为"如今的热性病,多是伤寒病"。其情形如2003年春的香港,可说"今夫热病者,皆SARS之类也"。SARS不是所有热病的总称,还有其它,但2003年以SARS占主导。

伤寒病是张仲景学术生涯中最重要的临床经历,如果说,因为伤寒病的诊断启发,而演绎推广到其它所有疾病的诊断中去,成为一个诊断模式,是可以理解的。

9.3.2.1.1.5 从写作方式看

《伤寒杂病论》的原文有一个非常突出的书写惯例,即它不是对病人所述的自然记录,而是沿诊断思路呈现,与当今脉案书写原则相仿。其典型表现,集中在原文的起首。如"百合病不经吐下发汗,病形如初者,百合地黄汤主之"(百合病)、"胸痹之病,喘息咳唾,胸背痛,短气,寸口脉沉而迟,关上小紧数,栝蒌薤白白酒汤主之"(胸痹病)、"谷疸之为病,寒热不食,食即头眩,心胸不安,久久发黄,为谷疸,茵陈蒿汤主之"(黄疸病)、"病金疮,王不留行散主之"(疮痈病)等。

"百合病""胸痹之病""谷疸之为病""病金疮",是医者的诊断之语,携带着重要的诊断信息。

从这一书写体例看,张仲景在诊断什么? 毫无疑问,百合病、胸痹病、金疮病,是病名,但谷疸的病名是黄疸,那么谷疸是否等于证名? 显然不是。黄疸病篇 13 条:"谷疸之为病,寒热不食,食即头眩,心胸不安,久久发黄,为谷疸,茵陈蒿汤主之。"3 条:"阳明病,脉迟者,食难用饱,饱则发烦,头眩,小便必难,此欲作谷疸。虽下之,腹满如故,所以然者,脉迟故也。"两条所述都是谷疸,但前者是寒湿发黄,后者是湿热发黄。谷疸是黄疸病的类别名称。

以肺痈病为例,其表证期、酿痈期、溃脓期,是此病的三个不同病理阶段,不是肺痈病即无此三期,是肺痈病决定了它们的存在及每期的概念含义,从这个角度上说,表证期、酿痈期、溃脓期也不是证名,是肺痈病的类别名称。如果此论成立,鉴于每病皆有自己特有的病理变化,及立足于其病理变化而设立的类别,比如刚痉、柔痉只属于痉病,刚痉虽与伤寒太阳极似,但因为刚痉属痉病,故不用麻黄汤,而用葛根汤。"风水恶风,一身悉肿,脉浮不渴,续自汗出,无大热,越婢汤主之。"恶风脉浮汗出,极似伤寒桂枝汤证,是风水决定其用越婢汤。"此结为癥瘕,名曰疟母。急治之,宜鳖甲煎丸",疟病所致的癥瘕,与它病所致者不同,也存在由病所决定的特别性。

9.3.2.1.2 诊单一病的现实意义

主张张仲景的诊断思路之一是诊单一病的观点,一定会被质疑是否西医化的问题。因为西医学是诊单一病的。

但诊断什么的问题并不是医学可以选择的。

疾病的名称虽然是人赋予的,但疾病自身却是客观存在,与自然界中其它各种客观存在的物体一样。月亮在汉语与英文中名称虽不同,所指却是同一个。如果说，月亮没有中国的与西方的区别，疾病也是一样。

天花是烈性外感热性病，因其临床表现特别，中医学很早就将其作为单一病诊断了出来。后来它被消灭了，对于中医学来说，它也是被消灭了的，这是事实。同属于外感热病，只有天花病，才用痘苗法、痘衣法，显示出与其它外感热病的不同。这都说明，每病都有自己独有的客观规律。该规律并不以医学的意志为转移，因为每病都是客观的真实存在。

因为技术手段的限制，对一个单一病的认识往往不能一步到位，从而呈现出从其外显的表象开始，逐渐深入的过程。如中医学先有"咳嗽"一病，之后才分辨到有"肺痈""肺痨"等的不同，作为病名，肺痈、肺痨显然较咳嗽病的认识更加深入。

在仅认识到咳嗽病的阶段（如《内经》），虽未意识到、认识到有肺痨咳与肺痈咳等的区别，但并不意味着彼时肺痈肺痨致咳的不存在。人对疾病认识的深与浅，并不影响客观存在的真实性。也就不会因之产生中国的、西方的问题。正如遥远深邃的星球，在没有射电望远镜等手段时，未能观察到，但并不意味着它们不存在，也不意味着它们只对中国存在或只对西方存在。疾病亦然。医学只是发现了疾病，而非发明。疾病既不是中医学的，也不是西医学的，就疾病本身而言，实无中西医之分，不要只是因为西医学在诊病，于是就刻意采取拒绝的态度。所谓"中医学的病"与"西医学的病"是个伪问题。在"诊断什么"问题上，中西医学的差别是，单一病是西医学的所有内容（因其几乎只诊单一病），而只是中医学的重要内容之一（因中医学尚诊人）。

仔细分析"西医化"疑虑的内核，其实是治疗。担心一旦诊断"西医化"之后，治疗也会西医化。

这是一种朴素的担心，稍加辨析即知，这一问题亦不存在。

疾病是一个问题，问题是客观的，不因医学而异，但如何处理问题却完全任由人选择。不仅是中西方可作不同的选择，同一方的不同人也完全可以用不同的态度对待它，包括剑走偏锋、包括孤注一掷，甚至包括放任自流、包括但求速死。诊断与治疗不是单一变量的因果关系，因为治疗可以有多种选择。

在中医学，绝对一致的辨证论治理论，构成当代中医学所特有的、最大的问题，因为这一理论过于强调"同病异治，异病同治"，也就是病不能指导治疗的立场，使病在临床医学活动中没有地位可言。或许这正是仲景书不能退场又不能翻译的最重要原因。仲景诊单一病的思路清晰明确，对这一问题的误读完全是因有预设的立场、有有色眼镜的存在。

就病证关系而言,诊单一病的重要意义之一,是对"证"的指导。体现在诊断的诸多环节:

规约病机。单一病的确定,该病的主导病机也就被指认了出来。如非单一病的咳嗽病有表里寒热虚实各种证候,这些证候各自是独立存在的,各证之间可以不存在任何联系。也就是说,在非单一病时,病对于主要证不具有指认作用;而在单一病的肺痈病时,其病机主要有痰、瘀、热三大因素,主导证候明确,且所设各证候之间关系密切,如表证期、酿脓期与溃脓期之间存在传变关系。

不仅如此,因为病对于证的规约性,还使这个证有了仅在这个病中才能得以存在的特有含义。仍以咳嗽病与肺痈病为例,在症见壮热、胸痛、咳嗽、吐黄浓痰时,若为咳嗽病,则辨为痰热蕴肺证,而在肺痈病时,则除了诊为痰热,还断为有瘀,并且这个瘀与一般的血得寒则凝,或气滞日久成瘀之机理不同,乃是"热之所过,血为之凝滞"所致。因为这些病机特性都在治疗时产生相应的影响,故可以说这时的病实现了对于证的指导作用。

使常见证得以显现。单一病时,因为只有一个疾病规律,很容易总结到它的常见证。常见证的意义是,有些情况下,临床见症不明显不典型,或竟无证可辨,这时只要没有证据否定常见证,即可按常见证治疗。如胸痹病的常见证是痰浊痹阻,但胸痹病临床表现多只能见到当胸闷痛,痰浊见症并不突出典型,这时常见证的意义就显现了,因若无否定见症出现,即可予常见证的主方栝蒌薤白剂。

对"人"状态的判断亦有指导性作用。因为单一病只内含一个疾病规律,相对单纯,较易锁定典型证(通过临床观察可以做到),那么,不能表现为典型证者,即是人体自身的问题。如伤寒病化热入里的典型证是阳明证。如果化热入里不彻底,说明阳气有所不逮,即是少阳证。故小柴胡汤所治往来寒热,胸胁苦满,默默不欲饮食,心烦喜呕诸症并无明显虚的表现,方中却配伍有一组补气药,即是因为当热不热的阳气不作为。所以少阳病不是半表半里的问题,而是不能表现为典型证,不能顺利化热的问题。典型证是阳明热证,若竟不能,就是小柴胡汤证。"但见一症"便是,其"一症",应是指任何一个能够提示属化热不典型的见症。与之不同的是,疟病的典型证即是寒热往来,故疟病寒热往来的典型证不用柴胡剂,而用白虎剂。这是病对人体状态判断的作用。

判断预后。《金匮》中有许多关于判断疾病预后转归方面的内容,这些判断是依据对"病"演变趋势的观察总结而来。如《金匮》对疟病自愈之期、与疟病转归之一疟母的判断都是在病层次上做出的："病疟以月一日发，当以十五日愈，设不差，当月尽解，如其不差，当云何？师曰：此结为癥瘕，名曰疟母。"其中自愈之期是"十五日"，且发现，该病至少有两个"自愈窗"：一个十五日不能获愈时，再经一个十五日仍有自愈可能（"当月尽解"）。判断所基于的，是疟病，而非某证。疟母也是如此。

而在非单一病时，有时亦见有病程、预后的记载与判断，如："黄疸之病，当以十八日为期，治之十日以上瘥，反剧为难治。""疸而渴者，其疸难治，疸而不渴者，其疸可治。"如何理解？黄疸虽属临床表现，是多个单一病都能引起的类病，但仲景当时所遇到的很可能只是其中的某一个为主（如 20 世纪 80 年代末上海甲肝大流行），如此方能解释为何其它的非单一病没有类似的病程、预后内容。黄疸病中，四个方剂全是属于阳黄范围的祛邪方，因为人的原因而致的阴黄，虽观察到其存在，而有效治方，则一个也尚未成功筛选到，提示当时以阳黄者占绝对比例。阳黄是黄疸的典型证，疾病暴性流行时，病规律的缘故，人群中总是以典型证为多见，故外感热性病时，总是首先筛选到典型证的治方。这是清热药、清热剂在中药学、方剂学教材中内容众多的重要原因。

9.3.2.2 诊人

诊病是仲景诊断思路中的重要内容，但不是唯一内容。张仲景也诊人的状态。

只是诊人不是诊断的必然程序。在理想的诊断状态（指单一病）时，诊人不是必备项。如肺痈分为表证期、酿脓期、溃脓期、恢复期（仲景时代是死亡期），四期是病的规律，对肺痈作的是四期所属诊断，即未诊人。

也就是说，诊人的必要性只出现在异常人时，包括异常的体质或异常的当前状态者。

在诊断序位上，诊人处于诊病之次，但从对治疗的影响看，其与诊病的地位相等。

9.3.2.2.1 诊人的什么

一般认为，诊人就是诊人的八纲、脏腑、气血津液等异常的病理属性。但需要注意的是，这些异常并不完全等同于人，也有病因素所致者。

而于仲景，在以上这些因素中，似乎格外强调阳气：

单一病时，因其单一病主要以外感热性病为主，疾病的共性规律是化热，不能化热者是人的原因使然,从其用补气或温阳的方法可知,其认为主因是阳虚。如伤寒的少阳、少阴等证;疟病的牝疟;肠痈的薏苡附子败酱散证等。包括肺痈死亡期的"吐如米粥"亦是阳虚不继的表现。

非单一病时,也能看出此思路。如咳嗽、腹满、呕吐、下利俱是类病,归纳其内容,都是无非寒热两类,热或属病规律,寒则似应属人,因皆由阳虚而生。所不同者,一是阳虚的主病脏腑有别,二是热的性质,比如有实热(腹满)者,亦有痰热(咳嗽)或湿热(下利)之异。于是治疗用药不同。

也就是说,诊断中极重视对阳气强弱的判断。似乎阳气是人体抗病能力强弱的重要指标。

9.3.2.2.2 如何诊人

于《金匮》,因其诊病思路的存在,使诊人也自呈特点。其形式至少可分为以下两类:

9.3.2.2.2.1 单一病时,否定式诊断

否定式诊断,即是排除式,利用已知,通过对已知的排除(与已知的特点不符),作出新的诊断。《医林改错》述血府逐瘀汤证的诊断方法,可谓是运用此法的典型:"查患头痛者,无表症,无里症,无气虚、痰饮等症,忽犯忽好,百方不效,用此方一剂而愈。"近年的典型之例则是"非典"。

否定式诊断仲景利用频繁。包括了诊断的各个环节。其中诊病如:"太阳病,发热而渴,不恶寒者,为温病"(《伤寒论》6条),以"不恶寒"排除伤寒病,诊为温病。"夫风之为病,当半身不遂,或但臂不遂者,此为痹"(《金匮·中风》病1条),对该条的理解,一种观点即是中风病与痹病的鉴别,鉴别要点在临床表现是"半身不遂"还仅"臂不遂"。亦以此法诊病性:"肺痿吐涎沫而不咳者,其人不渴……"(《金匮·肺痿》5条),"不咳""不渴"并不是病理状态,由于病人正常的局部显然远远不止不咳不渴,独提出此两个"不",显然因为只有它们对肺痿病极具诊断价值,因肺痿病不可能由这两个"正常"作出诊断,故知其所起是辅助诊断的意义。"风水……恶风""皮水……不恶风""正水……自喘""石水……不喘"(《金匮·水气病》1条),利用了同一个关系见症的有与无,诊断与鉴别诊断。"腹满时减,复如故"与"腹满不减,减不足言"(《金匮·腹满》13条)、呕吐与"呕不能饮食"(《金匮·腹满》14条),通过对比确定病性、通过否定表达程度轻重,等等。

否定式诊断常见的方式,"不"字外,尚有"无":"妇人得平脉,阴脉小弱,

其人渴（呕），不能食，无寒热，名妊娠。""呕，不能食"，若有寒热，可能为外感表证；"无寒热"，尺脉弱的婚内育龄妇人，则需考虑到妊娠恶阻。"……自能饮食，腹中和无病，病在头中寒湿"（《金匮·湿》病19条），以否定法排除病入里，故"内药鼻中则愈"。

之外，"反"字因其与"本当如何"的情况有所"相反"的含义，亦为特征性符号："肾着之病……反不渴，小便自利，饮食如故，病属下焦……"（《金匮·五脏风寒积聚》16条），肾着是外感寒湿之病（"身劳汗出，衣里冷湿，久久得之"），"反不渴，小便自利，饮食如故"分别否定了化热、里湿脏腑在肾、在脾诸因素，明确了病位。"黄疸之病，当以十八日为期，治之十日以上瘥，反剧为难治"（《金匮·黄疸病》11条），用以判断预后。

否定式诊断是在两个极为相像的疾病或证之间，利用一些关键性细节的有与无，做出选择性判断。

在单一病时，一方面，病不同，人体对疾病的反应不同，即疾病表现不同（包括发展演变趋势），另一方面，这些不同病的临床表现，在不同的人之间却又有相同性（长幼率相类似）。二者提示，存在超越于人的个体差异，而表现出共性的某种规律，即病规律使然，故将这部分内容放置在"病"的诊断范畴里。以之为比对参照，若竟不能表现出某病应有的表现或发展规律，显是人的因素的影响，对这一因素的判断，我将其归属在诊断中"诊人"的范畴。诊断方法的原理，是与病规律的不相符性。

仍以外感热性病为例，外感热性病是所有感染类疾病的统称。所感病邪虽不同，化热的病位不同，临床表现不同（"病"规律使然），但都会在过程中化热。都转向化热而非其它这一共性的归结，只能是缘于人体抗病机制的原因。也就是说，化热是人的因素。当应该化热而不能，疾病演变偏离它自身规律的轨道时，即应考虑是人的个体因素使然，可利用以"诊人"。

伤寒病如，"伤寒二三日，阳明少阳证不见者，为不传也"（5条），"阳明病，法多汗，反无汗……此以久虚故也"（196条），"伤寒六七日，无大热……此为阳去入阴故也"（269条），"肠痈之为病……腹无积聚，身无热，脉数"（《金匮·肠痈》3条）。

若以"不""无""反"为标志的否定式诊断为"明否"的话，诊人在方式上尚用到了"暗否"。

对暗否的理解，需要于阅读时，对比对事物保持敏感度。如"疟多寒者，名曰牝疟"（《金匮·疟病》5条），否定的是典型疟病的"身无汗但热"（指热多寒少。《金匮·疟病》4条）。阴黄寒湿的寒是人体阳气不足，比对的是黄疸阳黄常态。茵陈蒿汤与黄疸病特别密切的原因，即是因为这是常态，是病的规律在非特殊人群的显现。若不能，竟成阴黄，即是人的身体因素的影响。如肠痈本应时时发热，若竟不能，应考虑是人的因素。故肠痈的薏苡附子败酱散见症是"身无热，脉数"。再如伤寒病，阳明腑实证，未出现"热"字，但一定是实热证，因也是常态。其热的表现是壮热。若不能，即是人的因素。其中仅部分化热（呈寒热往来），是少阳证，故小柴胡汤中有一组扶正药（其症状表现中，并无乏力之类虚的描述，应该利用的是否定式诊断法，即里热证不典型）；全无化热，则是阴寒证；等等。

作为比对的"对照系"，不同的单一病，意味着不同的对照标准。对照标准变了，诊断标准也就随之不同。如伤寒病与疟病的里热证都以白虎汤为主治方。但伤寒病典型里热证的表现是"身热，汗自出，不恶寒，反恶热也"（182条），疟病里热证的典型表现则是寒热往来。而寒热往来在伤寒病却是少阳证，需用扶正药——人参甘草大枣（小柴胡汤），疟病的寒热往来却不是正气不足的表现。如此等等。

9.3.2.2.2.2 非单一病时，肯定式诊断

诊人的方法在单一病与非单一病时不尽相同。非单一病时，失去比对的参照系，只能以文字直接说明。因其以文字说明，诊断思路是显性的，较易辨认，谓之肯定式。包括诊断知识与诊断结论。

如腹满寒疝是非单一病的症状病种，其诊断知识为"按之不痛为虚，痛者为实""按之心下满痛者，此为实也""腹满时减，复如故，此为寒""胁下偏痛，发热，其脉紧弦，此寒也"等等。

这样的内容属诊人而非诊病，是因这些诊断知识未强调不同病的差异性。以"按之心下满痛者，此为实也"为例，因其拒按，定性为实证。

比对与单一病时的诊断差别，如蛔虫病的疼痛不是以喜按与否诊断，而是以"发作有时"为特点："令人吐涎，心痛，发作有时。"最重要的确诊关键则是见到蛔虫排出："令病者静而复时烦……须臾复止，得食而呕，又烦……其人当自吐蛔（即蛔）。"肠痈病亦见腹部"按之即痛"，但其诊断要点却不在拒按，而是"按之即痛如淋，小便自调，时时发热，自汗出，复恶寒"。蛔虫病与肠痈病都是单一病，它们虽都以腹痛为主症，但诊断方法与非单一病的腹满寒疝病时明显不同。

据此，腹满、寒疝与蛔虫、肠痈的关系还可以理解为，腹满寒疝的诊断，有

一个易被阅读者忽略的前提,即需在排除(鉴别诊断)了蛔虫病、肠痈病等单一病之后。

有些特别的是,书中非单一病病种虽然甚多,但像腹满寒疝病篇这样诊人的知识性内容却并不多见。这可能是因为预设的写作语境。论述总有一个假设的基础,专业书不可能设置为从入门程度说起。毕竟非单一病时的诊断知识在《伤寒杂病论》之前中医学已有大量积累。或者是否也可以理解为,张仲景只在他取得突破的诊病环节(诊什么病,如何诊断),才认为有详述的必要。

理中汤主治霍乱,大建中汤治腹痛,干姜人参半夏丸主治妊娠恶阻。共同的配伍干姜与人参是方剂的最小功能单位,视同方剂。不同的病用相同的方治疗,超越了病的限制,即异病同治,所治的当然是人。是相同的中阳虚寒使配伍相同。

但如何诊断这一重要的中阳虚寒证的问题,书中却未像诊病的部分那样有总说、分层说。"霍乱,头痛,发热,身疼痛,热多,欲饮水者,五苓散主之;寒多不用水者,理中丸主之。""心胸中大寒痛,呕不能饮食,腹中寒,上冲皮起,出见有头足,上下痛而不可触近,大建中汤主之。""妊娠呕吐不止,干姜人参半夏丸主之。"中阳虚寒的诊断知识,只以一个"寒"字概括,且只见于前两条,"寒"只是诊断的结果,如何判断是"寒",即诊断知识的介绍,仍较简略。

9.3.2.3 诊断模式

9.3.2.3.1 模式

诊断模式是指"诊断什么"的问题在各病间已经一致化了的理论。这是医学观层面的重大理论。

张仲景诊病也诊人。综观全书来看,其诊断模式已俨然形成,这就是诊病在第一位,第一层次,病追求的是单一病。诊人处在诊病之次,但诊人只是必要时的项目,不是必有项目。全书一致。

比如四逆汤是回阳救逆方,不管什么疾病,若见阳气欲亡,皆可使用。因阳气欲亡,而以之救急。待阳气回稳后,再转从治病。所以该方不属于任何疾病,是典型的异病同治方,治人方。但张仲景将其放置在会出现阳亡的各病之内,多次重复,不厌其烦地如此处理,是为了服从病结构。

其中诊病是显性的,即用文字阐述出来的,甚至,有时竟无诊断人状态的内容,如肺痈病。而诊人则既有显性的,也有隐性的,许多时候并未明确阐述,只是通过治疗方药显露,如肠痈病。肠痈病主治方有二,一是大黄牡丹汤,再是薏苡附子败酱散。前者是肠痈病的主治方,后者是阳虚之人的。因后者的治疗中有关照到人。

9.3.2.3.2 原因

9.3.2.3.2.1 关于首诊单一病

在诊断什么的问题上,相较于《内经》,是仲景将"单一病"清晰地厘析了出来。

在同样的专业环境下,张仲景独能以单一病为诊断之首重,当然有极重要的学者个人个性因素。但"圣人"(医圣)不可能凭空而成,需要成长背景的经历、锤炼,所谓"时势造英雄"。

就仲景而言,毫无疑问,是当时流行的伤寒病启发了他。

在《内经》中,关于伤寒病,已有普通型(六经伤寒)与凶险型(两感于寒)两类的病变过程,各阶段演变时间、临床表现,甚至逐日恢复(仅限普通型)时的具体见症、时有复发或后遗的具体因素(食肉则复等)的清晰记载。细节详细而具体,因书中没有其它外感热性病与之相符,说明那是《内经》已经分辨出来的一个单一病。

《伤寒论》中亦有多处表病程时间之词,如"伤寒一日,太阳受之,脉若静者为不传;颇欲吐,若躁烦,脉数急者,为传也""伤寒二三日,阳明少阳证不见者,为不传也""太阳病,头痛至七日以上自愈者,以行其经尽故也"等,这些时间,只有在比照伤寒病典型病变过程的情况时,才能理解其意义。它也从一个侧面说明,张仲景笔下的伤寒病,属单一病。当然伤寒病是一个单一病的问题尚有诸多证据。

也就是说,张仲景的从医生涯里,不断遭遇到同一个单一病。

据其"自序",伤寒病发病率与死亡率极高,死亡率约是人口基数(而非发病人数)的5%,这样一个极可怖的数字,对它的诊断或鉴别自是头等大事,重中之重。

因为临床症状的多有相似,为了鉴别,自会设法利用到疾病规律的多个方面,比如演变时间、演变过程、预后转归情况等,也就是说,与之构成鉴别诊断关系的其它外感热性病,也必须是能够显示病规律的单一病形式,方能提供病规律层面的比较。虽然,各病单一性的完成度可能未必一致,但目标是一致的。"太阳病,痉湿暍三种,宜应别论,以为与伤寒相似,故此见之"(玉函本《伤寒论》)。伤寒病、疟病、痉、湿、暍病等,同属外感热性病,但各病规律不同。

9.3.2.3.2.2 关于必要时辅以诊人

诊人只能屈尊诊病之次。

试想如果第一层是诊人,人应对疾病的方式是"非无限多样性"的。比如外感热性病,热性是人应对各种外来病邪的统一方式。病不同,热性表现却不能随之每病不同。而这"不能"因直接影响了治疗,并不是误以为的可绝对"异病同治",故不能允许。比如疟病与伤寒少阳之类,临床表现相似,但仲景对它们的治疗不同。

而病却是开放"系统",可以"无限多样性"。以病为纲、为第一层次时,可以将临床表现与病势、病程、各程演变时间与表现及转归等统合起来,作为一个整体,使辨识度大大增强。

从反面来说,如果不是追求诊病规律尽量单一的病,那么,咳嗽、腹痛皆可为病名,这些病都是病人的不适主诉,毫无专业的难度,是完全有可能以这一类的病在书中达到高度一致与统一的。而正是因为单一病,受诸多认识条件的限制,才会只能于部分疾病时实现。

《金匮》中以人的状态为主体的病有虚劳、痰饮与瘀血三病。

于瘀血病篇仅两条原文,不成体系,大量的内容都散见在各具体疾病之中。也就是说,首先满足的是其它病内容完整的要求。分析"此结为癥瘕,名曰疟母"(《金匮·疟病》)背后的思路,有此癥瘕与彼癥瘕的不同之意,此癥瘕名曰疟母,彼则不是,"此"与"彼"的不同,是所病不同。疟病是单一病,瘀血是人的状态,作为病名,是非单一病,诊断次第位列单一病之后。

虚劳病也是。并不是所有虚劳状态都在虚劳病篇的,疟病的疟母、"身体魁羸"的历节及女劳疸,虽已都属虚劳范畴,却都未放在虚劳病内,而是见载于各相关疾病中。只有于书中未有专病另篇讲述者,它的虚损状态,才会放置于虚劳病中。如书中未设遗精病、失眠病,当以遗精或失眠为主症,又见有虚的表现时,即都放入虚劳病中。如此,《金匮》的虚劳病其实是某种"虚劳杂病",类似于伤寒病与杂病(《金匮》)、胎产病(妊娠病、产后病)与"妇人杂病"篇的关系。以上是因病所致者。另一方面亦然。以脏腑论,内容最丰富的脾胃与肺的虚证,也全都未放置在虚劳病篇。说明虚劳这一典型的人的状态病,并不是一个与单一病分庭抗礼、平起平坐、主动设置的病种,而是不便归入其它病的"杂病"。也就是说,处于诊单一病之次。

至于痰饮病,却不与瘀血、虚劳相仿。篇中病的结构完整,分类、治则、治方俱全。但所含病规律不单一,且不是以一个主症贯穿全篇的类病。是个特例。

如上,应是受了伤寒病之类外感热性病的启发,演绎推广,其它病亦都以这样的诊断与鉴别诊断思路为首要。应认识到,这已是诊断思路上的自觉行为,是诊断学上的质变。仲景诊断模式可宣告完成。

另外,还有一个重要因素是其个人独著,使个人的认识可不受干扰。否则,如此背叛《内经》主流,如此超前,若是众人成书,只怕一时也难达成共识。

综上,张仲景的这种病第一、人第二的诊断模式,与他当时所处社会的疾病谱有关,应是在感染性疾病的启发下建立,并推广到所有疾病中。但这是否为中医学唯一的诊断模式,在以非感染性疾病为主的今天,是否仍然适用,是否需要有所补充或调整,存在探讨空间,只不过这是当今的课题与任务了。

9.3.2.4 诊断知识有特别

中医学的诊断知识,其主要内容是人体对疾病反应的外在表现,即通常所说的临床表现。其中察舌验脉是特有项目。这一特点,在《金匮》中验脉已很成熟,"病咳逆,脉之何以知此为肺痈?""病腹痛有虫,其脉何以别之?"提示在临床表现不能确诊情况下,其时是通过脉诊来窥探内在的变化。但舌诊则尚在起步阶段,书中舌诊的条文数甚少。

有必要强调的是,如前所述,临床表现有些属病规律所致,有些则是人的原因形成,同样的临床表现,在不同的病中,诊断意义不尽相同。

因尚不能剥离属于病影响的部分,故人对疾病的反应即临床表现,不尽是人的因素,也包含着病的成分,是病与人二者的共同作用所致。

只是现状是,直至目前,中医学大部分的疾病都属非单一病,单一病的建设在仲景之后推进甚慢,尤其是中医内科学。不仅如此,对单一病临床表现的解释,亦着落在人的八纲、脏腑、气血津液的异常,而不是着落在病。如蛔虫病是非常单纯的单一病,中医学对它的治疗无非安蛔、驱蛔与杀蛔。乌梅丸能够安蛔止痛,但对乌梅丸证寒热错杂的强调表明,诊断不是着落在蛔虫病,而是在人八纲属性的异常上。

不管是否单一病,诊断无一例外地着落在人的八纲、脏腑、气血津液的异常这一现象,不仅说明八纲、脏腑、气血津液的异常包含有病的内容,不可全认作人的因素,更说明整个学术圈的病意识严重缺乏。

另一方面,近年来的中医学教育中,中医诊断学有将脉症表现与八纲辨证、气血津液辨证及脏腑辨证等辨证方法的某一属项作简单地对号入座式处理的倾向,使中医诊断思维趋向教条。最典型的案例如:风寒在表必是脉浮紧(缓),风热在表必是脉浮数。久之脉浮紧(缓)即成了风寒在表的代名词,脉浮数则成了风热在表的代名词。若于描述时将此两种脉象置换,则会被认为是基本功不到家的常识性的错误。可是试想一下,风寒在表证也有发热,心率也会因之增快,为何其脉不可数? 作为四诊之一的脉诊,反映的难道不应该是病人的客观情况吗?

经典的意义因当下的问题而存在,相对于当今中医诊断学的辨证方法,《金匮》中有许多极具自身特点与特色的内容,谨举以下数则为例:

9.3.2.4.1 脉数未必热,脉迟未尽寒

一般认为数为热脉,主虚实热证。《金匮》亦如此。如《金匮·黄疸病》2 条:"趺阳脉紧而数,数则为热。"《金匮·消渴病》8 条:"趺阳脉数,胃中有热。"皆数脉主实热;《金匮·呕吐病》3 条:"病人脉数,数为热,当消谷引食,而反吐者,何也? 师曰:以发其汗,令阳微,膈气虚,脉乃数,数为客热,不能消谷,胃中虚冷故也。"乃数脉主虚热。虚实所别在于有力无力,《金匮·肺痿肺痈病》1 条:"脉数虚者为肺痿,数实者为肺痈。"这里的肺痿为阴虚内热,肺痿不荣之虚热病证,肺痈为痰热蕴肺,酿痈化脓之实热病证。迟为寒脉,主虚实寒证。《金匮·虚劳病》11 条:"脉沉小迟,名脱气,其人疾行则喘喝,手足逆寒,腹满,甚则溏泄,食不消化也。"脱气是阳气虚衰之证,因脾肾阳虚,虚寒内生,故见迟脉。《金匮·水气病》19、30 条更是明确指出:"迟则为寒"。

但也有例外。如《金匮·胸痹病》3 条:"胸痹之病,喘息咳唾,胸背痛,短气,寸口脉沉而迟,关上小紧数,栝蒌薤白白酒汤主之。"栝蒌薤白白酒汤证为痰浊痹阻、胸阳不展之候,其病机中并不存在寒与热的因素。故知其脉数不是因热、脉迟不是因寒所致。参考《金匮·腹满寒疝病》20 条:"其脉数而紧乃弦,状如弓弦,按之不移。脉数弦者,当下其寒。"《金匮·痰饮病》20 条:"脉弦数,有寒饮,冬夏难治。"及《金匮·下利病》38 条:"下利脉迟而滑者,实也,利未欲止,急下之,宜大承气汤。"知数脉尚由邪势急迫;迟脉尚因脉气不利。

9.3.2.4.2 脉弦不等于肝郁

一般认为,脉弦与肝郁关系密切,亦主痰饮、主痛。如《金匮·痰饮病》12 条:"脉双弦者寒也……脉偏弦者饮也。"同篇 21 条:"脉沉而弦者,悬饮内痛。"32 条:"咳家其脉弦,为有水,十枣汤主之。"等等。

但在《金匮》中,弦脉更多的是出现于寒证时。如《金匮·腹满寒疝病》15 条"胁下偏痛,发热,其脉紧弦,此寒也,以温药下之,宜大黄附子汤",同篇 17 条"腹痛,脉弦而紧,弦则卫气不行,即恶寒,紧则不欲食,邪正相搏,即为寒疝",《金匮·水气病》9 条"寸口脉弦而紧,弦则卫气不行,即恶寒。水不沾流,走于肠间。少阴脉紧而沉,紧则为痛,沉即为水,小便即难",《金匮·呕吐病》3 条"脉弦者,虚也,胃气无余,朝食暮吐,变为胃反。寒在于上,医反下之,今脉反弦,故名曰虚"等,究其原因,乃在于寒主收引,而弦脉实际上是紧脉同一性质的脉象。其中紧是从力度的角度而言,弦是从形象的角度而言,亦即李时珍所谓"弦言其象,紧言其力"之意。

从病的角度看,弦脉在《金匮》中还主痉病、疟病。如《金匮·痉病》8 条"脉如故,反伏弦者,痉",9 条"夫痉脉,按之紧如弦,直上下行",《金匮·疟病》1 条"疟脉自弦"等。

9.3.2.4.3 脉沉不必里

浮脉主表也主里,这是中医学最基本的专业知识。但是关于沉脉,一般认为,其所主皆属里证,《金匮·痉病》14 条"太阳病,关节疼痛而烦,脉沉而细者,此名湿痹。湿痹之候,小便不利,大便反快,但当利其小便",《金匮·历节病》4 条"沉即主骨"及《金匮·寒疝病》17 条大乌头煎证其"脉沉紧"等皆与此相符。

但同时,沉脉在某些情况下又可见于表证。如同样是《金匮·痉病》11 条:"太阳病,其证备,身体强,几几然,脉反沉迟,此为痉,栝蒌桂枝汤主之。"栝蒌桂枝汤证为风寒客袭,太阳经脉拘急不舒之证,其病在表,脉现沉象是由于经脉拘挛、营卫不利之故,故其脉是沉迟弦紧有力。另外,在水溢肌肤、水气相结时也可见到沉脉。《金匮·水气病》5 条所述即是这种情况:"里水者,一身面目黄(校勘为"洪")肿,其脉沉,小便不利,故令病水。"这时的水即便是风邪犯肺,肺失通调,风水泛溢的风水在表证,也同样可见到沉脉。《金匮·水气病》3 条:"寸口脉沉滑者,中有水气,面目肿大,有热,名曰风水。"

9.3.2.4.4 脉涩未尽瘀

一般认为,涩脉,主精伤:《金匮·虚劳病》7 条"男子脉浮弱而涩,为无子,精气清冷"。主血少:《金匮·水气病》30 条"涩为血不足"。主气血运行不通畅:《金匮·血痹病》2 条"但以脉自微涩在寸口"。

此外,涩脉在《金匮》中并因湿邪停滞:《金匮·湿病》第 23 条"伤寒八九日,风湿相搏,身体疼烦,不能自转侧,不呕不渴,脉浮虚而涩者,桂枝附子汤主之"。由宿食停积:《金匮·宿食病》21条"寸口脉浮而大,按之反涩,尺中亦微而涩,故知有宿食,大承气汤主之"。缘于津亏:《金匮·呕吐病》5条"趺阳脉浮而涩,浮则为虚,涩则伤脾,脾伤则不磨。朝食暮吐,暮食朝吐,宿谷不化,名曰胃反。脉紧而涩,其病难治"。这是因为湿滞与食积俱可使气机不畅、脉气不利之故。

9.3.2.4.5 寸关尺三部与上中下三焦

脉的寸关尺三部可候上中下三焦,多认为上焦心肺的病变应象于寸脉,中焦脾胃的病变应象于关脉,下焦肝肾的病变则应象于尺脉。如《金匮·五脏风寒积聚病》17条:"肾死脏,浮之坚,按之乱如转丸,益下入尺中者,死。"同篇20条:"诸积大法,脉来细而附骨者,乃积也。寸口,积在胸中;微出寸口,积在喉中,关上,积在脐旁;上关上,积在心下;微下关,积在少腹;尺中,在气冲。脉出左,积在左;脉出右,积在右;脉两出,积在中央。各以其部处之。"

但也未必。如《金匮·胸痹病》1条:"师曰:夫脉当取太过不及,阳微阴弦,即胸痹而痛,所以然者,责其极虚也。今阳虚知在上焦,所以胸痹心痛者,以其阴弦故也。"关于阳微阴弦中阳与阴的解释,一直是以寸脉与尺脉的说法占主导地位的,以为该条原文是以脉论理,论述了胸痹病的病机,故注家多认为该脉象的含义是阳微主上焦胸阳不足,阴弦主下焦阴邪内盛,阴邪上乘,痹阻胸阳,则为胸痹。这样该篇3条"胸痹之病,喘息咳唾,胸背痛,短气,寸口脉沉而迟,关上小紧数,栝蒌薤白白酒汤主之"的寸与关就被顺理成章地解释为中焦病邪上乘、痹阻胸阳了,但从其治疗可知,这种中下二焦的原发病灶是子虚乌有的,若从审证求因、审因论治的角度执着于治疗中下二焦的原发病灶,则显然就误会了。

9.3.2.4.6 拒按可是虚,喜按可是实

在切诊诊察中,喜按主虚,拒按主实,是一种较基本的辨证方法。《金匮·腹满病》2条"病者腹满,按之不痛为虚,痛者为实",12条"按之心下满痛者,此为实也"等,叙述的即是这种情况。

另一方面,这种判断又不是绝对的。

如《金匮·腹满病》14条:"心胸中大寒痛,呕不能饮食,腹中寒,上冲皮起,出见有头足,上下痛而不可触近,大建中汤主之。""痛而不可触近"显然属于

拒按的范畴,然大建中汤证属严重的脾胃虚寒证,其腹中剧烈疼痛的原因是由中焦阳衰,寒邪闭遏,阳气不通所致,并无积滞实证,文中"痛而不可触近"只是痛势剧烈的形容。本条原文说明了拒按不尽主实,亦可主虚。其与实证拒按的区别是"上下痛",痛位走窜不定,这一点恰与内有有形积滞的大黄附子汤证的"胁下偏痛"形成鲜明对照。偏,不正,引申为侧重于某一方面或某一部分。"胁下偏痛"即痛位固定于胁下不移,是由寒实积滞凝聚于肠腑,使肠失传导,腑气不通所致。而大建中汤证因其不是实证,内无有形积滞之邪,而为无形寒邪聚集而成,寒气弥漫,游移不拘,故痛位不定。

再如《金匮·五脏风寒积聚病》7 条:"肝着,其人常欲蹈其胸上,先未苦时,但欲饮热,旋覆花汤主之。"蹈者,踩踏之意,"其人常欲蹈其胸上",指病人常喜捶打按揉自己的胸部,与同篇第 20 条"谷气者,胁下痛,按之则愈,复发为谷气"并为喜按之症,然二者皆不属虚,而是实证。肝着即肝著,著者,留滞附着也,从旋覆花汤的功效来看,肝着应指邪气着肝,肝失疏泄,气血郁滞之病证。肝经气血郁滞,则胸胁不舒,以致其人常喜推揉按压胸胁,且在病作之先喜得热饮,皆是因按压热饮可助气机运行之故。谷气即水谷之气停积留滞之病,谷气壅塞气机,则疼痛时作,按之暂时可愈亦是因可助气机运行之故。故知喜得热饮不尽主寒,喜按不尽主虚,而俱可主气机不畅。

9.3.2.4.7 胁痛可为大肠病,心下痛可为肝胆病

因胁下为肝经所过,故胁部的病变多责之肝,《金匮》亦是。如《金匮·腹满病》5 条"寸口脉弦者,即胁下拘急而痛,其人啬啬恶寒也",《金匮·五脏风寒积聚病》4 条"肝中风者,头目𰾻,两胁痛",《金匮·水气病》14 条"肝水者,其腹大,不能自转侧,胁下腹痛",《金匮·痰饮病》6 条"水在肝,胁下支满,嚏而痛"等。而心下胃脘部位为脾所主,其病变多责之于脾胃。如《金匮·呕吐病》10 条"呕而肠鸣,心下痞者,半夏泻心汤主之"等。

但也不尽然。如《金匮·腹满病》15 条:"胁下偏痛,发热,其脉紧弦,此寒也,以温药下之,宜大黄附子汤。"大黄附子汤证是寒实积滞证,病在大肠,故其病位虽在胁下,以脏腑辨证的方法,其病变脏腑却不在肝。与此相类似,《金匮·五脏风寒积聚病》20 条:"谷气者,胁下痛,按之则愈,复发为谷气。"俱说明了胁痛可由大肠积滞引起。至于《金匮·痰饮病》16 条"心下有痰饮,胸胁支满,目眩,苓桂术甘汤主之",叙述的则是脾胃病变影响到胸胁的问题,与本处所述含义不同。

而肝胆病变其病位亦可见于胃脘腹部。如《金匮·腹满病》12条"按之心下满痛者,此为实也,当下之,宜大柴胡汤"及《金匮·奔豚气病》2条"奔豚气上冲胸,腹痛,往来寒热,奔豚汤主之",其中尤其是奔豚汤证,病变脏腑未涉及脾胃,为单纯的肝经病证,其病机为肝气郁结,化热上冲。

9.3.2.4.8 瘦人可因痰,肥人可由阳气虚

"肥人多痰,瘦人多火"是一句影响甚大的学术名言。有瘦人病变多责之于火,肥人病变多责之于痰之意。

但《金匮》有与此相反者,即瘦人因水饮内停,肥人是阳气虚的情况,如《金匮·痰饮病》2条"其人素盛今瘦,水走肠间,沥沥有声,为之痰饮",同篇31条"假令瘦人脐下有悸,吐涎沫而癫眩,此水也,五苓散主之"及《金匮·水气病》17条"肾水者,其腹大,脐肿腰痛,不得溺,阴下湿如牛鼻上汗,其足逆冷,面反瘦"等,皆为水饮内停,影响了脾胃的运化功能,使水谷精微不及正常消化吸收,致病人形体渐瘦。

而《金匮·历节病》7条"盛人脉涩小,短气自汗出,历节痛不可屈伸,此皆饮酒汗出当风所致"及《金匮·血痹病》1条"夫尊荣人骨弱肌肤盛",阐述的俱是肥人阳气虚弱致病的情况。

9.3.2.4.9 恶寒发热可因酿痈;红肿热痛可为寒邪郁遏

恶寒发热是表证的典型表现,向有"一份恶寒一份表"之说,但在《金匮·肺痈病》2条述肺痈"时时振寒",《金匮·肠痈病》4条"肠痈者,少腹肿痞,按之即痛如淋,小便自调,时时发热,自汗出,复恶寒"及《金匮·痈肿病》1条"诸浮数脉,应当发热,而反洒淅恶寒,若有痛处,当发其痈",其恶寒发热皆是热毒蕴聚,邪正交争,酿痈化脓之故,病不在表。

而肌肤的红肿热痛一般认为皆主外科的痈肿之病,但仍有例外,如《金匮·奔豚气病》3条:"发汗后,烧针令其汗,针处被寒,核起而赤。"所述即是寒邪侵袭,寒邪郁滞的情况。有教材将这里的核起而赤断定为是"继发感染",从其主治方是桂枝加桂汤,主症是奔豚气来看,显然是有失偏颇了。

9.3.2.4.10 面黑不皆瘀

一般认为,肌肤枯燥,颜面色素沉着一类症状是由瘀血内停所致。《金匮》也多次认同了这种观点。如《金匮·虚劳病》18条:"五劳虚极羸瘦,腹满不能饮食,食伤、忧伤、饮伤、房室伤、饥伤、劳伤、经络营卫气伤,内有干血,肌肤甲

错,两目黯黑,缓中补虚,大黄䗪虫丸主之。"论述的是虚劳夹有瘀血的证治。其肌肤甲错、两目黯黑之症正是瘀血内停的表现。《金匮·黄疸病》7条:"酒疸下之,久久为黑疸,目青面黑,心中如啖蒜薤状,大便正黑,皮肤爪之不仁,其脉浮弱,虽黑微黄,故知之。"黑疸是黄疸迁延不愈发展而来,病机中有湿热、瘀血与正虚诸因素,其目青面黑正是瘀血内停的表现。

另一方面,这一知识又不是绝对的。《金匮·黄疸病》2条:"额上黑,微汗出,手足中热,薄暮即发,膀胱急,小便自利,名曰女劳疸。"女劳疸虽在黄疸病篇讨论,却与黄疸在病机上有本质的区别,从其小便自利可知,该病没有湿邪内停,所以既不是湿热为患,又不是寒湿为疾。从其名称"女劳"可知,这是一种由房劳等原因所导致的肾虚之证,其疸指色黑的改变,乃是肾色外现之象。

至于《金匮·痰饮病》24条"膈间支饮,其人喘满,心下痞坚,面色黧黑"之黑,实为紫绀,从其所用木防己汤来看,组成中未见活血药,至少瘀不是造成此黑最主要的因素。

中医学的诊断知识,多属经验性总结。其反复强调"四诊合参"的诊断要求表明,这些知识尚未达到一锤定音的"指纹"级别,亦尚未发现相当于"DNA"性的诊断指标及检测方法,故这些知识只是类似于"天鹅都是白色"般的结论,是基于归纳的推演。在尊重这些知识的同时,在理性上要给"黑天鹅"的存在留下可能。曾治过数例溃疡性结肠炎,都是随温药的渐进而黄苔渐退,提示关于黄苔主热的经验或也可能只是"白天鹅"性的知识,有再审视的必要。

9.4 治疗

诊断是对规律的发现,治疗是对规律的干预,治疗的难度远远大过诊断。于仲景,诊断模式可谓已然形成,治疗却主要还是处在经验层面。不过,这些经验当中已经蕴含了中医学特有治疗思想的萌芽。

9.4.1 治什么

9.4.1.1 治疗思路无非"治病"与"治人"

治疗与诊断相对应。在"诊什么"(即诊断思路)问题上,仲景以诊单一病为诊断之首,应有治病思路跟进。

如何判断其是在治病? 这里将标准设置为"因病异治",指相同的临床表现（即当今谓之相同的"证"者），因为所"病"的不同而治疗不同。故因病异治亦可谓"异病异治""辨病论治"。如同为寒热往来、脉弦，若是疟病，即用白虎剂；若是伤寒病，则用柴胡剂。同为腹痛，只有蛔虫病蛔厥时才用乌梅丸；而腑实腹痛时，只有肠痈病，才于清热通腑中加用活血药（如大黄牡丹汤）等。

能够对治疗起影响作用的"病"，多是单一病或有部分单一性者。单一病诊断对治疗的指导性作用，体现在它的各个环节，包括：

决定治疗方案。单一病时，因为只有一个疾病规律，使它的主导病机能得以显现。比如肺痈病的总病机是痰瘀热，中风病是风火痰瘀等。以肺痈为例，其瘀的诊断可不必依赖刺痛舌紫脉涩之类（这是对证诊断的帮助），"热之所过，血为之凝滞"，在发热咳嗽痰黄阶段，即可在清化痰热中加入活血药（后世据此认识，创制出苇茎汤）。这一规律对其它痈脓类病也有指导作用，治疗肠痈的大黄牡丹汤中亦有活血药，与一般实热腹痛的治疗殊不相同。

参与选方。如关于大黄牡丹汤、黄土汤与肾气丸三方的主治问题，答案总是一致的：大黄牡丹汤主治肠痈，黄土汤主治脾胃虚寒的出血，肾气丸主治肾气虚寒证。这个问题有趣在，答案中恰巧出现了单一病（指大黄牡丹汤主治肠痈）；虽非单一病，但有一定单一性[指黄土汤主治的虚寒出血。脾胃虚寒证亦存在于下利、腹满、寒疝等病中，但只有虚寒出血方中需配寒凉药（如黄土汤中的黄芩，柏叶汤中的侧柏叶）]；及非单一病，且全无单一性（指肾气丸主治的肾气虚寒证）三个不同的诊断。说明关于方剂的选择与使用所接受的指导亦有三类。

该问题说明，随着方剂主治疾病的单一性愈强，病与方剂之间的关系就愈紧密。比如不说苇茎汤主治的是痰热瘀肺证，而说是肺痈，肺痈是病名，此说中没有辨证论治特性。

如果病的单一性很弱，会出现面对多首同类功效的方剂时，选择困难的问题。如肾气丸，仅以肾气虚寒证规范它的使用，因能治肾气虚寒的方剂远不止一首肾气丸，那么肾气丸与其它温补肾气方的关系怎样、什么样的肾气虚寒证不是肾气丸的主治证等问题就会出现，且无明确答案。

因为单一病，同一类功效的方剂有了不同的含义，有助明确首选。肺痨是单一病，肺痨病的肺阴虚证才用月华丸，疟病是单一病，疟病形成的癥瘕才用鳖甲煎丸，等等。

当然方有扩大运用，但那是另一回事。

使相同的证，治疗却可不同。伤寒病的少阳证以寒热往来为特点，疟病也是。少阳以弦脉为主,疟病也是,但少阳以柴胡剂为主方,疟病不是。疟病在给药时间上有讲究("未发前以浆水服半钱"《金匮·疟病》5条),伤寒少阳则没有。就是说,因为病不同,相同的证,含义不同,治疗不同,同证异治。在单一病的指导下,不但相同的证治疗不同,还要看到它的另一意义所在是,即便相同的证,竟允许治疗不同。

使不同的证,治疗却可相同。白虎汤既用于疟病,亦用于伤寒病。皆用于两病的里热典型症。但因为病不同,两病的里热典型症表现不同。在疟病时,寒热往来为主症。在伤寒病时,却是但热不寒为特点。因为中医学是依据临床表现判断证的,这意味着,伤寒病与疟病的典型症会被诊断为不同的证。于是出现不同的证治疗却相同的情况。

但这个问题复杂,异证同治的原因并不全是病的缘故。桂枝汤既用于太阳病(证),亦用于妊娠恶阻。用于太阳病(证)时,是外感寒邪所致的营卫不和证,包括多种外感病的太阳病(证)。用于妊娠恶阻时,却属里证。桂枝汤所治证不同,所起的作用也不同,这是它与白虎汤时情形的差别。这也等于否认了病对它的指导(或者说限制)作用,既提示桂枝汤效用机理的非单一性,也说明诊断与治疗的关系问题相当复杂。

病的诊断使前瞻性治疗(即治未病)能得实现。《金匮》首篇首条讲述的是上工治未病问题,上工能"见肝之病,知肝传脾",因肝病不仅可传脾,能"知"就很重要。"知"是诊断。但此时因尚未传脾,如何判断?有意思的是,张仲景毫无疑问是极品上工,但后人对全书其它条文的阅读,再未能有从治未病角度解释者。因解释者不是上工,不能"知"传。这个问题于单一病时却很容易。如肺痈病,已知它的病理过程(即"传"的过程)是表证期、酿痈期、溃脓期、死亡期(各期名称源于后人),疟病的后期是疟母等,换了看问题的角度后,"知"的神秘顿失。

亦可给予针对性用药。一般来说,中医学不太像西医学那样采取直接针对性打击的治法。但这个"不太",不是各种治疗方案在手,又都了解透彻状态下的选择,多数情况下是受限于技术条件的结果。若能明确疾病的关键原因,不可能不去试一下直接对抗,因为这是人性。比如中医学的各种杀虫药,比如只有天花才用的痘苗痘衣法,比如治疟病用的青蒿、常山,等等。

以上属治病。

治疗的另一大思路在"治人",这是中医学面对未曾见识过的病,也能迅速找到有效治疗方法的重要路径,是中医学的最大优势所在及特色性内容。

因为缺乏病因病理的精确分离技术,中医学很难实现如青蒿抗疟之类的"精准打击"。从临床经验积累的治疗方法中,有病人自身抗病机制的深度参与,相当部分的治疗机理很可能即是源自对人这一机制的利用(针灸最能说明这一问题),故使中医学有治人之说。个人认为,这也是异病同治机理的解释基础。因为躯体仅有一具,抗病机制不可能具无限多样性。

就《金匮》而言,与其诊人时的思路相一致,治疗的特点是更重视扶助阳气,不仅于阳气不足时扶阳,阴亦虚时仍只扶阳,小建中汤条①最为典型,因有突出的阴虚症状存在。而扶助阳气不在补,乃在人体功能的正常施展。表现为使用补益药的节俭,如虚劳病篇补益药所占比例并非压倒多数;如经方在《方剂学》教材中占比极高,但于补益剂,所占仅肾气丸、炙甘草汤。

至于治人与治病的主次先后关系,能归纳到的,尚只是急者先治大原则。即还在诊断范围,判断何者为急。

9.4.1.2 治疗思路处于具体疾病的经验,理论模式并未形成

在病与人双诊断要素的环境下,张仲景的诊断模式是首诊单一病,单一病固定后,必要时再辅以诊人。循此诊断模式,极易于理论上推测其各病皆治病第一,必要时治人。但并不是这样,于其治疗中并未观察到这一设想的共性存在。

诊断思路于仲景书中已然达成,但治疗却不是,尚未形成治疗思路性理论,处在具体疾病的治疗阶段。

从治疗思路的形成来源看,纵观中医学,可将其分作两类,但皆不适用于《金匮》:

一是以哲学思路指导。《内经》中有许多这样的内容,如"寒者热之,热者寒之,温者清之,清者温之,散者收之,抑者散之,燥者润之,急者缓之,坚者软之,脆者坚之,衰者补之,强者泻之""微者逆之,甚者从之,坚者削之,客者除之,劳者温之,结者散之,留者攻之,燥者濡之,急者缓之,散者收之,损者温之,逸者行之,惊者平之"(《素问·至真要大论》)之类,有极明显的阴阳哲学二元对立思想。但《金匮》自觉地摒弃了这种方法。《金匮》仅湿病、痰饮病、水气病、黄疸病等有限几个病有治法,如果《金匮》也是如《内经》般基于哲学思想建立治法,其内容当远多于书中所见。

---

① 虚劳里急,悸,衄,腹中痛,梦失精,四肢酸痛,手足烦热,咽干口燥,小建中汤主之。(《金匮·虚劳病》13)

二是基于已有的经验做总结提炼。但因为在具体疾病的层面上，相当的病还经验欠奉，《金匮》甚至存在只观察到疾病的存在，而未筛选到有效治方的情况，如石水、中风等病，从中总结提炼治疗观，于仲景时期，显然为时尚早。

这是因为，诊断的目标不管是病也好、人也罢，都属客观事实的客观规律。客观事实的关键在于能否被发现及有多深入、多全面的发现。诊断思路即围绕此而建立，即以能否尊重客观规律、是否发现并尊重所有的规律（包括疾病的、人的），还是选择只重视其中之一（如西医学多只选择疾病规律一项），及在人与病的双规律间，将何项放置在首位（当今中医学强调的异病同治观，因其未设任何条件限制，属于不尊重疾病的诊断思路）而予总结。基于既有的发现，演绎推广，提出合理假设，可形成诊断思路并能模式化，以指导临床诊断。

诊断旨在发现，治疗与其最大的区别在于，治疗却属发明。发现的目标是固有的，是客观存在；发明却属创造，是某种无中生有的过程与结果。诊断基于的是对规律的观察，治疗却需要对规律成功干涉，难度无法比拟。治疗当然也利用了客观规律，但治疗的方法与手段，都属人类医学的发明。发明受对疾病的认识深度、可利用的技术与材料，甚至不可知的偶然事件或机遇的重大影响。

任何事物，可被影响干预的点都不止一个，疾病亦然。但现实中，中医学及任何医学都尚未能达到对每一个病的所有干预点都已经了如指掌的地步。尤其在张仲景时代，能够有方法治疗已经是极为难得，治疗思路即便有，也是处在具体疾病级别的。如痰饮的治疗是"温药和之"，水肿病是发汗、利小便、逐水等。在医学观层面谋求揭示张仲景治疗思路，结果大概只能是过度总结。

比如人类早期只有利用水的浮力渡过一片大水这一个方法，要再有了海底隧道、空中飞航、大型索道飞渡及现代桥梁架设等各种技术及材料，并在充分了解这些不同技术与材料的长短优劣、所在地区的地质、社情等基础上，才谈得上选择和选择时的理念。且尚不能肯定未来一定不会发明出更好的方式。治疗观的选择决定也是。

但另一方面，从诊断无非病与人双重客观规律的角度看治疗思路，无非如何治病与治人，以何为先、何时为先的问题。虽然就这些问题，甚至于当今亦未能给出详细指引，但相较于西医学，两个鲜明的特点在仲景时就已显然，一是在治病问题上，绝大部分都不是如西医学般针对性的打击；二是调动人体因素（治人）的方法，一直是中医学独有的强项。

9.4.2 如何治

9.4.2.1 "因病异治"却非针对性

前已述及，治病的判断标准是"因病异治"，它有区别于辨证论治的异病同治的意思。

但另一方面，在治病的方式上，这个治病与通常意义上的理解又是不同的。当时的疾病谱主要是感染性疾病，其对感染性疾病的治疗，几乎都不是针对性的对病原微生物直接打击的方法。即是说，治病的具体方式，具有中医学的特色。

个人认为，这个方式不是其有意的选择，即不是主观上的主动拒绝。因《金匮》有此类性质的治病方法。比如用蜀漆（常山苗）治疟（蜀漆散）。中医学里也有针对不同寄生虫的杀虫药。这些治法的存在，说明中医学并不是自古即排斥这样的方法，至少在仲景处，肯定不是主动选择的结果。

直接针对病原微生物的方法，远未构成中医学的主体内容。于《金匮》，甚至是仅有的例外，不但疟病的其它治方，包括书中的其它所有的感染性疾病如伤寒、痉病、湿病、黄疸、风水、蛔厥等，也都不属直扑细菌病毒寄生虫以图消灭的方法。

显见的原因是，分离致病原的条件不具备，针对性治法难以茁壮发育。但对于仲景，原因似还不止于此，而是根本未产生关于病原微生物的想法。深挖书中，最接近这一想法的内容，应数《金匮》第一篇 2 条的"客气邪风"，因同篇 8 条[①]的"未至而至，有至而不至，有至而不去，有至而太过"似在响应"客气"，同篇 13 条[②]的"五邪"似在呼应"邪风"。外邪有"客气"与"邪风"之别，"邪风"很易使人联想到吴有性所说的"异气"，即病原微生物。只是真实的情况却是，张仲景未对"邪风"如何有别于"客气"作过探讨。

---

① 問曰：有未至而至，有至而不至，有至而不去，有至而太過，何謂也？師曰：冬至之後，甲子夜半少陽起，少陽之時陽始生，天得溫和。以未得甲子，天因溫和，此為未至而至也；以得甲子而天未溫和，此為至而不至也；以得甲子而天大寒不解，此為至而不去也；以得甲子而天溫如盛夏五六月時，此為至而太過也。

② 清邪居上，濁邪居下，大邪中表，小邪中裏，䅽飪之邪，從口入者，宿食也。五邪中人，各有法度，風中於前，寒中於暮，濕傷於下，霧傷於上，風令脈浮，寒令脈急，霧傷皮腠，濕流關節，食傷脾胃。

痉湿暍病第 1 条[①]，指出该篇是因与伤寒病的鉴别而出现在《伤寒论》中。关于有些寒邪导致的是痉病，有些寒邪导致的是伤寒病，张仲景未设想可能是寒邪另有不同，而是认为与病人的体质有关。痉病中反复强调津伤，强调保护病人的津液。这样的思路当然不会引导到针对病原微生物直接打击的治疗方法上去。

犹如"立根原在破岩中"的生长之道，中医学治病方法的主体也是另有出路，这就是非针对性。应该是通过治人的途径，来实现治病的目的。

伤寒病是单一病，伤寒方却大量用于杂病，如伤寒方的柴胡剂、白虎剂、承气剂、麻黄石膏剂等，无不具有异病同治性，即治疗不是针对某一专属病因。白虎汤既用于伤寒病，也用于暍病、疟病、消渴病等。前三者皆可谓是感染性疾病，且是不同原因的感染性疾病。鉴于这些方剂所治都极广，不是某一个单一病的专属，说明不是彻底的异病异治，而是有一定的异病同治性，谓之"因病异治"的非针对性。

这就可以解释为何学术界对伤寒病的概念，在广义伤寒、狭义伤寒观争执不下的情况下，却不妨碍经方仍能建功立业的现象。这是张仲景奠定的中医学治疗特色。

但这里的异病同治是"有限度"的，即这种异病同治不是无条件的，如前所述，它受"病"的指引与约束。异病同治而又受病制约，异病同治的不彻底性提示其治利用的内在机理复杂，目前尚未能揭示。

个人认为，中医学的治病模式虽不是从根本上给予直接的针对性的打击，有其力有未逮之短，但它有极为重要的积极意义。其意义可分为医学与社会两部分。

医学意义在于，它依赖而不是取代人体自身的抗病能力。生命自身的抗病能力是一个不该被漠视的因素，因只要生命存在，这一能力就永远在场，从不退场。在感染性疾病时，对症处理，是对人体抗病能力的借助，借助其对抗感染性病因，所以没有截疟（直接杀死疟原虫）效果的白虎剂能治疟病。有充分的理由相信，包括动物，生命对抗感染性病因的能力或者说方法，是远远高超于当今世界上任何一种医学的。这一点应该不需多加阐述。它的社会前途开阔而光明，因非对抗性治疗，减低冲突，减少抗药性耐药性的发生（经方近2000 年仍在用，剂量仍然与彼时相仿），缓和社会与家庭的经济负担，使医学与

---

① 伤寒所致太阳痉、湿、暍三种，宜应别论，以为与伤寒相似，故此见之。（宋本《伤寒论》）

社会都可持续发展,这是社会意义。

当然这只是我的认识,不是张仲景的阐述。

9.4.2.2 "治人"方法丰富,性质复杂

对人抗病规律的认识是探讨"治人"方法的基础,惜因这个基础过于复杂,竟使无法谈论它,只能从一些线索分析怀疑。

因中医学是从临床累积的治疗方法,在欠缺确定特定病原、病理环节的条件下,这些临床经验的作用机理不太可能是因对具体病原、病理环节的"精准打击"。人体的体表器官中医学是实指的,肉眼不可见的内脏器官只能"虚指"(所谓功能脏腑)即是这一现象在生理状态的反映。因此原因,中医学中如青蒿、常山般直接针对病原微生物的药占比极少;驱虫药也多是针对蛔虫、蛲虫等肉眼可见的寄生虫。另一方面,以针灸为代表的治疗,因其完全未有药物进入人体,只是对特定部位做简单刺激,疾病的恢复只能是利用了人体自身的抗病能力。凡此种种,都指向所治在人,当然不是指直接治人的病,而是通过对人抗病能力的激发、调整、增强,由人体自我纠正、自我恢复,达到痊愈的目的。

以这样的认识为前提,辨认仲景书中的内容,并因了这些内容无法以同一个理由解释,而曰其治人方法丰富,性质复杂。

有针刺的方法,"宜针引阳气,令脉和紧去则愈"(《金匮·血痹病》1条)。

属常规的如衰者补之[1],劳者温之[2],损者温之[3],结者散之[4],逸者行之[5],惊者平之[6]等。仲景书中,脏腑系统间发展颇不平衡,以中焦虚寒的治法内容最为丰富,可作归纳总结。典型者可以干姜人参半夏丸、理中汤、大建中汤为代表。三方中皆用干姜人参,异病同治,所治是人的中阳不足,且是有别于针灸方法的强行遏制。

之外,颇为特别的亦有:

如多脏腑虚损,只取其一,典型者当属虚劳病13条"虚劳里急,悸、衄、腹中痛,梦失精,四肢酸疼,手足烦热,咽干口燥,小建中汤主之"。其中里急、腹

---

[1] 虛勞裏急,諸不足,黃耆建中湯主之。(《金匮·虚劳病》14条)

[2] 虛勞腰痛,少腹拘急,小便不利者,八味腎氣丸主之。(《金匮·虚劳病》15条)

[3] 產後腹中㽲痛,當歸生姜羊肉湯主之,并治腹中寒疝,虛勞不足。(《金匮·产后病》4条)

[4] 肝著,其人當欲蹈其胸上,先未苦時,但欲飲熱,旋覆花湯主之。(《金匮·五脏风寒积聚病》7条)

[5] 夫尊榮人骨弱肌膚盛,重困疲勞汗出,臥不時動搖,加被微風,遂得之。但以脈自微濇在寸口,關上小緊,宜鍼引陽氣,令脈和,緊去則愈。(《金匮·血痹》1条)

[6] 火邪者,桂枝去芍藥加蜀漆牡蠣龍骨救逆湯主之。(《金匮·惊悸》12条)

中痛病在脾,悸在心,梦失精在肾,但治疗仅取建立中焦一脏,有别于常法。阴虚阳虚双因素并存(其中手足烦热、咽干口燥明显是阴虚),但小建中汤只是旨在扶阳,亦有别于常法的阴阳双补。同时,建中又有别于补中,小建中汤与黄芪建中汤、四君子汤、补中益气汤、参苓白术散等相比,明显补益力量偏弱。

或所病不一,见症千差万别,但治疗同一。如书中的桂芍剂①、桂苓剂②。都是所治范围极其广泛,但都或共用桂芍、或共用桂苓成方。这些只取其一的治法姑以"四两拨千斤"标签之。因其不属急者先治。在小建中汤条,并非以中焦虚寒为急;在桂苓剂时,是同样的人体原因(饮停)导致的不同见症。桂芍剂更复杂,甚至可以说缘故尚未揭秘。以桂枝汤的解表为例,或曰调和营卫,或曰发汗解肌,表证是感受外邪所致,调和营卫四字只见对人的调,未见对邪的祛,而发汗解肌只是为与麻黄汤区别而造出的术语,类似的解释还有麻黄汤主治的是风寒表实证,桂枝汤主治的是风寒表虚证,但桂枝汤治的虚又明显不同于玉屏风散,等等,所有的解释,只是表达了不同于麻黄汤而已。

故曰丰富、复杂。

"只取其一"与"治疗同一",都不是急者先治可以解释,却有"四两拨千斤"之意。因急者先治属于诊断的范畴,而"四两拨千斤"则是治疗的手法。

以上只是举例启发思路,真实的情况尚有待再认识。

如此,面对同一个病人,不同的中医就很可能给出不同的治方。个人认为,此不能简单地认作是负面现象,比如有治病或是治人的不同,且因为治方丰富,足堪提供。

9.4.2.3 先后异治,主次分明

经方药味甚少,所治的病却可以很复杂,依靠的是先后异治。

张仲景对此问题有理论阐述,也有具体运用。显示出,这已是一个较为成熟的治疗理念。

---

① 如表证(桂枝汤、栝蒌桂枝汤、桂枝加葛根汤、葛根汤、桂枝加黄芪汤等)、呼吸系病(小青龙汤、小青龙加石膏汤、桂枝加厚朴杏子汤、桂麻剂、桂越剂等)、消化系病(小建中汤、黄芪建中汤、桂枝加芍药汤、桂枝加大黄汤等)、生殖相关病(桂枝加龙牡汤)、气血津液系统(桂枝加桂汤、桂枝茯苓丸、黄芪桂枝五物汤、桂枝芍药知母汤、温经汤)等。至于与它方合用,则更加活泼。如柴胡桂枝汤、桂二越一汤、桂二麻一汤、桂麻各半汤等皆是。

② 以苓桂草枣汤为最基本的配伍单元,随病情进展,可调整为苓桂术甘汤、五苓散、防己茯苓汤、茯苓泽泻汤、木防己去石膏加茯苓芒硝汤、桂苓五味甘草汤、桂苓五味甘草去桂加干姜细辛半夏汤、桂枝茯苓丸等。

如第一篇的 14 条:"问曰:病有急当救里、救表者,何谓也?师曰:病,医下之,续得下利清谷不止,身体疼痛者,急当救里;后身体疼痛,清便自调者,急当救表也。"15 条:"夫病痼疾,加以卒病,当先治其卒病,后乃治其痼疾也。"

其中 14 条属理论阐述,其运用则见于《伤寒论》91 条"伤寒医下之,续得下利清谷不止,身疼痛者,急当救里;后身疼痛,清便自调者,急当救表。救里宜四逆汤,救表宜桂枝汤"及《金匮·呕吐哕下利病》36 条"下利,腹胀满,身体疼痛者,先温其里,乃攻其表。温里宜四逆汤,攻表宜桂枝汤"。不同的是,在进行理论阐述时,是以引用体的面貌出现的,显示出在其总结理论时一贯的审慎态度。

先后异治问题的重要,不是简单的急者先治问题,而是主要矛盾意识的问题。即是诊断水平的问题。

比如虚劳篇 8 条:"夫失精家,小腹弦急,阴头寒,目眩发落,脉极虚芤迟,为清谷,亡血,失精。脉得诸芤动微紧,男子失精,女子梦交,桂枝龙骨牡蛎汤主之。"虽是虚劳病人,但失精梦交才是主要矛盾,故不急于用补益剂,而予调和阴阳潜镇摄纳。有资料表明,此时若先予补益,"不唯未少减,而遗尤甚,因知固之无益也"(赵守真《治验回忆录》,人民卫生出版社 1962 年版 63 页)。

9.4.2.4 因势利导,前景可期

因势利导是后人的一个说理工具。该词语的本义指顺着事物自身变化的趋势加以引导。但中医学将其作为专业术语使用,使其含义有别。

通常的理解是就近祛邪。如"病溢饮者,当发其汗",溢饮是里证,本不当用汗法,对此处汗法的解释,学术界即持因势利导说,谓其因饮邪所停部位在肌表,就近祛邪之故。

但就近祛邪说只是后人的归纳,是后人对所以能够取效的一种解释。概念粗糙,内涵外延皆不够清楚明确,更有可能掩盖了真正的原因机理。因祛邪路径无非汗、吐、下、利尿及化(化湿化痰化瘀)几种,过于笼统,面对百病,指导性不强。有时很难以就近祛邪做出合理解释,如水肿病"腰以下肿,当利小便;腰以上肿,当发汗乃愈"(《金匮·水气病》18 条),"病水腹大,小便不利,其脉沉绝者,有水,可下之"(《金匮·水气病》11 条),即很难认同这些不同治法的机理只是因"就近"。又有时,与其说是"因势",莫若说"遏制病势"更准确。仍以溢饮为例,"饮水流行,归于四肢,当汗出而不汗出,身体疼重,谓之溢饮"(《金匮·痰饮》2 条),病势之一是"不汗出",治法"当发其汗"即恰与病势为逆。

不过另一方面,符合因势利导一词本义的内容又是存在的。可从两方面看。

一是顺应疾病规律之势。如后世治麻疹用的透疹法、治痢疾用的通因通用法等。

再是顺应身体抗病之势。疾病变化的趋势应包括人体自我康复能力之势——人体有自我康复能力,是能力当然就会有作用趋势。

在《金匮》中,痰饮病的甘遂半夏汤所体现的治疗思路,即应属顺应人体自我康复之势的因势利导。原文为"病者脉伏,其人欲自利,利反快,虽利,心下续坚满,此为留饮欲去故也,甘遂半夏汤主之"(《金匮·痰饮病》18条),病属痰饮,主症特征为心下坚满,说明坚满是由饮停所致。得利而快,是饮随利去之故。坚满能因自利而减,说明停饮不甚。篇中称饮邪轻微之饮为微饮,治法是"当从小便去之,苓桂术甘汤主之,肾气丸亦主之",而甘遂半夏汤却属攻逐饮邪之法。关键应在"自利"与"留饮欲去",这是正气自行祛饮外出之势的表现。甘遂半夏汤是顺应它而非干扰它的治法。

因势利导可作为一种治疗理论,因其超越了具体疾病。《金匮》虽无阐述,未便定论是仲景之意,但其意义空间仍令人遐想。曾有病例突病甚重强剂无效时,因其胃口极好,疑为身体自我修复的信号,而改方大幅削弱药力,果然迅速向好;亦曾见证在原降压药无效的情况下,改服原量的四分之一,血压成功获得控制的情况,二例的原因大概都是药力强劲时干扰了人体康复机制的缘故。

当然也有需要遏制病势者。如"见肝之病,知肝传脾,当先实脾"(第一篇1条)即是。

9.4.2.5 治疗未病,位列上工

《金匮》于全书第一篇第一条首先提出的是治未病原则:"问曰:上工治未病,何也?师曰:夫治未病者,见肝之病,知肝传脾,当先实脾。四季脾旺不受邪,即勿补之。中工不晓相传,见肝之病,不解实脾,惟治肝也。"肝病的同时并见脾病的症状而行肝脾同治之法属辨证论治;只是肝病,而行肝脾同治之法,其治脾的部分即属"治未病"。治未病的原因是预见到病将传脾,故在脾病出现之先即先行预防性地治之。

但肝病不但可传脾,也会传肺,如木火刑金的咳嗽咯血;也可以传心,如肝气郁结而心神不宁的失眠;或传肾,如肝肾阴虚证等。将传何处,何时将传,先机洞察甚为困难,故能达成者谓之上工。

我读《金匮》

《金匮》以此开篇,可谓重视。

张仲景当然是上工,书中一定不乏此类治未病先例,可惜现时以辨证论治的角度解读时,囿于有是证用是药的方法,全书竟再无一例能读出此意。张仲景被沦为中工下工。

从广义中医学治未病的角度而言,《金匮》治未病的内容也包括有病早治与未病先防两项。见于首篇第 2 条。但那属医学理念的立意,在专业难度上平平,故张仲景未将其列入上工行为之列。

如何治的问题,除分步治疗,急者先治有明确论述[1],提示已形成理论外,其余都只是在具体疾病、具体条文、具体方中的体现,可谓有特点,不能说理论已成型。特点是比较的结果,所比较者,或是当今中医学(如因势利导),或是西医学(如治病方式),特点应不止于此。特点之外,尚有大量非特点的部分,这里不必一一赘述。

---

[1] 問曰:病有急當救裏救表者,何謂也? 師曰:病,醫下之,續得下利清穀不止,身體疼痛者,急當救裏。後身體疼痛,清便自調者,急當救表也。(《脏腑经络先后病》14)
夫病痼疾加以卒病,當先治其卒病,後乃治其痼疾也。(《脏腑经络先后病》15)

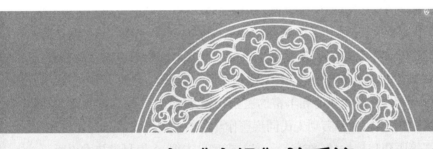

与《内经》关系篇

（论 10）

论 10

与《内经》关系

对张仲景医学思想渊源的揭示,学术界普遍的看法是,《内经》"理论体系的建立,为中医学的发展奠定了基础。中医学发展史上所出现的许多著名医学家和不少医学流派,从其学术思想和继承性来说,基本上都是从《内经》理论体系的基础上发展起来的,所以它是中医学最基本的基础理论"(高等医药院校教材《内经讲义》,程士德主编,上海科学技术出版社 1984 年版)。"张仲景继承了《内经》等基本理论和丰富的医药知识,结合自己的临床实践,总结了汉代以前的医学成就和劳动人民同疾病作斗争的宝贵经验,写成了《伤寒杂病论》"(高等医药院校教材《伤寒论讲义》,李培生主编,上海科学技术出版社,1985 年版)。换言之,该观点认为,张仲景临证思路的形成,其源头是《内经》。张仲景沿用了《内经》的思路,《伤寒杂病论》与《内经》是一脉相承的。

张仲景《伤寒论》自序里,有这样一段话:"乃勤求古训,博采众方,撰用《素问》《九卷》《八十一难》《阴阳大论》《胎胪药录》,并平脉、辨证,为《伤寒杂病论》合十六卷,虽未能尽愈诸病,庶可以见病知源,若能寻余所集,思过半矣。"《九卷》即是《灵枢》。"集"是收集汇集,似乎提示《伤寒杂病论》只是转述不是创作。但这些是其谦虚之语还是实情呢?

"余所集"的上下文是"虽未能尽愈诸病,庶可以见病知源,若能寻余所集,思过半矣",这样的自信,仅仅是汇编前人之书可以得出的吗?对比孙思邈的《大医精诚》,通篇在讲的都是如何"难精"的感叹,可以很容易地分析出来,能有如此自信,应该是源于自信背后的成就、超凡的识见,也就是有非同一般的突破与树建。

文中"撰用"一词是关键。"撰用"的意思是"选用","选"即意味着对过往《内经》等文献有好与坏的判断,这个好与不好的选择标准是张仲景自己定下的,无论怎样,仅这一个标准的出现,就已经在背离、在扬弃了。因为《内经》们当然认为都是好的、当的,才会写入进去而非删除出去。张仲景的有所不选或曰有所舍弃,说明已经与《内经》们有了不同的思路,有了变化。

这变化当然不会仅是某几个具体病证的知识技术层面,即"器用"层面的,因那不值得说"撰用",而是指导性意义临证思路层面,即"道"层面的方针矩则。《伤寒杂病论》是临床专著,《内经》的非病证部分不入选当然也算不得"撰用"。故仅需就《内经》的病证部分与《伤寒杂病论》做比较。

至于有部分学者认为,"撰用《素问》……"等二十三字,非仲景所撰,是后人所增,即便如此,仲景学术思想与《内经》的关系,有无批判性继承,仍极其值得研究。

采取依据原文,观察其前后思想一致性的方法。尤其自创性理论,一致性的意义更大,因它意味着已上升到主观自觉的层面。而理论无非两个方面:诊断与治疗。其中如何诊断(如肺痈病的诊断要点)属知识,诊断什么(如诊证?诊病? 诊人?)是理念。

因为伤寒是一个病,《金匮》收载的是除去伤寒病之外的所有病,临证思路仅以一个病总结,难免会以偏概全、过度解释,这就使得张仲景发生"撰用"的临床思路与《内经》的关系,尤需通过与《金匮》的比较予以揭示。

当然,揭开张仲景的"撰用"原则是一回事,如何评价张仲景的选择则是另一回事。

10.1 关于诊断目标

《内经》与《伤寒杂病论》在诊断上的最大差别,应该说是关于诊断目标的。即对"诊断什么"问题的分别。这一分别是张仲景最重要的学术思想之一,是张仲景对《内经》最显性的批判。

张仲景的诊断目标已于本书"论9 张仲景临症思路解读"中阐述,是以单一病为第一诊断目标,辅以必要时对人的状态作出评估判断的诊断模式。

《内经》的情况要复杂一些。它大致有三种形式:

首先,《内经》中也有属单一病类者。以伤寒病为其代表,讲述了伤寒病的演变过程、各阶段病变表现、病程日期、恢复时的表现、时有后遗症的原因、饮食宜忌及凶险型(两感于寒)的病变过程与表现等各栏项,讲述非常具体,充满细节,这些具体的细节源于对不同病例共同表现的提炼,不同病例有共同表现、尤其是共同病变过程的原因,只能是同一个病规律使然。故认为《内经》的伤寒病已是一个单一病(误诊者不算)。

但这一类的病,在《内经》中甚少(它如疟病)。没有迹象证明这样的病已成为《内经》的诊断目标,即不是主观上的自觉追求。

其次,《内经》中最常见的疾病,由其名称而知只是临床表现。如咳、痛、痿等病。因不同的病可有相同的临床表现(如肺痨、肺痈、肺癌等皆有咳嗽主症),使此类病内含病规律很不单一,即非单一病。作为病,这时无法总结到它的病变过程、各阶段表现、病变转归、恢复时的表现等方面的规律。甚至,也无法确定主病脏腑。于是只能把五脏系统的每一系统都无分主次、无所侧重地"指责"一遍。如《刺热论》的五脏热,《痿论》的五脏痿,《咳论》的五脏六腑咳,《举痛论》的寒气客于五脏,《风论》的五脏风,《痹论》的五脏痹等。当中仅咳嗽指出了病变的主脏在肺("非独肺"),由这种状态的普遍性,提示医学尚处在起步阶段。

在《内经》中还有一类,它们不能算作诊断目标,只能算作诊断知识。如"阳胜则身热,腠理闭,喘粗为之俯仰,汗不出而热,齿干以烦悗,腹满,死,能冬不能夏;阴胜则身寒,汗出,身常清,数栗而寒,寒则厥,厥则腹满死,能夏不能冬。此阴阳更胜之变,病之形能也"(《素问·阴阳应象大论》)。叙述逻辑围绕阳胜与阴胜展开,所举的阳胜表现并不必然是同一个病的,阴胜者亦然。病机十九条为这一类型的典型代表。其辨病位、辨病性、求病因,但就是无诊断什么病的要求。故不能依据这些内容做病的诊断,但可在病的诊断明确之后,利用其判断病性。

比较《内经》与《伤寒杂病论》在诊断目标上的差别,《内经》尚不知应该诊什么,故自然呈现,有什么,记录什么。当一个单一病广泛流传时,得以对它集中总结,形成的认识就是单一病的。如伤寒、疟病,否则就只能以主症(或体征)立病,该病包罗了所有引起这一主症(或体征)的单一病,如以咳论"打捞"尽所有引起咳嗽的病,以痿论"打捞"尽所有痿废不用表现的病,甚至包括热病的后遗症、痹病的后期情况等。且不能意识到内含不同单一病的存在。

《内经》时代的疾病意识尚未觉醒。当时的技术、过往积累的知识都尚不足以支持意识的建立。

要注意,与当今不同的是,《内经》是囿于条件所限的只能如此,而非刻意如此,《内经》未对单一病故意视而不见。

张仲景受伤寒病刺激极深,临症第一件事就是将其确认或排除(诊断与鉴别诊断)。在其伤寒病的排除名单中,痉病、湿病、喝病排在首位,其它如风水,因其有"其脉自浮,外证骨节疼痛,恶风"等类似伤寒太阳证的见症,有鉴别诊断的需要。类似的还有如霍乱(有"发热,头痛,身疼,恶寒")、黄疸("谷疸之为病,寒热不食")、肺痈("寸口脉微而数,微则为风,数则为热;微则汗出,数则恶寒")、肠痈("时时发热,自汗出,复恶寒")、痈病("诸浮数脉,应当发热,而反洒淅恶寒,若有痛处,当发其痈")。此外还有如狐惑病("状如伤寒")、疟病(类似伤寒少阳证)等一长串。

这样的状况下,诊断中的病要素如果还不出现在张仲景的意识里,反倒是不可思议的了。忠于真实的张仲景毫无悬念地捕捉住了这一诊断目标,并将之扩大到所有非感染类疾病的诊断中,形成了他诊疗思路中最重要的一大创见,这一选择是那么突出、坚定,贯穿全书始终。《内经》因之被其"撰用"。

10.2 关于机理思辨

《内经》的一大特点是非常热衷于机理(即因何、为何)的回答。其观点的由来多源于思辨,思辨的工具多借助哲学。与《伤寒杂病论》相较,这是二者在事关方法论上的差异。

10.2.1 思辨在《内经》

关乎疾病时,《内经》中几乎没有纯粹的观察记录,总是有诸多关于机理的"因何为何"出没其间,甚至以因何为何将疾病表现捎带出来,给人因何、为何才是阐述重点之感。

其或开篇即问为何。如:"肺之令人咳,何也?"(《素问·咳论》)

或略过诊断,只问为何:"黄帝问曰:五脏使人痿,何也?"(《素问·痿论》)

或先不问诊断,先关心为何。如:"黄帝问曰:痹之安生?"(《素问·痹论》)

或即使问的只是诊断,也先从为何谈起。如:"帝曰:人之肉苛者,虽近衣絮,犹尚苛也,是谓何疾? 岐伯曰:荣气虚,卫气实,荣气虚则不仁,卫气虚则不用,荣卫俱虚,则不仁且不用,肉如故也。"(《素问·逆调论》)

甚者以"为何"贯穿通篇。如《疟病》以十四个为何之问串连起全篇。

但对于因何为何的解释,全都源于思辨,稍好一些的,也只是观察基础上的思辨。对其思辨,既无实证的展示,亦无实证方法及实证过程的记载,甚至看不出应有的实证意识。即便《素问·举痛论》有过一丝反思与质疑的意味:"令言而可知,视而可见,扪而可得,令验于己,而发蒙解惑,可得而闻乎?""言而可知,视而可见,扪而可得,令验于己",可说是方法论上的求真要求,但回答仍属思辨范畴:"经脉流行不止,环周不休。寒气入经而稽迟,泣而不行,客于脉外则血少,客于脉中则气不通,故卒然而痛。"

在这个"卒然而痛"是因为寒邪的回答里,仍是只有观点,未有依据的展示。

10.2.2 思辨在仲景

仲景书中对待机理思辨,一是态度极为节俭。书中虽也有思辨性的内容,但对比《内经》,不难发现,所占比重极小。通常都是诊断、临床表现、治方三要素的形式。如:"狐惑之为病,状如伤寒,默默欲眠,目不得闭,卧起不安。蚀于喉为惑,蚀于阴为狐,不欲饮食,恶闻食臭,其面目乍赤、乍黑、乍白。蚀于上部则声喝,甘草泻心汤主之。""阳毒之为病,面赤斑斑如锦文,咽喉痛,唾脓血。五日可治,七日不可治,升麻鳖甲汤主之。"等等。在这样的叙述里,只是经验的介绍,是看不到机理思辨的身影的。

二是,多出现在一些较难解释的临床见症时,如对痰饮病"肠间沥沥有声"的解释是"水走肠间",对水气病"四肢聂聂动"的解释是"水气在皮肤中"等。

三是,书中许多机理性质的话语,其实在经验性判断范畴。如《痰饮》病篇的"腹满,口舌干燥,此肠间有水气,己椒苈黄丸主之"的"此肠间有水气";"病者脉伏,其人欲自利,利反快,虽利,心下续坚满,此为留饮欲去故也,甘遂半夏汤主之"的"此为留饮欲去故也"等。它与思辨性判断的区别是,未曾沿着空中虚拟的思辨轨道,层层推演,不落"实地",一路"飞行",而是能够从"接地气"的经验获得解释。

10.2.3 哲学在《内经》

《内经》中哲学性内容可谓汪洋四溢。

《内经》的代表性建树之一,是用五行的方式,将人体的各部勾连成一个整体,使人体各部有了联系。中医学最重要的一个整体观即据此而构建。其内容可整理为表6:

表6 《内经》人体各部归属关系

五行	脏	腑	官	体	志	液	华	五色	五味
木	肝	胆	目	筋	怒	泪	爪	青	酸
火	心	小肠	舌	脉	喜	汗	面	赤	苦
土	脾	胃	口	肌肉、四肢	思	涎	唇	黄	甘
金	肺	大肠	鼻	皮	悲忧	涕	毛	白	辛
水	肾	膀胱	耳、阴	骨	恐	唾	发	黑	咸

需要注意的是,在这个把人体各部归属成一个整体的认识中,看不到认识的过程。可谓是"忽如一夜春风来,千树万树梨花开"式的。即在之前全不知晓的问题,"一夜"之后,忽然全知全觉。在官、体、志、液、华、色、味等项类方面,每一项都恰好是五类,每一项又都恰巧只由一脏分管,每一脏所管又恰巧既无缺项,又无多寡,亦无重叠,堪称清晰完美,却未见载一言片语的如何得知,让人禁不住想问:这怎么可能? 这是真的吗? 还是只是大脑思辨的结果,即只是一种假设而已?

身体各部与脏腑之间的关系,并无直接的通道相连,无法借由解剖观察可得,那是如何认识到的? 表中除脏腑外,官、体、志、液、华等都是有具体实物所指的,为何只有脏腑是抽象的,即所谓功能的? 脏腑为何只能是功能的? 脏腑功能并不能在没有物质支持的情况下凭空而来,难道可能有某种客观规律规定,官、体、志、液、华等可以落实到物质,独脏腑不能吗?!

《内经》有大量的理论性阐述,但只有 13 方,且简单又粗糙,并不成熟,这样的临床实践不可能支持住《内经》总结提升出那么多堪称完美的理论。提示《内经》中的理论来源不可能是实践的总结,而只能是思辨或者确切严格地说,是借助于哲学,由哲学的普遍一般,思辨推导出的一种假设。

说《内经》中哲学汪洋四溢,是说它为了追求某种"完美",不惜以大量哲学的一般替代医学特有的发现(而不是宁愿空白着留待发现),且未意识到,这些哲学如果有可能真的符合医学规律,亦只能是某种尚未证实的假设,在《内经》中未见到主观上对这些尚未实证的警醒。这是《内经》所持方法论的特点之一。

但另一方面,即便在上表的脏腑五行配属关系中,虽然将人体各部尽分为五,粗暴机械,思辨假设的痕迹明显,但"目"为何属肝而不是肾,"涕"为何属肺而不属脾,则又必须承认,还是与临床观察有关。

举例而言,《内经》里,既有"目"属于肝的辖下。生理上,"肝气通于目,肝和则目能辨五色"(《灵枢·脉度》)。亦有肝病时,反映在目处:"肝风之状……诊在目下,其色青"(《素问·风论》)。肝病时,目亦病:"五十岁,肝气始衰,肝叶始薄,胆汁始灭,目始不明"(《灵枢·天年》),及《灵枢·决气》:"气脱者,目不明"。肝病目下泛青,五十岁时,目始不明,气脱时视物不清等都是源于临床的观察记录,代表着《内经》方法论尚有的另一极。

10.2.4 哲学在仲景

仲景对哲学思辨的态度极为克制。

《内经》阐述的对五脏系统的认识,有五者平行推进,深度一致,层次相同的特点。与《内经》的这一状态非常不同,有脏腑辨证之称的《金匮》,各脏系内容严重参差不等。其中脾胃与肺系病证的内容要远远多于另外三个脏系。

因为就中医学观察疾病的手段而言,脾胃与肺系的病证更易被较清楚地诊断出来。比如吃了什么,吃下去感觉如何,大便有何改变,如何改变;及怎样的咳嗽,有痰无痰,什么痰,易不易咳出等,诊断的明确是筛选有效治疗的前提。

以脾胃虚寒为例,张仲景对脾胃虚寒的胃脘痛、呕吐、泄泻、痢疾、腹痛、便秘、吐血、便血等皆有相应的治疗方药,远超过其它任何一个脏系的。而肾阳虚,就只有肾气丸、栝蒌瞿麦丸两个方,《伤寒论》中的真武汤都未在《金匮》中出现,虽不能完全排除有版本脱漏的原因,但不同脏系疾病内容的多寡态势是无法否认的。

为便于比照,乃以"目"的内容为例。作为一本临床专著,在《伤寒杂病论》里,未讲述目的生理功能,只有目的病证,同样的表现,见述于不同的病中。如表7:

表7 《伤寒杂病论》目病见载出处

	太阳病	阳明病	少阳病	痉病	阴阳毒病	狐蟚病	虚劳病	痰饮病	水肿病	黄疸病
目黄		√	√							
目赤			√	√		√				
目黑						√	√			
目青					√					√
目眩			√				√	√		
目肿									√	
目瞑	√						√			

之外,尚有"目中不了了,睛不和"(阳明病)、"其血……或从目出"(少阴病)、"目如脱状"(咳嗽病)、"目泣自出"(痰饮病)、"直视不能眴"、"目睛晕

黄……晕黄去,目睛慧了"(衄血病)等。

显见的,《伤寒杂病论》摆脱了《内经》目从属于肝关系的束缚。这种摆脱依据的是临床观察所见。书中述及目有赤、青黑、黄等颜色的改变,但没有色白色绿等它色的记载,有与没有,正是源于临床。显现出与《内经》不一样的态度。而尊重临床,也就是尊重医学自身的规律,尊重真实。

再如《内经》中以五志分别配属五脏,《金匮》情志病有百合病(百合地黄汤证等)、肝着(旋覆花汤证)、失眠(酸枣仁汤证)、梅核气(半夏厚朴汤证)、脏躁(甘麦大枣汤证)、奔豚气(奔豚汤证)等,与五脏配属关系完全无关。仅肝着出现脏腑名称,它皆没有。比如脏躁,"喜悲伤欲哭",却不曰肺躁。比如奔豚气"皆从惊发得之""皆从惊恐得之",但奔豚汤用川芎、当归、芍药等,是从肝热而非肾治的。

《金匮》中,大肠便秘的病称为脾约,却非肺约;下利与呕吐病(而非与肺或心系病)同篇,与《内经》心与小肠相表里,肺与大肠相表里说相悖。都说明,在方法论上,《伤寒杂病论》只选用了《内经》依据临床观察记录的那一种,而对《内经》哲学思辨的方法则予以摒除不用。所以,除引用的内容外,在《伤寒杂病论》中很少看到基于哲学思辨的内容。

10.2.5 与《内经》关系小结

尊重临床实见,开扬弃哲学束缚风气之先,可以说,这是《伤寒杂病论》所执的一种道。是当今业界一直忽视的一种道。不可小看《伤寒杂病论》在这一点上与《内经》的不同。因为这种不同,体现的是二者在方法论上的差别。是在哲学思辨的态度与临床观察所见二者间的取舍,而后者里,才蕴藏着医学自身的特有规律。

无论如何都必须看到,张仲景对于思辨方法的态度是节制克制的。否则,《伤寒杂病论》就不会是这般朴素的条文,也不是这样薄薄的一册。如果张仲景放任他的思辨,以思辨代替所见,就不会每病内容多寡严重失衡,就不会脾胃、肺系病内容占了整个《金匮》的一半。就会如《内经》一般五脏齐头并进,内容整齐平均。

当然,《内经》的意义不可低估。历史意义不必说,现实意义亦不止于一,如其批判性意义,可借以烛照当下的问题。因拒绝辨病并不是《内经》的精神;如其方法论意义,使话题集中。以临床经验为主体的中医学,因为《内经》的存在,使对医学机理的讨论不致一盘散沙,各自为说,无法沟通。如此等等,因不是本书的话题,暂且不表。

总的来说,张仲景对《内经》的批判有二,一是方法论方面的,对待哲学思辨的态度克制;二是诊断思路方面的,以单一病为首要诊断目标,必要时辅以诊病人身体精神状态的模式。也就是说,《内经》中与这两方面相冲突的内容,都被其摒弃了。

至于本书为何未就治疗部分讨论与《内经》的关系,乃因《内经》病证部分治的内容,主要属原则性的治法理论。理论应该源于实践的总结,但《内经》所载方剂仅 13 首,说明其时的方剂尚在起始阶段,未臻成熟,远不可能据其产生出书中那么丰富的治法理论,提示书中治法另有来源,推测应该是源自哲学。从较集中讲述治法的《素问·至真要大论》来看,无论是"寒者热之,热者寒之,温者清之,清者温之,散者收之,抑者散之,燥者润之,急者缓之,坚者软之,脆者坚之,衰者补之,强者泻之",还是"寒者热之,热者寒之,微者逆之,甚者从之,坚者削之,客者除之,劳者温之,结者散之,留者攻之,燥者濡之,急者缓之,散者收之,损者温之,逸者行之,惊者平之",等等,二元对立逻辑非常明显,确有阴阳学说的内核。故这里仅就诊断思路,讨论《内经》与《伤寒杂病论》的关系。

《内经》是泛论。在生理、病理间任意地自由穿越,是没有学术定位束缚的表现。如童言无忌,不乏惊人之语、神来之笔、灵光乍现,但未成体系,掺杂泥沙也是事实。

《伤寒杂病论》是专论。

《内经》的伤寒病是诊断单一病的代表,咳嗽病是诊断类病(非单一病)的代表。对同一症状,前者的潜台词是,因病不同而意义不同;后者是因人不同,包括所病脏腑不同,而意义不同。当今中医学沿着这两条路线,组成诊断目标。这一现象的背后,是诊断目标定位欠清的实质。

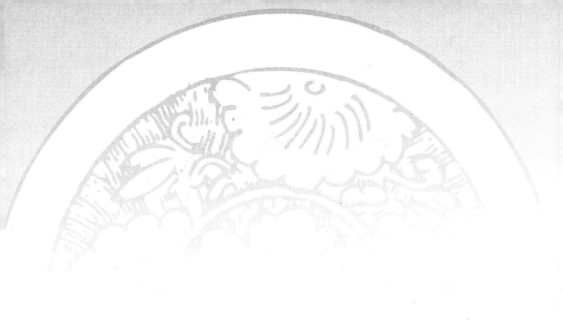

下部　各论

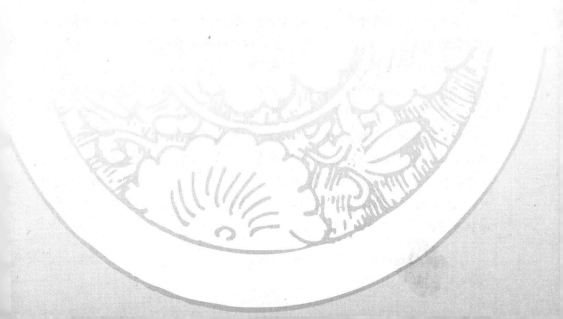

臟腑經絡先後病脈證第一

"脏腑经络先后病脉证第一"是原书自设的标题。以下各篇名都是。

"**第 X**",是各篇所处的序号。今天的语言习惯是将其放在前面,但古人常将其放在一个篇章名的末尾。《金匮》如此,《伤寒论》如此,《内经》等也是如此。

"**病脉证**",是每篇的篇题里都会出现的一组词汇,以后各篇题中还将多一个"治"字,成"病脉证治"形式(或"病脉证并治"形式。"并"是连词,"以及"之意)。"病脉证治"这四个名词是偏正结构,病是定语,修饰后面三个并列的名词,即关于某个病的脉证与治疗。"脉证"是诊断,"治"是治方治法。本篇因是杂病部分的首篇,相当于全书的概论,未出具体的方治,故篇题仅有"脉证"。

延伸问题 1:为何是"脉证"而非舌诊等等?

"治"的所指不难理解,为何以"脉证"二字指代诊断?如果那时尚未通行"诊断"一词,却为何是"脉证"而不是"舌证"或其它?另外,这里"证"是病机词汇的"证",即"辨证"的"证"吗?

从中医学的发展史看,舌诊成熟较晚,而脉诊在《内经》时代就已经有相当的经验积累了。《内经》时不但已注意到脉可作为观察人体内部状态的窗口,"切脉动静,而视精明,察五色,观五藏有余不足,六府强弱,形之盛衰,以此参伍,决死生之分"(《素问·脉要精微》),"人之居处,动静、勇怯,脉亦为之变乎?岐伯对曰:凡人之惊恐、恚劳、动静,皆为变也"(《素问·经脉别》)。观察到最有价值的诊脉时间与状态是"诊法常以平旦,阴气未动,阳气未散,饮食未进,经脉未盛,络脉调匀,气血未乱,故乃可诊有过之脉"(《素问·脉要精微》),且认为虽全身有多处脉可诊,但气口意义最大:"五脏六腑之气味,皆出于胃,变见于气口"(《素问·五藏别论》),"气口成寸,以决死生"(《素问·经脉别》),"气口何以独为五脏主"(《素问·五脏别论》)。

《史记·扁鹊仓公列传》中记载了扁鹊因奇遇长桑君,得其馈赠良药,从而有了透视人体内部能力的故事:"扁鹊以其言饮药三十日,视见垣一方人。以此视病,尽见五脏症结,特以诊脉为名耳。"但这只是一个神话传说,现实中并没有长桑君,为能"尽见五脏症结",医学只能另外设法。可以说,脉诊即是当时的中医学所发现的内窥窗口。并且当时医学所发现的类似内窥窗口,尚仅有脉,且多集中在寸口脉。《金匮·肺痈》"病咳逆,脉之何以知此为肺痈? 当有脓血,吐之则死,其脉何类?"表达的就是这一思想。该节原文的意思是,咳嗽病人,通过诊脉,如何能判断这是肺痈病? 当然若吐脓血痰就一定是了,但那时就晚了。早期在吐脓血痰之前,脉有怎样的变化呢?

一般认为,《金匮》脉的特点是据脉论理(脉作为疾病表现的部分不构成特点),即张仲景把脉当成说理的工具,本条表明,脉在仲景处有更明确、更重要的意义。不但具体的脉象异常与其它临床表现在信息上相互印证,以精确诊断;更重要的是,作为当时唯一的"内窥"式检查,可摆脱对症状表现的绝对依赖,先于症状的出现,早期诊断,甚至提前预测疾病的变化,从而为治未病提供依据。更因为设法做某件事与能够做成这件事不是必然关系,沿着《金匮》此条所体现的思路,很容易就能联想到,若彼时有X光、断层扫描之类,张仲景应该是不会拒绝使用的。这是该条原文的另一层现实意义。

如此,脉在诊断中,对于当时的中医学,占有不可或缺的一席之地,就不难理解了。

在张仲景时代尤其是《金匮》中,不但寸口脉诊的知识随时间积累得愈益丰富,且又发现了跌阳脉在脾胃病的诊断价值。

舌诊的意义中医学则发现甚晚,于《内经》中尚未见,在《伤寒论》与《金匮》中也记载甚少,仅简单的"舌上白苔滑""舌上苔滑""舌上滑""舌黄""舌青"几处。当其时,脉诊与舌诊,二者的成熟程度如此不一,其医学地位一定会是不一样的。

延伸问题2:"证"指"症"

"证"的问题中医学弄得很复杂。"证"这个字在当今中医学是一个有严格规定的专业术语,是诊断范畴的结论性语汇。它是一个专业人员以中医学的方法收集情报、思维加工后的诊断性判断。但在《金匮》中,"证"原写作"證",与如今所用之"症"同义,指症候表现,包括自觉症状与客观体征。与"脉"并列,脉与症都是病人的病变信息,通过它们以作诊断。

我读《金匮》

"證"是在汉字简化时被写成的"证"。这一来,使原仅表"证据"之意的"证",词义被扩大,有了新的含义。且不仅是"证"这个字有了新含义,证的这个新含义对于中医学来说也是新的——它被规定为专指中医学的某一诊断项(所谓病机),如风寒表证、风热表证之类。与西医学不同,风寒表证、风热表证是中医学特有的诊断结论。并且由这一结论引导出治疗。它的新,在于它被赋予了诊断时与"病"相抗衡而不是相补充的独立内容。通过这个新起意义的"证",中医学在诊断什么的问题上,自觉地与"病"脱开了。随着这一概念的一再被强化,中医学诊断什么、病与证是何关系的困惑亦愈益尖锐。

证的新意出现后,表达的就只是医生的诊断判断,而不再是病人的不适。病人的不适改用"症"表示。从这一点而言,《金匮》这里的"证",也不可能是指辨证的"证"。无论如何,辨出的证有人为的认定成分,而病人的信息则是客观的发生,其真实性要更高些,参考性要更大些。"症"在汉字简化之前是"證"的俗体字,是在汉字简化事件中被获转为的正字。转"正"之后,证、与症分立,成为各有不同含义所指的中医学术语。不过,这些都是仲景之后的后起意了。

如上,各篇章标题中的"病脉证(治)",即是论述某病的诊断与治疗之意。诊断与治疗概括了临床医学的全部任务。《金匮》的每一篇章都以此展开,是全书最纲领性的结构。

书或文章的结构,就是它的大纲,是支撑起一本书或文章最重要的框架,也是最能读出作者总体思路的所在。纵观整个《伤寒杂病论》,都是以"病"为篇章结构展开,虽然张仲景未就此作出阐述,但他不以脏腑、不以证作纲目,这一抉择的用意没有理由不去深究。

在病这个架构下,每篇论述的中心都紧紧围绕两个主题:一是关于这个病的表现,即"脉症",它紧密关乎诊断,是诊断的重要依据。治疗需在此前提下才能展开。故中医学用"辨"表示,辨者,区分、判别也,相当于当今的诊断与鉴别诊断。二就是关于这个病的治疗。

"脏腑经络先后病",这不是一个具体疾病的病名。

"经络病"是说的以伤寒病为代表的外感致病因素所致之病,"脏腑病"则是言说的非外感起病、且相对多病在局部者。这就是通常所说的伤寒以六经辨证,杂病以脏腑辨证。其实以经络名分证的不仅是伤寒病,而是所有外感病邪所致之病,如痉病、暍病、水气病的风水等,也是以"太阳病"指称的。

延伸问题3:"先后"指病变过程

关于"先后",张仲景继承了《内经》的学术思想,认为疾病多从外来,病邪外感,首犯太阳经络,然后向里传入脏腑,演变成脏腑病,构成先后关系。分辨这一先后关系的意义,学术界认为,在于对治疗的指导。经方之所以药味少,组方单纯,在于先后分治。于是"先后"的含义被解释为两层:病有先后与治有缓急。并且在这二者间建有因果关系。区分病有先后(指脏腑病与经络病的谁先谁后)之所以重要,是因治疗要分先后。

只是若按照这样的解释,脏腑经络先后病的分辨,就成了全书最重要的一个指导性纲领,但综观《金匮》全书来看,这样的分辨并不突出,未被强调,提示这一解释可能尚未能抵达仲景的本意。此其一。

其二,从医理上不难发现,学术界对"先后"的解释并不合适。区分病的先后属诊断范畴,诊断的目的当然是对治疗的指导,但治疗先后的抉择,却不是因其病的先后,而是缓急,急者先治。先后与缓急间无必然关系。而且,治疗亦不是必分先后,亦可以一并治疗。

篇题一定与内容相呼应。推敲本篇原文,讲述"脏腑经络先后病"含义最明显的,当属第2条阐述病因理论时的"一者,经络受邪,入脏腑,为内所因也;二者,四肢九窍,血脉相传,为外皮肤所中"一段。文中的"邪",是上文"客气邪风"的简称,即外邪。"内"指"脏腑"。"经络"即指未入脏腑时的"外"。"二者"四肢九窍皮肤的血脉,所指即是"一者"的"经络"。全句意为:第一类是,经络感受外邪后,内入脏腑者;第二类是,感受外邪(不内入脏腑),仅在体表四肢九窍的血脉间流传者。

可以发现,"内所因"与"外所中",也就是篇题中的"脏腑经络"含义所指,是一组病位概念。病位的诊断对临床医学当然重要,值得在篇题中予以强调。

在"经络受邪,入脏腑"里,确实是有先后关系的。但作者强调的是否经络与脏腑间先后的因果关系?作为反举,它的下文不是脏腑先病,后至经络,而是经络受邪后,不入脏腑(即"二者")。换言之,原文阐述的是,同为客气邪风,侵犯经络后,有两种不同的传变规律,一是向内脏腑传,一是不向内脏腑传。从各论中具体疾病来看,内传时,其传的具体脏腑颇不一致。如肺痈、风水内传的是肺,黄疸内传的是脾(今认为是脾胃肝胆),肠痈内传的是肠(肠痈表证期极短暂,以至于不及从表治,故将其忽略不计。但原文有"时时发热,自汗出,复恶寒"记述),而痉病传的是阳明(热盛动风,用大承气汤),并不是某一局部的脏腑。提示"先后"应该指的是病变过程。

病变过程是各病的客观规律。病不同,其病变过程自也不同。在诸多肺系疾病中,只有肺痈呈现为表证期、酿痈期、溃脓期、死亡期(今为恢复期)的病变过程;寒热往来为主症的病,也仅疟病会转变为疟母等。在病的主症缺乏辨识度(不能如肺痈病的腥臭脓血痰之类仅一病可见)的情况下,诊断无法依据主症作出,就转而只能依赖病变过程了。在缺乏诊断技术和手段的张仲景时代,病变过程在诊断中有不亚于临床表现的判断价值。其重要性,足以与"脏腑经络"在篇题中比肩。

举例而言,感冒一病并无高度辨识度的临床表现,每次感冒的症状亦不一定悉皆相同,但即便未受过专业训练者,亦大致能对感冒作出诊断。其原因,常见性固然是一个重要方面,但仅是常见仍是不够的。比如胃炎与胃的溃疡也很常见,但即便是在专业教材内,中医学也始终未能对二者作出分别。差别即在于病变过程。感冒属自限性,病程较短。若不能于自限性后获愈,或竟出现它症,也就自然作出排除。而胃炎或溃疡病变过程却可以在相当长的时期内稳定不甚变化,不能对诊断直接提供肯定的帮助。

本篇位于全书之首,以总论的立场,从理论上讨论了诊断与治法两方面的问题。其诊断部分,说的是"如何诊断"的具体知识,而非"诊断什么"的原则(比如诊断病还是证。因那时病与证尚不是对立关系,甚至不是一个需要分辨的问题)。治法则是原则性的,包括非临床医学范围的,比如未病先防(预防医学)、有病早治(面向社会大众的宣传普及)。至于具体病的治法则被放置在了具体病中。

一、病因与预防

[原文]夫人稟五常,因風氣而生長。風氣雖能生萬物,亦能害萬物,如水能浮舟,亦能覆舟。若五藏元真通暢,人即安和。客氣邪風,中人多死。千般疢難,不越三條:一者,經絡受邪,入臟腑,為內所因也;二者,四肢九竅,血脈相傳,壅塞不通,為外皮膚所中也;三者,房室、金刃、蟲獸所傷,以此詳之,病由都盡。

若人能養慎,不令邪風干忤經絡,適中經絡,未流傳藏府,即醫治之,四肢纔覺重滯,即導引、吐納、鍼灸、膏摩,勿令九竅閉塞;更能無犯王法、禽獸災傷,房室勿令竭乏,服食節其冷、熱、苦、酸、辛、甘,不遺形體有衰,病則無由入其腠

理。腠者,是三焦通會元真之處,為血氣所注;理者,是皮膚臟腑之文理也。(2)

本条从正常情况开始,引出对疾病原因的认识,再进而引出对预防的强调。

正常情况下,"人禀五常,因风气而生长",即人禀五常而生,借助风气而长。

禀者,天所予。《伤寒论》自序有"天布五行,以运万类,人禀五常,以有五脏"之说。五常是为五行的另一说法,也是固定术语。常是老子"常道""常名"之常,即恒常、普遍,不是某一具体所指,故五常可用以指代五行。"因"是借助、依靠。"风气"是泛指自然气候,包括其它赖以生存的必要外部条件。今民间仍有"小朋友见风长"之说。

这显然不是个体生命的孕育,而是人类生命的起源。临床医学专著,却将目光回望到如此遥远,作者当时在想着什么,以至说得如此哲学? 是人对自然的依赖? 人与自然的互动,产生的与生俱来的抗病能力? 医学不可忽忘? 引人遐想。

原文却话锋顿转。正是因为人对"风气"的依赖,"风气"对人也就有了加害能力,如同水与舟的关系,这就是"风气虽能生万物,亦能害万物,如水能浮舟,亦能覆舟"。为了区别,将不正常的风气改称为"客气邪风"。

"客气邪风"是外来致病因素的泛指,细究似乎客气与邪风尚略有分别。"客气"是某节令不当有的气候,在本篇第8条具体讲述了"客气"的几种情况。客气中人,是指人不能适应反常的气候而病。而"邪风"则气候未必异常,其致病是因"邪"(似有类似今之病原微生物意)气入侵。本篇第13条后半段的"五邪中人",即是"邪"气具体内容的展开。《金匮》对它们的态度是,既承认它们可侵犯人体致病乃至致死;又强调"若五脏元真通畅,人即安和",这是《内经》思想的延续。《内经》一方面鼓励"虚邪贼风,避之有时"(《素问·上古天真论》),另一方面,又坚信"虽有贼邪,弗能害也"(《素问·生气通天论》)。

"元真通畅"通常被解释为元真之气充实,经络运行通畅。但从原文字面意思来看,并未强调量的充足,而是强调功用的正常。联系书中治疗,包括虚劳病篇,也是这种不注重补,而注重用的思路。体用关系里,总是选择偏重一方,有某种思路的意思。

"千般疢难,不越三条……以此详之,病由都尽。""千般"是虚指泛指,"所有""各种"之意。"疢(chèn)难"即疾病,"疢"是较古老的表达病的一个词语,后渐被"病"字取代。"病由"即病的原由。本节是张仲景对病因学的理论阐述。其将"病由"归纳为三类:

"一者,经络受邪,入脏腑,为内所因也"。在这里,经络所受乃"客气邪风"之外邪,该外邪若内传进入脏腑,即谓之"内"。但此"内"不是内因之"内",而是"内所因"。"因",沿袭承袭之意,所以这里的"内"是位置概念,病在内。即张仲景把外邪内传的病从病因上划归为一类,追究起来这一划分,有其道理,比如普通感冒多数日而解,一般不会传入脏腑;而会发生严重传变的如脑炎、SARS 之类,它与普通感冒所中之外邪确实不是同一类的。因为没有条件对外邪做进一步的观察,只能从病情的演变作区分。回应了篇题中"先后"之意。是否有"后"(是否"入脏腑")及有什么样的"后"(入什么脏腑)。

"二者,四肢九窍,血脉相传,壅塞不通,为外皮肤所中也"。这是把只在四肢九窍血脉之间流传,并不传入内脏的这一类,称为"外"。但什么在四肢九窍的血脉间流传?仍是外邪。"外所中"表明,"外"仍然是位置概念,病在外,而不是病因概念。这是把外邪不向内传的算作另一类。从病因学的角度看,"一者""二者"这两类都属外邪致病,其区别只是病位(在内脏、在体表)或者说病的传变途径(向内传与不向内传)的不同。

"三者,房室、金刃、虫兽所伤"。这些与当今不内外因相若。

原文的第二节,就着外感致病因素的思路,讲述对它们的预防问题。表达出未病先防、有病早治的观点。

从养生讲起。概括为"养慎"二字。养正气,慎邪气。

"不令邪风干忤经络",是未病先防。邪风是外邪,它既可以理解为若人能养慎,则"五脏元真通畅,人即安和",而无惧邪风干忤;也可理解为对邪风的回避。都是《内经》学术思想的延续。所不同者,大约是伤寒等病的流行无时间规律性,故未强调《内经》"避之有时"的"有时"法。

"适中经络,未流传脏腑,即医治之"是有病早治。"中经络"的仍是外邪。说明"慎邪气"是慎外邪。包括早期感受邪气的处理。张仲景极重视这个早期疾病状态,因为书中讲述的多种外感热性病都有此阶段,伤寒病之外,痉病、湿病、暍病、肺痈、黄疸、风水,等等,需在演变入内之前,尽力祛除之。故以多种方法以应对,如导引、吐纳、针灸、膏摩等,以冀使病止步于萌芽之中。导引指自我按摩,伸缩手足,活动肢体,以除劳去烦。吐纳是调整呼吸的一种养生方法。膏摩指用药膏摩擦外治。

此外还提出需注意"无犯王法"、免受"禽兽灾伤"及注意"服食"。王法即国家法令。"无犯王法"有劝诫免受刑法损伤身体之意。"服食"是一个专用术语,指服食丹药。炼丹术自战国时起,至秦汉逐渐开始盛行。上文"吐纳"术亦可算作是内丹的一种。如今已知,虽服食求的是长生不老,但因丹药中含铅、汞等对人体有危害的物质,不乏结果适得其反者。张仲景于此提出对服食的戒惧。由文中看,他并不绝对反对炼丹,所以只是提醒。冷热苦酸辛甘是在当时未能明白药物成分情况下的判断。

"不遗形体有衰,病则无由入其腠理"是对上文"五脏元真通畅,人即安和"观的呼应。也是对"养慎"目的是防病而非求仙的说明。

延伸问题1:张仲景病因观的特点

从理论上系统阐述病因问题,本篇共有两条,另一处是第13条,阐述的是客气邪风的具体构成及各外感病邪的特性。这一病因学理论,是极富特点的,非常值得探讨。

特点是比较的产物,这里仍以其"刻意强调了什么"与"竟然忽视了什么"为线索发掘之。

刻意强调的是客气邪风,即外感致病因素。原文中的"一者""二者"都是外邪为患。这应是受他当时所处时代疾病谱的影响。《伤寒论》自序记载,"余宗族素多,向余二百,建安纪年以来,犹未十稔,其死亡者三分有二,伤寒十居其七",据此推算,在人口基数200余人的情况下,每年死于伤寒病者约10人,这还不是患病人数。伤寒病是一种感受外邪所致之病,这样一种激烈传播、后果恐怖的病,它对一个医生病因认识的影响一定是极具冲击性的。如此强烈印象的病因观,可能会使张仲景在面对一个新病时,不自觉地就站在了外邪致病的立场上。比如中风病,即认为是外风,认为其中络、中经、中腑、中脏的不同,即是外邪逐步内传脏腑的过程。

张仲景竟然忽视未提的是情志致病因素。情志因素可以致病,在《内经》时代就已被观察注意到。从《内经》时已被总结为理论,在书中有多处出现的状态看,反复强调,说明已经是当时的普遍共识。如果说张仲景竟从未读到过,大概很难让人信服,但竟将其忽略不提,这种"撰用",实在是特点鲜明。

当然,这不是说张仲景未认识到情志因素可以致病。半夏厚朴汤主治的梅核气、甘麦大枣汤主治的脏躁等都在情志病范畴,大黄䗪虫丸条有"忧伤"、奔豚气病有"皆从惊恐得之"的病因阐述,但这些都是在具体的病证中,处在经验的层次,尚未被提炼上升到病因学理论的高度。与这种程度相对应的,是《金匮》的情志类病未能集中讲述,随不同主症,散见于从第三篇的百合病到最后一篇的妇人杂病中,梅核气、脏躁并不是妇科病,却记载于妇人杂病篇,百合病的"百脉一宗,悉致其病"是否病在心肺、"脏躁"是何脏之躁等,至今仍成问题,难以理解。把握到张仲景的这一病因学特点,许多重要学术问题的解读,如半夏厚朴汤是梅核气的治方之一,还是唯一? 百合地黄汤为何亦能治脏躁? 甘麦大枣汤为何能与酸枣仁汤同治失眠?"病有奔豚、有吐脓、有惊怖、有火劫,此四部病皆从惊发得之"是否将病因与诱因相混淆等,学术上将获得释放与自由。

延伸问题 2:"腠者""理者"之分是否张仲景之意?

本条末句对腠者、理者概念的说明,学者多认为是衍文,有其道理。

"腠者,是三焦通会元真之处,为血气所注;理者,是皮肤脏腑之文理也"讲述的是腠与理的解剖结构和生理功能。

从态度上分析,《内经》之后,主流中医学对于器官解剖结构的问题是不甚重视的。重要的是,这个不重视恰始于《伤寒杂病论》。《内经》有许多大体解剖见载,解剖是《内经》时期的研究方法之一,但这一方法未被张仲景"撰用"。这无可厚非,因《伤寒杂病论》是临床专著,它要求回答的是病理问题,而当时的解剖学尚未完成对正常人体结构的了解,更遑论生理功能及各部互相的关系,所以无法提供支持。

从获得这一知识的可能性分析,解剖代表的是从正常到病变的认识路径,而《伤寒杂病论》却是从临床到病理的反推,在方法论上有质的不同。而从临床到病理反推的方法,很难推进对解剖结构的了解。若非如此,中医学的脏腑就不会强调是功能的,不是器官的。功能的实现,总要有物质支撑,是物质就必有形态,特意指出"不是器官的"这一强调本身,已透露出其不能作器官的落实。当然,此"不能",在古人处,是因为条件的限制,而不可能是出于"不可以谋求落实"之类态度上的拒绝——否则,口眼鼻耳等就也将只是功能,不是器官的了。

从全书的文风看,张仲景在它处也未见做类似的解剖生理的阐述。故认为此二句应是后人的批文误入于此。

只是《伤寒杂病论》影响了之后中医学的总体发展方向,重实用的中国人,从此将解剖研究排除在了主流方式之外。至于热爱解剖方法的清人王清任,其热爱只是其个人的行为,是出于其个人的好恶。

[原文]问曰:阳病十八,何谓也? 师曰:头痛、项、腰、脊、臂、脚掣痛。阴病十八,何谓也? 师曰:咳、上气、喘、哕、咽、肠鸣、胀满、心痛、拘急。五脏病各有十八,合爲九十病,人又有六微,微有十八病,合爲一百八病,五劳、七伤、六极、

婦人三十六病,不在其中。

清邪居上,濁邪居下,大邪中表,小邪中裏,槃飪之邪,從口入者,宿食也。五邪中人,各有法度:風中於前,寒中於暮,濕傷於下,霧傷於上。風令脈浮,寒令脈急,霧傷皮腠,濕流關節,食傷脾胃,極寒傷經,極熱傷絡。(13)

本条上段讲述疾病的分类,下段讲述五邪性质。五邪皆从外来,可视作是第1条"邪风"的具体构成。上下两段思路似有脱节。

"阳病十八""阴病十八"是划分疾病的一种方法。通常的解释是,阳病指在外经络的病,阴病指在内脏腑的病。"阳病十八"指头痛、项、腰、脊、臂、脚六个部位各有营、卫及营卫合病三类,合共十八种。"阴病十八"指咳、上气、喘、哕、咽(yè)、肠鸣、胀满、心痛、拘急九种主症各有虚与实两类,合共也是十八种。又有按五脏分法,各为六淫侵袭,又有在气、在血及气血同病三类,合为九十种。"六微"则是六腑病,亦有六淫气血之别,合为一百零八种。之外,尚有"五劳""七伤""六极""妇人病"等,另有不同分类法。

下段讲雾(清)、湿(浊)、风(大)、寒(小)四邪及宿食病的病邪特性。大多与现今认识一致。如湿流关节、湿性重浊下趋;风使脉浮;寒使脉紧(急);食积损伤脾胃等。与《内经》一样,将湿邪分为轻扬的雾露与重浊的水湿之邪,指出它们致病的不同特征。

"槃飪"即"谷(穀)饪",据《碑别字新编》,"穀"有多种变体,如:穀、穀、槃也是其中之一,想是为了满足书法艺术美感的需要而改;饪是烹饪。谷饪泛指饮食之邪,这里指食积。即《内经》"饮食自倍,肠胃乃伤"。

"极寒伤经,极热伤络"应属思辨,同气相求。怕不是仲景原文所有。

延伸问题3:分类法里的方法论

从理论上阐述疾病的分类,本篇唯此一条。但作此阐述的目的意义是什么?

以其叙述较详的阳病阴病来看,与各病时的分类法很不同,所叙各类不但不属于同一个病,彼此之间甚至可毫无关联。似乎这不是为诊治某个具体病时的需要,而是意欲对所有疾病作穷尽归纳。即试图以阳病、阴病、五脏病、六腑病、妇人病等,将人体所有可能会发生的疾病制作成一幅全景图。想法上,有类似于今之疾病不出内、外、妇、儿分科之意,但做法上有所不同。

以阳病阴病为例,这实际上是两种不同的归类方法。二者间并不存在对立统一关系。阳病法是主症相同时,如都是疼痛,则以疼痛所在人体由上至下阳面的不同部位分,历数人体由头至脚各处的疼痛。阴病法则是病位相同时,如都在阴面的胸腹,则以不同主症分,围绕相同病位,历数各种已知的临床表现。阳病阴病尚有潜在含义:阳则有病在经络的意思;阴则有病在脏腑的意思,故心痛虽亦是疼痛类病,但属在了阴病,未被列入阳病。

但显然人体所生的疾病是不可能举证穷尽的。阳病十八,阴病十八,五脏六腑病又各十八,及九十、一百零八等,过于机械。不但因认识手段的进步,会令对旧有疾病的认识发生变化(如《内经》咳嗽一病,在《金匮》时分为肺痿、肺痈、肺胀、支饮、咳嗽上气,后世又辨识出哮证、喘证、肺痨、肺癌等多个病种);且疾病谱也处在永恒的变动中,旧的疾病有可能消失,新的疾病又会不断出现,所以,在全书首篇,做这种以图把握全部疾病的概括性阐述,虽然是可以理解的,但这样过于具体限定的做法却未必是可行的。它表明古人在认识不足的情况下,对存在规律所作的尝试性探讨。

从方法论上说,实际上这是一种以人(病人)为中心的分类疾病方法,是早期中医学病的意识尚未觉醒时的认识状态,可追溯到《内经》。如《素问·脉要精微》:"头者……精神将夺矣;背者……府将坏矣;腰者……肾将惫矣;膝者……筋将惫矣;骨者……骨将惫矣。"从认识的规律来看,医学总是先从关注人开始。古希腊医学亦曾有过类似的阶段。

但张仲景已突破了此阶段,此分类法所体现的以人为中心来认识疾病的方法,并不是张仲景的思路。由全书来看,张仲景所循分类法的最高宗旨,并非是阴或阳、脏或腑,而是病,单一病。

比如疼痛,《金匮》无头痛、项痛病,胸痛、腹痛虽有,但不是胸痛病,也不是腹痛病,而是如肺痈、悬饮、胸痹(都有胸痛);腹满、寒疝、蛔虫、肠痈、妊娠腹痛、产后腹痛(都有腹痛)等,既不以疼痛为病名,又未覆盖到胸部、腹痛的所有区域,比如乳房痛等。知其思路不是按人体的部位逐次展开,也没有试图对全部疾病作"打捞"的想法,只是述其所遭遇的(如痿证在《内经》甚至《内经》之前就已有详细记载,却未在《金匮》中出现)。

以病为中心的分类意识,较以人为中心的分类法,有着革命性的进步。因为病也是一种客观存在,有它自身的规律。以病为中心的分类方法更有利于每病自身规律的揭示,或者说就是病规律的一项。比如肺痈病分为表证期、酿脓期、溃脓期,就是肺痈病的演变规律。

因为当代中医学对病问题的认识一直缠夹不清,病为中心分类法的进步意义,试以中药分类法的演变为例说明。

《神农本草经》按药效与毒性,作三品分类法:上品养命以应天(滋补药,无毒或毒性小可久服),中品养性以应人(或有毒或无毒,能攻治疾病,兼补养),下品治病以应地(多有毒,药性强烈,属攻治疾病药)。分类法以对人的作用为中心。

梁陶弘景《本草经集注》,在继续按药效分类(只是所分更详细)的同时,另设按自然属性分类(玉石、草木、虫兽、果、菜、米食等7类)。它获得的评价是"改进药物分类法"。

明李时珍《本草纲目》,一是按照"从微至巨""从贱至贵"原则,即从无机到有机,从低等到高等进行分类;二是"物以类从,目随纲举",使各种药物以其性质分类,便于寻觅查找。如把植物分为草部、谷部、菜部、果部、木部五部,又把草部分为山草、芳草、湿草、毒草、蔓草、水草、石草、苔草、杂草等九类。把昆虫药分为卵生、化生和湿生三类。这已完全不是以人为中心的分类法了,而《本草纲目》的这一分类法,被公认为是该书最重要的贡献。因为这种分类法体现了对中药自身客观规律的尊重。

功效是按对人的影响分。功效的存在,是因其所含的成分。成分是本质,功效是效应。不同的成分,也可能有类似的功效,也可因含量、炮制方法等而影响功效,所以功效不能简单地等如本质。《本草纲目》分类方法的进步之处在于,按动、植、矿的不同种属分,是以药为中心,有利于其客观规律的揭示。而之前的按功效分,则是以人为中心。对人体疾病的功效,只是药的一个侧面,远不等于其规律。

以此观照疾病的分类,按阴阳、脏腑分,也是以人为中心的立场,这一立场可以不关心病,大到不管什么病,无非阴病与阳病、脏病与腑病;细到如不管什么黄疸,无非阴黄与阳黄;不管什么水肿,无非阴水与阳水。而按病分,则是把病作为有其自身规律的客观物。后者的立场必会带来对病彻底了解的要求,不仅病人是研究对象,病也是。

所以如何分类的问题,其实是诊断什么(病还是人)的大问题。

在《伤寒杂病论》之前,比如《内经》,以病作分类虽已有出现(如将疟病分为瘅疟、温疟、寒疟等),但那只是自发的呈现,不是主观上的有意识行为,因为它对病的认识还很有限,所以它两种状态(指按人分与按病分)不分厚薄地并存着。

如何分类对研究张仲景学术思想的重要性,学术界一直还未引起注意,如何分类的问题并不是枝节问题。

纵观全书,张仲景一定不会首肯第3~6条,尤其是第13条。这里却出现的原因,或只是因为他的学术个性。在理论问题上仲景明显持较为谨慎的态度。在具体疾病中相似的情形如，书中痰饮病与水气病有不止一种分类法。痰饮与水气这两个病的框架，是依着四饮、四水分类法建立的（治疗以此法展开），显示出仲景对此分类法的首肯，但篇中却又仍保留着五脏饮、五脏水的分类。五脏饮、五脏水是从人的立场分类的，是《内经》的传统思路，相较之而言，四饮、四水分类法更贴近两病规律。

[原文]問曰：有未至而至，有至而不至，有至而不去，有至而太過，何謂也？師曰：冬至之後，甲子夜半少陽起，少陽之時，陽始生，天得溫和。以未得甲子，天因溫和，此爲未至而至也；以得甲子，而天未溫和，此爲至而不至也；以得甲子，而天大寒不解，此爲至而不去也；以得甲子，而天溫如盛夏五六月時，此爲至而太過也。（8）

本条归类阐述不正常"客气"（见第1条）的几种形式。

举冬至之后六十天那天的气候为例。那天节气正值雨水，天气应已转暖（这是指张仲景所生活的中原地区）。下举四种异常"客气"，句式中第一个"至"指季节，第二个"至"指相应于那个季节的气候。未至而至，是未到雨水日，天已提前转暖；至而不至，指已到雨水日，但气候尚未转暖；至而不去，指已到雨水日，不但气候未转暖，且奇寒持续；至而太过，指雨水日时已温暖如盛夏。

季节转换，气候不按季节规律转换，若人无法适应而成病，即是因客气而病，指向的是人的自身因素。

二、诊断知识

原文3、4、5、6、9① 诸条讲述的都是诊断知识。包括望面色、听语声、观呼吸状态及脉诊所得。

文中腹痛（可参照后腹满寒疝宿食病第十、肠痈病第十八及妇人三病）、水

---

① 問曰：病人有氣色見於面部，願聞其說。師曰：鼻頭色青，腹中痛，苦冷者，死。鼻頭色微黑者，有水氣；色黃者，胸上有寒；色白者，亡血也，設微赤非時者死。其目正圓者痓，不治。又色青爲痛，色黑爲勞，色赤爲風，色黃者便難，色鮮明者有留飲。（3）
師曰：病人語聲寂然喜驚呼者，骨節間病。語聲喑喑然不徹者，心膈間病；語聲啾啾然細而長者，頭中病。（4）
師曰：息搖肩者，心中堅；息引胸中上氣者，咳；息張口短氣者，肺痿唾沫。（5）
師曰：吸而微數，其病在中焦，實也，當下之即愈。虛者不治。在上焦者，其吸促，在下焦者，其吸遠，此皆難治。呼吸動搖振振者，不治。（6）
師曰：病人脈浮者在前，其病在表；浮者在後，其病在裏，腰痛背強不能行，必短氣而極也。（9）

气(可参照后水气病第十四)、痉(可参照后痉病第二)、女劳疸(可参照后黄疸病第十五)、留饮(可参照后痰饮病第十二)、骨节间病(可参照后历节病第五)、心膈间病(可参照后胸痹心痛病第九)、肺痿(可参照后肺痿病第七)等都在之后有专篇论述,那么这里所述的诊法知识,在彼时是否加以利用?并不尽然。

所用者如"色鲜明者有留饮",确曾作为诊断依据,出现在水气(水肿)病中。而更多的,则未现身在任何具体病的诊法中。

这是作为诊断知识。如何看待它们的诊断价值,牵涉到它们共同的特殊文体——含"师曰"的引用体含义的理解,本书已在上部作过专题讨论。

更重要的,在具体疾病时,所用诊断方法与这里的差别,也是方法论性质上的。

延伸问题1:诊断知识里的方法论

① 前后方法论的差异

从方法论的角度看,《金匮》在以下各篇具体疾病时所用的诊断方法,与此处有相当大的差异。差异之处是诊断中疾病意识的有无。这里的诊法知识以人为中心,如面色会有哪些改变,各主什么病。

在以后各篇具体病时,张仲景的诊断以病为中心,围绕病的主症进行。如同是呼吸的改变,咳吐脓血是肺痈的特征;气喘以至烦躁、目如脱状是肺热(肺胀病)证的特征;而"咳逆倚息,短气不得卧,其形如肿"(类似肺心病)则是支饮的特点。在肺痿病篇,并未如本篇第5条那样,仅简单地依据"息张口短气"即行诊断。因为见"张口短气"未定是肺痿。

无论是否心膈间病(如胸痹),诊断方法皆未提及语声是否喑喑然不彻。"语声喑喑然不彻者,心膈间病"这一判断,大概只在患者是口不能言,又不懂以动作表示病痛所在的幼儿才有某种诊断意义。

注意这里的数条全是张仲景对"师曰"的引用。

② 对《内经》方法论的推进

文中的内容,今天看来,作为诊断知识,它或是粗糙的、不全面的,只能作为参考。它反映的是当时医学的诊断知识状态。

但作为方法论,它们是值得注意的。因它们都没有《内经》中常见的病机推理,只是干脆利落的经验总结:什么表现,主什么原因。尤其是望面色之条,它以五脏之色的结构展开,但其内容,却不是以五脏所主的方式作诊断推理。末句"色鲜明者"更是已然超出五脏色的范围。哲学思辨让位于临床所得,这是一种进步,因更贴近医学特殊规律,即贴近真实。

显示出在方法论上,对《内经》的已有推进,即批判性地继承。即便"师曰"是引用,但选择这样的而非那样的条文,其选择标准的设定,即主导思想,仍是张仲景的。而主导思想较具体诊断知识的更加可贵之处,在于它已属在由经验上升成的理论范畴。

原文第7条① 亦属诊断知识,但较特别。因其参照的正常标准随季节而变化。

延伸问题2:失落的医学思想

人在自然中之所以能够生存,是因为对自然具有适应能力。身体随自然的变化而变化是该能力之一。这也是天人合一观。这种思想的合理性是显然的。

不能随季节变化而作出调整,说明适应能力下降,是疾病将欲发生的先兆,对治未病极有意义。

但这里所说的诊断标准因应季节的变动性,在现代中医学里却是消失了的。其消失的原因,起初大概是技术方面的,操作上有难度,随着人类文明越来越背离自然,现在则是在观念上也淡薄了。殊为可惜。

延伸问题3:正常脉的问题

"非其时色脉"(不应季节之脉)是病脉,但在此之前,中医学在脉诊方面还有许多基础工作未做。比如对每一个人的脉,不管是病的与未病的,通常都用病理脉象作表述。比如不了解病人的基础脉,无法以其与当下病脉作比对,以观照是否异常;比如已知年龄、性别、文弱书生或运动达人,其正常的脉象是不同的,但却欠缺正常变化范围的数据建设。另外,脉诊是技能,不仅是知识,不是理解了就能掌握,它需要持续的训练,如同正常人摸不懂盲文,但它确实是一门客观可信的语言一样,所以不必哀叹"心中了了,指下难明",难明是因功力未至——试看,仲景书中有极丰富的脉诊内容,如果张仲景在其它方面不欺人,有何理由他要独在脉诊上煞有介事?

---

① 師曰:寸口脈動者,因其旺時而動,假令肝旺色青,四時各隨其色。肝色青而反色白,非其時色脈,皆當病。(7)

三、治则

1. 上工治未病

[原文]问曰:"上工治未病,何也?"师曰:"夫治未病者,见肝之病,知肝传脾,当先实脾,四季脾王不受邪,即勿补之。中工不晓相传,见肝之病,不解实脾,惟治肝也。"

夫肝之病,补用酸,助用焦苦,益用甘味之药调之。酸入肝,焦苦入心,甘入脾,脾能伤肾,肾气微弱,则水不行,水不行,则心火气盛,心火气盛,则伤肺,肺被伤,则金气不行,金气不行,则肝气盛。故实脾,则肝自愈,此治肝补脾之要妙也。肝虚则用此法,实则不在用之。

经曰:虚虚实实,补不足,损有余,是其意也。余藏准此。(1)

本条论治则。重点是治未病。

原文分作3个段落。第1段,通过举肝病为例来说明治未病的含义。指出所谓治未病,举例而言,若所患是肝病,如能预知其病将传变于脾,于是在脾病出现之前,提前予以治脾。故本处的治未病是指已病之后,预知病情的病变方向,给予提前处理,以截断病变的传变途径。

延伸问题1:"上工","上"在何处?

中医学的治未病,包括三项内容:未病先防,"圣人不治已病治未病"(《素问·四气调神》);有病早治,"上工救其萌芽"(《素问·八正神明》);及这里的既病防传。未病先防、有病早治的阐述见于本篇第2条。有些特别的是,与《内经》不同,《金匮》仅将本条列位"上工"。"工"是医生,"上"是等级。"上工"指高明的医生。说明既病防传的治未病,在技术上与未病先防、有病早治不在同一难度层次。

至于《内经》"圣人不治已病治未病"思想里的"圣",是指其社会意义,圣人不是医生;"救其萌芽"称"上工"则是因其医学观思想;而《金匮》此处的"上工"则是指医疗技术水准。

《难经·七十七难》有与本条文字颇是相同的内容:"经言上工治未病,中工治已病者,何谓也?然。所谓治未病者,见肝之病,则知肝当传之与脾,故先实其脾气,无令得受肝之邪,故曰治未病焉。中工治已病者,见肝之病,不晓相传,但一心治肝,故日治已病也。"实现这一从《难经》就认识到的治则,其难度何在,以至可谓上工?

应该是在怎样传变、有几种方式传变、何时会发生传变的判断方法上。具体到文中所举的肝病之例,其难点有三。一是"知肝传脾"之"知"。因为肝病不但可传脾,且可犯胃、犯肺、扰心、损肾。如果要求在传变发生之前,进行前瞻性处理,在所传有多条可能路径的情况下,根据什么知其将犯何处?其次,即便能确认其肝病当传脾,那么"当先实脾"之"先"数值几何,即该提前多少?又根据什么判断?三是,"四季脾王('王'同'旺')不受邪即勿补之"说明,不但提前治疗有一个恰当时机的问题(因不是无限提前到任何时候都好);而且影响病情的传变速度与传变方向的因素还不仅是病,还有病人,病人的体质情况、当前的身体状态包括精神情绪状态等,这一切都使"知"极复杂极难。

其实这不仅是张仲景时代的难题,至今也仍是。以现有中医学辨证论治,有是证用是药,即见到表现出的某证,才能用某药的理论,这仍是一个未解的难题。更夸张的是,不但做不到,即使别人做到了,竟至于看不懂。张仲景是公认的极上工,他一定有这一治未病境界,但所有的《金匮》注书与教材,在本条之后,都再也未能对全书的其它任何一条原文,从这一治未病的立场来作理解。也就是说,后世的解读,把张仲景矮化成了不能治未病的中工了。这种矮化不是主观故意的,是客观不能,做不到,因解读角度的缘故。

治未病如此之难,它是否竟是无解的?应该不是。因为病既是一种客观存在,就有它的客观规律性,认识并遵循这种规律,自然就会靠近甚至实现治未病理想。从《金匮》来看,至少可先从病的角度率先实现它。比如肺痈,表证期、酿脓期、溃脓期、恢复期(在《金匮》是死亡期),演变过程清楚明确,是可以实现提前治疗的。

至于病为何会发生传变、治未病有何意义,应不必赘述。

第2段讲肝虚证的治法。用酸性的药补,助以焦苦之药,更辅以甘味之品。

延伸问题2:"焦苦"所指为何?

"夫肝之病,补用酸,助用焦苦,益用甘味之药调之……肝虚则用此法,实则不在用之。"这一段文字是《难经》所没有的。是张仲景就所举肝病之例,对治未病具体方法的解释。

为讨论方便,这时的肝病被具体落实到肝虚之证(《难经》言说的则是肝实证）。肝的虚证以阴虚为常见，以五味入五脏的观点，入肝的味酸之药如枸杞、白芍等能补肝阴；另甘味的熟地、沙参、麦冬之类等亦能、亦常用，故谓"益用"，"益用"即"更用"。

这一句的难点是"助用焦苦"的理解。原文有一个自带的解释，谓"酸入肝，焦苦入心，甘入脾，脾能伤肾，肾气微弱，则水不行，水不行，则心火气盛，心火气盛，则伤肺，肺被伤，则金气不行，金气不行，则肝气盛。故实脾，则肝自愈，此治肝补脾之要妙也。"此文共十七句，是《金匮》著名的问题句。许多学者直接否定此句出于仲景笔下。从此文的逻辑链来看，确实不是仲景的；从医学规律来看，即便有人将"伤"解作"制"，仍是相悖，因尚没有这样高妙的隔山打牛且是隔了一重重的山（脾→肾→心→肺→肝）还能有效控制着打到"牛"的方法，不但今天没有，《金匮》中的其它篇章也没有。不但"酸入肝""益用甘味之药"不需这样简单问题复杂化方式的费劲理解，而且"助用焦苦"从"焦苦入心"也说不通。因苦入心最典型的药物是黄连，但黄连的功效表明，它既不能直接帮助补肝阴，也不能通过清心火以间接达到。黄连也不炒焦入药。尤其是，这样的解释与上文的"治未病"没有了关系，没有了思维的连续性。所以我亦高度质疑此十七句是否仲景手笔。

恩师张谷才有一个解释，切近临床，又符合文意。他认为"焦苦"二字的关键着落在"焦"上，苦不是药的本味，是因焦而致。而炒焦用的都是消食导滞之品，如谷芽、麦芽、山楂、神曲之类。为防止熟地等的滋腻碍胃，它们常见配于补肝阴剂中。这就是肝病实脾的方法，"实脾"是调补脾脏之意，并不全等于补。因这样的配伍不是补肝阴剂于任何时候的必然出现，如一贯煎中即未有此等药物，这一点也符合治未病对时机判断的要求。

第3段顺着此肝虚证治疗的思路，与经典相联系，将问题从举例说明，上升到理论阐述层面，讲一般的虚实治则，并推而广之到肝之外的其它所有脏腑。

阐述从借语经典开始："无虚虚，无实实（据王冰《重广补注黄帝内经素问》等校勘），补不足，损有余"。其中"不足"者，缺也，所缺只能是正气，宜补；"有余"者多余，只能是邪，故需减损它，即祛之。以使"无虚虚，无实实。""补用酸，助用焦苦，益用甘味之药"，与之相符，正合此意。并将言说的范围进一步推广，指出其它所有脏腑，皆可参照此原则为准。

2. 表里同病时

[原文]问曰：病有急当救裏救表者，何謂也？師曰：病，醫下之，續得下利清穀不止，身體疼痛者，急當救裏。後身體疼痛，清便自調者，急當救表也。(14)

本条讲述表里同病，里证为急时的治则。

文中"师曰"之"病"是表病，表病被医误用攻下后，变为下利清谷不止，因表证的身体疼痛仍在，故构成表里同病。

中医学对表里同病的治法有三：先表后里、先里后表、表里同治。如何选择这些不同治法？原则是急者先治。因一般情况表证急者为多，使选先表后里法常见，故先表后里法是表里同病时的常法。"常"的意义是，如果没有证据证明不属"常"，即据常诊治。

本条先治其里，属表里同病时的变法。其不属"常"的证据是"下利清谷不止"，"不止"是对下利程度的形容，利下无度之类，证情严重。它或因病人素体脾阳不足，或因所用下药极其峻猛。《伤寒论》第91条与本条近乎雷同："伤寒医下之，续得下利清谷不止，身疼痛者，急当救里。后身疼痛，清便自调者，急当救表。救里宜四逆汤，救表宜桂枝汤。"四逆汤不是止利方，是回阳救逆方，这里不用理中汤而用四逆，说明病人已有亡阳之虞，其急非同小可，故先治它。

延伸问题：为何先表后里是常法？

现如今感冒了并不急于求治，乃至等待其自愈者亦大有人在。如何理解古人总结的表证（而非里证）急者为多呢？表证不等于感冒。古代社会以感染性疾病为主，而表证是多种感染性疾病的早期阶段，以《伤寒杂病论》所载病种为例，有伤寒、痉病、湿病、暍病、肺痈、水气（风水）、黄疸等。这些疾病中不乏后果相当严重者，在缺乏技术条件辨别是什么病的表证阶段情况下，只能对任何表证都强调先治其表，有病早治，以治其萌芽。

3. 新旧同病时

[原文]夫病痼疾加以卒病，當先治其卒病，後乃治其痼疾也。(15)

本条讲述新旧同病的治则。

痼疾即难治的久病。痼，疾病经久难愈之意。卒病即新病。卒，在此同"猝"，急速、突然意。痼疾加卒病,即新旧同病。

新旧同病的治法亦有三:先新后旧、先旧后新及新旧同治。选择治法的原则仍是急者先治。其中常见较急者是新病,故先治新病是其常法。

如何理解新病常见较急?与上第14条一致。既然流行病学的疾病谱以感染性疾病为常见,新病多属外感表证。因其发展迅速,变化多歧,当然会引起医学的高度重视。仍是有病早治之意。

本篇小结

本篇位列全书之首,是一些原则性的阐述,有总论性质。阐述的内容包括病因、疾病分类、诊断知识、治疗法则、饮食宜忌、预后判断及疾病预防等。

本篇对以后各篇影响重大的,主要有两项:病因学特点与治疗法则。

病因强调"客气邪风","五常"未列入潜在病因,情志因素未曾提及。

"客气"分为"未至而至、至而不至、至而不去、至而太过"四类;"邪风"分解为"五邪",但有风寒湿,未言暑热火。这里的"客气"与"邪风",学术界多作同义叠用理解。它们是否各有所指?个人倾向于认为是后者。不单从书写习惯上看,以单音节词为主体也是张仲景的特点;从下文基于所强调的外感致病因素,预防要求"不令邪风干忤经络",有"邪风",未提"客气",也可看出,因"客气"无法令避。

治的部分,尤其分步治疗,于以后各篇有多次出现。至于首条即予强调的治未病原则,在之后各篇是否有所实现、如何实现,惜于尚未能解读。

本篇十七条原文中,有十四条属对其它文献的引用,所占比重为全书之最。虽然引用代表着张仲景的某种认同,但从后文各病来看,凡涉及诊的部分,无论是诊断知识(如何诊断)、还是诊断目标(诊断什么)、包括疾病分类,多未照此执行。

延伸问题:本篇是否为仲景所书?

不止一位学者提出此篇非仲景所书。因为《金匮》发现甚晚,文本的证据是非难论,这里试从与全书学术思想有一致性角度分析论证。

在与全书的一致性上,从显性的方面看:如本篇强调外感病因,"一者""二者"皆是外邪为病,全书各病亦然。痉、湿、暍、肺痈、风水、黄疸、蛔虫病等确系外因所致者不论;里证的中风病认为所中是外风;历节病,提出"皆饮酒汗出当风所致";血痹病是"加被微风";肾着是"身劳汗出,衣里冷湿,久久得之";黄汗病是"汗出入水中浴,水从汗孔入得之"等。再如本篇强调分步治疗,第14、15条皆是。全书亦有许多体现。如痓病虽反复强调津伤,但葛根汤未如栝蒌桂枝汤般用生津药,应有此原因;历节病桂枝芍药知母汤条有"身体魁羸",已属虚劳,但该方先治历节;虚劳病桂枝加龙牡汤亦是先治失精梦交,缓图虚劳等,不胜枚数。

而从隐性的方面看:如对其它文献的引用。由前章归纳所见,多出现在理论类,与本篇情形一致;再如本篇病因学中情志致病因素缺如,全书以情志病编排杂乱与之"呼应";等等。

如果说显性的一致还有可能是大家共性的自觉的话,隐性处的高度吻合则很难作此解释。尤其是,情志致病因素在《内经》中已经被反复强调的情况下,忽然于本篇及全书它篇都默契地在理论上齐步后撤,这一现象很难让人认可说不是张仲景所写,而是张氏的"知音"所作。如果心领神会是那么容易,伯牙子期也不值得人们怀念至今了。

痙濕暍病脈證治第二

篇名中的"痉",自成无己始,包括文字学家历有考证,应是"痉",传写之误。下文中悉用"痉"字。

多个古本的《伤寒论》,于"太阳病"篇之前,有"辨痉湿暍脉证"篇,彼篇内容同于本篇,唯其第一条是本篇所无者:《玉函》本是"太阳病,痉湿暍三种,宜应别论,以为与伤寒(指病名)相似,故此见之。"唐本是"伤寒与痉(即痉)病湿病及热暍相滥,故叙而论之。"宋本是"伤寒(指病因)所致太阳病痉湿暍,此三种宜应别论,以为与伤寒(指病名)相似,故此见之。"各本意旨相同,皆是说明痉湿暍篇出现在《伤寒论》中的原因,是因这三个病在太阳阶段与伤寒病颇为相像,为与伤寒病作鉴别而写入。

后因传抄的原因,重视杂病的人,将其抄录进《金匮》。这是它出现在《金匮》的原因(钱超尘.《伤寒论文献通考》.学苑出版社,1993:99.)。

延伸问题 1:病名含义的古今不一

病名的含义问题,是概念问题,实际上也是诊断的大问题,故尔了解病的含义非常重要。但同一个病名的含义所指,古今多不统一。

这甚至包括以主症命名的病种。如咳嗽,在《内经·咳论》的咳嗽病,其含义是,凡以咳嗽为主症者,任何原因引起的都包括在内。而《金匮》的咳嗽病,则是指除去肺痈、肺痿、肺胀、支饮之后,以咳嗽为主症的疾病。至于今之《中医内科学》,则是指再除去肺痨、哮喘、肺癌等之后者。

而在非主症类病名时,其含义的出入变化更大。从形式上看,既有概念的外延缩小者,如黄疸,《金匮》的黄疸包括萎黄,当今则明确将其排除在外。亦有外延变大者,如痉病。今《中医内科学》无论外感内伤,凡见痉病主症,即谓痉病。《金匮》则仅指外感所致者。至于概念内涵的变化,则多取更改病名的方式。如《金匮》的下利病,涵盖所有腹泻类的疾病,今将之区别为泄泻与痢疾,而《金匮》的梅核气、脏躁等,今则将其合为郁证一病。

以上说明,了解《金匮》病名的含义所指,是正确理解其疾病篇章的第一关键。

延伸问题2:如何理解篇章体例有时一病成篇,有时数病合篇?

《金匮》在篇章体例上,有一病独立成篇者,如疟病、黄疸病;亦有数病合篇者,所合2～6病不等,如本篇是3病合论。如何理解有两种不同的体例方式?为何不将其统一?

一本书在动笔之前,最重要的一件事,就是谋篇布局,分篇的结构绝对不可能是随意之举。

体例关乎学术思想。《内经》在方法论上有所谓"智者察同,愚者察异"之说,那么,一病独立成篇是否察异,多病合篇是否求同?今天的临床各科,将其统一成每次只论述一个病的体例,这种改变是对张仲景学术思想的继承还是背叛?

首先,一病独立成篇不是因为条文数量多,如疟病篇合共5条,奔豚气病篇只有4条,数病合篇也不是因为条文数量少,如呕吐哕下利病篇共47条原文,是全书条文数最多的一篇。所以不是简单的条文数量的原因。

其次,从反面看,若是追求合病求同,那为何不是全部篇章都以合篇形式?为何不设计成更大程度的合篇,如全部脾胃病都合为一篇,全部肺系疾病都合为一篇?更大程度的多病合篇,在技术上并非难事,轻易即可做到。

而全部以一个病独立成篇,却有许多难以克服的诊断方面的困难,即难以分辨,或曰难以鉴别诊断。例如肺痈与咳嗽同篇,因二者都以咳嗽为主症,只有到了肺痈的第三期溃脓期,才能依据肺痈病极具特色的痰,将二者清楚地分开。胸痹与心痛病合篇,因二者主症相似,都是疼痛,病位相近,且胸痹的疼痛有时发生在心窝部位,难以分辨。呕吐与下利同篇,则是因为呕吐与下利可同时并见等。反观凡独病成篇者,都是诊断清晰明确的病种。它或因主症有特殊性,如黄疸病、水气(水肿)病、奔豚气病,或是有别于它病的病变过程,如伤寒病、疟病。

应该看到,区分疾病而不是放弃对疾病的区分(体现在《金匮》的结构上,前者指向独病成篇,后者指向多病共篇),符合人类认识的本能,它甚至不一定是主观意志的选择决定。即区分的要求是普世的,是跨越民族文化的。以2003年的SARS为例,最初是按普通肺炎处理的,但不能控制,且短时间内出现大量此类病人,很自然地,人们开始怀疑这不是常见的普通肺炎,于是命名其为"非典"。"非典"就是区分,且只是区分,即"不是"典型肺炎,那"是"什么?这时并未能回答。但"非典"的命名,使其被从一般肺炎中区分了出来。因为这个不成病名的病名,使它得到一个关于它的专门研究机会,新的认识才有可能诞生。

所以,个人的看法是,一病独立成篇是张仲景的学术追求,多病合篇讨论则是受限于认识条件不得已的存在。本篇即应该是因为痓、湿、暍三病证均由感受外邪所致,早期均以恶寒发热表证(暍病指暑湿在表)为主症,不易分辨,故将其合为一篇讨论。

【痓病】

一、所谓痓病

痓,病名。《说文》:"痓,强急也"。强,繁体字写作"彊",通"僵"。痓病于原文第7条定义为:"病者身热足寒,颈项强急,恶寒,时头热,面赤目赤,独头动摇,卒口噤,背反张者,痓病也。"主要临床表现依当今的解读视角,可分为两组,一组是颈项强急,独头动摇,卒口噤,背反张,谓之动风见症;另一组是身热足寒,恶寒,时头热,面赤目赤,谓之外感风寒,已渐化热见症。

追溯此病的早期,可仅有恶寒发热一般表证的表现(见原文1、2两条),随病情化热入里,口噤、颈强、背反张等症一一出现。这是此病的病变过程。

以如今的知识审视此病,即便只是外感原因所致者,其病亦不止于一,即是非单一病。但在具广泛流行性的疾病时,也要考虑到另一因素的存在,即张仲景当时所遭遇的可能只是某种单一病。比如说,不止一个单一病符合寒战高热、气喘咳嗽等临床表现,若将符合这些临床表现者设为一个病种(如《金匮》的肺胀),显然应属类病(非单一病),但如果时间处在2003年的春季,地点在广东或香港,它们就也有可能是单一病SARS。只是由于缺少如病原微生物的检查等技术,可能会有一部分的误诊。

个人认为,对此病含义的理解,学术界存在误会。最严重的问题是将本篇内容割裂,而非作为一个整体。如概念其为"以项背强急、口噤,甚至角弓反张为特征","甚至"即未定出现,严重时才出现之意,如此,将非中枢性的如吹风受凉或劳累所致的局部肌肉酸痛、僵硬等亦视作本病的含义所指;因用篇中辛温解表剂有效,未作是否方的扩大运用的考虑,将方的主治病证,简单等同作本病的含义所指。

二、诊断

1. 类别诊断

《金匮》把痉病分为刚、柔两类。第 1 条:"太阳病,发热无汗,反恶寒者,名曰刚痉。"2 条:"太阳病,发热汗出,而不恶寒,名曰柔痉。"后文并为此设下不同的治法方药。

关于文本,第 1 条的"反恶寒"据《甲乙经》校勘(指比较异本,改正文字),更正为:"太阳病,发热无汗恶寒者,名曰刚痉。"第 2 条的"不恶寒"据《诸病源候论》《脉经》,校勘为:"太阳病,发热汗出而恶寒,名曰柔痉。"

文中刚痉、柔痉的分类思路,颇似伤寒太阳病时的伤寒与中风之别,兼且治疗相仿,故刚痉、柔痉被广泛认为也因风寒之邪客袭之故,使皆有恶寒发热表证见症。

此时痉的表现尚未出现。也正因如此才产生与伤寒等其它热性病的鉴别诊断需要。从下文第 7 条看,痉的症状出现时,已属热性病范畴,即已经化热了。

如何理解如此分类?

正如临床表现是病规律的体现,好的分类亦应是病规律的体现之一。不同的是,临床表现是疾病的外在表现,可由直接观察而得,分类却深受对疾病认识深度的影响,因其已触及疾病的本质属性——即分类是按照事物的性质所作的归类活动。故所有的病都有临床表现,分类却只于有些病有,有些病又不止一种分类方法。

痉病为何分作刚柔两类?或者说刚痉、柔痉体现了痉病的什么规律?

原文对有汗、无汗的强调是个线索。

有认为刚痉是寒邪盛,寒主收引,故无汗;柔痉是风邪盛,风主开泄,故有汗。

我不太能同意这一观点。因这一观点实质上指向的是邪有不同,比如二者是两个不同的单一病(如一是肺痨,一是 SARS),或一个是为主的单一病(如 SARS),另一个是误诊为此单一病(如因为缺乏技术手段而误诊为 SARS 者)之类。在同一时间内,传统的诊察条件下,对两个单一病的认识都能如此程度相当,可能性不大。而误诊进来的病,往往彼此间表现分散,不能统一,现竟能整齐到在分类中独占一席之地,亦很难想象。

个人认为有汗、无汗反映的是它们病势有轻重。因为出汗,发热不甚,恶寒轻浅,病势和缓。而无汗者,表郁邪遏,不唯恶寒突出,发热甚至可至"体若燔炭",是病势严重之象。而轻重不同的原因,因为治疗不是同一个方不同用量的区别,怀疑是体质有异之故。病势和缓轻浅,机体却不能自我恢复,说明主因不在邪,乃在人。柔痉以桂枝汤为主方,桂枝汤调和营卫,营卫不是邪,调和不是祛邪之法,知刚痉、柔痉实不仅是轻重之别、亦不是邪有风与寒不同,而理解为刚痉是痉病在太阳阶段时的典型常态,柔痉是人的因素造成的非常态。

延伸问题:各病分类的意义与条件

对疾病的内容要做分类,虽人所共知,但对分类含义的认识却并未足够。

分类有助择定治疗,因为一个病不止适用一个方。这一层含义认识多较充分。而分类自身是病规律的某种体现,病不同,适合的分类方法自也不同,这一层含义却普遍误会较深。突出的体现如"六经钤百病"说,浑欲将百病皆以六经分类,竟是无视张仲景只于伤寒病以六经分类的白纸黑字。

仲景于具体疾病时的分类,各病是很不一样的。伤寒以六经分为六类,太阳再分中风与伤寒;痉病亦以太阳起病,却分作刚、柔两类;疟病共仅5条原文,其中牝疟、温疟、瘅疟分类各占1条;而原文数最多(共47条)的呕吐哕下利病却未做分类;至于痰饮病、水气病则设有不止一种分类方法。为何需要这么复杂?

① 首先要看到,张仲景对分类不妥协,说明它重要,事关原则。

② 其次,书中分类的有无及方法的不同,与其病的是否单一性密切相关。单一性的有,非单一性的无。尤其是非单一性的病,若属已从中分离出单一性病之后的"待查"状态的病,则更是。如咳嗽,实是从分离出肺痈等之后的"咳嗽待查病",故即便条文众多,也不设分类。

当然,因为罕见,认识积累内容尚少所致的未设分类者,则不属此列,如女劳疸。

很明显,在仲景处,分类是作为疾病规律的体现出现的。绝不是用已有的八纲、脏腑等为工具,分类每病,体现出对病规律的尊重。

《金匮》中较贴着病的本质走的,肺痈病是典型之例。"热之所过,血为之凝滞"所揭露的正是该病的本质属性。虽然张仲景未为肺痈的各类(期)命名,但表证期、酿痈期、溃脓期等内容是呼之欲出的。不仅《金匮》,至今中医学也只有肺痈病作如此分类。

③但也要注意到，在其笔下的疾病规律里，有人规律的位置。当人的原因对病规律造成影响，使病规律不典型者，会另设专类。如疟病的牝疟、伤寒病的少阳等。

④把握各病自身的规律，需要认识条件。认识条件的限制，使认识程度必然不一，有一个逐步清晰的过程，分类会随之出现调整变动，甚至多种分类方法并存。如痰饮病、水气病，设多种分类法，反映的是尚未逼近病的核心本质。

⑤于是病的分类，包括是否分类、如何分类，还可用来分析张仲景对这个病的认识状态。

总之，分类复杂，是因为病不同，病的内容不同，病的演变规律不同，适合于各病的分类方法自也各不相同。不可能也不应该粗暴简单地要求以一个统一的分类法通用于各病。

2. 病因诊断

原文4～6条[①]讲述了其时对致痉原因的理解。

综合文中内容，其因指向两个方面：一是风寒外邪袭表。原文中的"太阳病""风病""身疼痛"都是指此。二是津液不足。条文4的"发汗太多"，5的误下、复发汗，及6的所谓"疮家"。《金匮》的"家"有两种含义，一是病程久长者，一是病程虽不久长，但病势严重者。此外，在《金匮·产后病》尚提到"新产血虚，多汗出，喜中风，故令病痉"，与这里的认识一致。

同为感受风寒之邪，却出现与一般外感病不同的临床表现，文中将其原因责之病人的身体状态（津液不足），而不是认为风寒之邪的内在构成可能有所不同。但人的津液不足，使普通风寒外感易成痉病，这一认识的真实性如何？

延伸问题：痉病之因，邪耶？虚耶？

就风寒在表的病人，为何仅有部分出现痉病的问题，张仲景的认识是人体质因素的原因，而不是风寒之邪可能有内在构成不同。那么《金匮》的痉病究

---

① 太陽病，發汗太多，因致痙。（4）
　夫風病，下之則痙。複發汗，必拘急。（5）
　瘡家雖身疼痛，不可發汗，汗出則痙。（6）

竟是不同体质者的普通感冒,还是有别于普通感冒的另外一种外感热性病?

原文在痙的原因中,指向的虽是津液不足:发汗、发汗太多、下之,但细究原文,其实还有一个更重要的、每条都符合的因素——外感。即文中的"太阳病"、"风病"、"身疼痛"(是仲景表证的互辞)、"中风"①。这也就是说,至少无法否认尚有一个重要可能是,因为感受了不同的外邪。而从反面看,若津伤是决定其是普通外感还是痙病的重要原因,则于诊断环节,应于书中见有津伤与外感这两个因素孰主孰次、孰缓孰急的诊断辨别;在治疗时,应是以生津而非疏散表邪为主为重,然都不是,显示在津伤与外感这两个因素中,其主导的因素是邪。再则,《金匮》的痙病是存在着由表及里的演变关系的。7条是开始化热,13条是已然化热入里热盛动风的治法,与普通感冒的演变规律不同,却颇似脑炎之类外感热性病的病变过程。故我倾向认为《金匮》的痙病,主因在邪。

原文在治疗与病因认识之间显现某种矛盾。但治疗是经验,经验由客观事实的筛选而来,病因认识却有更多的个人主观因素影响其中。体质因素作为外感热性病类痙病的病因说,在后世未能占有一席之地,当有其原因。

至于在热病过程中,因热病而引起的津伤,要急下存阴,甚至要泻热养阴,却是另一个问题,不与此处同。因这里说的是病因,不是病理。意义不同。

有认为,部分婴幼儿,因神经系统发育未臻完全,于普通感冒出现高热时,会发生抽搐,这种高热抽搐按中医学的辨证方法诊断,有部分属在风寒表证的范畴,《金匮》的痙病即相当于此。恕我不敢苟同,因这只能说是《金匮》方的扩大运用。此婴幼儿之例,虽能解释风寒表证阶段,但其不会发生热盛动风的传变(一般而言,预后较好),必须割裂原文表里证之间的演变关系才能成立,使痙病的自身规律被肢解破坏。更重要的是,此种情形也不是平素积极养阴就能预防杜绝再发生的。

至于单一的颈项强急症,它并不一定是痙病,而可能只是局部的肌肉紧张僵硬状态。

3.临床表现诊断

痙病主症及主脉见原文第7条"病者身热足寒,颈项强急,恶寒,时头热,面赤,目赤,独头动摇,卒口噤,背反张者,痙病也。"与9条"夫痙脉,按之紧如弦,直上下行。"

---

① 新產血虛,多汗出,喜中風,故令病痙。(《金匮·產後病》1)

"……者,……也",是典型的判断句式,张仲景将其作为痉病的概念,于本条首次讲述。概念性条文,仲景的行文惯例一般都是出现在篇章的首条的,本病却不是。首1、2条是痉病的分类,是痉病开始时的临床表现,那时尚仅有表证的见症,尚未化热,亦尚未见动风的情况。也就是首篇"脏腑经络先后病"的"先",本条是"后"。这一"先""后"关系是本病的演变规律,是诊断本病的一个重要知识点。

从临床表现看,痉病概念里的典型症有两组。一是颈项强急,卒口噤,背反张,三者并见。强(jiàng)者,身体不柔和、僵硬貌。急者,紧缩之意,筋脉紧缩不柔和。口噤,即牙关紧闭。"卒"通"猝"。背反张,即角弓反张。

与当今紧主寒,弦主痛主肝说不同,张仲景叙述的脉象里常紧弦并见,紧是力度,弦是表象,是对同一类脉象从不同角度所作的描述。

痉病的主脉为寸关尺三部脉象紧急如同弓弦。提示痉病病位在筋脉,是一种以筋脉强急为主要病理变化的疾病。因为筋脉拘挛,出现了寸关尺三部紧弦的脉象,这种脉象不仅是《金匮》病邪在表痉病的主脉,也是当代中医含义更为广泛的痉病的主脉。这种脉象在痉病发作之时最为典型。

第二组临床表现是热象见症。痉病是外感热性病的一种,面赤目赤,时头热身热都是开始化热之象。

这意味着,《金匮》的痉病其实也是外感热性病种。因为痉病也会在过程中化热,与伤寒病病变过程相似,在表证阶段时与伤寒病不易区分,所以张仲景才要将痉病、湿病、暍病共同列为与伤寒病的重要鉴别诊断病种。

另外,有时尚可见到风寒在表、表寒未尽的余象,文中"足寒"即是。

三、治疗

1. 栝蒌桂枝汤证

[原文]太陽病,其證備,身體強,几几然,脈反沉遲,此爲痙,栝蔞桂枝湯主之。(11)

栝蔞桂枝湯方:栝蔞根二兩　桂枝三兩　芍藥三兩　甘草二兩　生薑三兩　大棗十二枚。上六味,以水九升,煮取三升,分溫三服,取微汗。汗不出,食頃,啜熱粥發之。

一般认为,本条是柔痉的证治。

关于诊断:原文的脉症可分作两组把握:

一组是风寒表证的表现。原文用"太阳病,其证备"表述。太阳病的症候表现俱备之意。"太阳之为病,脉浮,头项强痛而恶寒"(《伤寒论》第1条)。但从其所用为桂枝汤来看,应该是太阳病中风证"太阳病,发热,汗出,恶风,脉缓者,名为中风"(《伤寒论》第2条),也就是本篇第1条的柔痉见症。以发热不甚(所谓"翕翕发热"),恶寒不明显,或仅为恶风、有汗为特征。

另一组是痉的特有表现,原文用"身体强,几几然,脉反沉迟"表述。

几几然,作修饰"强"的状态副词,"然"是形容词词尾,表示"……的样子"。"几几"之前多读作 shū shū,指鸟之短羽,欲飞不能之状,解为痉病之俯仰不自如貌。但"读为'殊'音的'几'虽然可见于《说文》,却在任何文献中都未曾实际使用过"(钱超尘著《中医古籍训诂研究》,贵州人民出版社,1988),且与拘强之意不符,故近来对此解释多有异议。《诗经》有"赤舄几几"句,《说文》两引之,一作"赤舄几几",另处作"赤舄掔掔"。"掔"与"几"相通,"掔","固也"。引申为不灵活。又有说"几"为居隐切,可与"紧"(居忍切)通。皆较前佳。无论作何解,总是形容强急、僵硬的样子。

太阳中风,脉多浮缓,却见沉迟,故曰"反沉迟"。它与身体强,几几然并主痉,故曰"此为痉"。这里沉迟脉的理解,一般解释为与前条文(9)所述之紧弦脉皆为痉之主脉,只是紧弦脉是从力度的角度言为紧绷,从形象的角度言如弓弦;本条是从位置的角度言见沉伏,从往来的角度言多迟涩。其中尤要注意这里迟不主寒,与沉并见,是一种类似于弦急之脉,故必是沉迟有力。以上皆属太阳经脉拘急不舒的表现。

风寒在表之所以会引起太阳经脉不舒,其认为是由于素体津液不足,经脉失养所致。但这个素体津伤是认定的(即痉病的发生推测是因津伤的存在),故并没有辨别津伤有无多寡的环节。

治疗:用发汗散邪、生津养筋的栝蒌桂枝汤。方中以桂枝汤发散太阳之邪,以栝蒌根生津舒筋。

"煮取三升分三服",即每服一升。说明方中药物的剂量是三剂药的总量。当今的习惯是处方中只写一剂药量,然后按所取剂数相乘翻倍,比如今处方桂枝10克,若取方3剂,则总量是30克。若在仲景时,同样情况却处方写作桂枝30克,分三服。

方后"取微汗。汗不出,食顷,啜热粥发之",对比《伤寒论》桂枝汤服法"服一升。服已须臾,啜热稀粥一升余,以助药力。温覆令一时许,遍身漐漐微似有汗者益佳",即桂枝汤是直接啜粥助汗,本方是视药后情况,有必要时再啜粥。本方发汗更小心。

《伤寒论》第 14 条"太阳病,项背强几几,反汗出恶风者,桂枝加葛根汤主之",与本条在病机上颇为相似,关于桂枝加葛根汤的组成,有两种不同说法:一说是桂枝汤加葛根、另说是即指葛根汤,用葛根是共识。故也有学者提出栝蒌桂枝汤中亦应有葛根之说,从临床的角度言,此看法可以接受。

2. 葛根汤证

[原文]太陽病,無汗而小便反少,氣上沖胸,口噤不得語,欲作剛痙,葛根湯主之。(12)

葛根湯方:葛根四兩　麻黃三兩(去節)　桂枝二兩(去皮)　芍藥二兩　甘草二兩(炙)　生薑三兩　大棗十二枚。上七味,㕮咀,以水一斗,先煮麻黃、葛根,減二升,去沫,内諸藥,煮取三升,去滓,溫服一升,覆取微似汗,不須啜粥。餘如桂枝湯法將息及禁忌。

讲述欲作刚痙的证治。"欲作",处在发展演变之中。

诊断:原文的脉症亦可分作两组把握:

一组是风寒表证表现。在原文中以"太阳病无汗"表述,其中尤要注意其所强调的"无汗"(《伤寒论》第 31 条"太阳病,项背强几几,无汗恶风,葛根汤主之",强调的也是太阳病无汗),可作为一个辨证要点。同时因表闭无汗者表证多较严重,故其恶寒发热症候明显。这些并为风寒束表的征象。

另一组也是痙的特有表现。原文所述的是,于"气上冲胸"时出现一时的"口噤不得语",提示痙病欲作。"气上冲胸"的原因,一般都解释为与引起"小便反少"的病机有关,即与太阳(含足太阳膀胱)受邪,经气不利有关,说无汗之时本应小便多,今反不多,且又无汗,邪气无从外达,逆而上壅时,则"气上冲胸"。

"小便反少"出现在本条,是一个较特别的症,现有对它的解释都不太令人满意。多数注本作水津缺乏解,但恐未妥。因若是津液缺失到小便量少的地步,说明津伤甚深,此时的治疗不应没有生津养阴药。换言之,若是津液缺失到小便量少的地步,从临床角度而言,则不适合用葛根汤原方治疗。于临床见有部分感冒病人,在未增加饮水的情况下,小便却明显较未病时增多,小便与感冒的关系大概仍有探讨空间。

对本条病机的解读,仍认为是感受风寒在表,太阳经脉不舒。注意原文中仍无辨别津伤有无、多寡的环节。

治疗:葛根汤发汗散寒,升津舒筋。

方中以葛根为主药,取其解痉的作用。是针对病机中经脉拘挛的因素而设置的药物。针对病机中风寒在表因素所设的发汗散寒方,不用麻黄汤而用桂枝汤加麻黄,一般认为是因麻黄汤为发汗峻剂,易损伤病人的津液正气;而桂枝汤发汗之力较弱(故其加减可用于多种内伤杂病的治疗),可最大程度地保护病人的津液。

方后所嘱"覆取微似汗","覆"即覆盖,指覆盖被褥之类保暖以取汗。"不须啜粥。余如桂枝汤法将息及禁忌","将息"指调养休息。是说本方是以桂枝汤为底方,药后护理如桂枝汤法,包括禁忌,唯有一项不可循例:"不须啜粥",仍是保护津液之意。

葛根是升津,而非生津,是否意味着本条素体津液不足的情况不存在?逻辑上仍可解释:风寒之表严重时,以急者先治的分步治方法。且有依据:因栝蒌桂枝汤方后为"取微汗",而本条方后为"取微似汗",保护病人的津液更谨慎。仲景书难读于此可见一斑,综合阅读之重要也于此突显。个人仍持主因在邪不在津伤说,理由如前不赘。

延伸问题:如何理解桂枝汤与麻黄汤解表功效的不同?

桂枝与芍药在张仲景方中,是一组关系非常稳定的药物,主治很活泼。包括用以调和营卫(桂枝汤、栝蒌桂枝汤、葛根汤、桂枝加黄芪汤、芪芍桂酒汤)、调和气机(桂枝芍药知母汤、桂枝加桂汤)、调和气血(桂枝茯苓丸、黄芪桂枝五物汤、温经汤)、调理脾胃(桂枝汤、小建中汤、黄芪建中汤)、调和阴阳(桂枝加龙牡汤)等。可以说,它不仅是异病同治方,且是异证同治方(桂枝汤原方除用于太阳中风外,亦治妊娠恶阻)。视其方后护理是否要求取汗,可知其功效目的是否在解表。

在作为解表剂时,如何理解它与麻黄汤的主治功效之别?

关于这二方的比较,通常的说法有二:一是,麻黄汤治风寒表实证;桂枝汤治风寒表虚证。但此说法不但易使人误会桂枝汤证是虚证,且功效易与玉屏风散混淆。二是,麻黄汤是辛温发汗,宣肺解表;桂枝汤是调和营卫。此说其实未构成比较,因不在同一个语境里,既未回答麻黄汤对营卫的影响是什么;也未回答桂枝汤也辛温,也能发汗解表,其特点又是什么。

营卫不和几乎是专为桂枝汤证量身定制的独门秘语。其它都用风寒表证、风热表证等阐述。只有在同一个语言系统里，问题之间才能形成比较并准确定位。语言是为了沟通，为了交流，这种独自在一个局部所用的语言，颇似生活中的自言自语，未免让人不知所云。

不过，个人认为，这样的"少数民族语言"还是有价值的。其价值在于"隔离"，类似"非典"之"非"。意义是拒绝了以发汗解表方来归类桂枝汤。即桂枝汤与一般的解表方不同。至于是怎样的不同？尚未能回答，故用不能与同类方比较的"营卫不和"将该方功效主治隔离。实际上，有许多学者曾提出，放置在《方剂学》解表剂的桂枝汤，应出现在和解剂中。

我个人的认识是，桂枝汤证是风寒表证较轻之证，而麻黄汤证是较重之证，有表邪轻重之别。但二方的不同却不是发汗功力大小的差异（否则仅以一方大或小其用量即可)，而是性质的不同。麻黄汤是着眼于祛邪之方，桂枝汤则是着眼于人体正气之方。因感邪较轻仍然发病，说明主因不在邪，而在正。所以桂枝汤的发汗需依赖药后护理才能达成，所以桂枝加桂汤亦不属发汗剂，所以要用营卫不和证来表述。营卫不是邪，已暗示桂枝汤不是发汗祛邪剂。

但桂枝汤证是否虚证？个人倾向于不是。而是一种功能失于协调的亚健康状态。桂枝芍药的关系有调整人体整体功能之效，所以它才会那么活泼地运用。但它毕竟不是补益剂，有必要时需加补益药，如桂枝加黄芪汤。

3. 大承气汤证

[原文]痙爲病，胸滿，口噤，臥不著席，腳攣急，必齘齒，可與大承氣湯。(13)

大承氣湯方：大黃四兩(酒洗)　厚朴半斤(炙，去皮)　枳實五枚(炙)　芒硝三合。上四味，以水一斗，先煮二物，取五升，去滓，内大黃，煮取二升，去滓，内芒硝，更上火微一二沸，分溫再服，得下止服。

本条是表邪入里，热盛动风痉病的诊治。可视作痉病的演变轨迹。

诊断：原文所述皆为痉的特有见症："胸满，口噤，卧不着席，脚挛急，必齘(xiè)齿"。

胸满，注家多解作角弓反张时胸部上挺之状态，一说"满"读如"懑"，意同"闷"，即前条气上冲胸之剧者。可作参考。卧不着席，即指角弓反张。脚挛急，指小腿的抽掣拘挛。古汉语里的脚指的是今之小腿。而齘齿，解为口噤严重之表现。指牙齿摩切作声。

至于热盛之候，原文中并未细述，根据临床所见，应该有壮热，不恶寒，烦渴，肌肤燥热，舌红苔黄脉弦数有力等。

治疗：以大承气汤通腑泻热，急下存阴。

"内"，同纳。纳入。

大承气汤在本条取的是泻热的作用，冀热减则痉止，故腹满便秘不一定是其必见之症。但原文中"可与大承气汤"，而非之前两方之"……方主之"，语含斟酌之意，可视病情轻重选用承气类方剂。

文中"可与"、方后"得下止服"均有保护病人津液之意。但这时的津伤是热病的消灼所致，不可简单等如津伤病因的证据：治从急下存阴而非大补阴津已然说明。急下之下，热势缓解，不再耗伤津液，使残留之津液可得以保存。因以热盛为主为急，故方中未配养阴生津药，以急者先治。但下法本身也损伤津液，故要求"得下止服"。后世为这种情况希冀标本并图时创制了增液承气汤。另对抽搐较甚者加入息风止痉等品，此是后话不提。

延伸问题1：本证是否由刚痉、柔痉发展而来？

有此一问，当然是因为当今对此问题的广泛否认。

应该说，《金匮》在太阳痉病与热盛动风之间是存在着由表及里的传承关系的。这一点从《金匮》为痉病所下的定义也可看出部分端倪："病者身热足寒，颈项强急，恶寒，时头热，面赤目赤，独头动摇，卒口噤，背反张者，痉病也。（7）""……者，……也"这一典型的判断句式，实际上是关于痉病的诊断思路。这一诊断要求，从证的方面而言，包含着太阳与里热的双重要素。

而有必要作此一问，从今天的临床角度看，这种会在短时间内即由太阳传里之痉病一般都属外感热性病（即今温病学）之范畴，这种会化热传里之痉病在其表证阶段，多属风热表证（除非阳虚体质者），治疗应以辛凉解表，而不宜用辛温的方法。

而一旦出现典型的痉的症状，则已说明邪不在表，是热盛动风了。

延伸问题2：仲景方寒下剂组方结构如何？

总结仲景方寒下剂的组方结构，有以下倾向：

以泻积为目的时，多以泻下药配行气破气药，且泻下药锁定在大黄、芒硝；

行气破气药锁定在枳实、厚朴。最简配伍是大黄配枳实。方如小承气汤、麻子仁丸、厚朴大黄汤、厚朴三物汤、厚朴七物汤、大柴胡汤。

以泻热为目的时：倾向于只用泻下药，不配行气破气药。泻下药仍多锁定在大黄、芒硝。方如调胃承气汤、桃核承气汤、抵当汤、抵当丸、大黄牡丹汤、茵陈蒿汤、大黄硝石汤、附子泻心汤、大陷胸汤、大陷胸丸、大黄甘草汤、大黄黄连泻心汤、泻心汤。后世又有增液承气（《温病条辨》方。玄参、麦冬、细生地、大黄、芒硝）、导赤承气（《温病条辨》方。赤芍、生地、生大黄、芒硝、黄连、黄柏）。所例外者，仅栀子大黄汤（栀子、豆豉、大黄、枳实）。

但，无论是以泻热或泻积为目的，处在最顶端的，是大承气汤，该方有泻下药与行气破气药两条组方思路。

另，作为温下剂及取其逐瘀活血作用方剂的配伍结构不在此列。

【湿病】

一、所谓湿病

湿病，病名。指外感湿邪在表，以恶寒、发热（主表）、身重、骨节疼痛（主湿）为主症的一类病证。病位在肌肉关节。感受外湿，一般较易从气候、环境因素中获得佐证。

湿病后被取消。在当今，它被归属成感冒的一个证型，且较《金匮》的内容大有缩减。

二、诊断

1.临床表现诊断

湿病，字面意思是湿邪为病。湿有外感，亦有内生，本篇从多用汗法发散湿邪来看，所论应是外湿。这是当今将此病放置在感冒病内的原因。

如此，湿病就是从病因而得的病名。外湿可致病，在《内经》有多篇论述，但皆只将其作为病因看，未将其作为病种处理。二者的区别在于，作为病因，可出现于多种疾病中；而作为病名，则不仅只是这一个病，且有其自身的独有规律。其情形犹如寒邪致病与伤寒病的关系。

既是一个新设立（发现）的病种，《金匮》一般都会于篇内首先作该病的定义，而定义一般都从主要临床表现做出。

15 条:"湿家之为病,一身尽疼,发热,身色如熏黄也",判断句式,是概念性表达。因 19 条主症与其一致:"湿家病身疼发热,面黄而喘",之外,16 条是"湿家,其人但头汗出,背强,欲得被覆向火",20 条是"湿家身烦疼",17 条则是湿家被误治的情况,等等,故推测"湿家"似是湿病典型者之名。

2. 分类诊断

19 条在湿家主症基础上,且有"头痛,鼻塞而烦,其脉大,自能饮食,腹中和无病,病在头中寒湿,故鼻塞,内药鼻中则愈",14 条:"太阳病,关节疼痛而烦,脉沉而细者,此名湿痹。湿痹之候,小便不利,大便反快,但当利其小便。"这是按湿邪所犯(停)部位分。

21 条～24 条① 都是"风湿"如何,这是按病邪兼夹分。

以上无论哪种,都是散见于不同的论述治疗的条文中,都不是对分类的系统阐述。后者是理论,前者可以只是经验。

三、治疗

1. 治法

[原文]太陽病,關節疼痛而煩,脈沉而細者,此名濕痹。濕痹之候,小便不利,大便反快,但當利其小便。(14)

風濕相搏,一身盡疼痛,法當汗出而解,值天陰雨不止,醫云此可發汗,汗之病不愈者,何也? 蓋發其汗,汗大出者,但風氣去,濕氣在,是故不愈也。若治風濕者,發其汗,但微微似欲出汗者,風濕俱去也。(18)

14 条论述了表里皆湿时里湿的治法。

"太阳病,关节疼痛而烦","烦",混乱,纠缠。在文中指痛势缠绵,纠缠不休。由于外感湿邪在表,故出现恶寒发热的"太阳病";由于"湿流关节",经脉

---

① 病者一身盡疼,發熱,日晡所劇者,名風濕。此病傷於汗出當風,或久傷取冷所致也。可與麻黃杏仁薏苡甘草湯。(21)

風濕,脈浮、身重,汗出惡風者,防己黃芪湯主之。(22)

傷寒八九日,風濕相搏,身體疼煩,不能自轉側,不嘔不渴,脈浮虛而澀者,桂枝附子湯主之。若大便堅,小便自利者,去桂加白术湯主之。(23)

風濕相搏,骨節疼煩掣痛,不得屈伸,近之則痛劇,汗出短氣,小便不利,惡風不欲去衣,或身微腫者,甘草附子湯主之。(24)

经气不畅故出现"关节疼痛而烦",这二者是本篇所讨论的外湿的典型症。

脉细主湿,但脉沉却不主表,故"脉沉而细"说明本条可能病不太单纯,可能还有里证。果然,"小便不利,大便反快"指小便量少不利,大便稀溏泄泻,正是里湿见症。这种里外皆有湿邪的病证甚至有一个专有的命名,"湿痹",大概是因此病症在那时较常见。

表湿兼夹里湿之证,其治法根据因势利导原则,分辨表里内外的轻重缓急,急者先治,外湿宜从汗法祛除,里湿则应从小便给以去路,亦即所谓"治湿不利小便,非其治也"之法。

18条的风湿相搏,据《沈注金匮要略》《医宗金鉴》等并作"相搏"。应是。"搏"为"搏"字之错讹。搏(tuán)为抟之繁体,指把散碎的东西捏聚成团。"风湿相搏(搏)",意为风与湿邪合并致病。

该条以问答形式,论述湿病治法是,"发其汗,但微微似欲出汗",简称之为微汗法。从后文所用药物来看,其微汗并不是通过对药物的限制达成,因用药未见有特别的限制(如夏天该用麻黄者改用香薷之类),而是不管用什么药,但要求药后一律保持微汗出。即以药后反应为微汗的标准。它较之简单的用药限制,对医生的要求其实是更高了。后世对本条的发汗要求的理解,另增一项普遍认可的原则:微汗状态需持续保持一段时间,不可稍现即罢。

用汗法,是因为本篇讨论的湿病乃湿邪在表的症候,"其在皮者,汗而发之"(《素问·阴阳应象大论》),要求取汗持续,是因为湿为阴邪,其性质黏腻滞着,使湿邪之病,多病程缠绵,此时施以汗法祛邪,必不可一蹴而就,故需保持持续汗出,方能使湿邪逐渐外出。因汗法亦祛邪法之一,易伤损正气,故取微汗的方法,以最大限度地祛邪气,保正气。

因"风湿"一词,许多教材中都提出微发汗的方法仅是风湿表证的治法。此提法不够严谨确切。"风湿"之风,应视作外感湿病时的一个常见共同致病因素,即风湿一体,而重在论湿。因为风为百病之长,是六淫之邪中的首要致病因素,其它五邪(寒、暑、湿、燥、火)每多依附于风而侵犯人体,故风邪为病时常常是以风寒、风热、风湿等形式多因素共同出现。此时风邪已不俱备其特异性。正如风寒、风热表证的治疗主要因寒、热的不同而有所区别一样。

条文中还回答了"值天阴雨不止,医云此可发汗,汗之病不愈"的原因,是因为"发其汗,汗大出者,但风气去,湿气在"的缘故。

虽然有相当的学者认为以上两条原文论述的都是湿病的治法,但从本篇湿病的内容来看,主要侧重于讨论湿邪在表的外湿证,《金匮》该篇所用六个治方皆在汗法之列,故我认为应以汗法为其代表治法。即条文(18)是湿病本证的治法,条文(14)属湿病兼夹证的治法。

外湿之邪是感受所致,邪去应可正安,故汗法是单纯的祛邪法。里湿却是身体自生之邪,仅祛邪不足以纠正脏腑功能的失调或低下,故利小便法不可理解为仅是利尿药组成之剂,健脾利尿(湿)、温阳利尿(湿),乃至理气活血化痰等都可包括在内。要给里湿以去路(从小便走是最常用者),并同时以杜绝湿邪的继续生成为目的。

2. 方治

① 纳药鼻中
[原文]濕家病身疼發熱,面黃而喘,頭痛鼻塞而煩,其脈大,自能飲食,腹中和無病,病在頭中寒濕,故鼻塞,內藥鼻中則愈。(19)

本条论述了头中寒湿的证治。

诊断: 文中"病在头中寒湿"是病机关键点,从"身疼发热"且"腹中和无病"来看,此寒湿应是新感外邪而得,病在肺卫,故"喘""头痛鼻塞而烦"。脉大主邪气盛而正未虚,正是病势初起之候。

此处的"面黄"与黄疸病之黄有别,乃是既病之后缺乏红润面呈病色之表现。

"自能饮食"是正常,不是病态,特意举出,起鉴别诊断的作用,故下文有"腹中和无病",这是仲景的写作惯例之一,常见的还有"不呕""不渴"等。皆属否定式诊断与鉴别诊断法。

治疗: 因病在早期,病势尚浅,病位局限,故只需"内(即纳)药鼻中"宣通肺卫之气即可告愈。文中"内药鼻中"之药具体所指未有明说,后世学者多解作瓜蒂散之类嗜鼻等。是后世嗅剂剂型的先河。

《金匮》首篇第13条曰"雾伤于上"可视为本条感受寒湿之因。

② 麻黄加术汤证
[原文]濕家身煩疼,可與麻黃加朮湯發其汗爲宜,慎不可以火攻。(20)

麻黃加朮湯方: 麻黃三兩(去節) 桂枝二兩(去皮) 甘草一兩(炙) 杏仁七十個(去皮尖) 白朮四兩。上五味,以水九升,先煮麻黃,減二升,去上沫,內諸藥。煮取二升半,去滓,溫服八合(gě),覆取微似汗。

本条为寒湿在表的湿病。湿病的分证是由湿邪与其它不同的病邪兼夹构成的。本方证的特点是兼夹寒邪。

诊断:其方证的诊断要点有二,一是湿在表见症(恶寒、发热、身重疼痛),二是其表证寒象突出(体温可甚高但自觉恶寒严重,无汗,身疼突出)。病属新起,病程尚短,虚象未现。

湿邪与寒邪相兼夹,侵犯人体肺卫肌表,其表现除有恶寒发热、身重骨节疼痛等湿邪在表的特点外,尚有明显的寒象。"身烦疼"即是其特点之一。身烦疼,是指身体疼痛剧烈而兼有烦扰不宁,因寒主收引,故寒邪为病,痛势多剧。此外表证则以恶寒明显,无汗发热为特征。

治疗:病邪在表,故治以"发其汗为宜"。麻黄加术汤,是麻黄汤加白术(汉代术尚未有苍、白之分,故认为这里应该是苍术),功能辛温散寒,微汗祛湿。一般认为,麻黄加术汤中,麻黄得术,虽发汗而不致过汗,术得麻黄,并能行表里之湿。个人认为,这样的解释缺乏足够的佐证,失于随意。麻黄加术汤仍属发汗峻剂,因与麻黄汤用量相同,药后取汗法一致,说明发汗力相当。也就是说,这里对微汗效果的控制,不是简单地规定某方某药不能用之类,而是只作为药效的结果要求医生,当用则用,但"取微似汗"原则坚守不变。

"慎不可以火攻之"即是禁忌过汗之意。因如误用火攻(火攻的方法如温针灸、烧火砖等),则大汗淋漓,正伤而病不除,且火热内攻,与湿相合,可引起发黄或衄血等病变,故宜慎之。

方后"合"是容量单位。市制十合为1升,温服八合即为0.8升。

③ 麻杏苡甘汤证

[原文]病者一身盡疼,發熱,日晡所劇者,名風濕。此病傷於汗出當風,或久傷取冷所致也。可與麻黄杏仁薏苡甘草湯。(21)

麻黄杏仁薏苡甘草湯方:麻黄(去節)半兩(湯泡) 甘草一兩(炙) 薏苡仁半兩 杏仁十個(去皮尖,炒)。上剉麻豆大,每服四錢匕,水盞半,煮八分,去滓,溫服。有微汗,避風。

本条为风湿在表的湿病。

诊断:其方证的诊断要点,在于湿病见症中"一身尽疼"的特点。此"一身尽疼"是病位游走不定之意,因感受风湿在表,湿邪与风兼夹,风性善动,使病位游走。从麻杏苡甘汤中药量轻少,且虽属解表剂,却甘草用量独重,其量甚至倍于麻黄来看,其痛势及其它一应症候都应较轻。"一身尽疼"不可解作痛势沉重之意。

文中有一难点,即"发热日晡所剧"的意义。日晡所,"晡"时指天干地支计时法中的申时,即下午3～5时。"所"乃约数之谓。发热病人多在午后为甚,独此处拨冗指出"日晡所剧",一般多解作暗示病势行将化热之意,因日晡时为阳明所主。并举治疗中用性质微寒的薏苡仁作佐证。认为本条不是单纯的风湿在表证,而是有将欲化热之兼夹因素。其表证应是以恶寒轻浅,热势渐重,时有汗出,舌边尖转红等为特征。

"汗出当风,或久伤取冷"是对病因的追述。

治疗:以轻清宣化、解表祛湿的麻杏薏甘汤。轻是指药量,因其病势。清是说薏苡仁,因其病性。这说的是该方的两个特别之点。其中麻黄杏仁宣发风湿,薏苡仁舒筋渗湿,并制麻黄之温,甘草和中。

《辑义》认为,本方剂量小,煎法又与诸方不同,故怀疑是后人所定,而认为《外台》脚气门记载的才是原方:"麻黄四两,甘草二两,薏苡仁半升,杏仁二两。右四味,㕮咀,以水五升,煮取二升,分再服。汗出即愈。"

④ 防己黄芪汤证

[原文]風濕,脈浮、身重,汗出惡風者,防己黃芪湯主之。(22)

防己黃芪湯方: 防己一兩　甘草半兩(炒)　白术七錢半　黃芪一兩一分(去蘆)。上剉麻豆大,每抄五錢匕,生薑四片,大棗一枚,水盞半,煎八分,去滓。溫服。良久再服。喘者加麻黃半兩,胃中不和者加芍藥三分,氣上沖者加桂枝三分,下有陳寒者加細辛三分。服後當如蟲行皮中,從腰下如冰,後坐被上,又以一被繞腰以下,溫令微汗,差。

本条为风湿在表、卫表气虚的湿病。

诊断:其诊断要点有二:风湿在表与卫表气虚证。原文所述的主症亦据此分为两组:脉浮,主表、主风。身重,主湿。脉浮身重并见,是风湿伤于肌表。汗出恶风,是卫表气虚,卫外不固。

其实汗出恶风表证亦可见到,如桂枝汤证。区别它们属表证或表虚的方法是,避之减与不减。因邪(表证)者,虽避风加衣但邪仍在,故不减。而因虚者,则通过避风加衣而使阳气损耗减少,甚或获得帮助,故能有所缓解。

治疗:防己黄芪汤调和营卫,益气除湿,属标本并治之剂。方中防己、白术祛风除湿;用黄芪益气固表;姜、草、枣调和营卫。至于"服后当如虫行皮中",是卫阳振奋,风湿欲解之征。

值得注意的是防己黄芪汤虽仍是一张微发其汗之方,但它催汗效力轻微,其发汗的效果与桂枝汤相若,都是通过药后的护理达到的。即"后坐被上,又以一被绕腰以下,温令微汗"的方法。

本方《金匮》亦用治于水肿。后世医家用其治水肿多于治湿病。

延伸问题:关于度量衡换算

《金匮》方中的剂量有明显的经后人换算、改动过的痕迹。最明显的一则是《伤寒论》中频频出现的"铢"这个重量单位在《金匮》中消失了。而防己黄芪汤中的剂量单位更是极为特殊。主要表现在"分"在仲景书中多作"份"解,而在防己黄芪汤方中因为所用是"黄芪一两一分",显然,此"分"只能理解为是重量单位。但"分"作为重量单位最早始于晋代,晋时六铢为分,四分为两,十六两为斤。这是晋人改动的痕迹。另方中白术所用剂量七钱半之"钱",作为重量单位最早始于宋(一说是唐)代,宋时十毫为厘,十厘为分,十分为钱,十钱为两,十两为斤。这是宋人改动的痕迹。不唯如此,方中剂量还不能仅依据时代较晚的宋代剂量换算,因若皆据宋制换算,则各药比例为防己10 甘草5 白术7.5 黄芪10.1 生姜四片 大枣一枚(方后麻黄5 芍药0.3 桂枝0.3 细辛0.3),其中黄芪、芍药、桂枝、细辛用量与常理相悖,且麻黄与桂枝的药量比例变成了50∶3,显然不合适。故有学者提出,本方剂量白术应按宋制与今换算,余药应按晋制与今换算。

《千金》卷八"风痹门"载治风湿脉浮身重,汗出恶风方:"汉防己四两,甘草二两,黄芪五两,生姜、白术各三两,大枣十二枚。右六味,㕮咀,以水六升,煮取三升,分三服,服了坐被中,欲解如虫行皮中,卧取汗"。方后无加减法,有学者认为此方方是《金匮》原方。

⑤ 桂枝附子汤及白术附子汤证

[原文]伤寒八九日,风湿相搏,身體疼煩,不能自轉側,不嘔不渴,脉浮虚而澀者,桂枝附子湯主之。若大便堅,小便自利者,去桂加白术湯主之。(23)

桂枝附子湯方:桂枝四兩(去皮) 生薑三兩(切) 附子三枚(炮,去皮,破八片) 甘草二兩(炙) 大棗十二枚(擘)。上五味,以水六升,煮取二升,去滓,分溫三服。

白术附子汤方：白术二兩　附子一枚半（炮，去皮）　甘草一兩（炙）　生薑一兩半（切）　大棗六枚。上五味，以水三升，煮取一升，去滓，分溫三服。一服覺身痹，半日許再服，三服都盡，其人如冒狀，勿怪，即是术、附並走皮中，逐水氣，未得除故耳。

本条为桂枝附子汤与白术附子汤俱治风寒湿在表，卫表阳虚的湿病。

一般将此二方按文字顺序作一诊、二诊解。桂枝附子汤是首诊方。

诊断：诊断思路可分为两类，一类是风寒湿在表的表现，另一类是卫表阳虚的见症。

"身体疼烦，不能自转侧"是最重要的主症。"不能自转侧"只是对身体疼痛程度剧烈的形容，不愿做转侧身体的活动，而非活动功能的丧失。疼痛如此剧烈，原文虽曰"风湿在表"，但鉴于身体已疼痛到"不能自转侧"的剧烈程度，普遍认为寒的因素一定夹杂其中。

"伤寒八九日"，"八九日"是病程，"伤寒"指病因，伤于寒。

脉浮主表，脉涩主湿，湿邪阻滞经气运行。脉虚主正不足，从浮取无力及方中所用药物来看，此虚当是表阳不足。故此外当另有卫表阳虚的一组常见症。

至于"不呕"，鉴别是否入里；"不渴"，鉴别是否化热。

治疗：先以温经止痛，散寒祛风为治。桂枝附子汤以桂枝与附子相配，温经助阳，散寒祛风；甘草、生姜、大枣和卫益表。主治较偏风湿在表、表阳虚而风邪偏盛者。

仲景用附子的规律为：温经止痛多炮用，回阳救逆多生用。

二诊，服桂枝附子汤后，若大便没有"快"（下利），小便没有"不利"（即不是原文第14条大便快、小便不利的里湿证，作为"大便坚小便自利"的解读），说明湿未入里，仍在肌表。故仍有身体疼痛，转侧未便之症。然何以须治以去桂加白术的白术附子汤？目前学术界所持的认识是，一诊之证乃表阳不足证。卫表阳虚，表气不固，易汗应是其主症之一，复被桂枝附子汤温经散寒，可使病人大汗淋漓，而祛湿之力则显不足，使"风气去，湿气在"，有违"微发其汗"之旨，"是故不愈也"，因桂枝附子汤温经散寒力殊而除湿之力不逮，故须去走表发汗之桂枝，加祛湿的术为君，并减半附子等药的用量，以增加其温经祛湿之效，成祛湿温经之剂。

其实，围绕着"大便坚，小便自利"，即关于白术附子汤的主治，历来注家看法不一。之前曾因发现大剂量的炒白术有通气虚便秘之效,而将"大便坚"从病理状况解释,但因"大便坚"与湿病无必然关系,二者间有较大的偶然性而被现解释取代,但无论如何,这里从大、小便正常,提示里无湿邪的解释,仅是意见较为集中的一种,亦是与《金匮》湿病主体内容较为相符的一种。因《金匮》在该病篇叙述湿邪在里的表现是"小便不利,大便反快"。只是"大便坚"解作"大便正常"是否符合张仲景的原意,尚有待于再证实。

方后注云"一服觉身痹,半日许再服,三服都尽,其人如冒状,勿怪,即是术、附并走皮中,逐水气,未得除故耳",说明本方仍为助阳祛湿、微取发汗之剂,是从肌肉经脉而祛湿外出的方法。

⑥ 甘草附子汤证

[原文]風濕相搏,骨節疼煩掣痛,不得屈伸,近之則痛劇,汗出短氣,小便不利,惡風不欲去衣,或身微腫者,甘草附子湯主之。(24)

甘草附子湯方:甘草二兩(炙) 白術二兩 附子二枚(炮,去皮) 桂枝四兩(去皮)。上四味,以水六升,煮取三升,去滓。溫服一升,日三服。初服得微汗則解,能食。汗出復煩者,服五合。恐一升多者,服六、七合爲妙。

本条为甘草附子汤主治风寒湿在表,表里阳虚的湿病。

诊断:其诊断思路仍可分为两类,一类是风寒湿在表的表现,另一类是表里阳虚的见症。

"骨节疼烦掣痛,不得屈伸,近之则痛剧",俱是风寒湿邪在表之故。因其痛势剧烈,故当不仅是"风湿相搏(搏)",寒邪定也参与其中。其症状比上条明显加剧,提示感邪愈重。

"汗出""恶风不欲去衣"主表阳不足;"小便不利""短气"主里阳亦虚。

治疗:标本兼顾之法。用甘草附子汤祛风散寒,除湿温经。方中桂枝与附子温经散寒,桂枝与白术祛风胜湿,甘草名方,意在缓急,兼和其里。

本方与前(23)条两方俗称三附子汤证。三方均治风寒湿在表,兼有表(里)阳虚的病证。其中桂枝附子汤长于祛风,白术附子汤长于祛湿,甘草附子汤则综二者之长而祛风除湿。

3. 治禁

原文16与17条讲述湿病治禁。

16条："濕家,其人但頭汗出,背強,欲得被覆向火。若下之早則噦,或胸滿,小便不利,舌上如胎者,以丹田有熱,胸上有寒,渴欲得飲而不能飲,則口燥煩也。"17条："濕家下之,額上汗出,微喘,小便利者死;若下利不止者,亦死。"

皆以湿病误下后果为例,说明湿病禁下。因湿为无形之邪,而非有形积滞,其在表者宜以汗法,在里者宜以利小便法。下法多属苦寒,可损伤人体多处阳气,引起不同变证,甚至产生严重后果。

"舌上如胎"之"胎"同"苔",《金匮》描述舌苔的条文仅两条,此是其中之一。

【暍病】

一、所谓暍病

暍(yē),病名。《说文》:暍,伤暑也。本义指中暑,伤于暴热。"先夏至日者为病温,后夏至日者为病暑"(《素问·热论》),故在暍病的概念里,还藏有一个严格规定的季节因素,即夏至之后、立秋之前的外感类病。即便如此,这一时间段里的疾病种类仍是甚多,是否都属暍病? 非也。

二、诊治

《金匮》的暍病内容甚少,以今天对该病的知识理解,可将其分作两类,一是感受暑邪引起,以壮热、烦渴、汗多、恶寒等暑热炽盛,耗气伤津证候为主的一类病证(后世独立为"暑温病")。再是与湿邪兼夹的暑湿在表证(后世独立为"暑湿病")。

1. 暑温

[原文]太陽中熱者,暍是也。汗出惡寒,身熱而渴,白虎加人參湯主之。(26)
白虎加人參湯方:知母六兩　石膏一斤(碎)　甘草二兩　粳米六合　人參三兩。上五味,以水一斗,煮米熟湯成,去滓。溫服一升,日三服。

本条论述了暑热的证治。
诊断:以大热,大汗,大渴等热盛之象为诊断要点。注意文中的"恶寒"是暑邪耗气所致的虚象,不同于表证。
因暑为阳邪,其性炎热,暑热大盛,则身体壮热;里热熏蒸,逼津外泄,则大量汗出;津液耗损,则口渴引饮。

《伤寒论》第170条:"伤寒脉浮,发热无汗,其表不解,不可与白虎汤。渴欲饮水,无表证者,白虎加人参汤主之。"以此推之,本条"太阳中热者,暍是也"之暍在太阳,不可理解为是表证的互辞。若属表证,则不宜用本方。

治疗:白虎加人参汤清泄暑热,益气生津。方中白虎汤清泄暑热为主,人参益气生津为辅。

本病证在清代之前一直混称于暑病范畴,清代开始独立为"暑温"之病。后世认为暑温与湿温二者均多发于夏季,均与暑邪有关,但却是两种不同的病证。暑温以初起即见壮热、烦渴、汗多、脉洪大等气分热盛为特点,有明显的耗气伤津现象,而夹湿之象则不显著;暑湿的特点是初起以寒热、身痛等邪郁卫表的证候为主,并可邪郁少阳、或湿固中焦、或弥漫三焦等。以脘痞、呕恶、苔腻等为特点,而伤津耗气现象则不典型。暑温与中暑的区别在于,中暑以突然昏倒,不省人事,或突然烦躁神昏为主要表现,与暑温病之暑入心营证相似,但起病多较暑温急骤,经积极处理预后较好,而暑温病暑入心营则是由气分深入所致,治疗困难。

延伸问题:太阳病是否等于表证?

本条太阳病用白虎加人参汤治疗与中医学常识不符,在仲景笔下,太阳病与表有无特别含义所指?彼此又是什么关系?

仲景书中,不同的病,太阳病的定义不全相同。如在伤寒病时,以"脉浮,头项强痛而恶寒"为太阳病;在温病时,则以"发热而渴,不恶寒"为太阳病;而在暍病时,又以"汗出恶寒,身热而渴"为太阳病。暍病的太阳病用的是白虎加人参汤,是里热证,不是表证。

太阳病出现在《伤寒杂病论》的多种不同疾病中,伤寒病之外,尚见于湿痹、痉病、暍病、水气病等,所指主症依其所属的病而定、而变,说明太阳病不可能是一个病名。

湿痹、痉病、暍病等都属外感热性病范畴,内伤杂病则不用太阳病表达什么。

"太阳病"作为一个抽象名词,是仲景用来归类病性的。太阳病的病性是多种外感病的初起阶段,且似乎病位不是在某个局限脏腑的时候。如肺痈病虽也是外感热性病起病,但未以太阳病揭示它。

"太阳病"又是六经体系的构成之一。六经体系是张仲景对《内经·热论》

的继承,试图用来概述外感热性病的病情演变规律的。

不过,六经体系未能达成这一目的,实际的结果是,它所起的仅是分类方法的作用。设想以六经的次第传变,来揭示病程演变过程不太可行。这是因为外感热性病是感邪发生的病,这一类病,决定其发展演变规律的最重要因素是病邪(即致病原。如无天花病毒,即无天花病,也即不需种牛痘预防,都说明病邪的决定性)。致病原实在太多,而彼时又缺乏分辨这些病原的手段,使诊断与鉴别诊断只能依据临床表现这一个方法而定。这就实在太困难了:过了表证期,感染性疾病无其它性质,全都是热性病(除非阳虚)。见症的相似性,一定存在多个病混淆在一起的状态(注意,不是不欲,而是做不到——张仲景已努力将同属外感热性病的痙、暍等从伤寒病中区别了出来,并于原文中明确说,这是些需与伤寒作鉴别诊断的重要病种),使病的演变过程复杂混乱,没有办法由病的表现总结出一个规律来。病邪多样,病种多样,各病演变规律有所相似又不完全相同,张仲景以六经系统来揭示书中所有的外感热性病都有"太阳病"阶段,但除了伤寒病,其它都止步于此,再无六经体系的其它下文。估计是之后的病情演变规律以六经归纳都不甚符合之故,可能从张仲景自己,就已明白,外感热性病有些连以六经作分类都是勉强的(如肺痈、疟病等)。

太阳病与表病的关系是,"表"是八纲分证的一类,"里"的对举之词,病位概念。在仲景书中的特点,在于其病性所指上,以寒为基本证。书中"病在表""有表""表未解""表不解""表证"等一类似乎未作具体定性的词汇,出现频繁。这是一种因常见而致的省略,如阳明腑实证,并无"热"字,但必是热证;如衄血是指非外伤所致的外部出血,可见于身体多处,如肌衄、齿衄等,唯因鼻衄常见,故鼻衄可省略为仅一个"衄"字;如"悸"指跳动感,唯心悸常见,故心悸时可仅以"悸"字指,而"心下悸""脐下悸"则需全称等。仲景书中的"表"因常见而省略的,是"寒",即"表"是"表寒"的省略说法。

外感热性病都是感受外邪,突然起病,病的早期,多有恶寒发热之症,也就多以汗法为基本治法,即多属表证,说明太阳与表二者确实有所重叠。但张仲景不用表里分证,而用六经分法,因表与里是一个整体,非表即里。二分法未免太纲领、太原则,失于笼统、失之简单,尤其是里证,病情复杂,不够区别不同的里证,里证的诊断离指导治疗尚很遥远,明显不敷所用。故《伤寒杂病论》全书没有一个病把表里作为疾病演变规律在用。而六经体系是六分,因六分,表达的丰富程度大幅提高。这是二者的第一个重大区别。

表与太阳概念的第二个重大不同是,有些外感热性病起始阶段并不在表,即有些太阳病是里证。如伤寒的太阳蓄血证:"太阳病,身黄脉沉结,少腹硬,小便不利者,为无血也。小便自利,其人如狂者,血证谛也,抵当汤主之"(《伤寒论》125条);如暍病:"太阳中热者,暍是也。汗出恶寒,身热而渴,白虎加人参汤主之"(《金匮·暍病》)等。从文本来看,"太阳病,表未解""太阳病,表证仍在""太阳病,表里俱虚""太阳病,表里不解""太阳病,表解里未和""太阳中风,表解者"等,提示太阳病与表含义并不等同,才使有这样讲述的需要。这是因为,张仲景用六经体系来归纳外感热性病的病情演变规律,处在病变之初的,称之为太阳病。不排除某些外感热性病的早期,表证不明显,这时虽还称之为太阳病,但却不是表证,而是里证了。表与太阳病有重叠,也有不同之处,所以才需要两个不同的术语来表达。

另外,表证有单纯的虚证。表气虚、表阳虚。而太阳病没有纯粹的虚证。太阳病总是因为邪,即便是本虚标实,也是必有邪在,没有邪,不能称之为太阳病。

再进一步,从有邪的角度,二者仍有不同。表证之邪无非是外感六淫;而太阳病不是以邪来作分辨,而是以病,什么病的太阳病(太阳阶段)。因与病结合,表达的内容要复杂丰富些。如同样都是感受风寒,但所病不同,治疗是不一样的。伤寒病的风寒表实证用麻黄汤,而痉病的风寒表实证用葛根汤,葛根汤不是用麻黄汤加葛根,而是用桂枝汤加麻黄加葛根,这是病不同的缘故。从表证的角度,同样的风寒表证,没理由用不同的方法治疗,没法解释。

疾病复杂程度不一,不同的疾病在以六经作原则性的分类时,有时会因应需要而再作不同划分。痉病的太阳病分为柔痉与刚痉:"太阳病……名曰刚痉""太阳病……名曰柔痉",刚痉用葛根汤,柔痉用栝蒌桂枝汤。伤寒的太阳病又再分为中风、伤寒等:"太阳病……名为中风""太阳病……名为伤寒",伤寒宜麻黄汤,中风用桂枝汤。

还要注意的是,表与表证不同。表是病位,表证不完全是皮肤病是最典型的肤表的病,但它不是表证,痰饮病的溢饮也是。从有邪的表证的角度言,与太阳病一样,也表外感疾病的早期,疾病的早期是时间概念而非身体结构的空间位置概念(无独有偶,少阳病半表半里,因为否认其是表里同病,也否认是在表里之间,而是"枢"的病变,也属以空间概念表达非空间病位的方式),可以说,它是以空间的语言讲述时间问题的表达方式。"太阳"与"表"都只是一个虚拟的病位,与空间(身体部位)并不严密吻合。它是疾病初起的病位之意。且这个初起的病位是以病症表现确认的。

2. 暑湿

25 与 27 条 ① 为暑湿在表的证治。用一物瓜蒂汤以涌吐祛邪。但此法因其损伤正气较甚,已为临床淘汰不用。

本篇小结

本篇讨论了痙、湿、暍三病。三病均由外感病邪引起,均有太阳表证存在,但又均既不同于伤寒病,又不同于一般(如普通感冒)的表证。不同于一般风寒、风热表证之处在于,痙有颈项强急,口噤不开,角弓反张等经脉拘挛之象;湿有身重、骨节剧烈疼痛等湿邪痹阻之象;而暍则有暑湿在表和气分暑热之不同。

痙病:主症分两类,除颈项强急、口噤不开,或于严重时甚而见到角弓反张等通常所谓痙病的主症外,犹见恶寒、发热等表证的表现。

归纳其诊的思路主要有三:

当然首先是确诊痙病。从主症确诊。

其次,诊是否为外邪在表?且是否为风寒之邪在表?痙病病因复杂,外感内伤多种原因皆可引起。

本篇痙病病因述有津伤与风寒在表两项。因文中未见津伤的诊断方法,未见津伤与外邪孰轻孰重的辨别审视,也未见纯从养阴生津路径的治疗,说明在津伤与外邪这两个因素中,更强调外邪,外邪才是发病与否的关键,故辨治主要围绕着外邪这一条线索展开。

依据是否在太阳病范畴而辨。条文中多处以"太阳病"开头进行强调。从其所用的辛温解表的治疗方法分析,这个太阳病指的是风寒表证。但因为不是伤寒病的太阳病阶段,而是痙病的太阳病阶段,此时的脉又另有特征,而多为紧弦脉、沉脉,是筋脉拘挛所致。且如果内传,于条文中并不见"阳明病"字样。

因风寒在表的痙,治时再分两途,故犹要作分证之辨,即刚痙与柔痙。从原文字面来看,刚痙与柔痙的区别似乎仅是汗出的有无,有汗者名柔痙,无汗者曰刚痙,其实不然。在实际的状态中,就恶寒发热主症来看,也存在着轻重

---

① 太阳中暍,發熱惡寒,身重而疼痛,其脈弦細芤遲。小便已,洒洒(xiǎn xiǎn)然毛聳,手足逆冷。小有勞,身即熱,口開,前板齒燥。若發其汗,則惡寒甚;加溫針,則發熱甚;數下之,則淋甚。(25)

太陽中暍,身熱疼重,而脈微弱,此以夏月傷冷水,水行皮中所致也。一物瓜蒂湯主之。(27)

一物瓜蒂湯方:瓜蒂二十個。上剉,以水一升,煮取五合,去滓。頓服。

的不同,刚痉的无汗,是表闭的严重,故此时恶寒发热主症也严重而激烈;柔痉的有汗,汗本身又是祛除表邪的途径之一,故此时恶寒发热主症程度较轻,或不恶寒而仅表现为恶风。这些应并为刚、柔之痉的辨别要点。

其三,辨外邪有无化热传里?因痉病也是外感热性病之一。

由于有用大承气汤治疗痉病的条文,而大承气汤所治疗的是热盛动风的痉病,故关于痉病的诊断思路应该还存在着是否入里化热之辨。

此时不但表寒作罢,里热炽盛,且痉的状态也在加剧,出现"背反张",这是在原文讲述太阳痉病时所未见的。

从临床看,相当多的痉病是由温热病证所引起,太阳只是其邪在表的一个短暂阶段。后世逐渐认识到,这种极易化热入里痉病的表证阶段一般属风热表证,为与《金匮》的内容区别,而多以卫分证表述。

治疗思路与方法:在表时,辛温解表。刚痉纯以辛温解表,用葛根汤。柔痉亦用辛温解表的方法,但因表不急,兼顾了其所认为的津伤因素,且改针对邪的治疗思路为针对人,调和营卫是治人的方法,用栝蒌桂枝汤。

化热入里时用泻热(而非清热)的方法。方用大承气汤。因是热盛动风,热去自然风息,故方中未再另用息风药。以"得下止服"的谨慎下法照顾津伤的情况,但此时的津伤极大可能是本次热病引起。

从本篇总体来看,虽然缺少病因检测手段,但条文间彼此关系较清楚,刚痉较似以病为主的典型证、柔痉则较似因人的原因影响其典型性的情况,刚痉之于柔痉,颇似疟病温疟之于牝疟的关系,而大承气汤条则是其入里化热者。整体性好,颇似因疾病集中流行而辨识出的一个单一病。

湿病:以恶寒、发热(主表)、身重、骨节疼痛(主湿)为主症的一类病证。

其内容以主要讨论感受湿邪在表的病证为特点。涉及关于湿病的治则、方治等方面。今天则将此病归属成感冒的一个证型,较《金匮》的内容大有缩减。

诊断思路与方法:这是一个以病因病机而立的病种。湿邪指的是从外界环境中感招而致。并且其所感部位在表里属性之表。故确诊湿病后,分证的第一层次即是外湿与内湿的鉴别。以恶寒、发热等表证见症的有无为鉴别点。以此既可与外感湿邪直中关节,而以关节疼痛为主症的痹证(属里证)相区分,亦可与脏腑功能失调后内生的湿邪作判别。

因恶寒、发热几乎是所有表证的主症,如何判断该表证属湿邪犯表?所以诊断的成立还必须有身重、骨节疼痛(包括骨头、关节、肌肉等)的湿邪阻滞经气运行之见症。

诊断的第二个层次是有否与湿邪之外的其它因素兼夹。因治疗不同,故需要在诊断上明确。其所兼夹者在《金匮》中主要有两类:一是兼夹其它外邪。如夹寒邪、风邪等。二是因湿邪腻滞的原因,病程偏长,常因耗损正气而与正虚因素兼夹。以气虚与阳虚为常见。

其治疗思路与方法:《金匮》为湿病设有一个总原则,这就是"发其汗,但微微似欲出汗"的方法,简称之为微汗法。其微汗的标准是药后保持持续的小汗出现象。因湿为阴邪,其性腻滞。一般认为,"治湿不利小便,非其治也"。但《金匮》所讨论的湿病是湿邪在表的病证,故以发汗解表的方法为治疗原则。所设六个方证俱属汗法范畴。根据与湿邪兼夹因素的不同,分设不同证型。其中与寒兼夹者用麻黄加术汤;均与风兼夹,但有行将化热因素者,用麻杏苡甘汤;而有卫表气虚因素者,用防己黄芪汤;均与风寒兼夹,但表阳虚者,用桂枝附子汤、白术附子汤;而表里阳俱虚者,则用甘草附子汤。

亦指出在里之湿宜用"利小便"法。

从本篇总体来看,尤其于各方证间彼此关系不清,作为一个病,整体性不明显,似乎未必是一个单一病。而作为外感病,也未记录到其入里化热的过程,反有多条讲述气虚、阳虚的情况,似乎本病病情演变规律较有特别。

暍病:暍即伤暑。

其内容特点:《金匮》于该篇所讨论的暍病,包括了后世所说的两类:一类指感受暑邪引起的暑热证,以壮热、烦渴、汗多、恶寒等暑热耗气伤津证候为主的一类病证(后世独立为"暑温病")。另一类为与湿邪兼夹的暑湿在表证(后世独立为"暑湿病")。"先夏至日者为病温,后夏至日者为病暑"(《素问·热论》),故在暍病的概念里,还藏有一个严格规定的季节因素,即夏至之后。

其诊断思路与方法:《金匮》暍病内容甚少,亦较简单粗疏。根据其内容总结其思路大致是:首先是辨病。要点是:时间,在夏至之后,立秋之前。且急性起病,与外界因素有直接关系。其次是分证。分为里热炽盛证与暑湿在表证。

其治疗思路与方法:气分暑热者,用白虎加人参汤,暑邪夹湿者,用一物瓜蒂汤。

百合狐惑陰陽毒病脈證治第三

【百合病】

一、所谓百合病

百合病名《内经》中未见载。这样的后发现的新病,仲景书中往往会从定义开始,本病即是。原文第 1 条①:"百合病者,百脉一宗,悉致其病也。"典型的判断句式,直译即是百合病是一种"百脉"与"一宗"全都病了的疾病。

对《金匮》百合病的概念认识,有一个共同的说法:由心肺阴虚内热,百脉俱受其累所致的,以精神恍惚不定、口苦、小便赤、脉微数为临床特征的疾病。这当中有两个词语需要解释一下。

一是"百脉俱受其累",是一种较特别的表达。它在此所起的作用,以一个类似的例子而言,如黄疸病,若仅说湿热内蕴,湿热并重,作为病机表达并不足够,因这个时候有众多适用的方,特指性不强。需要表达成如"湿热内蕴,湿热发黄"时,才能指向茵陈蒿汤。"发黄"在此起的是辅助诊断,使诊断精确的作用。通过对病种的指向,使一般性的湿热内蕴证,变成了限指黄疸病的一个特定证。同样的,"心肺阴虚内热"也是一个很普通、很常见的病机表述,适用的治方也有很多,以"百脉俱受其累"缀于其后,就使得这个一般性的心肺阴虚内热证特指向百合病了。

所以,这里的"百脉俱受其累"是用来指百合病的,不是指病位在血脉,"百脉"一词只是对原文的引用,在原文的语境中有另外的含义。但说百合病的病位脏腑在心肺,却未必符合仲景原意,此问题将在相关原文时再作阐述。

再是"精神恍惚不定",它不是指"恍惚"字面意思的精神不集中,心神涣散,恍恍惚惚。中医学的病名多以主症为概念,但一个严谨的概念,不能由

---

① 論曰:百合病者,百脉一宗,悉致其病也。意欲食復不能食,常默默,欲臥不能臥,欲行不能行,飲食或有美時,或有不用聞食臭時,如寒無寒,如熱無熱,口苦,小便赤,諸藥不能治,得藥則劇吐利,如有神靈者,身形如和,其脈微數。(1)

太多个不分主次的主观症状杂乱堆砌而成,于是就以"精神恍惚不定"一词概括百合病,包括情绪、胃口、精神状态、寒热感觉等繁多芜杂的各种不适主诉。所以这里的"精神恍惚不定"有专业术语的性质,即有专业赋予的特殊含义。

引起这类"精神恍惚不定"症的原因不止一种,但《金匮》只讲述了阴虚有热所致者,于是需对这些症状从病机上作限定,才可以《金匮》方治疗,"口苦,小便赤,脉微数"来自原文,学术界利用它们作为阴虚有热证的诊断依据。确实,"脉微数"是较典型的阴虚有热脉,但"口苦、小便赤"又未必,此问题亦放在相关原文时再作探讨。

二、诊断

1. 病机诊断

"百脉一宗,悉致其病"是从病理变化给予的定义,但却殊难把握。仲景自己的定义方式是总结提取出一个病最具代表性的临床表现。如本篇的狐惑病:"狐惑之为病,状如伤寒,默默欲眠,目不得闭,卧起不安。蚀于喉为惑,蚀于阴为狐。"阴阳毒病:"阳毒之为病,面赤班班如锦文,咽喉痛,唾脓血。""阴毒之为病,面目青,身痛如被杖,咽喉痛。"伤寒病的六经提纲证也是。百合病的定义是引用("论曰"),此或因该病临床表现多变,主症不突出,以至令人有"如有神灵"之叹,难以捕捉把握。

2. 临床表现诊断

当然也总结了一些常见的特征性的临床表现,包括:
① 食欲时好时差:"意欲食复不能食""饮食或有美时,或有不用闻食臭时"。

这里的"不能食"是不欲食之意,非指食物不能通过或呕吐之类,因下文有"饮食或有美时"。"或"即有时,"美"即以其所食为美。
② 情绪不时低落:"常默默""欲卧不能卧,欲行不能行"。

"常默默",是性情之变,指情绪低落,寡言少语,甚至沉寂无言。"欲卧不能卧,欲行不能行",很可能也是情绪上的。因卧不是眠,卧只是睡倒躺下,百合病人身体上并无痛楚,使其不能取卧位,它写在欲行不能行之前,有暗示此不能行亦不是体力或关节肌肉功能上的原因,而都是因心绪烦躁,情绪多变所致。

③ 身体状况"奇怪":"如寒无寒,如热无热""诸药不能治,得药则剧吐利",但"身形如和",难以理解,以致诉诸"如有神灵"。

"如寒无寒,如热无热"是说主观有畏寒躁热的感觉,客观上未必有寒热之征(如手足逆冷,着衫厚重,体温升高等)显现。因不是阳虚证也不是里热证,应该只是体温调节能力的问题。如有些更年期妇女,当自觉室温低时,身体自动启动升温机制,但似乎调节空间甚窄,立刻又觉一阵躁热,甚至满头大汗。她们怕风怕寒,但着衫却未必多过常人;自觉潮热,但体温正常。

"诸药不能治,得药则剧吐利",既往失败的治疗经过,如果不是因为病重病难,则说明此病不常见、不典型,诊断困难,令医生颇感困惑,属疑难病之"疑"类。

"如有神灵者,身形如和",《伤寒论》《金匮》于热入血室的条文中有"如见鬼状"之说,鬼与神灵,差异绝大。"见鬼"时神志已失,谵语乱言,无法沟通。见鬼如鬼,其面目亦必狰狞可怖。而百合病人神志清明,沟通无误,面目柔和。

"和"是古老的哲学术语,正常健康之意,"如和"即似无病态。"有神灵"表达的病人之异常,应该是说其性情大变,情绪烦乱,诸多不适,鸡犬不宁,诸药不治,不可开交的难以理解,因观其"身形如和",不似有病。难免疑问鬼神附体了?

《内经》认为,作为生命规律的形与神,二者可以是分离的、不协调的。要求神的满足是一个人非常强大的本能欲望,不满足它一定会使形受累,严重时甚至可使人拒绝生命(自杀);但不能适度控制神的欲望也会累及到形,比如现在常见的代谢性疾病,许多时候它就是生活方式病。"务快其心,逆于生乐"(《素问·上古天真论》),即是因神而累形。"身形"是一个人的形而下部分,它是神的物质基础。这里用"如有神灵者,身形如和",说明百合病是神不和,而非形不和。

在本书《妇人杂病》篇脏躁病时,对病人不能理解的无故悲伤哭泣,也有相似描述:"喜悲伤欲哭,象如神灵所作"。

"如有神灵者,身形如和",一方面既不否认病人的自觉有病,另一方面又从医生的角度对病人的病势轻重做客观评估,提示在病人主观极度不适感与医生的客观观察二者之间存在着较大的差异。

④ 以及一些较客观的症状:"口苦,小便赤""其脉微数"。

上述诸症见症虽多，但主次之分不显，在病机性质上不具有单一性，"其脉微数"使归结到阴虚有热。注家并将"口苦，小便赤"也一并从阴虚有热作解。这一组表现较为客观。

也就是说，"百脉一宗"是指代这些复杂多变的临床表现的。

至于阴虚有热的脏腑病位，一般认为在心肺两脏。因心主血脉，肺朝百脉，心肺阴虚内热，百脉俱受其累，则症候百出，故"百脉一宗，悉致其病"。这里"百脉"指全身经脉，"一宗"指心肺两脏。宗，归往、归向。

延伸问题：百合病主病脏腑属在何处？

百合病的主病脏腑在心肺是后世学者的说法，原文"意欲食复不能食，常默默，欲卧不能卧，欲行不能行，饮食或有美时，或有不用闻食臭时，如寒无寒，如热无热，口苦，小便赤，诸药不能治，得药则剧吐利，如有神灵者，身形如和，其脉微数。"叙症虽多，却与一般意义上的心肺阴虚见症差别甚大，尤其是肺，可以说没有一个如咳嗽气喘吐痰般能确定是肺的见症，很难辨认。

试想，如果一个病人，他的主诉是有时胃口甚好，有时又茶饭不思，不愿与人交流，心情烦躁，在家躺不住又厌恶出行，吃什么药都不觉得有帮助，甚至使不适更增，作为脏腑诊断决不会指向肺，而会指向肝、指向脾胃、指向心。原文中"口苦、小便赤"与其说是阴虚有热的见症，不如说是内有郁热更确切。而通常口苦由肝有郁火所致为常见。

从百合病的主方所运用的范围来看，主要见用于如抑郁症、更年期综合征、神经官能症等病症，这些病症多属中医学情志类病证的范畴，再从临床运用百合地黄汤时加减的药物来看，亦不属入肺经者。

因为是情志类的病证，症状中又有口苦、小便赤等肝郁化热证的表现，故个人体会这里的百合病实际上是肝气郁结、化热伤阴的一种病证。方药加减应该从肝经药考虑，并辅以适当的心理疏导治疗。

主流说法的百合病是心肺阴虚内热证，并不符合张仲景的本意。

回看原文，首句"百合病者，百脉一宗，悉致其病也"，"……者，……也"是对百合病概念的阐述。仲景书中，对新确立的病种（如《内经》等典籍未见载的病种）、或对某病作重新分类（与《内经》等典籍分类标准不一时，如伤寒病）时，会在该病（或该类）最初出现时作概念阐述。每每如此，可以视为该书的一个体例。

其中"百脉"即指百合病之"百"，"一宗"即指百合病之"合"（由此并可知，有种观点说百合病是一种只有百合这味药才能治的病,这一解说也不符合仲景之意)。

百脉及其总合之处,是解剖位置概念。这里的"百脉"是否指血管、"一宗"是否指心肺? 恐怕未必。在中医学中,除了肉眼直接可见的体表器官之外,其它的器官名词都可仅作为抽象符号使用,不受实指的束缚。中医学所说的眼、耳、鼻等体表器官与西医学的所指是完全一致的,但中医学的心、肝、肾等则仅是一种功能符号,它可能与西医学的同名器官有关,但却决不可以视同。所以解剖性质的阐述当不得病位诊断的关键依据。

因为学术界解读《金匮》的立场是,《金匮》所持的方法论是脏腑辨证法,于是产生对百合病脏腑病位所在的解读要求。从"一宗""合"处切入,百合病的病变脏腑就被落在了心肺两脏。因心主血脉,肺朝百脉,百合病的病机被表述成心肺阴虚内热。又因这里的心肺阴虚与一般常见者多有不同,故又缀以"百脉俱受其累"作补充。但注意,百合病并不是血管的病变,心肺尤其是肺的诊断勉强,原文中并未有心肺的字样,心肺是后世的学者加置的。

学术界误读百合病脏腑病位,有源自原著的客观原因。

其一,相对于外感类病,张仲景对情志类病的认识还处在较为感性的经验层次。这一点在前篇张仲景病因学特点时已经作过阐述。

因为认识尚未上升到理性层面,所以他的百合病不是与梅核气、脏躁等病共为一篇;所以他的情志类病是以不同的情绪反应而成的主症各自成篇。但情志类病中,情绪表现方式对诊断的意义并不是最重要的。因为对类似的情绪,有人表现为不停进食、有人不思饮食、有人暴躁如雷、有人默默流泪。其象虽然不同,其因却有一致性,比起症象来,审其因更为重要。

其二,原文对百合病的概念有"论曰"字样,这是张仲景的引用。它只是当时医学对百合病病理的认识。

之前在对《金匮》引用体问题的阐述中说过,张仲景是熟能生巧型的临床家,其自己得出的医学理论,俱是由临床经验总结上升而来,引用体都出现在非常见病、经验累积不是特别丰富之处。仲景在思考此病的为什么时,引用了当时医学中他较能接受的观点。

"百脉一宗,悉致其病"是基于病理解剖的实有所见,还是更接近一种假设的推测? 以中医学的特点来看,早期的如左为肾,右为命门;后期的如"温疫之为病,非风非寒,非暑非湿,乃天地间别有一种异气所感"(《温疫论》)等都不是基于实见的阐述,因为实见从来不是中医学探求疾病原因的要求,也可以说从来不受实见的束缚。

现在让我们站在古人的背景条件下运思默想,首先,一个临床见症甚多,不适遍布全身,但"身形如和"(以致怀疑"神灵所作")的疾病,不可能是一个严重的疾病。但一个局部的病理变化又如何能解释其全身遍布的不适呢？血脉是走遍全身的,"百脉一宗"是否就是基于这一解释的需要而出现的灵感、假设？

这样的猜想在较不常见、又显得较"奇怪"的病时,不止一次出现。比如《金匮》对于"不得溺"的解释是"此名转胞""以胞系了戾,故致此病"[①]。这个解释虽然病理解剖含义强烈,但仍只是病理生理范畴,且是假设性的。

同理,"百脉"不是血脉,"一宗"自也不是暗指心肺。

三、治疗

[原文]百合病,不經吐、下、發汗,病形如初者,百合地黃湯主之。(5)

百合地黃湯方:百合七枚(擘) 生地黃汁一升。上以水洗百合,漬一宿,当白沫出,去其水,更以泉水二升,煎取一升,去滓,内地黃汁,煎取一升五合,分温再服。中病,勿更服。大便当如漆。

本条言百合病未经吐、下、发汗等错误治疗,病程虽久而病情仍如首条所述,应该用百合地黄汤治疗。百合甘寒,功能润肺清心,益气安神;生地黄汁甘润,益心营,清血分之热;泉水凉润,利小便,用以煎百合,共成润养心肺、凉血清热之剂。阴复热退,百脉调和,病自可愈。服药后大便呈暗黑色,为地黄汁本色所致,停药后即可消失,不必惊惧。从用药来看,与脉微数是相符的。

药后"中病勿更服",是勿续服,中病即止之意。但为何如此小心？阴虚并不是一种可于短时间内急速补足的状态,不同于阳虚,因阴是物质。所谓熟地可补阴,但熟地不是阴,它的补阴需要一个时间延续的过程。症状减轻消失,并不意味着阴虚已经获得充分的纠正。这里"中病勿更服"有见好即收之意,以免重现"得药则剧吐利"。反映的是张仲景对情志类病的认识深度。

[①] 問曰:婦人病,飲食如故,煩熱不得臥,而反倚息者,何也？師曰:此名轉胞,不得溺也。以胞系了戾,故致此病。但利小便則愈,宜腎氣丸主之。(《金匱·婦人雜病》19)

【狐惑病】

一、所谓狐惑病

狐惑病在现存文献中,是最早见载于《金匮》的病种。"惑"普遍认为应该是"蜮"(yù。"蜮"的异体字)。"惑"是由"蜮"错讹而来。因"惑"字在文中意思不通。原文中有"蚀于喉为蜮,蚀于阴为狐"句,蜮与狐有对举性。蜮也是一种动物,欧阳修有诗曰"水涉愁蜮射,林行忧虎猛"(《自歧江山行至平陆驿》),白居易亦有"山无杀草霜,水有含沙蜮"句(《寄元九》),故下文除原文外,悉用"蜮"字取代。

狐蜮病是以咽喉(口腔)及前、后二阴同时出现痛性溃疡为主要特征的疾病。"溃疡"一词是西医学的术语,为了避免使用,习惯用"腐蚀溃烂"表达。其中咽喉部腐蚀为主时称为蜮,前后二阴溃烂为主时称为狐。

狐蜮病病发时尚可有恶寒发热等症,其"状如伤寒"。在一定的病程后,部分病人并可出现眼部的病变,"目赤如鸠眼""目四眦黑""脓已成"等。

狐蜮病与白塞病(亦名口眼生殖器三联综合征)极相似。病机极复杂,《金匮》只讨论了属湿热类型者。

二、诊治

1. 狐蜮典型证

[原文]狐惑之爲病,狀如傷寒,默默欲眠,目不得閉,臥起不安,蝕於喉爲惑,蝕於陰爲狐,不欲飲食,惡聞食臭,其面目乍赤、乍黑、乍白。蝕於上部則聲喝(yè)—作嘎。甘草瀉心湯主之。(10)

甘草瀉心湯方:甘草四兩　黃芩　人參　乾薑各三兩　黃連一兩　大棗十二枚　半夏半升。上七味,水一斗,煮取六升,去滓再煎,溫服一升,日三服。

蝕於下部則咽乾,苦參湯洗之。(11)

苦參湯方赵刻本缺,据《医统》本:苦參一升。以水一斗,煎取七升,去滓。熏洗,日三。

蝕於肛者,雄黃熏之。(12)

雄黃。上一味爲末,筒瓦二枚合之,燒,向肛熏之。

此三条论述了狐蜮病的诊断与治法(包括内服与外治法)。

诊断：对条文中的症候,可分为三类把握:

一类是主症:"蚀于喉为蛾,蚀于阴为狐"。一般将此理解为以咽喉及前后二阴溃烂为特征。这些不同部位的溃疡有时同时出现,有时交替出现,在同一区域内可同时见有溃疡多处,大小不等,红淡不一,疼痛严重,反复发作。

"面目乍赤、乍黑、乍白",多有教材即解为"面色变幻无常",《伤寒论·平脉法》:"问曰:人愧者,其脉何类? 师曰:脉浮而面色乍白乍赤",一般认为"平脉法"是王叔和所撰,但因其距仲景时代近,至少可借以理解仲景文字的意思。虽如此,但彼为"面色",本条是"面目",且"愧"或其它心情的原因所致者,因何会"乍黑"? 与生活所见不符。故这里的"乍"是否也可以作为表选择关系的连词解,相当于"或者"? 因临床确见过一些狐蛾病人,在发作期身体皮肤上出现大块的鲜红斑块(甚痒)甚至水疱(可见脓头);进入缓解期后,红斑颜色变黯,色素沉着,直至渐渐隐退。

"声喝",声音嘶哑。《辞海》"喝"读"yè",即"噎",是"嘎"的异体字,声音嘶哑严重,接近无声。可见于溃疡发生在口腔深部,影响声带所致,曾于临床见到。

其次是一些非特异的湿热交争之症:

发热起伏,形如伤寒。此症不是所有狐蛾病人都必见。此外,黄腻苔大概是更有力的佐证。临床所见,即便在疾病的缓解期,此黄腻苔也常常存在。

至于"默默欲眠,目不得闭,卧起不安""不欲饮食,恶闻食臭"与百合病主症甚为相似,这应该就是张仲景自觉与百合病甚难鉴别而共处一篇的原因。但这组症状的出现,是病人较大的心理压力之故,并非该病的主症,当狐蛾病情控制后,会自行消失。该组症也不是每个狐蛾病人都会出现。

病机:对于本病证,各教材及相关书籍几乎皆以"湿热内蕴,虫毒上扰"表述。"湿热"言其病机,"上扰"是言其上部口腔的病位,皆易理解。唯"虫毒"二字,并非真的指有病原微生物之类,它只是起"湿热"的特指作用。因为"湿热"是一个非常普通又常见的证,仅凭"湿热"二字,是无法与甘草泻心汤建立起必然相应关系的,故需设一个限制词,使此湿热具备某种特殊性。所以"虫毒"只起一个提示标签的作用,类似湿热发黄的"发黄"所起的意义,并不暗示应于方中加杀虫等药。

治疗:包括内服与外用。

内服用甘草泻心汤。该方清热化湿、安中解毒。方由四个方面的药物组成:

一是君药甘草。为何方中要重用甘草？结合白塞病的病理及甘草的药理，大概是与其所具有的类固醇样作用有关。中医学的方剂多源于临床经验，而对这些经验机理的解释，有相当的部分尚处在推测或假设的状态。在条件成熟之前，可以对经验的模仿为主，不应强作解释。于临床，热毒明显者，可生用，或生熟并用。量应稍大，10～15g。

二是清热解毒药黄连黄芩。当溃疡红赤，疼痛严重，即热毒甚时宜重用。反之则轻用。

三是温热燥湿药半夏干姜。当溃疡淡白，疼痛不甚，而渗液较多，即湿重时宜重用。反之则少用。

四是扶正药人参大枣。多在缓解期用。因此病病程漫长，反复发作，挥之不去的倦怠感是持续伴随的主症之一。但若因急者先治的原因，急性发作尤其是热毒势盛时，缓用或少用亦是一种选择。

在病人可以接受的情况下，嘱其小口啜服，并尽量嚼含以期起到一个外治的作用。

前后二阴蚀烂时可并用外治法。其中苦参汤趁热先熏，适温后浸浴泡洗之法确有疗效，但雄黄热熏的方法已经失传，用法不详。

曾治过一极严重狐蟨病人，当时类固醇已用到极量，但病情不能控制。中药于半年内控制住其溃疡，2年后类固醇彻底撤除。在尚未完全撤除时，病人已自行将中药减至2或3天一剂。撤除约半年后，开始间歇性出现多发性轻微细小口腔溃疡，反反复复。此时病人怀孕，诸症平复，至今已历数年。令人对自生性疾病，在自身状态改变时，自愈能力产生遐想。

延伸问题：关于狐蟨病名的命名

狐蟨病，应是因狐与蟨两种动物的习性而命名。

"蚀于阴为狐"，文化的原因，阴部是较难启齿的病位；而狐以智商堪夸，或谓狡诈。彼时的中医学将位于阴部、反复发作性的病变名之曰"狐"。《金匮》中另一个有此特征的疾病，病名中也有一个"狐"——"阴狐疝"（即今之腹股沟疝）。故将阴部溃烂反复发作不愈的这一部分称为狐。

"蚀于喉为蟨"，宋·欧阳修有诗《自岐江山行至平陆驿》："水涉愁蟨射，林行忧虎猛"，诗句对仗工整，蟨与虎对举，提示这是一种生活在水中、伤人能力不逊于虎的凶猛"动物"。其伤人的方式是"射"，有说即是成语含沙射影的出典由来。晋·干宝《搜神记》卷十二："其名曰蟨，一曰短狐，能含沙射人，所中者则身体筋急,头痛、发热,剧者至死。"似乎是一种有毒的水母之类。"蚀于喉为蟨",可能是因为古代的生命存活技术下,咽喉是唯一的生命通道,消化道的食物及呼吸道的气体皆赖此通过,所谓咽喉要冲,故将咽部反复溃烂的这一部分,以凶猛如虎又伤人于无形的"蟨"名之。

"蚀于喉为蟨,蚀于阴为狐",可理解为狐蟨病的两个分类。从临床情况来看,二类间不是先后传变的关系,而是有时是不同的病患,主病部位不一,有时是同一个病患,再次发病时病位不一。

狐蟨病应该即是西医学称之为白塞病的病种。治过一些经西医确诊为白塞病(狐蟨病)的病人。主症除溃疡外,并可见皮肤脓疱、心律不齐等。湿热确实是其最重要的病机,但因为病程漫长,累及因素尚有其它。比如血分有热、脾虚湿盛、气阴亏损等。甘草泻心汤确有疗效,是白塞病的常用方,但因为该病的复杂,又不能仅限于该方。

2. 眼部继发症

[原文]病者脈數,無熱,微煩,默默但欲臥,汗出,初得之三、四日,目赤如鳩眼;七、八日,目四眥黑。若能食者,膿已成也,赤小豆當歸散主之。(13)

赤小豆當歸散方:赤小豆三升(浸,令芽出,曝乾) 當歸三兩。上二味,杵爲散,漿水服方寸匕,日三服。

本条讲述了狐蟨病可能的继发症。

部分狐蟨病人,在一定的病程之后,会累及到眼部,出现眼睛红赤如斑鸠之目(今多以兔眼形容),疼痛、红肿、两眼内外眦可颜色加深黯黑,严重者甚或视力下降、失明,需密切留意。

至于"病者脉数、微烦,默默但欲卧,汗出",是湿热及肝郁的征象。"无热"并不作为绝对的辨认指征(有注家解为体表无寒热表证,表示病不在表)。"能食"亦不足以判断脓成与否(有注家解为此时病势集中于局部,对脾胃的影响反轻,所以病人能食)。

赤小豆当归散清热渗湿,活血排脓,方中赤小豆渗湿清热、解毒排脓;当归活血,去瘀生新;浆水清凉解毒。方后浆水,浆,酢也。《本草纲目》称浆水又名酸浆。嘉谟云:"炊粟米熟,投冷水中,浸五六日,味酸,生白花,色类浆,故名。"

赤小豆当归散用治狐蟨眼部酿脓的病证药力较弱,宜与相关方药合用。

我读《金匮》

【阴阳毒病】

阴阳毒病是以发斑、咽喉痛为主症特征的疾病[1]。是阴毒病与阳毒病的合称。其中阳毒病见症显明,阴毒病的见症晦黯。但究竟该病所指为何,因书中所载仅此两条,殊难定论。

唯升麻鳖甲汤(升麻二两　蜀椒一两　甘草二两　雄黄半两　鳖甲手指大一片)组方特别,升麻是辛凉解表药,鳖甲是养阴药,当归是养血药,而蜀椒是温里药,这样经中药学立场不易解释的方剂组成,体现的正是方剂的魅力,往往需要引起人们的注意。我以升麻鳖甲汤(去雄黄)治咽痛颇是有效。急慢性咽炎都可。雄黄因其毒性而舍去不用。蜀椒视热毒炽盛情况,用量宜做调整,2～5g不等。

本篇小结

本篇讨论了百合狐蟚阴阳毒三病的诊断与治疗。

这是三个完全不同的病种,本不易产生混淆。三病合篇的原因,或因都有突出的精神情绪症状的关系,尤其是疾病自身的主症不突出阶段(如非发作期)时。此是张仲景对情志病认识状态(见本书第一篇所作阐述)在具体疾病时的体现。

百合病:百合病是病人主观不适甚多,但身体一般状况尚属良好的疾病。本篇阐述了其属阴虚有热证的证治及其随证加减。可结合失眠(见虚劳病酸枣仁汤条),奔豚气病(见奔豚气病篇),肝着(见五脏风寒积聚病),梅核气、脏躁(见妇人杂病篇)等各以情志为主导性因素类疾病的条文,从总体上理解与把握。

狐蟚病:《金匮》认为狐蟚病皆由热(湿热、血热)作祟。根据其不同的病变部位,设有两个内治方,两个外治方。据此产生的对诊断的要求与方法是,第一是狐蟚病的诊断,第二是病位的诊断:咽喉? 阴部? 眼部?

但在运用时,因临床上与狐蟚病表现最相符的即是白塞病,而白塞病是一个多器官损害、多病邪夹杂、反复发作、缓解、又发作,病程漫长的病种,所需的

---

[1] 陽毒之為病,面赤斑斑如錦紋,咽喉痛,吐膿血。五日可治,七日不可治,升麻鱉甲湯主之。(14)

陰毒之為病,面目青,身痛如被杖,咽喉痛。五日可治,七日不可治。升麻鱉甲湯去雄黃、蜀椒主之。(15)

升麻鱉甲湯方:升麻二兩　蜀椒一兩(炒去汗)　甘草二兩　雄黃半兩(研)　鱉甲手指大一片(炙)。上六味,以水四升,煮取一升,頓服之,老小再服,取汗。

治疗相当复杂,《金匮》狐蝐病所出治方只能是其治疗的一部分而非全部,故产生辨证的要求,即是否符合《金匮》所设的方证。

《金匮》认为,狐蝐病是湿热为患,清化湿热是其治疗思路。注意此清化湿热的特点:一是重用甘草;二是与辛热阳药共用;三是与扶正药同用;四是有外用药。在清化湿热类的方剂中,显得如此之特别,相信应是源于临床经验而非是理论认识所得,值得重视。因为《金匮》对狐蝐病仅认识到湿热一个因素,故其辨的思路仅是"病"这一个层次。即诊断出狐蝐病即用甘草泻心汤。

阴阳毒病:条文内容太少,暂且存疑。

瘧病脈證並治第四

一、所谓疟病

疟病以寒热往来,先寒后热,汗出而解为典型临床表现。这一表现尚有如下特点:寒热过程反复出现(发作),典型者发作时间有规律性。

除临床表现外,在今天,疟病的概念还强调必须是"疟邪"致病。某些《金匮》教材也用了这一说法。强调是疟邪所致,因为有些非疟邪所致者也有类似临床表现,借助于是否疟邪,疟病的鉴别诊断就有了"指纹"级别的准确方法。

疟邪的意思是专致疟病之邪、疟病独有之邪,明显是指"疟原虫"。但疟邪不是肉眼所能见,张仲景其时当然没有显微镜,他不可能看见。这意味着,张仲景的疟病不可能由是否疟邪为病来确诊。这将使得有一些临床表现不典型的疟,难免漏诊;更麻烦的则在于,一些非疟邪所致者,却因临床表现的相像,而难免误诊。误诊者,今谓之"类疟"。从这个角度看,《金匮》的疟病不尽等于今之疟疾。在《金匮》全书所讲述的内科病证中,本篇是引文出现最频繁的。所引包括临床表现的观察、治则治法、转归预后及其治疗等各方面,提示张仲景对疟病存在着某种困难,并且首先是诊断上的困难。故此,《金匮》各教材疟病的概念里也说是因疟邪,属于"倒(盗)"用,不仅不符合《金匮》之意,更重要的是若持这样的解释,所含的类疟可能性也就被抹去了。

但另一方面,误诊只是枝节,其主体的指向,确实是疟邪所致之病。那么,既然缺乏特异的病因检查,又是如何分辨诊断的?

"疟"字出现甚早。在《内经》时期,古人就已经将疟病从一般热病中独立了出来。

《素问·疟论》有该病的下列观察记录:"疟之始发也,先起于毫毛,伸欠乃作,寒栗鼓颔,腰脊俱痛,寒去则内外皆热,头痛如破,渴欲冷饮……此皆得之夏伤于暑……间日而作者……其作日晏与其日早……其日作者……夫风之与疟也,相似同类,而风独常在,疟得有时而休者……疟先寒而后热者……先热而后寒者……其但热而不寒者………至病之发也,如火之热,如风雨不可当也……时有间二日或至数日发……论言夏伤于暑,秋必病疟,今疟不必应者……",从这些记录看,已是总结到该病的临床表现特点、发时表现、病势、发作间隔时间、疾病流行时间、与风病的鉴别等,是依据这些做的诊断。即符合,尤其是同时符合上述临床表现特点、发作时的表现、发作间隔性的特点、季节性等诸项内容,就只能指向一个病,指向疟病。

说明那时的中医学虽然没有致力于分辨疟病的病邪,但却已能意识到这是某一特别的病。

有一些病,是因为治疗无效引起警觉,成为线索。比如 SARS,是作为肺炎治但总是无功而开始质疑,并终于推翻了原先的诊断。这是排除式的发现。排除式在其初,因尚不知是什么病,故借用最具鉴别诊断必要的疾病之名,以对它的否定作为自己的暂名,如"非典"。疟病与伤寒病少阳证很像,但疟病仲景未以柴胡剂为主治方,那么疟病是否因此而得以分辨?肯定不是。因为疟病在《内经》中已然设立,《内经》中仅有 13 方,该 13 方不是治疟病的,换言之,其不可能是因治疗无效而获诊断。

也有一些病,因特异性的临床表现而获分辨。比如肺痈病,其痰特别,可以借助其诊断与鉴别诊断。这是肯定式的发现。疟病如何?

东汉刘熙所作《释名》谓:"疟,酷虐也。凡疾或寒或热耳,而此疾先寒后热两疾,似酷虐者也。"《说文》:"疟,寒热休作。"提示疟在当初也是以临床表现分辨诊断的病。疟病最典型的特征是发作的规律性,甚至有时如时钟般准确。其它的热性病则未必如此,《内经》时已发现了这一点。《素问·疟论》:"夫风之与疟也,相似同类,而风独常在,疟得有时而休。"

个人认为,疟病的分辨,除依靠临床表现外,应该还结合了:

① 病变过程:以 15 日为自限。所谓"病疟以月一日发,当以十五日愈;设不差,当月尽解。"若不能自愈,日久则"结为癥瘕"。

② 发病时间:《素问·疟论》:"论言夏伤于暑,秋必病疟,今疟不必应者何也。"以暗示的方式指出了疟病的发病有季节性,只是因为未能以疟邪诊断,根据的是非"指纹"级别的方式,故"不必应"。

③ 更重要的还有短时间内同样病变过程的病例数的数量。即高发病率,或者说流行性。《内经》已能观察并记录一个病至近乎全面的地步,不可能是罕见病。短时间内大量的病例数,使一个医生在他有限的从医生涯里,能多次碰到同样的病人。寒热休作的病虽很多,但相同的临床表现、病变过程及病情暴发的时间规律性,很容易使医学意识到此一特殊热病的存在。

④ 但因为毕竟不是依靠病因的确认,只是依据临床表现、病变过程的推定,于是,某些并非感染疟邪,却表现为寒热往来、似疟非疟的疾患,如回归热、黑热病、病毒性感染及部分血液系统疾病等,因其有类似疟病的临床表现,鉴别诊断的困难,无可避免地,就有可能会被误诊为疟病(当然从治疗上说,这些病,有时亦可参照本病辨治,但那属治疗的问题,这里言说的则是诊断问题),使张仲景疟病所述的内容,有一部分应该只能算作类疟。不过原文中的哪一部分是,哪一部分不是,不易界定。

⑤ 需注意的是,未能以疟邪作最终诊断,是客观的限制,它并不妨碍张仲景在主观上,有将类疟与真疟相区分的意识,他将疟病与伤寒少阳相区别已说明了这一意愿。与痉湿暍病一样,疟病也是外感热性病的一种。

疟病如今不常见了,但它是理解仲景思想之“眼”。因为诊断技术的限制,张仲景也不能万事如意地每病都按其设想设立,这就使实现了其设想的“眼”更显可贵。读这样的病篇就不仅要读其内容,更要仔细揣摩其在病的设立上做到了什么? 病的设立,指其选择的设立疾病的标准,是包含诸多疾病规律的症状类? 还是单一疾病规律类? 这两类疾病因为仅后者有难度,如果不是有意追求,大可放弃,使这类病在书中消失不见,故对后者的有所追求就可以理解为是其有意为之的学术思想。作为热性病之一,疟病与伤寒病在设立疾病的标准上相呼相应,一致性也说明这是其有意识的思想,而非朴素直觉。在此基础上,尚要分析实现了后者标准的病,是因为什么原因使其能做到?

二、诊断

疟病是至少从《内经》时代即已存在的病,这样的病,仲景书中惯例不会阐述其病的概念(临床表现)问题。因已不必说。但其有类别诊断等诸项。

1. 类别诊断

《金匮》将疟病分为瘅疟①、温疟、牝疟三类。瘅疟与温疟之名称俱“撰用”自《内经》。

《内经》以寒热先后分类:“先寒而后热也,病以时作,名曰寒疟。”“先热而后寒也,亦以时作,名曰温疟。”“但热而不寒者……名曰瘅疟。”显示出《内经》此篇的撰写者认为,较其观察到的日作、间日作、间二或数日作(如今已知这是

---

① 師曰:陰氣孤絕,陽氣獨發,則熱而少氣煩冤,手足熱而欲嘔,名曰癉瘧。若但熱不寒者,邪氣內藏於心,外舍分肉之間,令人消爍脫肉。(3)

感染人类的疟邪不止一种之故),这一分类更能反映疾病的本质。

张仲景另有想法。除瘅疟以引用的形式保留了《内经》的文字之外,《金匮》的疟病尚有两类,温疟与牝疟,诊断标准是自设的。即温疟虽是沿用的《内经》旧名,但关于温疟的含义也就是诊断标准,却是新赋的。

温疟是疟病的典型证。疟病是外感热性病之一。外感热性病,无论初感何邪,都会热性化(广义伤寒表达的就是这一含义)。热化的原因,是机体抵抗疾病的同一机制。但病邪不同的缘故,不同的病,其热化的典型证不一。比如疟病的典型症与伤寒病即不同。故热性的具体特点是邪气使然。

牝疟是"寒多",牝者,雌性的禽兽,泛指阴性的事物。经与典型症的温疟相比,是不能热化。不能热化的原因,多在人体阳虚。完全不能化热,是为阴证;化热轻微,则是少阳,正虚程度不甚之意。牝疟是阳虚之疟。

故个人认为,《金匮》温疟与牝疟的分类,是依据病因素(温疟)与人因素(阳虚,牝疟)谁占主导地位的分类。

《内经》亦分温疟与寒疟,观其分类的标准,寒疟是因为"先伤于寒,而后伤于风",温疟是"先伤于风,而后伤于寒"。相较之下,《金匮》的分类更贴合该病规律:温疟是该病典型症,牝疟亦依据与典型症的比较而判断,显示其对于该病认识更加深入。

2. 病因诊断

虽然某些《金匮》教材于概念中用了疟邪为病这一说法,但篇中并没有这样的内容,且也读不出已在怀疑是特殊病邪(疟邪)为病的意识,正如其未怀疑伤寒病可能是特别病邪致病一样。

3. 病变过程诊断

有两项,一是病程,以十五天为自愈周期,且至少有两个自愈时间窗。二是转归,若久不愈,则成疟母。都非常具有诊断价值,因不是任何病都如此这般,具极强的排他性。详见"转归"一节。

三、治疗

1. 温疟

[原文]温瘧者,其脈如平,身無寒但熱,骨節疼煩,時嘔,白虎加桂枝湯主

之。(4)

白虎加桂枝湯方:知母六兩 甘草二兩(炙) 石膏一斤 粳米二合 桂三兩(去皮)。上剉,每五錢,水一盞半,煎至八分,去滓,溫服,汗出愈。

温疟是疟病的典型证。

疟是外感热性病之一种,热性是共性,疟热是个性。其热的典型表现为,发作性寒热,规律性发作,作热前有或多或少的恶寒阶段,因恶寒时间短,程度轻,以至竟似"身无寒但热",发作过程中时时伴见呕吐,之后能自行作汗而解,但周身骨节疼痛仍可稍有延迟。

白虎汤是治伤寒名方。所治热入阳明是伤寒典型证。此外,该方亦是《金匮》暍病及后世多种温病的主治方。异病同治,治的都是各病的里热证,但因"病"不同,里热证的表现也不尽相同。

方中加以桂枝,是为"骨节疼烦"之症突出之故。骨节疼痛与桂枝之间,于仲景书每有密切关联。

"其脉如平"之"平",多从第一条"疟脉自弦"的弦脉解。因"平"有普通平常之意。意即弦脉是疟病最常见的主脉。但"平"的这个普通平常之意是后起的,本义是平和舒顺,平安太平之意。故又有注家据此解释为"不弦",不在少阳,所以不用柴胡剂。疟病因是发作性疾病,其未发与正发、发的恶寒阶段与发热阶段,都会使脉有所不同。

延伸问题:寒热往来,主方为何不是小柴胡汤?

疟病寒热往来用白虎剂,提示长期以来普遍共识的见寒热往来即诊为少阳证,见少阳证即主柴胡剂这一观点极需修正。

小柴胡汤虽被公认为是治疗少阳寒热往来的主治方,其实却有殊多疑点:

首先,少阳的含义。一般习用成无己的半表半里说作解。但又公认为半表半里既不是指表里同病(表里各半),也不是表里之间,而是"枢"(或用"枢机")之意。即表里虽是病位之词,半表半里却不是指的病位,使表里被一词多义化。且枢或曰枢机又是什么?只以"关键"作答。太过抽象,失于具体,难以把握。

其次,诊断标准。小柴胡汤证的诊断标准有问题。公认的"口苦咽干目眩""往来寒热,胸胁苦满,默默不欲饮食,心烦喜呕",或极不具有辨识度;或虽有一定辨识度,但又不具唯一性,如往来寒热在疟病时又用白虎剂;更有甚者,还有"但见一症便是,不必悉具"之说,因"一症"所指至今不能明,诊断竟至可谓"无解"。

第三,方中用人参大枣甘草的原因。小柴胡汤有三组药物组成,一是柴胡黄芩,清解邪热,因有其它众多柴胡剂可作佐证。再是半夏生姜,以和胃止呕,因伤寒少阳"喜呕",有小半夏汤等可作证据。三是参草枣,扶助正气。但为何要扶助正气? 小柴胡汤七个公认的适应证口苦、咽干、目眩(以上属少阳证提纲);往来寒热、胸胁苦满、默默不欲饮食、心烦喜呕(以上属96条小柴胡原文)中,并无虚的征象。

以下为个人看法:

在仲景书中,少阳仅指伤寒病的其中一类证候,或者说,将往来寒热等症定义为少阳证,只适用于伤寒病。第266条:"本太阳病不解,转入少阳者,胁下硬满,干呕不能食,往来寒热,尚未吐下,脉沉紧者,与小柴胡汤。"如果不是伤寒病,即便症见往来寒热,也不等于必定是少阳证。疟病即通篇不见少阳一词。

中医学中,只有外感热性病,这个"热性"性质,不是邪决定的,是人体。外邪虽各不同,人体抗病机理则一。这是中医学虽有寒邪、湿邪等在表之证候,但未建立外感寒性病、外感湿性病、外感燥性病等学说的根本原因。因为不管感受什么外邪,机体都以化热一途应对之,或者说人体对抗外来病邪时,所呈现的共性状态,中医学用化热来形容。

但有部分人群外邪入里后,若竟不能迅速化热,或化热不足,此不是邪的原因,而是机体状态的原因,是因为生命状态低下,故此时需用扶助正气药,清热药亦不宜寒凉重剂,而成小柴胡汤。

人们判断事物的一般规律是,当其很清楚某事物时,对是否是它的判断(在医学上即属诊断),可用肯定(因为有……所以是它)与排除(因无……或因未见……所以不是它)两种方式作出。这两种方式,张仲景都常用。如《伤寒论》第1~5条:"太阳之为病,脉浮,头项强痛而恶寒(1)。太阳病,发热,汗出,恶风,脉缓者,名为中风(2)。太阳病,或已发热,或未发热,必恶寒,体痛,呕逆,脉阴阳俱紧者,名曰伤寒(3)。伤寒一日,太阳受之,脉若静者为不传;颇欲吐,若躁烦,脉数急者,为传也(4)。伤寒二三日,阳明少阳证不见者,为不传也(5)。"前3条是肯定式,后2条即有排除式。

注家对小柴胡汤的主治之争,只是从肯定式角度探讨,如果从排除的角度看呢? 伤寒病由表化热入里的规律,其典型者是阳明证。若竟不能,化热不彻底,阳明病不典型,即是小柴胡证,或曰少阳证。如"阳明病,发潮热,大便溏,小便自可,胸胁满不去者,与小柴胡汤。""阳明病,胁下硬满,不大便而呕,舌上白胎者,可与小柴胡汤。"窃以为,"但见一症便是"之一症,是指可排除典型症的任何一症。如大便溏,如舌上白苔等。

化热不足的判断方法,须经与化热十足(典型证)症比较而知。比较的对象,即是那个外感热性病的典型证。病不同,典型证也即不同。这个典型证,在伤寒病时是壮热烦渴,在疟病时则是寒热往来,热多寒少。伤寒疟病,见症虽不同,但都有化热的典型证,而恰巧,这两个病的典型证,白虎剂都有效。

因外感热性病的所入之里不同,"但见一症便是"之"一"的含义不同,"一症"是不定代指。

小柴胡汤用于伤寒时,其少阳的少是缺少,是正气不能抗争之故,而非半表半里的病位词汇。故表现为里热不甚、不典型,故不用白虎剂、承气剂,故用参草枣扶正药。在扶正祛邪之间,善于先后分治的张仲景,小柴胡汤却是标本并图,说明邪与正二因素皆不容缓,此即"枢"的意思,因小柴胡汤证出即大柴胡(没有参草枣),入则成柴胡桂枝干姜汤证。用于疟病时,疟病的规律即是寒热往来或发热休作有时,寒热往来是该病的典型里热证,故此时用白虎剂。至疟母时,因正气渐衰,不能典型,呈现类似劳疟的状态,故舍白虎而改用柴胡剂于鳖甲煎丸中。

小柴胡汤是外感热性病化热不典型时的主治方,而化热是否典型的判断,由单一病的规律决定。这也是病对治疗的指导性价值之一。

每病有其自身客观规律,外感热性病时,邪不同,病规律不同。同为寒热往来,在伤寒病是体质因素的影响,使其不能表现为典型证(阳明)的那一类。而在疟病,却就是其典型证。故疟病于寒热往来见症时,用伤寒病典型证时的白虎剂。故疟病仲景只在疟母时用柴胡剂,而临床有报道以柴胡汤治愈疟病的报道,说明当疟病正气不继使其未能表现典型时,亦可用小柴胡汤。

小柴胡、白虎汤,既治伤寒,又治疟病,因其不是在直接杀死致病微生物,而是在治人。病原微生物留待人体自己解决,只是要稍假以时日。

仲景书中,小柴胡汤主治活泼,外感热性病仅是其主治证之一。非外感热性病时的运用方法,尚有待探讨。

2. 牝疟

[原文]"疟多寒者,名曰牝疟,蜀漆散主之。(5)

蜀漆散方:蜀漆(烧去腥) 云母(烧二日夜) 龙骨等分。上三味,杵为散,

未發前以漿水服半錢。溫瘧加蜀漆半分,臨發時服一錢匕。

牝瘧是因受人体阳气不足的影响,致使热病不能充分热化之非典型之疟。

牝瘧,指寒多热少之疟病。疟多寒,是寒热往来症以寒为主、为突出之意,表现在恶寒时间长、程度甚;发热时间短,程度轻,发热很快即转为汗出热退,此次发作结束。

《景岳全书·辨古》提出:"'惟《金匮要略》曰:疟多寒者,名曰牝疟,蜀漆散主之。'亦非曰无热也。若果全无发热,而止见寒栗,此自真寒阳虚证耳,有别本门,又安得谓之疟耶?"这是将疟病的诊断简单地系于寒热一症形成的逻辑判断,并不尽然。人体阳气不足有程度之差异。较轻者"多寒"的意思可以是能热而不甚热;而若严重者,则只能是仅有恶寒、唯见恶寒,发热几无。

方中蜀漆是常山之苗,药理研究证实,有很好的截疟效果,只是有致呕的不良反应。《金匮》治疟诸方中,仅本方有此直接针对疟邪的组方构成,方后有"温疟加蜀漆半分",但白虎加桂枝汤中并未出现这味药及这类组方结构,知这尚是具体方(而不是病)级别的经验之谈,尚未总结至理论。与此经验一起总结到的,还有疟病发作时间与服药时间之间存在着的关系,故要求"未发前"服、"临发时服"。当今有临床报道指出,常山蜀漆方治疟,以发作前一晚、前半天、前两小时各服一次为好。古人认为云母龙骨亦有截疟之功。如《肘后方》用龙骨治老疟等。

如果说白虎加桂枝汤是着力于调整人体因疟邪所致的剧烈寒热状态,蜀漆散则是致力于疟邪以图截疟的方剂。即是说,使其"多寒"的阳气不足,并未着力处理。此或因阳未大虚,尚可不顾,又或是取急者先治,先予截疟之故,之后或未发时再图,如鳖甲煎丸中所用人参干姜。

延伸问题:截疟是否治疟标配?

蜀漆、常山、青蒿等这一类药物,是直接针对疟邪起作用。疟邪即疟原虫,针对疟邪即杀虫药。中医学用"截疟"表达,以区别其它途径的治疟药物。

篇中仅本方一方用到截疟的蜀漆。应该也是因分离条件不够之故。就是说,蜀漆,尤其是单味药时的蜀漆,对它治疟功效的认识,尚处在经验层次,并不十分清楚它是可以直接扑杀疟邪的。

不过,针对疟邪的直接打击,不是对疟病的唯一治法。本篇治疟数方,多是在调整由疟邪之类引起的寒热状态。这一方法在今天有一个解释,即不是因为疟邪,而是因为疟邪引起的炎症,产生了大量的内毒素,引起强烈的免疫反应,才是此病致死的主要原因。故不是针对疟邪的治疗,亦足以拯救性命。因假以时日,机体有能力依靠自身扑杀疟邪。原文第2条即有自愈的记载。不仅是疟邪,任何感染性疾病,都有人类能自愈逃生,这一点人类历史已经充分说明了。

是截疟药甚至截疟药中提取的截疟成分治疟好?还是调整人体,由人体来截疟好?(因这种治疗方法不直接打击疟邪,也就不易出现疟邪的抗药性问题)还是二种方法配合更好?这需要在诸机理都很清楚的情况下才能做选择。而在汉代显然尚不具备这一条件。张仲景时代的中医学只是取得了这样的经验而已,而这一经验的可贵之处在于,发现治疟不止有针对疟邪直接打击这一个方法。

四、转归

[原文]病瘧以月一日發,當以十五日愈;設不差,當月盡解。如其不差,當云何?師曰:此結為癥瘕,名曰瘧母,急治之,宜鱉甲煎丸。(2)

鱉甲煎丸方:鱉甲十二分(炙) 烏扇三分(燒) 黃芩三分 柴胡六分 鼠婦三分(熬) 乾薑三分 大黃三分 芍藥五分 桂枝三分 葶藶一分(熬) 石葦三分(去毛) 厚朴三分 牡丹五分(去心) 瞿麥二分 紫葳三分 半夏一分 人參一分 䗪蟲五分(熬) 阿膠三分(炙) 蜂巢四分(炙) 赤硝十二分 蜣蜋六分(熬) 桃仁二分。上二十三昧,為末,取鍛灶下灰一斗,清酒一斛五斗,浸灰,候酒盡一半,著鱉甲於中,煮令泛,爛如膠漆,絞取汁,内諸藥,煎為丸,如梧子大,空心服七丸,日三服。(《千金方》用鱉甲十二片,又有海藻三分,大戟一分,䗪蟲五分,無鼠婦、赤硝二味,以鱉甲煎和諸藥為丸)

疟病是《内经》时代即已注意到,并将病名延用至今的病种,在历史上一直属常见病、多发病。人类与之的抗争一定有许多经验累积。又因为疟病是疾病规律较为单一的病种,故能观察记录到其预后。

分为两类。一类是愈,甚至能不药自愈。不愈者则渐成"疟母"。

自愈者每以15日为周期。15天这个具体的数字是一个要点,恰如普通感冒一周左右可获自愈。更特别者,是"设不差,当月尽解",即有第二个自限时间,且仍以15天为基数。体现出该病特有的客观规律。许多注本解释说,是因节气(五日为一候,三候十五日为一节气)的缘故。可能是这样,但更大可能不是。因为若是,则感冒及许多病,也会有 15 日周期规律。

根据原文第一条,亦可以针灸与饮食促使自愈。很多年前,亲历一持续多日高热的农村病人,因家贫无力医治,以为必死无疑,幸得亲友所赠瓜梨等水果,食后发热渐消,竟然自愈。

若未能自愈,病情迁延日久,则会结成"癥瘕",取名为疟母。这是疟病的另一转归。

"此结为癥瘕,名曰疟母"里有学术思想。"癥瘕"本已经是中医学的病证名。阐述本可以至此打住,却没有,原文说"此结为癥瘕,名曰疟母",意即不是所有的癥瘕都能名疟母的,这就使此癥瘕有了另样的含义:癥瘕有此癥瘕(比如可名为疟母者)及彼癥瘕(比如那些不可名为疟母者)之别。癥瘕只是多种病的某一共性阶段,但因为引起癥瘕的病不同,癥瘕间也存在差异,所以癥瘕的治疗也就不尽相同。鳖甲煎丸只适用于疟病所致的癥瘕(使该方与同类名方大黄䗪虫丸产生区别)。当然,这不排除它可扩大运用到其它病证的可能。毕竟它不是以直接杀死疟原虫为目标。

疟母的概念是,疟病日久,痰聚血瘀,结成癥块,居于胁下,寒热时作,正气已虚的病证。习惯上,以疟久正虚,痰聚血瘀做病机要素的概括。

关于疟母的诊断,如果确实是疟邪(即当今的疟疾病)所致者,疟母相当于该病继发的肝脾肿大。以此诊断,从临床表现而论,主要有三组:一是以胁下癥块(肿大的肝或脾),按之有形,触之疼痛,推之不移为特点的癥瘕见症;二是寒热往来的疟病见症,此时的寒热见症,因病程日久,正气受损,使常表现为遇劳易作,即劳疟的特点;三是正气虚的见症,以气血不足症较常见。如面色萎黄,精神不振,倦怠懒言等。其中贫血(血虚)也是疟病的继发症。

鳖甲煎丸功能攻补兼施,除痰消癥。祛邪为主。祛邪有除痰祛瘀以消癥与截疟(调寒热)两个方面;扶正则顾及气血阴阳。方中用药据此可分作三组,这里只述其特色部分。

其中调寒热的构成在同类活血化瘀方(如大黄䗪虫丸)中,可谓是一个特色,体现了作为疟母的癥瘕与其它癥瘕治法的不同。注意,这时用的是柴胡、黄芩这组和解少阳的经典配伍。

除了一些肉眼可见的肠道寄生虫病,中医学几乎从未寻求过(也无从寻求)针对病原的直接打击,包括提出"非风非寒非暑非湿,乃是天地间一种异气所感"说的吴又可。总是针对人体状态的治疗,确实是有着异病同治特点的。

张仲景的活血化瘀方,从活血程度而言,大致可分为四类,一类是和血类,由桂枝与芍药(黄芪桂枝五物汤),或当归、芍药与川芎(如当归芍药散)之类组成;二是活血类,方中开始出现桃仁、丹皮等活血药(如桂枝茯苓丸);三是逐瘀类,由大黄、桃仁、蟅虫组成(如下瘀血汤);四是消癥类。在大黄、桃仁、蟅虫的基础上,加多种虫类活血药,且改汤剂为丸剂(如本方、大黄蟅虫丸等)。

四味补益药,鳖甲、干姜、人参、阿胶,以鳖甲独重。不但滋阴养液,以纠正热病引起的阴液受损,且能软坚消癥散结。

方中有两味较不常用的药:鼠妇学名 *Armadillidium vulgare* Latreille,属节肢动物门甲壳纲,等足目,鼠妇科。俗称潮虫、地虱。分布全国各地。《神农本草经》(下卷)虫兽部下品:"鼠妇,气味酸、温、无毒。主治气癃不得小便,妇人月闭血瘕,痫痉寒热,利水道。"锻灶下灰,据陶弘景《本草经集注》,指"此煅铁灶中灰尔,兼得铁力故也"。陶汉华(山东中医药大学学报2003年1期)认为,用此药的目的在于其中所含的铁质,以纠正此病的血虚。至于乌扇,即今射干。注意本方所用溶媒,不是常用的水,而是清酒。它能得到药物中非水溶性的成分。至于是哪一味或哪几味药物所要求,可能尚不是十分清楚,不过这不妨碍我们将其作为经验而予以重视、继承。

另,方后断句改为"纳诸药煎,为丸如梧子大"更合逻辑。

本篇小结

本篇是疟病专篇。疟病是以单一疾病规律(疟邪所致)为指向的疾病。

以寒热属性的偏胜分作瘅疟、温疟、牝疟三类。诊断标准以瘅疟是但热不寒,温疟是热多寒少,牝疟是寒多热少为特征。热都是邪热在里,寒则有属标实(温疟的寒)与阳虚(牝疟的寒)两种。仅温疟与牝疟有治方。前者用白虎加桂枝汤,后者是蜀漆散。瘅疟、温疟、牝疟久病不愈,则为疟母,故疟母是疟病诸类的转归。是疟邪因素外,又增痰聚血瘀,正气受损。诊断标准是,疟病寒热主症以遇劳易作为特征,并见胁下有形癥块。

本篇很好地体现了《伤寒论》自序中"撰用《素问》"一语,批判性地继承了《内经》对疟病的分类,依据病性,将其分作瘅疟、温疟、牝疟三类。其中,瘅疟几乎全是转述的《内经》,未出治法。温疟仅借用《内经》此分类名,诊断标准与治疗方法皆有新规。而牝疟,从名称、诊断标准及治疗方法全部都与《内经》无关了。

此篇原文很少,仅5条,但也让其独立成篇,可知张仲景的思想中,是独病成篇还是多病合篇不是因为原文内容多少的原因。也可知张仲景以病分篇,并且最好是能独病成篇思想的坚定,执行的坚决,只要能做到,不怕内容很少,体例不全,引述甚多。故此病虽于今天不太常见,但对于观察张仲景的学术思想非常有价值。

延伸问题:疟病篇独特的思想意义何在?

与《内经》相同,在张仲景这里,疟病与伤寒病也是分作两个不同的病处理的。但疟病的临床见症与伤寒病少阳证极其相像,都以寒热往来为主症。为何不将二者合一?或者说,分开的意义与必要是什么?

疟病①以寒热多寡分类,②往来寒热用白虎剂,③以疟母为转归,④柴胡剂不是主治方,但出现在治疟母鳖甲煎丸中,⑤典型的病变过程以 15 天为周期,⑥疟母属癥积范畴,但此癥有特殊性:"此结为癥瘕,名曰疟母",疟母是癥积的一种,是癥积诊断的进一步精准(癥瘕不足以作为病的诊断),故其治疗用的不是大黄䗪虫丸,而是鳖甲煎丸。

伤寒病少阳证①不是以寒热多寡再分类,②不是以白虎剂为主方,③没有类似疟母的转归,④不是以一或两个 15 天为一个病变过程。

即从治疗到病变过程、疾病走向的判断都不同,如果不将它们作区分,这些特点因被混淆而无法显现。若不作区分,则疟病亦将被诊断为伤寒病少阳证,诊断相同,治疗没道理不同,也无法执行不同。

疟病是外感热性病之一,与伤寒病、痉病、湿病、暍病、风水、黄疸病等并列。

因为都是病从外来,或长或短,或典型或不明显,它们多有一个外感阶段。如黄疸"风寒相搏""寒热不食";而痉、湿、暍、风水病表证期更典型,使张仲景以太阳病称呼之。甚至它们也有寒邪的性质:"伤寒所致太阳,痉、湿、暍三种。"因为极度相像,而产生与伤寒病鉴别诊断的需要:"痉、湿、暍三种,宜应别论,以为与伤寒相似,故此见之。"在外感阶段之后,这些病又都有一个化热入里的变化,表现出明显有别于内伤杂病的共性特点。但张仲景却舍弃这些证(外感表证、里热,由外向里传变途径,即"经络受邪,入脏腑")上的共性而不顾,甚至不用六经分证法贯彻各病(痉是刚、柔分,疟是瘅、温、牝分,疸是谷、酒分等),这个选择,绝不可能是无心无意的,一定深藏着他的用心用意,他的学术思想。

所以疟病篇是解读张仲景诊断思路之眼。就病来说,相类似的,还有肺痈病、肠痈病与蛔虫病等。之所以说它们是窥探仲景诊断思路之"眼",是因它们使张仲景未予明说隐藏的思路得以显露。

疟病与伤寒少阳，仅在病程的某一阶段，于擦肩而过处有所相像而已。与任何一个病一样，疟病也是一个客观存在，人类所赋予它的，不过是一个名称而已。它可以有完全不一样的名称，甚至与它病共享一个名称，但这些都无碍于它是一个独立的存在。为它正名，正是对客观事物的尊重，是客观事物自身规律得以被人认识的前提。

疟病这个"眼"的作用是，其一，体现出张仲景诊断目标是"病"，"证"从属于"病"，因为"病"不同，"证"的诊断内容不同这一思路。其二，这个病不是症状病（如咳嗽等，多种疾病皆可致），而是单一病（唯疟邪所致者）。就是说，仅凭症状（寒热往来）诊断，仅诊断证（少阳）是不足够的。证的诊断必须放置在病的前提下进行，即伤寒病见寒热往来，才是少阳证，柴胡剂才是主方，疟病时则不是。其三，说明了因为病的缘故，相同的表现有不同的诊断意义，恰如肺痈病若"吐如米粥"即白痰，意味着阳气的不足，而不仅是痰湿蕴肺。

为何疟病是"眼"，而大多数病不能是？为何《金匮》这样的"眼"不多？因诊断条件的限制。

中風歷節病脈證並治第五

【中风病】

一、所谓中风病

本篇的中风,是以猝然昏仆、半身不遂、口眼㖞斜为主症的病证。所指与《伤寒论》桂枝汤证的"中风"全然不同。

主要讲述了中风病的诊断问题,未有方治。

二、诊断

1.临床表现诊断

见原文第1条:"夫风之为病,当半身不遂,或但臂不遂者,此为痹。脉微而数,中风使然。"讲述了中风病的主症特征,即中风病的诊断与鉴别诊断。

"遂",顺利完成、成功。半身不遂,半侧肢体无法完成动作。中风之病,典型特征是半身不遂。若仅见单臂不遂,则可能是痹证。脉见微数,是中风病之故。

延伸问题:关于本条主旨之争

本条主旨有两种不同的观点,一种认为是在做中风病与痹证的鉴别诊断,另一种则认为是讲述了中风病轻重不同的两种表现:半身不遂或仅单臂不遂。作此理解时,"此为痹"就成为对中风病机的阐释。孤立地看此条原文,这两种看法都可成立。但若将此条放在张仲景学术思想的背景下,则后种观点未必是仲景本意。

《金匮》中多病合篇与独病成篇两种体例并见,之前曾阐述过,张仲景主张独病为篇,但因实现这一主张在技术上有困难,有时不能达成,于是只能合篇处理。即凡合病为篇都是因存在鉴别诊断的困难。

但困难不等于完全不能作区别，否则就不是两个不同的病，即就不是合为一篇而是合为一病了（这种情况在《金匮》中并非没有存在，如哮喘合在咳嗽里，痢疾与泄泻合称为下利病等），所以，只要是不同的病，总是因已能区别或能有所区别。在《金匮》里，以能有所区别为常见。因作为区别的标志，在中医学多是依赖临床表现，这些临床表现受诸多因素的影响而有较大差异。影响因素如，是否具有足够的本质代表性（如黑疸与女劳疸，皆以色黑为表现特征，黑疸之黑因瘀，女劳疸之黑属肾虚肾色外现，症状与本质之间不是唯一关系，代表性不好），是否具有足够的区别度（如同样表现为疼痛，引起的病却不一样，提示若以疼痛作区别标志时，其区别度不好），是否从病的最初即出现，且能贯穿疾病全程（如肺痈病所吐的特别的痰，虽然本质代表性与区别度都很好，但它出现甚迟），等等。认识的条件也影响认识的深度，当不能彻底地鉴别诊断时，就只能合病为篇了。

张仲景这一学术思想背景提示，他将中风与历节合为一篇，正是因对当时的中医学而言，尚存在鉴别诊断的困难，所以有鉴别诊断的需要不难理解。原文即从讲述这两个病的鉴别问题为起始。而今人或因已无此困扰，于是竟对该条究竟是否旨在鉴别诊断产生质疑，提示两个时代的医学确有差别，或者说中医学确实是在发展进步着的。

此外，若将"痹"作为中风病的病机，从下文来看，却未见有呼应此观点的叙述。

2. 病因诊断

见原文第2条："寸口脉浮而紧，紧则为寒，浮则为虚。寒虚相搏，邪在皮肤；浮者血虚，络脉空虚；贼邪不泻，或左或右；邪气反缓，正气即急，正气引邪，㖞僻不遂。邪在于络，肌肤不仁；邪在于经，即重不胜；邪入于府，即不识人；邪入于脏，舌即难言，口吐涎。"

文中对中风病机的认识，一是外感寒邪，一是正气不足。正气不敌，邪由皮肤深入，停留于人体的一侧，于是患侧肌肉弛缓不用，健侧牵引患侧，出现口眼㖞斜，肢体不遂。

"邪气反缓"，指患侧肢体弛缓不用。"正气即急"，健侧正常，注意"急"本是表病变术语，但在《金匮》中有时以病变术语表正常，一词多性。

病邪由表入里，病情也由轻到重。当时对它们的关系即判断方法是：邪在络时，以肌肤不仁为主症特征；若邪至经，则自觉肢体沉重，不易举动；邪中脏腑,则见神志昏迷,言语不清,口角流涎。"喎僻",喎,嘴不正,僻,身体歪斜、倾侧。"仁",有感觉能力,不仁,即肌肤的感觉能力下降或缺失。

延伸问题:关于中风病因

关于中风所中之风:中医学对中风病所中之风,有一个从外风到内风的认识过程。在张仲景的时代,还处在外风说阶段。到唐宋之后,特别是金元时,对此提出质疑,并始有内风说,其时外风、内风说并存。后外风说渐趋式微,于今主要持内风观,肝风内动。两种观点的不同意义之一,是外风从疏散治,内风则从息风图。

文中并认为有"虚"("浮则为虚"),张仲景书中的"虚"有多重含义,一是虚证之虚,治时用扶正方,这是最常见的。二是在解释为何发病时所责,即《内经》"邪之所凑,其气必虚"思想的体现,该思想的特别之处是,并不认为凡病皆属虚证或虚实夹杂证。如胸痹病有"所以然者,责其亟虚也",但治疗以栝蒌薤白剂为主方,栝蒌薤白剂不是补益剂,本病亦然。三是用其非中医学专业术语时的含义,即作为普通名词使用,空虚之意。如痰饮病木防己汤条,"虚者即愈,实者三日复发。"

【历节病】

一、所谓历节病

历节病是以多个关节的疼痛为主症的病证。

历节之"历",多解释为"遍历","节"指关节。历节即多个关节。但这个解释只指出病位,既未给出病变主症或体征(如咳嗽、心痛、水肿、黄疸类),亦未指出病因病机(如中风、痰饮、胸痹、虚劳类),不太符合对疾病的命名习惯。"历"与"沥"声符相同,二者当有古今字的关系。"沥",指液体下滴。"沥节"是动宾结构,水湿浸入关节之意。是病机角度的病名,较合命名疾病的习惯。

《金匮》历节病属今痹证的范畴。痹是《内经》的病名,历节却不是。为何舍《内经》现有病名而不用? 大概是因《素问·痹论》内容复杂,著名的"黄帝问曰:痹之安生? 岐伯对曰:风寒湿三气杂至,合而为痹也。其风气胜者为行痹,寒气胜者为痛痹,湿气胜者为着痹也",不但当中并未锁定关节为病变重点,而且,其五体痹、五脏痹、六腑痹的临床表现远远超出关节范围,病情演变亦未以关节为病变基础。不若历节病的"节"点明病位,符合仲景"缩小指"诊断思路。

在《金匮》之后,历史上,对那些疼痛特别严重的关节病变,又有一个"白虎历节"之名。

二、诊断

原文4～7条①讲述对历节病病因病机的认识,大致指向两方面的因素:外感风寒湿邪,内有正气不足。外邪指出的有水湿、风;正虚包括肝肾虚、血虚、气虚等。

《金匮》历节病与痹证相类,甚至有认为是同一个病的不同名称,但据此几条,不仅是病名不同,病因也有差异:《素问·痹论》是"风寒湿三气杂至,合而为痹",风寒湿都是邪,且是三邪合至致病。只是没有更多的佐证,无法定论。

第5条后似有文脱落(如汗出当风之类),第9条②并讲述了历节病的鉴别诊断问题,但泄、枯、断泄都不是《金匮》的病证名,甚至也不是《内经》的病证名。所指含义不清。

三、治疗

1. 桂枝芍药知母汤证

[原文]諸肢節疼痛,身體魁羸,腳腫如脫,頭眩短氣,溫溫欲吐,桂枝芍藥知母湯主之。(8)

桂枝芍藥知母湯方:桂枝四兩　芍藥三兩　甘草二兩　麻黃二兩　生薑五兩　白术五兩　知母四兩　防風四兩　附子二枚(炮)。上九味,以水七升,煮取二升,温服七合,日三服。

桂枝芍药知母汤所治的历节病是风寒湿痹阻为主,夹有化热伤阴因素者。

诊断:原文中"诸肢节疼痛,身体魁羸,脚肿如脱"是主症。

---

① 寸口脈沉而弱,沉即主骨,弱即主筋,沉即為腎,弱即為肝。汗出入水中,如水傷心。歷節黃汗出,故曰歷節。(4)
跗陽脈浮而滑,滑則穀氣實,浮則汗自出。(5)
少陰脈浮而弱,弱則血不足,浮則為風,風血相搏,即疼痛如掣。(6)
盛人脈濇小,短氣,自汗出,歷節痛,不可屈伸,此皆飲酒汗出當風所致。(7)

② 味酸則傷筋,筋傷則緩,名曰泄;鹹則傷骨,骨傷則痿,名曰枯。枯泄相搏,名曰斷泄。荣氣不通,衛不獨行,荣衛俱微,三焦无所御,四屬斷絕,身體羸瘦,独足腫大,黃汗出,脛冷,假令發熱,便為歷節也。(9)

"诸肢节疼痛"应理解为多个关节的疼痛,"身体魁羸"大致有两种提法,一种是偏于"魁",训为关节肿大;一种是偏于"羸",训为身体瘦弱。从临床角度言,这两种情况都可见于历节病,身体瘦弱多出现在经过一定病程之后。"脚肿如脱",古时"脚"指今之小腿,这里引申指膝关节,"脱"乃突出。有将"脚肿如脱"释为"形容两脚肿胀,且又麻木不仁,似乎和身体要脱离一样"者,不妥。

全句应理解为多关节部位疼痛,尤以膝关节明显,且其已肿大突出变形,犹如"鹤膝风"状,身体瘦弱不堪。

但依据这些症状诊断为历节病虽已足够,若欲诊为桂枝芍药知母汤证则尚欠,需对这些主症有中医学证的判断:如关节肿痛明显,患处怕冷为主,偶有轻微灼热感,抚之无热,视之无红等。

"头眩短气,温温欲吐"属一般次症。其中"温温"应读如"蕴蕴",指心中蕴结不舒,郁郁寡欢,泛泛欲吐。

治疗:桂枝芍药知母汤功能祛风除湿,温经散寒,滋阴清热,蠲痹止痛。方中以麻黄桂枝祛风散寒,以苍术(汉时苍、白术未分)、防风祛风胜湿,以附子温经止痛,以知母芍药清热养阴,以生姜、甘草和胃调中。

此方证病机为风寒湿痹阻,夹有化热伤阴,是由桂枝芍药知母汤的功效归纳而来。桂枝芍药知母汤只是在急者先治。而文中的病情是要复杂过该方的主治范围的:症状"身体魁羸",说明历节日久,正气受损已至虚劳,且应是阴阳气血都虚,但因急迫性稍逊,治疗中却未能顾及处理。

关于本条,各教材皆以"风湿历节"为标题。这是因为下条的乌头汤证是一种典型的寒湿痹阻证,相对于乌头汤证而言,桂枝芍药知母汤证的寒象不是其绝对突出的致病因素,故尔处理成"风湿历节"的提法,而并非无寒邪。

2. 乌头汤证

[原文]病歷節不可屈伸,疼痛,烏頭湯主之。(10)

烏頭湯方:麻黃　芍藥　黃芪各三兩　甘草三兩(炙)　川烏五枚(㕮咀,以蜜二升,煎取一升,即出烏頭)。上五味,㕮咀四味,以水三升,煮取一升,去滓,内蜜煎中,更煎之,服七合。不知,尽服之。

乌头汤主治的是寒湿历节。

诊断:"病历节不可屈伸疼痛"是主症。以患处怕冷突出,痛势异常剧烈为特征。其"不可屈伸",在疾病的早期可能是由于剧烈疼痛,使病人不愿做关节的屈伸等活动;在后期则可能是关节变形,功能缺失,而无法屈伸。

治疗:乌头汤有温经散寒,蠲痹除湿之功效。大凡仲景用乌头,总是为阴寒疼痛之类病证而设。本方中即以乌头大辛大热之品以温经止痛,并与麻黄相配,以助其发散寒邪之力;方中并用芍药甘草以缓急舒筋;用黄芪补益正气;所配之白蜜及分次给药的方法均是为减低乌头之毒性而设计。方后所云之"知",即是乌头见效之征兆,后《腹满寒疝病》篇有自注谓"其知者,如醉状",详见彼处。

本条原文中虽未明言,但从方中对黄芪的运用(从绝对用量及日用量相比较而言,本方黄芪用量大于黄芪建中汤、黄芪桂枝五物汤、桂枝加黄芪汤等方中所用),可知其存在着较为突出的正虚情况。剧烈疼痛可致。

痹证后期,其邪的因素尚可包括顽痰、瘀滞、肝郁等,诊治时需注意分辨与兼顾。同时还应注意结合辨病(现代医学的病)治疗。

本篇小结

本篇是肢体的病变,只是中风是由中枢影响到的肢体。

中风病:这是《金匮》唯一一个论述中枢神经的病变。关于中风,在《内经》时代即已被观察到,但诊断尚有困难,《内经》中记载的大厥、煎厥、薄厥、仆击、偏枯等病都可能与中风有关,或可能都是中风。至《金匮》中已能将其归一,并分为中经络与中脏腑两大类。但对其病因病理的认识尚仍局限,有效治疗亦尚未筛选到,直至唐宋金元,再有突破。中风病的学术演变过程可谓是医学对疾病认识的共同轨迹线。

历节病:这是《金匮》唯一一个论述关节的病变。其主治方有二。就其治方所需的诊断而言,主要分为两大部分,一类是对痹阻关节的邪的判断。包括寒邪、风邪、湿邪、热邪等。另一类是对全身正虚程度的判断。

治疗思路与方法:历节病关节疼痛突出,属该病的主要矛盾。但也正是因其痛楚的严重,随病情的迁延,正气受损,后期甚至合并有虚劳的情况。关节疼痛者急于蠲痹止痛,一般属急者先治的范畴。而正虚情况则因非短时内可获纠正,可选择标本同治,或先祛邪后扶正。

血痹虚勞病脈證並治第六

【血痹病】

一、所谓血痹

血痹,病名。一般认为是指以肢体局部肌肉皮肤的麻木不仁为主要特征的一种疾病。

因为血痹不是常见病,而是人为规定疾病内容的病种,不像如咳嗽病之类以具体症状作的病名,能一望即知,于是,在仲景处没有疑问因而不必说的血痹定义性临床表现,出现了很大的讨论空间,在医学发展史上,对血痹病的所指,认识非常混乱。

血痹一名,首见于《灵枢·九针论》:"邪入于阳,则为狂;邪入于阴,则为血痹;邪入于阳,转则为癫疾;邪入于阴,转则为喑;阳入于阴,病静;阴出之于阳,病喜怒。"

《金匮》之后,血痹的所指仍多歧义。如晋·王叔和《脉经》卷九:"寸口脉卫气平调,荣气缓舒,阳施阴化,精盛有余。阴阳俱盛,故知双躯。今少阴微紧,血即浊凝,经养不周,胎则偏夭,少腹冷满,膝膑疼痛,腰重起难,此为血理。"唐·孙思邈《千金要方》卷八:"风痹游走无定处,名曰血痹"等。托名华佗的《中藏经》虽多认为是宋人之作,但也能反映对该病有过这样的认识。其书中"血痹"一词共出现两处。"论痹第三十三"有"大凡风寒暑湿之邪入于肝则名筋痹,入于肾则名骨痹,入于心则名血痹"。第三十五则是血痹的专论:"血痹者,饮酒过多,怀热太盛,或寒折于经络,或湿犯于荣卫,因而血抟,遂成其咎。故使人血不能荣于外,气不能养于内,内外已失,渐渐消削,左先枯则右不能举,右先枯则左不能伸,上先枯则上不能制于下,下先枯则下不能克于上,中先枯则不能通疏。百证千状,皆失血也。其脉左手寸口脉结而不流利,或如断绝者是也。"

这些论述都与《金匮》血痹不是一回事。

因为《金匮》仅为血痹病设立了一个和血行血的治法,故在解释该病的概念时,一般的做法都会加一个限制词:"血行不畅所致",即血痹被解读为血行痹阻。这个限制词的潜在含义是,血痹病并不全是血行不畅所致,肢体麻木不仁仅是一个症状,它可出现于多种不同的疾病中。张仲景只是认识到其中的某一项而已。并且,即便是血行不畅,原因亦不止《金匮》讲述的阳虚血滞一种。

血痹多指向末梢神经病变,但亦未必尽是。曾有一病人,以在家中常无故掉落脚上的拖鞋起病,渐至双足麻痹不仁,行走异常。初时以为末梢神经炎,经相关西药治疗,并针灸、穴位药物注射及内服中药无数,病势却愈转愈沉,渐延及双下肢。此时经胸片方知,是胸椎处有肿瘤增生压迫所致。幸手术顺利,疾病告愈。末梢神经炎与肿瘤压迫,在其早期,主症可以是类似的,都可属在肢体局部肌肉皮肤的麻木不仁为主症特征的血痹病范畴,但显然这二者不能算作是同一个病,预后亦很不同。

二、诊断

血痹虽不常见,却亦是个古老的病名,首见于《灵枢·九针论》。按写作惯例,仲景未述其概念性主症。

1. 病因诊断

关于血痹病的成因,第1条讲述了对它的认识:"问曰:血痹病从何得之?师曰:夫尊荣人,骨弱肌肤盛,重困疲劳汗出,卧不时动摇,加被微风,遂得之。""重困"《医统》本作"重因",应是。

在其所罗列的病因中,所涉因素计有七项,包括长期生活状态、生活方式、对体格养成的影响及感受外邪诸方面。这不可能是一个经仔细甄别,有过排除、被确凿证实的病因。"疲劳汗出,卧不时动摇"是每一个人不时会有的常态,无法据此证实什么,"加被微风"也是,甚至可能只是诱因,而非病因。因从治疗看,《金匮》用的是通阳以行痹、补气以行血的方法,未予疏风散邪(下文虽用桂枝汤变方,但药后并不要求取汗)。

所以我想这一段所表达的,大概是在病因上尚不能具有排除性。即无法根据病因作明确诊断。如此,在今天,血痹的诊断就只有依据临床表现了。

2. 临床表现诊断

原文第2条有述:"外证身体不仁,如风痹状。"这是后世对该病概念主症的由来。依据临床所见,肢体局部的肌肉皮肤麻木不仁,"肢体"是说主症出现在躯干的情况较少见。"局部"是说其病灶的范围局限,甚至见过仅硬币大小者。"肌肉皮肤"亦是病位。"麻木不仁"是主症,指感觉下降、麻痹不适。

当然还有脉帮助诊断。两条原文各有一见,"脉自微涩在寸口,关上小紧""寸口关上微,尺中小紧",前者病情轻浅,后者较重,故病脉部位有不同。

三、治疗

轻者以针灸的方法引导阳气运行,借以推动血行。即气行则血行之意。仍见于原文第一条。

"针引阳气"的操作方法,现一般多以梅花针于患部轻轻叩打,直至局部潮红发热,有细小血水珠滴渗出,视为完成一次治疗。可连续重复多日。通过针刺刺激,促进局部的血行,可以纠治病灶局限的血痹病。针刺之后,紧脉去除而转为正常。"脉和"即是健康的互辞。

重者则以黄芪桂枝五物汤治疗。

[原文]"**血痹陰陽俱微,寸口關上微,尺中小緊,外證身體不仁,如風痹狀,黄芪桂枝五物湯主之。**(2)

黄芪桂枝五物湯方:黄芪三兩　芍藥三兩　桂枝三兩　生薑六兩　大棗十二枚。上五味,以水六升,煮取二升,溫服七合,日三服。一方有人參。

重的判断,不仅是病脉范围变大了,文中"身体"一词概括的病灶部位也广了,不仅是肢体了。

临床表现亦有变化。"风痹",一般解作痹证。因痹证的主症是疼痛,而血痹一般只是感觉的下降,是不痛的,只是一种不适感,如此,对"如风痹状"的理解,就产生了争议。一种认为严重的血痹也是痛的,一种认为如痹但非痹,即不痛。这大概要结合病位(痹证在关节,而血痹在肌肉皮肤)、主症特征(痹证以疼痛为主,而血痹则是以麻木不仁为主)及实验室的检查(痹证多见于关节,而血痹多见于神经,尤其末梢神经等)才能定夺。曾见一下肢麻木患者,随病情进展,其麻木范围扩展上延,需不时辅以手搓,以助血行,步行功能日趋低下,畏寒怕冷,甚至皮肤变细腻而薄,但就是不痛。

黄芪桂枝五物汤用的是补气以行血,温阳以行痹的方法。适用于气虚血滞证。文中"阴阳俱微",不可理解为阴阳两虚,而可视为上条"尊荣人骨弱"

的加重之意。

方由桂枝汤去甘草、倍生姜、加黄芪组成。黄芪补气,芍药一般认为是指赤芍,与桂枝并用,正是桂枝茯苓丸、温经汤等活血化瘀方中的基本组成,功能益气活血。符合血痹属血瘀轻证的治法。

黄芪桂枝五物汤在临床有着广泛的运用。从现有的文献资料来看,其主要集中于糖尿病周围神经病变,骨关节的退行性变及产后病出现以肢体麻木、疼痛、眩晕、皮肤瘙痒为主症时的治疗中。其辨证要点为:麻木,感觉障碍,触觉减退,肌肉萎缩或肌肉无力。麻木部位多在手足肢体,病灶可较为局限。总结各文献所提示的运用特点为:重用黄芪,多在 30～60g,甚则可至 120g;桂枝用量偏大,多在 10～15g,提示这两味药在方中地位重要;芍药多用白芍,剂量大小不等,亦有只用赤芍、或与赤芍同用者,提示关于芍药在方中地位与作用的认识在临床上尚未形成一致的看法。药物多有随证加味,如加祛风药、祛风湿药、活血药、养血药等。之外,当归四逆汤亦是治此病常用方。

延伸问题:本方由桂枝汤中去甘草是否重要?

方中由桂枝汤中去甘草的问题,注家一般着眼于机理的解释,认为是由于甘草味甘性缓,有碍血液畅行的缘故。但这样随意的解释最多只能算作某种"假设",因只是推测而已。为何要去甘草的问题并不简单,探讨的时机尚未成熟,不过在这之前,可先确定去甘草是否重要,如果是重要的,就是值得尊重与模仿的。

甘草作为调和诸药的一个主要药物,在各方剂中出现的频率是相当高的。一般理解,只要不在十八反禁忌之列,皆可使用。但本方与桂枝加黄芪汤仅一味甘草有无之别,主治病证却完全不同,又提示本方的去甘草是严肃的。

黄芪桂枝五物汤是一首具有促进血液运行的方剂,属活血化瘀的轻剂。《金匮》的活血化瘀及含活血化瘀功效的方剂如鳖甲煎丸、黄芪桂枝五物汤、旋覆花汤、蒲灰散、滑石白鱼散、硝石矾石散、桂枝茯苓丸、当归芍药散、当归散、枳实芍药散、下瘀血汤、土瓜根散、大黄甘遂汤、抵当汤、红兰花酒、大黄䗪虫丸与温经汤等共有 17 方,这其中含甘草者仅大黄䗪虫丸与温经汤两方。但这两方所治之证皆不是单纯的瘀血证。其中大黄䗪虫丸为虚劳夹有瘀血证,温经汤为冲任虚寒夹有瘀血证。提示本方不用甘草值得重视。也就是说甘草的不用需上升到原则问题的高度给予重视 [蒋明,中医杂志,2007,48(4):365-367.]。

【虚劳病】

一、所谓虚劳

虚劳,病名。是对由多种原因引起脏腑元气亏损,精血不足的慢性衰弱性疾患的总称。

虚劳属虚证,但只是虚证中较为特殊的一种。虚证不可等同于虚劳,其区别处在于,疾病的过程中所出现的非慢性的、很快即可获得纠正与恢复的虚证,不可划入虚劳的范畴。如《金匮·脏腑经络先后病》篇第 14 条误下阳亡,需"急当救里"之证,因很快便恢复到"清便自调"了,故仅属虚证,不能属虚劳。

虚劳是人的状态,这是《金匮》临症思路中,以人而不是病在诊断首位的篇章。

延伸问题:《金匮》虚劳病在设置上有何特别?

"特别"由比较而来,并因比较对象的不同,结论亦不同。这里鉴于虚劳病也是中医内科学重点讨论的一个常见病种,但中医内科学的处理与《金匮》有所不同,使《金匮》相形之下颇为独特。

虚劳的成因包括两个方面:

一方面是因病(为与虚劳病区别,下简称前期疾病)致虚,因虚成劳,虚劳也可以理解为是这些前期疾病的某个病理阶段。这时前期疾病的主症可仍然突出,其病理因素仍然存在,从而与虚的因素互相纠缠、互为影响。

另一方面,虚劳也可以由先天禀赋不足,或后天失养,或年老体衰而来,这种情况所致之虚劳有一部分可以没有特别突出的主症,而仅表现为各种虚弱不足。

《中医内科学》的虚劳是以慢性亏损所致为主的病种。若虚劳是由前期疾病导致,并且这个前期疾病还在发作期间,则不在虚劳病内讨论。

《金匮》不完全如此。由慢性虚损所致者,《金匮》与《中医内科学》做法相同。篇内如小建中汤、黄芪建中汤、肾气丸等都应属此范围。

不同的是,因为前期疾病所导致的虚劳,《金匮》的做法颇不统一。

若这个前期病在《金匮》未设专篇论述,那么即便导致虚劳的这个前期病还处在主导地位,也仍会放置在虚劳篇中(如酸枣仁汤条是失眠引起的虚劳、桂枝加龙牡汤条是失精梦交引起,它们在《金匮》均未有专篇讨论)。由此带来在这种情况下治疗的特点:辨前期疾病的病机因素与虚的孰轻孰重、孰缓孰急,从而产生先治谁的选择问题,甚至出现虚劳病篇的方剂却不属补益方的特别情况,如桂枝加龙牡汤。

若前期疾病在书中另有专论,则该病所致的虚劳阶段也不放在虚劳病中。如历节病桂枝芍药知母汤条出现身体魁羸、疟病的疟母,虽亦虚劳,但皆不在本篇。

以上说的是因病致虚时《金匮》的处理。

再从脏腑的情况看,《中医内科学》的虚劳以气血阴阳为纲,以五脏虚候为目展开分证,如气虚证候下有肺气虚、脾气虚、心气虚等,以此类推(除非某一脏没有该证型,如没有肝气虚证型)。气血阴阳虚证按脏各自展开,没有明显的侧重。

《金匮》则以偏于论述阴阳两虚证的表现为多。从脏腑分布的角度看,《金匮》明显是将脾胃、肺这两脏的虚劳另篇论述了(其中肺的虚劳于肺痿病专篇论述,脾胃的虚劳则作为脾胃各病的证型而分述于各病之中),即从脏腑的角度归纳,《金匮》的虚劳主要分布在心、肝、肾三脏。其中的小建中、黄芪建中虽为脾胃虚寒代表方,但在虚劳病篇却是为阴阳两虚的病证而设,且该阴阳两虚从原文所述症状"悸""梦失精""衄""四肢酸疼,手足烦热"等来看,涉及脏腑明显不仅脾胃一处。

二、诊断

《金匮》于此篇分多条讲述了虚劳病的诊断知识。这些知识多属阴阳两虚证的诊断。多已为中医诊断学等继承,这里不赘。

虚劳是人体多种慢性虚弱性身体状态的总称。若其不是由病所致者,则属单纯人规律的范畴。从篇中内容看,诊断依八纲脏腑等传统思路。

三、治疗

于本篇共出桂枝加龙牡汤、小建中汤、黄芪建中汤、肾气丸、薯蓣丸、酸枣仁汤及大黄䗪虫丸等方。其中桂枝加龙牡汤、酸枣仁汤、大黄䗪虫丸三条,应都属因病所致之虚劳,且导致虚劳之病尚很突出,治疗时需以其为主,余四条的虚劳则属日常劳损所致。择其较有特点者分述于下:

1. 桂枝加龙牡汤证

[原文]夫失精家,少腹弦急,阴头寒,目眩—作目眶痛,髪落,脉极虚芤迟,为

清穀亡血,失精。脉得諸芤動微緊,男子失精,女子夢交,桂枝加龍骨牡蠣湯主之。(8)

桂枝加龍牡湯方:桂枝　芍藥　生薑各三兩　甘草二兩　大棗十二枚龍骨　牡蠣各三兩。上七味,以水七升,煮取三升,分溫三服。

本条是阴阳两虚,阴阳不和所致失精梦交之疾的诊治。

诊断:

① 主症是男子遗精,女子"梦交"(即夜梦性交之意)。这也是第一顺位的病。

通过失精严重达到"家"的级别来强调本条的主症所在。这个"家"应指经常梦遗、滑精之人。是由阴阳不调引起。

阴阳不调的病机相对而言较为抽象,不易把握,可试从排除法进行辨识。当今把遗精的常见证型一般归纳为心火扰动证、湿热下注证、心脾气虚证、肾虚不固证(据张伯臾主编《中医内科学》,人民卫生出版社,1998)及心虚肝郁证、肾阴亏虚证(据周仲瑛主编《中医内科学》,中国中医药出版社,2004),这些证型相对而言较为具象,易于分辨,可从排除这些证型的角度辨识本条的阴阳不调证。

② 虚劳见症:失精梦交日久而致。

"少腹弦急",《金匮》于虚劳病时多次提到"急"的症状。在本条为"弦急",即拘急如弓弦;在小建中汤、黄芪建中汤条为"里急",即腹内感觉拘急;在肾气丸条为"拘急",由于这些条文中并用甘温为治,故认为其"急"是由阳不温煦所致。

"阴头寒",阴头有寒冷感。阳失温煦之象。"目眩、发落",精血衰少,不能上养可致。"脉得诸芤动微紧",是重申失精家的脉象,除可表现为极虚芤迟脉外,还可见到"芤动"或见"微紧"。"芤动"即指芤脉,"微紧"主虚寒。这两种脉象多见于阴阳两虚之证。

治疗:桂枝加龙骨牡蛎汤功能调和阴阳,潜镇摄纳,以治失精梦交。虚劳则缓步再图。方中用桂枝汤调和阴阳,加龙骨、牡蛎,潜镇摄纳,如阴能固摄,阳能内守,则精不致外泄。

延伸问题:桂枝加龙牡汤是否治虚劳方?

本条虚劳是由长期失精、梦交所致,此时因引发虚劳产生的前期疾病仍然存在,且其前期疾病仍占据着病情进退的主导地位,故从病的诊断角度言,本条第一顺位的病名应该是失精,第二位的病名方才是虚劳。因《金匮》未设"遗精"专篇而放置于此。

如此导致在治疗时,其引发虚劳的前期疾病就必然会交织在虚劳的治疗中,产生关于急先救治其谁的取舍。由于虚劳是长期的慢性衰弱性疾病,急切之间难以取得疗效,而失精、梦交却是病家日日为之所苦的主症。该主症在本病情中地位特殊,既是本条阴阳两虚证的起始之源,又为本病情预后之兆,更会日益加剧虚损的病情。故先治失精梦交。

至于其虚劳,临床一般换用归脾汤。

2. 小建中汤(黄芪建中汤)证

[原文]虚勞裡急,悸,衄,腹中痛,夢失精,四肢痠疼,手足煩熱,咽乾口燥,小建中湯主之。(13)

小建中湯方:桂枝三兩(去皮)　甘草三兩(炙)　大棗十二枚　芍藥六兩　生薑三兩　膠飴一升。上六味,以水七升,煮取三升,去滓,內膠飴,更上微火消解,溫服一升,日三服。

虛勞裡急,諸不足,黃芪建中湯主之。(14)於小建中湯加黃芪一兩半,餘依上法。

本条是阴阳两虚证,所虚涉及多个脏腑,但治疗独重中焦,且是建中而非补中的方法。

诊断:小建中汤所治疗的本条在虚损的诸般表现中,其主要症状并不突出,各症之间主次关系也不够分明,引发虚劳的病因亦未有明确交代,提示本条的虚劳可能是劳损、衰老等慢性损耗因素而非某严重疾病所致。

本条的虚损,从八纲属性而言,阴阳气血皆有涉及:"衄""手足烦热""咽干口燥"为阴虚内热症;"里急(指腹部有挛急感,按之不硬)""腹中痛"则为阳虚生寒症。"悸""梦失精""四肢酸痛"等,是气血不足,阴阳失调的虚象。从脏腑病位而言,涉及心、脾、肾诸脏。"悸"责之心,"梦失精"责之肾,"里急""腹中痛"责之脾等。

治疗:用小建中汤调补脾胃,建立中气。方中胶饴、甘草、大枣甘温养胃;姜、桂辛温暖胃;重用芍药酸甘益脾。若气虚明显,加黄芪,即黄芪建中汤。

小建中汤方中饴糖多取大剂量30～60g;芍药多取白芍,且剂量较大,多在15～30g;桂枝则多取小剂量或常规剂量,多在6～10g,提示芍药与饴糖在方中地位重要。

现有的资料表明,小建中汤主要被临床运用于消化系统的病证。其常见的如消化道炎症或溃疡及其它各种原因引起的脘腹部疼痛、习惯性便秘等属虚寒证型者。

关于本条,学术界站在辨证论治的立场上,有一个一直强调的观点,这就是虽然本条属寒热错杂、阴阳两虚之证,但从其方的功效来看,主要侧重于甘温扶阳,临床如偏阴虚有热者,用之应当慎重。

延伸问题1:本条思想有何独特?

小建中汤虽一般被临床用于脾胃虚寒的胃脘痛,但从本条的内容来看,却既不是单纯的中焦脾胃病变,也不是单纯的阳气不足证。

阴阳两虚证予阴阳气血并补,是通常的治法。多脏腑虚损,各脏腑同时兼顾,也是常法。但若消化能力较弱,虑及补益药反增胃肠负担时,先扶助中焦脾胃,是又一治疗选择。本条丰富了阴阳两虚证的治法内容。

这种多因素、多脏腑的虚损,治疗独重中焦、扶助阳气功能的方法,也说明《金匮》对于虚劳在治法上有特点。

延伸问题2:建中与补中含义区别何在?

建中汤中无补益药,尤其是补益脾气药。如何理解它与补中剂的区别?前者虚损不显,只是功能低下,故不必补,"建"有振奋之意。正是基于小建中汤补益功效较弱的缘故,当虚损明显,小建中汤补益功力不足时,《金匮》会于方中加入一味黄芪,即黄芪建中汤。

建中体现的似乎不仅是补益法有不同层次的问题。以我所治过的一个案例说明。病人平素脾肾虚寒,较易泄泻。2015年初夏,在肠镜下行直肠息肉摘除术,术后曾大出血。出院后泄泻又作,洞泻不止。所泻完谷不化,澄澈清冷。根据其平素的阳虚体质,仍用附子理中加四神丸类,竟无寸效。但病人说胃口极好,可惜不能吸收,体重锐减云云。中医学向有"有胃气则生"之说,细思本次洞泻是手术外因造成,不是自身阳气衰减所致。胃口极佳是机体自我修复机制的"外象",既然生命存在一日,生命的这一机制就永远在场,从不退场,医学应该谋求与它的配合,而不是对它的干扰。建中汤中桂枝与芍药的关系本有调和之义,故试用黄芪建中汤2剂。竟立现转机,并迅速走向痊途。与附子理中及四神丸相比,建中功效自是弱了许多,但强而不效,弱而竟效,我愿意将其理解为与病人生命状态的互动,是对病人自愈机制的尊重与借重。这其中的奥妙极值得关注与探讨。

延伸问题3:此处是否可取酸甘化阴,甘温化阳之说?

小建中汤是甘温扶助中焦脾胃之剂。因文中是阴阳两虚的表现,后世注家基于方中药物甘温与酸甘性味合用,提出酸甘可以化阴,甘温可以化阳,故尔能阴阳双补的观点。应该说,甘温可以化阳、酸甘可以化阴的发现,来自对补阳药与补阴药性味的归纳,但逆向机理却不是必然存在的。否则每日糖醋水一杯(酸甘搭配),即可堪当六味地黄了。要之,是否能补益,由药物的功效而不是性味决定。甘温扶阳、酸甘化阴说若欲其成立,所用药物必不能是以祛邪为功效的药物。

3. 肾气丸证

[原文]虚劳腰痛,少腹拘急,小便不利者,八味肾氣丸主之。(15)

肾氣丸方:乾地黄八兩　山藥　山茱萸各四兩　澤瀉　牡丹皮　茯苓各三兩　桂枝　附子(炮)各一兩。上八味,末之,煉蜜和丸梧子大,酒下十五丸,加至二十五丸,日再服。

本条是肾气虚寒的虚劳诊治。

诊断:原文中所述皆为肾气丸证的主症。故腰痛(虚痛特征,故曰"虚劳腰痛"),少腹(此处即指小腹)拘急,小便不利(此处可表现为夜尿频多、癃闭不出、淋沥不畅、男子无力尿离身体等)。

肾气丸证的"拘急"和小建中汤证、黄芪建中汤证的"里急",在症状上虽然有相似之处,但病位不同,小建中汤证和黄芪建中汤证的"里急"是在大腹,八味肾气丸证的"拘急",是在小腹。

联系本篇第5、8条和本条,三者皆有下腹症状:"少腹弦急""少腹满""少腹拘急",虚劳病涉及肝肾的,病变部位多在下腹。因为病位不同,治法亦各有重点。

治疗:肾气丸温补肾气。方中用六味地黄滋补肾阴,用桂枝、附子温阳化气。

肾气丸在临床运用广泛,其主要涉及的范围有:肾主水、肾主生殖、肾主纳气等方面表现为肾气虚寒的病证。另外在2型糖尿病引起的诸多并发症如糖尿病肾病、糖尿病角膜损害,前列腺炎、前列腺增生及抗衰老等方面也有许多文献报道。唯其关于肾主骨功能障碍所出现的肾气虚寒病变用肾气丸治疗的报道较少且分散。

延伸问题1:肾气丸功在补肾气还是温肾阳?

学术界关于肾气丸的功效一直存在补肾气、温肾阳之争。从肾气丸方中温阳药物看,药量小而药味少。再从《金匮》肾气丸主治病证的症状(除本条外,痰饮病篇的为"短气",消渴病篇的为"消渴,小便反多,以饮一斗,小便一斗",妇人病篇的为"不得尿"等)分析,其并无明显寒象。另外,后世所用肾气丸,不但以肉桂取代桂枝,且增大了桂附的用量,如是者都反映出《金匮》肾气丸温阳作用的不足。故名"肾气",而非"肾阳"丸。至于从"阴中求阳"来论述其温补肾阳功效的论点,因"阴中求阳"是由张景岳所提出,其所创制的"阴中求阳"代表方右归丸,在温阳药物的药味、药量方面都较肾气丸大大增加了。

延伸问题2:异病同治有无边界?

肾气丸在《金匮》治疗虚劳、痰饮、消渴、转胞等多种疾病,多年来一直被视为《金匮》异病同治学术思想的代表。确实肾气丸有异病同治的功效,但后世大量温补肾阳方的出现表明,肾气丸并不是一切肾气虚寒证的主治方,仍有一个适应证的问题。可是什么肾气虚寒证不是肾气丸的适应证? 这个问题却较为复杂,中医学目前还不能清晰回答。

延伸问题3:本条是否体现仲景重视先天肾?

学术界普遍认为《金匮》于虚劳病的治疗重视先后天的独特作用。这个观点的得出,其中认为重视脾胃的观点源自本篇的小建中汤、黄芪建中汤条。因不是脾胃虚寒的典型证、单纯证,却独从建中治疗。重视后天说成立。而认为重视先天,即源自本条。但本条是典型的肾气虚寒证,肾气虚用肾气丸乃是正治法,舍此才能视为独特。

4.薯蓣丸证

[原文]虚劳诸不足,風氣百疾,薯蕷丸主之。(16)

薯蕷丸方:薯蕷三十分　當歸　桂枝　曲　乾地黄　豆黄卷各十分　甘草二十八分　人參七分　芎藭　芍藥　白术　麥門冬　杏仁各六分　柴胡

桔梗　茯苓各五分　阿膠七分　乾薑三分　白敛二分　防風六分　大棗百枚

为膏。上二十一味,末之,炼蜜和丸,如弹子大,空腹酒服一丸,一百丸为剂。

　　本条是阴阳两虚,易感外邪的虚劳诊治。

　　诊断: 薯蓣丸的适应证有两个:一是虚劳的“诸不足”,从其所用药物分析,当是气血阴阳俱不足;二是“风气百疾”,这个“风气”从《金匮·脏腑经络先后病》“风气虽能生万物,亦能害万物”(为与能“生万物”的“风气”相区别,将“害万物”的“风气”又名之曰“客气邪风”)、“客气邪风,中人多死”的阐述来看,指的是外感致病因素。这一点从方中所用祛邪药多为疏散外邪之品也可以获得佐证。但所用剂型为丸剂,“丸者缓也”,且是小剂量(丸如弹子大,每服一丸)、疗程相对较长(“一百丸为剂”),都说明病情应该不是在发作期,推测是作为体虚易感外邪之体者的预防之剂,或疾病恢复期的善后之品。

　　治疗: 薯蓣丸虽以重用薯蓣(即山药。《本经》中名薯蓣,后为避讳而先后更名为薯药、山药)为君,但并非指病以脾胃气虚为主,而是与建中汤思路相仿,仍是重视中焦之意。

　　方中以参苓术草四君子加干姜、山药、大枣补阳气,以地、芍、归、芎四物加阿胶、麦冬补阴血,属气血阴阳并补之剂。

　　在补益药的基础上,并加入了桂枝、柴胡、防风、杏仁、桔梗等诸般疏风散邪之品。

　　以丸为剂,取小量久服。因其药力轻缓,不能纠正处于急性发作期的体虚外感,故其目的只能是作为预防性给药,或是在疾病恢复期促进康复的治疗。用于因体质虚弱,抗病力弱,而易感外邪(即“风气”,泛指病邪,因风为百病之长,风邪侵入人体,能引起多种疾病),罹生“百疾”之状态。

　　薯蓣丸以全方形式在临床运用的报道零星而散在。如用于防治慢性乙型肝炎的反复感冒、慢性荨麻疹,及化裁后治疗白细胞减少症、肝硬化、内耳眩晕症、哮喘缓解期、月经不调、不孕症、更年期综合征、慢性肺源性心脏病、脑卒中后嗜睡等。

5. 酸枣仁汤证

[原文]虚勞虚煩不得眠,酸棗仁湯主之。(17)

酸棗仁湯方:酸棗仁二升　甘草一兩　知母二兩　茯苓二兩　芎藭二兩。上五味,以水八升,煮酸棗仁,得六升,内諸藥,煮取三升,分温三服。

主治阴虚热扰,心神不宁的失眠。

诊断:失眠是主症。也是第一顺位的病。

虽然虚劳可致失眠,如高年睡眠不实等,但本条因以川芎疏理肝气,以知母清解虚热,提示失眠可能是由肝气郁结,肝阴暗耗,肝阴虚热,心神被扰,神失所养所致。由失眠日久进而导致虚劳的发生。这时前期疾病的主症失眠仍很突出地存在。

失眠的特征可为难寐易醒,乱梦纷纭。心烦不安,心怀不畅,口苦尿赤,头昏无力。

治疗:因失眠是虚劳的成因,并且直接影响着虚劳的进退,故治疗先以纠治失眠为主。而失眠是肝郁、肝阴虚热所致,故方中以重用酸枣仁为主药,入心肝二经,益肝血,养心神,配茯苓(多用茯神)以增加其宁心安神之效,配川芎以行气解郁;配知母以清解虚热。至于虚劳则留待失眠取效后缓图。

本方的临床运用主要集中在失眠与精神障碍的治疗中。经对治疗失眠的文献进行统计表明,方中酸枣仁(15～30g)与茯苓(20～30g)用量较大,颇应重视。

6. 大黄䗪虫丸证

[原文]五劳虚极羸瘦,腹满不能饮食,食伤、忧伤、饮伤、房室伤、饥伤、劳伤、经络营卫气伤,内有乾血,肌肤甲错,两目黯黑,缓中补虚,大黄䗪虫丸主之。(18)

大黄䗪虫丸方:大黄十分(蒸)、黄芩二两、甘草三两、桃仁一升、杏仁一升、芍药四两、乾地黄十两、乾漆一两、虻虫一升、水蛭百枚、蛴螬一升、䗪虫半升。上十二味,末之,炼蜜和丸小豆大,酒饮服五丸,日三服。

本条是虚劳瘀血的诊治。

诊断:本条虚劳与瘀血的关系,学者多从因虚致瘀解释。虽然虚劳亦可导致瘀血内停,但由于单一因素的长期虚损继发性地导致瘀血形成所致之虚劳夹瘀病证,一般仅见于如衰老过程中运行无力所致之血行不畅等,而本条仅以干地黄为主纠正虚劳,却以多味药物活血化瘀,且用的是在祛瘀药中药力最为峻猛的虫类药,提示瘀已切实,甚或已成癥积,应不仅是由虚劳运行无力所致之血行不畅,因病致瘀(重用地黄,更用黄芩,似乎是某种热性病)、因瘀致虚的情况更易理解。

本条的主要症候有两组,一组是"干血"的表现,原文表述为"肌肤甲错,两目黯黑";一组是虚劳的表现,原文以"虚极羸瘦"形容。"羸瘦"即形肉大脱,大肉下陷的恶病质状态,提示已消耗殆尽(如果仅是体形偏瘦者,《金匮》的语言习惯是以"瘦人"形容。见痰饮病篇相关条文)。至于腹满不能饮食,则是脾胃运化功能低下的表现。

"五劳"指心、肝、脾、肺、肾劳。一说指《素问·宣明五气》之:"久视伤血,久卧伤气,久坐伤肉,久立伤骨,久行伤筋。""干血"即瘀血。《金匮》有瘀血一词,此处不用瘀血而用干血,有瘀积较久之意。

治疗:《金匮》为此病证专设治法为"缓中补虚"。"缓中补虚"是虚劳夹瘀证的治法。即扶正祛瘀。但祛瘀较有特点:虽用逐瘀峻药,却以小量久服,使成消法。"缓"指缓消瘀血。但用的是虫类祛瘀峻剂,峻剂为丸,服药量小,长期给药,意在缓攻,起到扶正不留瘀,祛瘀不伤正的作用。

取扶正祛邪同时兼顾治法的原因在于,不但虚劳是长期慢性病症,瘀血也已为"干血",停留体内日久。因为病势缠绵,病程久长,病情深痼,于邪于正,在急切之间,都难以取效,故方取丸剂,小量久服,以冀缓缓取效。因不属急则治标之法,故组方标本兼顾,攻补兼施,可保祛邪不伤正,扶正不留瘀。

其实本方扶正亦甚特别。一般而言,虚劳至"羸瘦"程度时,其虚损一定已经累及气血阴阳的各个方面,但大黄䗪虫丸方中的补虚却独重养阴,这是非常特别的。推测其原因可能与其前期疾病有关。即该方证的前期疾病不仅是瘀血这个单一的因素,很可能这个瘀血也是继发的,最早期的因素可能是湿热热毒类的病证,因为热毒伤阴突出的缘故,这样才能解释为何方中还配用了黄芩。

本篇小结

[血痹病]

血痹病应属非单一疾病规律性疾病。

《金匮》论述血痹病的病机仅阳虚血滞一种。本质是虚,外因仅起诱导作用。

因血行不畅为阳气不足所致,故血痹病的诊断有两个要求:一是病(血痹),二是证(阳虚血滞)。又因《金匮》血痹病根据病情的轻症、重症而区别治疗,故尚有轻、重症的判断要求。但这个比较简单,依据麻痹感的轻重及病灶的广泛程度而断。

由于血痹多病灶局限,可仅表现为只是局部麻木单一症状,全身表现并不明显,阳气不足证辨识困难。《金匮》所提出的"尊荣人"的观点值得重视。"尊荣人"可理解为无力型的人,它或可作为阳虚证的体质表现辅助诊断。

血行不畅与血瘀性质相近,故血痹之治旨在通行血脉。《金匮》对阳气不足,无力率血而行的血行不畅,其通行血脉的着眼点不在活血化瘀,而在通阳益气。分针刺法与方药法。

血痹病是中医学其它课程未收录的一个病种,因不是常见病的缘故,积累的内容较少,认识尚不完全,治方也有待补充。临床发现包括经方如当归四逆汤等都可用。

[**虚劳病**]

虚劳本指的是人体规律的异常,但因虚劳不仅可因禀赋失养耗损而致,亦可由疾病引起,疾病引起的这部分,若该疾病于书中未另设专病论述,则也会出现在本病中,使本病构成复杂。

1. 诊断思路与方法

《金匮》于虚劳病篇有大量阴阳两虚证的症候讲述,显示出当时战乱社会下生活不安,压力与营养恶劣,民众的困顿状态。但从其有所治疗的角度,归纳其诊断的思路与方法则是:

其一,辨虚劳成因是否为疾病所致及该疾病的当前状态。从《金匮》虚劳病篇方治的内容来看,其所述及的引起虚劳的前期疾病计有遗精(女子则为梦交)、不寐及"干血(应属积聚一类的久瘀)"。这些前期疾病如果尚未获得有效的控制,应该都有较为突出明显的主症,如遗精病有频繁的遗精、不寐病有经常性的失眠、"干血"病有明显的瘀血征象(如"肌肤甲错,两目黯黑")等。

其二,辨虚劳的所虚脏腑、八纲属性。即辨是气血阴阳什么属性的虚损及什么脏腑的虚损。具体辨的方法从条文所述来看不存在特别于《中医诊断学》与《中医内科学》的内容。

2. 治疗思路与方法

一是据虚劳与其前期疾病的缓急轻重,选择治疗。因病致虚,因虚成劳者,在导致虚劳的前期疾病仍很突出的状态下,由于这些前期疾病不尽属虚证,它们掺杂在虚劳病的治疗中,由此产生关于前期疾病与虚劳病治疗的先后缓急问题。为了满足这种治疗的选择,就形成了对前期疾病与虚劳病双重因素的孰主孰次、孰缓孰急、孰难孰易的辨别要求。这其中桂枝加龙骨牡蛎汤、酸枣仁汤都属于以治前期疾病为主之法,大黄䗪虫丸则属于同时并治之法。

二是据虚劳的所虚脏腑、八纲属性,选择治疗。即根据脏腑的气血阴阳所虚而分别诊治。同时,即使属同样性质的虚损,因病变脏腑不同,治疗的方法亦有所别。如同为虚寒证,但其虚寒不在肾即不用肾气丸。

三是据虚劳的缓急轻重,选择剂型、药量与疗程。虚劳是长期、慢性的衰弱性疾病,故治疗也不能冀图急切之间的疗效。如果没有前期疾病,或不在前期疾病的发作期,可以丸药小量持续久服。如薯蓣丸、肾气丸、大黄䗪虫丸。

四是正面直补或迂回达成。从治疗的途径而言,存在正面直补与迂回达成两途路径。正面直补指肾虚补肾用肾气丸、阴阳气血俱虚则阴阳气血并补用薯蓣丸等。迂回达成在《金匮》的内容即是小建中汤与黄芪建中汤。体现为多脏腑虚损的阴阳两虚,却独用建中汤建立中气,通过振奋后天之本的方式使机体展开有效自救,以自我修复虚劳,或为进一步的补益准备好运化功能。

五是振奋功能与补益虚损。虚劳应该用补益剂。但从补益功效的程度而言,在《金匮》中存在着振奋功能与补益虚损两个层次与两种手段。

振奋功能仍指建中汤。建中与补中有别。建中依靠的是脾胃自身的功能,建中可使其低迷的功能振奋。也正是因其补益的力量较弱,故若虚损明显者,会加入补益药黄芪而成黄芪建中汤,以增强其补益之力。

补益虚损即是通常用补益药为主组成的补益方的方法。如小建中汤所加的黄芪、薯蓣丸、肾气丸等。

此外,由小建中汤尚体现出重视后天与重视扶阳的特点。小建中汤条文中"悸""腹中痛""梦失精",提示病变脏腑至少涉及心脾肾三脏,但未三脏并补,而是只建中,体现的是补虚途径方面的特点:独重中焦。小建中汤条文中"手足烦热,咽干口燥"显然属阴虚表现,而阳虚情况不甚突出,对此阴阳两虚证,小建中是侧重扶助阳气一面的。故谓其体现了补虚侧重方面的特点:阴阳两虚证,非阴阳并补。

至于非特色部分,《金匮》也有气虚补气,血虚补血,肺气虚补肺气,脾气虚补脾气等,根据虚劳的所虚脏腑、八纲属性,选择治疗,且正面直补方法这方面的内容,如肾气虚寒者用肾气丸。体现了根据脏腑的气血阴阳所虚而区分论治。这是《金匮》非特色部分。

肺痿肺癰咳嗽上氣病脈證治第七

【肺痿病】

一、所谓肺痿

关于肺痿的概念,通常的说法是,由肺气痿弱不振所致,以咳吐浊唾涎沫、短气为主症的一种病证。

"浊唾涎沫"来自原文,是对"痰"的古老表达方式。"浊"是稠痰,"浊唾"即吐浊痰;"涎沫"是稀痰。用"浊唾涎沫"而不用"痰",是因为"痰"这个字那时还没出现。"短气"即气短,呼吸急促之意。

肺痿概念的通俗说法,其实就是指咳嗽吐痰气短属于虚证者。一般认为,《金匮》的肺痿分为虚热与虚寒两种类型。当然临床有单纯的肺阴虚证,但从原文看,把它们理解成气阴两虚与肺气虚寒两类可能更贴切些。

延伸问题1:关于肺痿病所指

肺痿的概念是一个难点。这难点与《中医内科学》的做法有关。

肺痿是疾病性质类的病名。主症咳嗽、吐痰、气短几乎在所有肺系疾病中皆有出现,并不具有辨识度,若仅基于这些主症,诊断与鉴别诊断都存在极大难度。

痿者萎也,本义指植物枯槁、凋谢,中医学借以表达人体病理性衰弱的疾病。肺痿即肺的病理性衰弱状态,即肺的虚证。

因为《中医内科学》的虚劳病是以脏腑分证,其中有肺的诸虚损证型,如此,问题出现了,肺痿之虚与虚劳病的肺虚是什么关系?

其实这问题与《金匮》无关。因为《金匮》的虚劳不是以脏腑分证的,《金匮》的虚劳篇没有肺虚证,它把肺的虚证放置在了肺痿病里。

《中医内科学》的做法易使人误会肺痿的虚与虚劳病里的肺虚不是一回事,易于误会肺痿是某种特别病理变化的病。比如有人提出肺痿就是肺纤维化，就是肺不张，这肯定不是。因当时并没有能够作出这些诊断的条件。

所以肺痿含义所指的理解困难，实源于《中医内科学》与《金匮》对虚劳病处理不同的。

延伸问题2：关于肺痿、肺痈与咳嗽病的关系

肺痿、肺痈病都以咳嗽为主症，既然咳嗽也是一个独立的病种，为何还有诊断肺痿、肺痈的必要？

《金匮》以咳嗽吐痰为主症的肺系疾病包括肺痿、肺痈、肺胀、支饮及咳嗽。其中仅咳嗽是症状，其余四病都是病因病理性病种，较之咳嗽这一症状病种，另四病更接近疾病的本质，认识更深刻。

而比对《素问·咳论》可知，这四种病都是从咳嗽中分离出来的。

《素问·咳论》的做法是，把所有以咳嗽为主症的病都归属在咳嗽病里，然后围绕人的因素进行分类（所谓"五脏六腑皆令人咳"）。《金匮》对肺系病的处理显然与之不同。这种不同，是疾病观方法论层面的原则分歧，是张仲景首创的疾病观。因《金匮》尝试的，是以客观规律的病对咳嗽作分辨。

篇中的诊断是先排除肺痿、肺痈所致者（尤其是肺痈，因其死亡率高），故张仲景的咳嗽有咳嗽待查之意。

张仲景的立病原则虽是病规律尽量单一者（即单一病），但诊断条件的限制，让他的设想在操作上难以实现，哮喘、肺痨、肺癌等病在其时都还未被识别甚至察觉（若已有）。显示出想要做成怎样与能做成怎样的差别，使得这些肺系疾病无法独病成篇。

虽如此，明白这一主旨对于理解原文仍是有益的。本篇正是因为肺痿的临床表现缺少辨识度，肺痈有诊断价值的特别的痰要在溃脓期才出现，即在那之前也难以辨识，在辨识出来之前，先以咳嗽（待查）的形式存在。换言之，肺痿、肺痈乃至肺胀、支饮与咳嗽的关系是，前四病的诊断优先（在今天则尚包括肺痨、哮喘、肺癌等），当不能确定时，方才暂时归入咳嗽病考虑。

二、诊断

[原文]问曰：热在上焦者，因咳为肺痿。肺痿之病，从何得之？师曰：或从汗出，或从呕吐，或从消渴，小便利数，或从便难，又被快药下利，重亡津液，故得之。曰：寸口脉数，其人咳，口中反有浊唾涎沫者何？师曰：为肺痿之病。若

口中辟辟燥,咳即胸中隱隱痛,脈反滑數,此為肺癰,咳唾膿血。脈數虛者為肺痿,數實者為肺癰。(1)

因此条是详述肺痈病的病变过程,分析条文顺序的思路,应解读成为肺痈的诊断与鉴别诊断而设。这是因为当时肺痈病死亡率高,更被医学重视,故需先予以确认或排除(类似伤寒病与其它杂病的关系)。而咳嗽是症状,是待查确认的暂时性病种,故鉴别诊断在肺痿与肺痈间展开。

其中属于虚热肺痿病的诊断部分,包括病因诊断:热在上焦。其热是各种原因导致的"重亡津液"所生。临床表现诊断则有:咳,有一定量的浊痰与稀痰,脉数无力。成为肺痿虚热证的诊断要点。

延伸问题:"热在上焦"与"反"

① 原文虽以"热在上焦"开头,但对它的判断,矛头不是指向发热,而是局部肺的症状(咳嗽吐痰)为主症,结合脉的形态及伴随症状(口中辟辟燥)。这与当今不是以热度热型,而是以胸片、痰培养等确定肺痈做法相同。它意味着张仲景已经意识到,在这两个病的诊断与鉴别诊断中,肺的特征性症状较之发热,具更好的代表性与辨识度。在多项的临床表现中,能分出主次,找到关键症状所在,是对该病认识相对清晰成熟的标志。

② 条文中的"反"字值得玩味。其潜台词是指与什么情况相反?"反"的原因又是什么?从重亡津液,热在上焦看,应是肺阴虚热证。典型的肺阴虚证是干咳无痰或少痰,痰在肺阴虚的诊断中可忽略不计,故本条的"反有浊唾涎沫"应是指与此相反,有一定的痰量。

肺痿是肺的虚劳,是多种肺系疾病后期,以肺的虚弱为特征的病种,不存在如肺痨、肺癌等病单一的自身客观规律,这个"反"常的情况,不是病的因素造就,而应是证的因素中包含了肺气虚的情况。联系下第10条认为是主治本证的麦门冬汤的药物组成,可佐证这一观点。

即本条是气阴两虚证,而非单纯的肺阴虚热证。

三、治疗

1.麦门冬汤证

[原文]大逆上氣,咽喉不利,止逆下氣者,麥門冬湯主之。(10)

麥門冬湯方:麥門冬七升 半夏一升 人參二兩 甘草二兩 粳米三合
大棗十二枚。上六味,以水一斗二升,煮取六升,温服一升,日三夜一服。

本条为虚热肺痿的诊治。因文中无"肺痿"二字,不符书写惯例,亦有理解
为咳嗽病之治者。

文中"下气者",《千金》《外台》俱无"者"字,可据以勘正。

诊断:病机诊断是"大逆上气"。徐、尤等注本并改"大逆"为"火逆",《金鉴》
谓"火"当是"大"字。大逆是程度。火逆是病性。一般都解释为虚火上炎,肺
气上逆。

"咽喉不利"是症状诊断。一般理解为咽喉干燥不利,口干欲得凉润。

治疗:止逆下气。止"大逆""火逆",下"上气"。理解为滋阴清热,降
逆止咳。方用麦门冬汤。方中重用麦门冬,润养肺胃,兼清虚火,并制约
半夏之燥;轻用半夏,降逆化痰;人参、甘草、粳米、大枣,养胃益气,补土生
金。因此组药,且原文中无"肺痿"字样,亦有理解本条是咳嗽病的肺胃虚热
证者。

延伸问题1:如何理解方中大量补气药?

麦门冬汤方中有大量的补气药,那么它与只是补阴药组成的补肺阴方,是
同样功效的两种不同组方方法,还是有不同的适应证?

温补肾气的方中总是有大量补阴药,目的在阴中求阳,即补阴的目的不在
阴而在阳。那么麦门冬汤中配大量补气药的目的是否与之相仿,即补气的目
的是补阴而非补气? 可以肯定地说,至少,大量补气,不是补肺阴方的常用方
法。举凡沙参麦冬汤、百合固金汤、月华丸等一些常用的补肺阴方中,都见不
到大量补气药。

补气药的目的不在阴,那就只能是补气了,即麦门冬汤证是气阴两虚证。
在保证方剂相似度(加减不超过3味药)的前提下,该方的临床运用资料也充
分显示出这一情况。

延伸问题2:"上气"是症状还是病机?

"上气"在本篇是一个常见词汇。14条原文中,有7条,占了一半。

"上气"这个词通常被解作肺气上逆,用来解释咳嗽气喘的原因。这或

许因肺部常见的三大症状咳、痰、喘于原文中皆有出现,故致从病机角度定性这一词汇,这大概也是本条"大逆上气"注家质疑当是"火逆上气"之误的原因。

但从原文看,上气应该是一个症状。上气有症状的含义,于《内经》所见最典型,如《灵枢·经脉》:"舌干、咽肿、上气、嗌干及痛……"。由本篇第3、4条可知,上气与喘都是通气状态的改变,但古时区分较今更细致。喘,《说文》:"疾息也。"即呼吸急促。而喘至肩息、烦躁,则谓上气,似乎上气是喘的加剧。从这个角度理解,本条"大逆上气"原文似无讹误。这样本条的主症就不是或不仅是咽喉不利,而有喘甚,恰麦门冬汤有类似后世金水六君煎之意。有待确认。

2. 甘草干姜汤证

[原文]肺痿吐涎沫而不咳者,其人不渴,必遗尿,小便数,所以然者,以上虚不能制下故也。此爲肺中冷,必眩,多涎唾,甘草乾姜湯以溫之。(5)

甘草乾姜湯方:甘草四兩(炙) 乾薑二兩(炮)。上㕮咀,以水三升,煮取一升五合,去滓,分溫再服。

本条为虚寒肺痿的诊治。

诊断:"肺中冷"是病机诊断。即肺气虚寒。它是肺阳虚的习惯说法。

临床见症诊断中,以吐痰清稀量多(吐涎沫,多涎唾)为主症特点。

"必遗尿、小便数"有一个原文自带的解释:"上虚不能制下"。这是《金匮》的行文惯例,凡出现不易理解的症状时,往往会做解释。"上"肯定是指上焦肺,"上虚"即肺中虚冷,"下"显然是指膀胱。这里的遗尿与现代汉语所指的"睡眠中小便遗出"不是一回事,当指咳甚尿出。以女性病人多见。之外,还可见头眩等症。

"不咳"不是病理表现,但这里应是指咳嗽低微,咳嗽不剧烈之类。因气虚不足,无力咳嗽,也因痰稀易咳。

"不渴"也不是病理表现,在仲景书中常作为鉴别诊断的依据。一般理解为鉴别的是否为热证。

治疗:甘草干姜汤温肺复气。方中甘草炙用,补气作用较强;干姜炮制,温而不致过于辛散。

我读《金匮》

【肺痈病】

一、所谓肺痈

肺痈:指肺生痈脓,以高热、咳嗽、胸痛、吐腥臭脓血痰为特征的疾病。

二、诊断

1.临床表现诊断

见原文第1条①。所述诊断要点是,咳引胸痛,痰中脓血腥臭,口干大渴,脉滑数有力(数实)。痰脓血腥臭尤其具有诊断价值,但它在溃脓期才出现。

2.病变过程诊断

[原文]問曰:病咳逆,脈之何以知此爲肺癰? 當有膿血,吐之則死。其脈何類? 師曰:寸口脈微而數,微則爲風,數則爲熱;微則汗出,數則惡寒。風中于衛,呼氣不入,熱過于營,吸而不出。風傷皮毛,熱傷血脈。內舍于肺,其人則咳,口乾喘滿,咽燥不渴,多唾濁沫,時時振寒。熱之所過,血爲之凝滯,蓄結癰膿,吐如米粥。始萌可救,膿成則死。(2)

论述肺痈病的病变过程,及过程中的表现。

文中"咳逆"一词,意即喘嗽。林亿《新校〈备急千金要方〉例》:"古之经方,言多雅奥。以痢为滞下,以蹶为脚气,以淋为癃,以实为秘,以天行为伤寒,以白虎为历节,以膈气为膏肓,**以喘嗽为咳逆**,以强直为痉,以不语为瘖,以缓纵为痱,以怔忪为悸,以痰为饮,以黄为瘅,诸如此类。"

肺痈病的两条理论性条文都是引用自别人的阐述。肺痈病是当时的疑难病。疑在早期,因无特别之处,诊断困难。及至溃脓期,出现了特别性状的痰,诊断不成问题了,却已错失治疗时机。

"病咳逆,脉之何以知此为肺痈? 当有脓血,吐之则死,其脉何类?"即是如何能早期诊断的诉求。因"始萌可救,脓成则死",于是各阶段特征在答问中

---

① 問曰:熱在上焦者,因咳爲肺痿。肺痿之病,從何得之? 師曰:或從汗出,或從嘔吐,或從消渴,小便利數,或從便難,又被快藥下利,重亡津液,故得之。曰:寸口脈數,其人咳,口中反有濁唾涎沫者何? 師曰:爲肺痿之病。若口中辟辟燥,咳即胸中隱隱痛,脈反滑數,此爲肺癰,咳唾膿血。脈數虛者爲肺痿,數實者爲肺癰。(1)

展开,意味着在出现有诊断价值的吐脓血之前,符合这一病程演变规律者,皆要将肺痈病列入考虑。伴随着对其原因机理的思考。

诊断:开始时,恶寒,发热,汗出,脉微数,通常外感的见症,不太具有特别性。对其机理的认识与当今相似——风热("微则为风,数则为热"),从下文"风中于卫,呼气不入,热过于营,吸而不出"看,风热应是指感受的病邪,而非机体的热化。与肺痈病表证期吻合。

接着,恶寒发热变为不时寒战高热,出现肺的病变表现,咳喘胸满(漐),痰稠量多。口干咽燥突出,这是风热之邪"内舍于肺"。不同于其它肺热证的是,热邪伤及了肺部血脉,使"血为之凝滞,蓄结痈脓",这相当于肺痈病的酿痈期。

"热之所过,血为之凝滞"的观点不同寻常,因通常认为"血得寒则凝"。因热致瘀说为后世将活血祛瘀法(如苇茎汤)加入治疗中来,提供了理论基础。热邪致瘀在《金匮》中仅见于痈脓类病,另一处是肠痈。

最后,终于出现标志性症状:吐脓血痰。痰稠而黏,有一种特别的腥臭气味,当迁延较久时,痰转如烂米粥般("时出浊唾腥臭,久久吐脓如米粥"参见12条)。这是因为痈脓溃破,病久正气耗损,阳气不足,不能热化,则如米粥。此时预后不良。

延伸问题:关于本条所含学术思想

① 今天将肺痈分为表证期、酿痈期、溃脓期的分类方法,是依据肺痈病的发展规律而作的区分,本条所述与之相符。所不同者,最后一期,在今天是恢复期,而在《金匮》时代,则是死亡期。不仅是张仲景,整个中医学对临床观察所得的记载都是真实的。

中医学的思辨只出现在病变机理与疗效机理的推导环节。这些思辨推导,严谨些说,甚至不能算作假设,因主观上无证实的意识。但它们不是为了哗众取宠,而是对于"为什么"的追究。

临床观察的真实与机理解释里的未定真实,阅读中需要注意区分。

② "病咳逆,脉之何以知此为肺痈?"注意此句中暗含的咳嗽病与肺痈病的关系。咳嗽虽也是一个病种,但在诊断思路中,实际上处在咳嗽待查的地位。另外,当"形诸外"的咳逆不能确诊时,借助脉以窥内。亦有启发意义。

③ 肺痈是外感热性病,但它不属伤寒病,这一点有助于对伤寒病概念的理解。说明广义伤寒与狭义伤寒说,全都不符合张仲景的意思。

三、治疗

有葶苈大枣泻肺汤[①]、桔梗汤[②]两方，皆不能有效治疗肺痈，治肺痈名方苇茎汤要迟至唐孙思邈的《千金》中才出现。学术界为了"维护"仲景的"声誉"，将文中葶苈大枣泻肺汤的"痈"转从"壅"解，但为何篇中仅此条作"壅"解？很不严肃。仲景是人，一些病未及筛选到有效方药本很正常，不需要这种轻佻的曲加维护。

从方的组成结构看，张仲景用大枣的规律之一，是在方中有强烈泻下作用的药时，如十枣汤、皂荚丸。本方以一味葶苈子配12枚大枣，从方名看，"泻肺"二字当源于方的功效总结。从原文中的见症看，一派浊痰壅塞肺气之象。三者统一。但如今所用的葶苈子确无泻肺逐痰功效，痰浊壅肺时，临床几乎不用它。使人怀疑此葶苈与彼葶苈是否为同一款？药的品种鉴定问题自古常有。

【咳嗽上气病】

一、所谓咳嗽上气病

"上气"即指肺气上逆，从《内经》时代就常与咳嗽并连出现，指咳嗽气喘类症状。

本篇咳嗽涵盖了肺痿、肺痈之外所有以咳嗽为主症的病种，包括后世指认出的哮喘、肺痨、肺癌、SARS等。但篇中将痰饮肺热证的喘嗽命名为肺胀。至于类似于肺心病心功能不全状态者，则被放置在了《金匮·痰饮病》篇，类属支饮。

二、诊断

篇中未有关于咳嗽的诊断内容。固然，这是一个人尽皆知的症状，不需说，但更重要的是，咳嗽是排除了当时所有已能辨别的单一病之后的病种，它的诊

---

① 肺癰，喘不得臥，葶藶大棗瀉肺湯主之。（11）
　　葶藶大棗瀉肺湯:葶藶（熬令黃色，搗丸如彈丸大）　大棗十二枚。上先以水三升，煮棗取二升，去棗，内葶藶，煮取一升，頓服。
　　肺癰胸滿脹，一身面目浮腫，鼻塞清涕出，不聞香臭酸辛，咳逆上氣，喘鳴迫塞，葶藶大棗瀉肺湯主之。（15）
② 咳而胸滿，振寒脈數，咽乾不渴，時出濁唾腥臭，久久吐膿如米粥者，爲肺癰。桔梗湯主之。（12）
　　桔梗湯方:桔梗一兩　甘草二兩。上二味，以水三升，煮取一升，分溫再服，則吐膿血也。

断思路是对那些引起咳嗽的单一病作逐一排除,使咳嗽实际是"咳嗽待查"的意思。

三、治疗

1. 射干麻黄汤证

[原文]咳而上氣,喉中水雞聲,射干麻黄湯主之。(6)

射干麻黄湯方:射干十三枚　麻黄四兩　生薑四兩　細辛　紫菀　款冬花各三兩　五味子半升　大棗七枚　半夏大者八枚(洗)。上九味,以水一斗二升,先煮麻黄兩沸,去上沫,内诸药,煮取三升,分温三服。

本条为寒饮郁肺哮喘的诊治。

诊断:咳嗽气逆,喉中发出犹如水鸡的叫声。水鸡,有两种解释,一说秧鸡,一说蛙(俗称田鸡)的一种。"巴童荡桨敧侧过,水鸡衔鱼来去飞。"由杜甫此诗可知,后解有误。但水鸡又有多种,短翅、红冠等。其中白腹水鸡及红冠水鸡皆叫声细脆,颇似哮鸣音,而非痰鸣音。这也符合射干麻黄汤的主治。

治疗:射干麻黄汤有散寒宣肺、降逆化痰之功效。方中射干消痰开结,麻黄宣肺平喘,生姜、细辛散寒行水,款冬、紫菀、半夏降气化痰,五味子收敛肺气,与麻黄、细辛、生姜、半夏等辛散之品相伍,使散中有收,开中有合,不致耗伤肺气,再用大枣安中,使邪去而正气不伤。

射干麻黄汤是哮喘发作时寒哮的代表方,因《金匮》的时代尚未将哮喘独立成病,故将该方列入咳嗽病中。

2. 皂荚丸证

[原文]咳逆上氣,時時吐濁,但坐不得眠,皂莢丸主之。(7)

皂莢丸方:皂莢八兩(刮去皮,用酥炙)。上一味,末之,蜜丸梧子大,以枣膏和汤服三丸,日三夜一服。

本条为浊痰壅肺的咳嗽诊治。

诊断:症有咳嗽气喘,频频吐浊痰,但坐不能平卧等。

治疗:皂荚有涤痰除浊之功效,作用峻猛。

本证属痰浊壅肺重证,皂荚丸是祛痰峻剂,但很少被临床所用。曾用此治一病人,痰极胶黏,难咳,咳甚,胸部憋闷,自诉左肺"长实了,能掏空就好了"。以大皂荚刮去表层褐皮,涂以酥油火焙使脆,研碎后以胶囊装服,以减小对咽部的刺激,取8g一次性顿服。以大枣十枚煮汤送下,枣肉任食。约10小时后频频泻下。最奇在全程并未见排痰增多,但自诉左胸部空了、通了。似乎取的是通腑以肃肺之道。

本方应属峻猛泻下剂。张仲景泻下峻烈方多配大枣,如十枣汤。

3. 越婢加半夏汤证

[原文]咳而上氣,此爲肺脹,其人喘,目如脫狀,脈浮大者,越婢加半夏湯主之。(13)

越婢加半夏湯方:麻黃六兩　石膏半斤　生薑三兩　大棗十五枚　甘草二兩　半夏半升。上六味,以水六升,先煮麻黃,去上沫,内諸藥,煮取三升,分温三服。

本条为饮热郁肺,热胜于饮的咳喘诊治。

诊断:临床见症诊断以咳嗽气喘为主症。目如脱状指目睛胀突,由呼吸困难所致,说明喘势程度较甚。脉象浮大。之外尚应有一般肺热证的见症。

病名诊断是肺胀,指饮热郁肺、邪实气闭的咳喘。这是一个即将从咳嗽中分化而出的病名。相当于呼吸道感染类疾病,如各种肺炎等。

治疗:越婢加半夏汤有宣肺泄热,降逆平喘之功效。方中麻黄与石膏的配伍是仲景治疗肺热证以气喘为主症时的常见药对;半夏生姜是小半夏汤,功能化痰止咳;大枣、甘草安中以调和诸药。

生姜、半夏组成的小半夏汤,张仲景运用得非常活泼,可化痰止咳,如本方、射干麻黄汤;能和胃止呕,小半夏汤本方外,再如大、小柴胡汤;但最复杂的还数它在温经汤中的功效目的,王绵之老曾分享了他的经历,见本书温经汤处。

4. 小青龙加石膏汤证

[原文]肺脹,咳而上氣,煩躁而喘,脈浮者,心下有水,小青龍加石膏湯主之。(14)

小青龍加石膏湯方:麻黃　芍藥　桂枝　細辛　甘草　乾薑各三兩　五味子　半夏各半升　石膏二兩。上九味,以水一斗,先煮麻黃,去上沫,内諸藥,煮取三升。强人服一升,羸者减之。日三服。小儿服四合。

本条为饮热郁肺,饮胜于热的咳喘诊治。

诊断:病名诊断仍属肺胀。临床见症诊断仍以咳嗽气喘为主症。烦躁亦由呼吸困难所致,说明喘势程度偏甚。

"心下有水"是病机术语。"水"在《金匮》也是"饮"的互辞,痰饮病篇曾反复以"水"指代"饮"字。意即咳喘烦躁的原因是因"心下有水",而上条的主因则是热。"心下有水"的判断方法却省略未述。

治疗:小青龙加石膏汤解表化饮、清热除烦。方中用小青龙散寒化饮,加用石膏,一则清热除烦,二则与麻黄相合,可发越水气。曾感冒后咳甚,自服本方,痰愈胶黏,气道翻涌,转清金化痰汤后始平。但高年阳虚之人痰热证则屡效。

5.厚朴麻黄汤与泽漆汤证

[原文]咳而脉浮者,厚朴麻黄汤主之。(8)

厚朴麻黄湯方:厚朴五兩　麻黄四兩　石膏如雞子大　杏仁半升　半夏半升　乾薑二兩　細辛二兩　小麥一升　五味子半升。上九味,以水一斗二升,先煮小麥熟,去滓,内諸藥,煮取三升,温服一升,日三服。

脉沉者,澤漆湯主之。(9)

澤漆湯方:半夏半升　紫參五兩——作紫菀　澤漆三斤(以東流水五斗,煮取一斗五升)　生薑五兩　白前五兩　甘草　黄芩　人參　桂枝各三兩。上九味,㕮咀,内澤漆汁中,煮取五升,温服五合,至夜盡。

此两条叙症过简,而借总结方剂的临床运用,来理解原文的方法,因两方不太为后世常用,亦无法实行。只能借类方的常见配伍分析。

第8条的诊治可参照小青龙加石膏汤证理解。厚朴麻黄汤中有麻黄石膏配以清肺热、干姜细辛五味子配以化寒饮、麻黄杏仁配以止咳嗽、半夏干姜配以化痰饮,可视作小青龙加石膏汤的变方,增加宽胸理气的功效(厚朴)。厚朴在今天主要是理肠胃之气,但在仲景时代运用更广泛些,如桂枝加厚朴杏子汤(治咳喘)、枳实薤白桂枝汤(治胸痹)。

第9条的泽漆汤更困难些。除燥湿化痰的半夏生姜配伍之外,其它类方的常见配伍中也不明显,紫参的药材所指尚有很大争议。唯参照后世对药物功效的了解,现代研究显示该方中泽漆有很好的止咳作用,可加入方中用于任何原因的咳嗽;止咳的白前于仲景方中是第一次出现;用黄芩化痰热取代石膏的清肺热,结合原文显然应是"咳而脉沉"的省略,提示本方是清热化痰方,主治病证宜从肺的痰热证考虑。

本篇小结

[肺痿病]

肺痿病的诊断以咳嗽吐痰为诊断要点,说明这是局部脏腑的病变。分设虚寒与虚热两类。虚热类以咳吐浊痰为特点,虚寒型则以不甚咳、痰多清稀为主症。

肺痿是肺的虚证,因《金匮》于虚劳病篇未作讲述。它是多种疾病后期,以肺的虚损为主要病情时的病证,也可视为多种肺系疾病的一个阶段。

其中虚热证型与一般肺阴虚热证见症有所不同,考虑应是气阴两虚证。

麦门冬汤条因原文无"肺痿"一词,有属肺痿还是虚热咳喘之争。但这是一个伪问题。因肺痿、咳嗽都不是单一病,概念的外延难免重叠,治肺痿的方与治咳嗽的方是可以异病同治的。

[肺痈病]

肺痈指肺叶生疮,形成脓疡。这是一个有特殊病理变化的病种。"热之所过,血为之凝滞",是对笼统的"血得寒则凝"观的补充与修正,而这一因热致瘀说本身也自带有一个边界:痈脓类病。

已捕捉到本病具极高诊断价值的主症:脓血痰。但因其出现较晚,在彼时已不及救治,故强调需早期诊断。又因早期诊断的困难,有效治疗方药尚未能成功筛选到。

《内经》只有咳嗽病,《内经》对咳嗽的再分类是从人的角度进行的,所谓"五脏六腑皆令人咳,非独肺也"。《金匮》以肺痈为代表的对咳嗽的再分类法,是对《内经》革命性的突破,不是改良,因其是从尊重各病自身客观规律的角度作的。肺痈病从一般咳嗽病中分离出来有重大意义。在仅表现为肺热证的情况下,肺痈的诊断使治疗必须加入血分药。即异病异治。不仅是证,病的诊断也干预了对治疗的选择。并且,肺痈病的诊断,还直接决定了其典型证的病理是痰热瘀,使不必再作寒热虚实证的辨别。

咳嗽是症状,多种疾病都可引起,肺痈是引起咳嗽的病种之一,"病咳逆,脉之何以知此为肺痈?"这一问透露出咳嗽虽也是本篇的一个病种,但它却是在排除了肺痈病之后诊断。提示在张仲景的诊断思路中对此二病有不同的态度,理解它于完整地理解张仲景的学术思想极有帮助。

[咳嗽上气病]

分方治与预后两大类。

张仲景对咳嗽的诊断绝不满足于停留在咳嗽层次,否则他就没必要将肺痈等病分出去了。只是限于技术条件,他还未能如后世般诊断出如肺癌、肺痨、哮喘等。

因为咳嗽上气是分出肺痿、肺痈之后的所余,在《金匮》中是"待查"的性质,其内容包含复杂。从病的角度言,既有呼之欲出的肺胀病(相当于各种肺部感染),亦有尚未察觉的哮喘病(射干麻黄汤条);既有咳证(尤其泽漆汤的药物组成与其它方有较大差别),也有以上气为名目的喘证。

于《金匮》,肺系疾病是仅次于中焦脾胃系的积累。在诊断问题上,"病"的突破非常明显,而在治疗方面,亦呈现出一定的规律。包括清肺热,多用麻黄石膏配(如麻杏石甘汤、越婢汤、越婢加术汤、越婢加半夏汤、小青龙石膏汤等);止咳嗽,多用麻黄杏仁配(如麻黄汤、厚朴麻黄汤);化痰浊,多用半夏生姜配(如射干麻黄汤、越婢加半夏汤);蠲寒饮,多用干姜细辛五味子配(如小青龙汤、小青龙加石膏汤、厚朴麻黄汤)等。

因肺痿缺乏显著的辨认指标,肺痈的辨识性主症——腥臭的脓血痰要到后期才出现,使此二病部分情况下诊断有一定困难,相信是因此而放置于咳嗽一并讨论。

奔豚氣病脈證治第八

一、所谓奔豚

一般认为,奔豚气病是指以发作性的自觉有气从下向上冲逆,发时痛苦异常,缓解犹如常人为特征的病证。认为奔豚气病的病机,为各种原因导致的冲脉气机上逆。奔豚气病的分证即以导致冲脉气机上逆的不同原因分成。

奔豚气病的命名一般都认为是由其病的主症特征而来。"奔"亦作"贲"与"犇","豚"亦有用"犹"者,其字形虽有差异,但因音义相同,故古书中多有混用。不过在《金匮》中常用的还是"奔豚"。"奔"指奔走、奔窜、奔突,"豚"者,"豕"(即小猪)也。奔豚气即是对本病发作时,自觉有一股气如豚之从下向上奔冲状态的形容。如陆渊雷说:"谓之奔豚者,其状上冲,如豚之奔突"(《金匮要略今释》)。

关于"豚"的含义,少数注家还有不同的认识。如沈明宗与唐容川,俱认为是"江豚",而不是猪。但此说影响不大。如丹波元简即反对说:"沈注云:状如江豚。此说本于《丹溪心法》,决不可从。"

奔豚一词,首见于《灵枢·邪气脏腑病形》:"肾脉……微急,为沉厥奔豚,足不收,不得前后。"其后又见于《难经·五十六难》:"肾之积,名曰贲豚,发于少腹,上至心下,若豚状,或上或下无时,久不已,令人喘逆,骨痿少气。"后世将《灵》《难》所论皆命名为肾积奔豚。《素问·骨空论》中描述了冲疝的内容:"此(指督脉)生病,从少腹上冲心而痛,不得前后,为冲疝。"由于冲疝发病亦有上冲奔窜之状,故后世医家亦将其纳入奔豚范畴,谓之冲疝奔豚,亦有谓奔豚疝气者。后世医家多认为此二者与《金匮》奔豚气有别。区别点主要在肾积奔豚强调"积(指血行不畅)"、冲疝奔豚强调"疝(指腹痛)"。

二、诊断

1. 病因诊断

原文第 1 条 [①] 反复讲述奔豚的病因为"皆从惊发得之""皆从惊恐得之"。但这些也可以只是对所见现象的记载。奔豚气病的病因是什么,情志因素是病因还是诱因(前者对治疗有意义),什么原因使同样情志因素下,有人病发奔豚,有人泰然无恙等涉及机理的深层次问题,原文未回答。恐是诱因不是病因,是后世学者基于对奔豚气等病的认识而作的理解。

2. 临床表现诊断

仍是原文第 1 条,是引用:"师曰:奔豚病,从少腹起,上冲咽喉,发作欲死,复还止。"

文中关于奔豚气病的症状,典型的主症为自觉有气从少腹向上冲,可冲至咽喉,病呈发作性,发作时痛苦欲死,过后可自行缓解。这是奔豚气病的诊断要点。注意仲景书中对少腹小腹未如今天这样有严格区分,而似乎都指下腹,以"少腹"常见。《金匮·痰饮病》篇桂苓五味甘草汤条则作"气从小腹上冲胸咽……治其气冲"。

一般只把自觉有气自下向上单方向的冲逆称作奔豚。患者自觉有一股气自小腹或少腹的下部涌起向上,沿正中一线或两侧无数细线,直达胸口甚或咽喉,痛苦异常,乃至昏厥,但俄顷又能自行缓解。起冲部位多是少腹或小腹处,但亦偶见自脚踝上冲者,从奔豚治亦见有效。其上达之所可以是本条所述之咽喉,也可以是胸部或胃脘之处。该病的另一特点是它的反复发作性。可由情志刺激诱发。对其机理,多从冲脉气机上逆解释。冲脉起于下焦,上循咽喉,如由于某种原因导致冲气上逆,就可以发生奔豚。

三、治疗

1. 奔豚汤证

[原文]奔豚氣上沖胸,腹痛,往來寒熱,奔豚湯主之。(2)

奔豚湯方:甘草　芎藭　當歸各二兩　半夏四兩　黃芩二兩　生葛五

[①] 師曰:病有奔豚,有吐膿,有驚怖,有火邪,此四部病,皆從驚發得之。師曰:奔豚病,從少腹起,上沖咽喉,發作欲死,複還止,皆從驚恐得之。(1)

兩　芍藥二兩　生薑四兩　甘李根白皮一升。上九味,以水二斗,煮取五升,温服一升,日三夜一服。

本条为肝郁化火致作奔豚的诊治。

诊断:气上冲胸是奔豚病主症。

腹痛、往来寒热是奔豚汤的适应证。一般解为肝郁化热所致。

腹痛的部位问题,注家多未明言,仅少量现代注本有释。如《金匮要略释义》解作"大腹、小腹、少腹皆痛";《高等中医院校教学参考丛书·金匮要略》(1版)解作脘腹部;《金匮要略选读》解作少腹部等。参考临床,此症可出现在脘腹、少腹各处。

从临床来看,往来寒热仅出现在部分病例中,说明其不一定是必见之症。

本方证的诊断要点一般理解为:发作性的自觉有气从少(小)腹向上冲逆,诱导发作的原因常为情志因素。并常见腹痛,腹胀,嗳气,心烦口苦,性情多疑善怒,舌边尖红,苔薄黄,脉弦带数。

治方用奔豚汤疏肝清热,降逆平冲。

方中甘李根白皮为治奔豚气之专品。考《外台》载治奔豚方共十三首,其中用李根白皮者即有八方。据《名医别录》记载:"李根皮大寒,主消渴,止心烦逆,奔气",可知本品有清热下气之功,是主药。李根白皮即李树根的白皮,因李有甘、苦两种,甘李根白皮即为其中之甘者。因药肆不备李根白皮已有百年以上历史,故可嘱病家自采。若仓促之际难以寻觅,亦见有以大剂川楝子等代之者。肝郁者宜散,故用生姜、半夏、生葛以散气降逆;肝气上冲急迫,所以用甘草以甘缓急;肝为藏血之脏,气郁则血郁,故用川芎、当归、白芍养血理血;肝郁化热,故用黄芩清热降火,惟药性偏寒,宜用于热性奔豚,如病情属寒者,则不宜用。

2. 桂枝加桂汤证

[原文] 發汗後,燒針令其汗,針處被寒,核起而赤者,必發奔豚,氣從少腹上至心,灸其核上各一壯,與桂枝加桂湯主之。(3)

桂枝加桂湯方:桂枝五兩　芍藥三兩　甘草二兩(炙)　生薑三兩　大棗十二枚。上五味,以水七升,微火煮取三升,去滓,温服一升。

本条为阳虚寒客致作奔豚的诊治。

诊断：气从少腹上至心是奔豚病主症。

以其受寒而发，知病性属寒。桂枝加桂汤证虽认为是内外皆寒证，但临床见有表寒之象者少，或外寒仅是奔豚发作的诱因。多数表现为寒在经脉之象。

被寒只在针处局部，并非大寒难抵，大约阳虚不能固护难辞其咎。推知当有阳虚见症。一般认为阳虚脏腑在肾。

至于文中发汗后，再以烧针误劫其汗，寒邪从针处侵入之类，可理解为方式与途径之一，而非唯一。

该证在临床较常见。曹颖甫即认为："桂枝加桂汤之用，常较奔豚汤为广。"

本方证的诊断要点为：发作性的自觉腹部有冷气上冲感，或为腹中走窜疼痛，痛势剧烈。发作时或有排便感。发作诱因每为感寒。腹冷背寒，畏风自汗，舌苔白滑，脉细滑或沉紧。常由胃肠痉挛、胃肠功能紊乱、胃肠神经官能症及胃肠型感冒等疾病引起，尤其以胃肠神经官能症为主。

治疗：内外兼施，外用灸法，温经散寒，内服桂枝加桂汤。方中用桂枝汤调和营卫，加桂枝平冲降逆。

桂枝加桂汤，仲景原意是桂枝汤中加重桂枝的用量，如《伤寒论》桂枝加桂汤方后云："本云桂枝汤，今加桂满五两，所以加桂者，以能泄奔豚气也。"因彼时桂尚未作桂枝与肉桂之分，作分后所加之桂应是桂枝还是肉桂的问题，成了历代医家争论的焦点。如方有执、徐灵胎等主张加肉桂，言以桂枝汤外解表邪，肉桂以温肾散寒平冲。章虚谷则认为："若平肾邪，宜加肉桂，如解太阳之邪，宜加桂枝也。"（《医门棒喝·伤寒论本旨》）由于本证既有外寒的表现，又有里寒的情况，所以临床当根据病情的侧重，随证所宜。加肉桂可以温肾助阳，加桂枝则能增加平冲之力。张锡纯在《医学衷中参西录》中指出："桂枝一药而升降之性皆备，凡气之当升者，遇之则升；气之当降者，遇之则降，此诚天生使独而为不可思议之妙药也。"

3. 苓桂草枣汤证

[原文] 發汗後，臍下悸者，欲作奔豚，茯苓桂枝甘草大棗湯主之。（4）

茯苓桂枝甘草大棗湯方：茯苓半斤　甘草二兩（炙）　大棗十五枚　桂枝四兩。上四味，以甘瀾水一斗，先煮茯苓，減二升，內諸藥，煮取三升，去滓，溫服一升，日三服。甘瀾水法：取水二斗，置大盆內，以杓揚之，水上有珠子五、六千顆相逐，取用之。

本条为水饮内动,欲作奔豚的诊治。

诊断:脐下筑筑动悸,有发生奔豚的趋势。

病发于误汗之后。误汗可劫阴,亦可伤阳,本处未见阴伤之象。误汗后欲作奔豚,从所用方药来看,推测其既往为素有水饮之体,阳气被伤,水无所制,水饮内动,欲作奔豚。除有脐下悸动症状外,尚应有小便不利、脉沉、苔白而滑之象。

故本证特点是发作于阳气耗损,而非情志不畅之后。

本方是治疗水饮内动,欲作奔豚的代表方。以脐下部位的发作性跳动为特点。精神不振,喜暖畏寒,口不渴,苔白水滑,脉象沉细无力。平素有阳虚饮停的情况存在。欲作奔豚是由诸种克伐阳气的诱因诱发。

治以茯苓桂枝甘草大枣汤通阳降逆,培土制水。

方中用茯苓、桂枝为主,通阳化饮,平冲降逆;甘草、大枣培土制水,以调整中焦脾胃功能;甘澜水性行而不滞;同时茯苓桂枝合用能交通心肾,治疗动悸。

以上两条均见于《伤寒论》(第117、65条),皆属治疗不当的变证,但在病机上有所不同,其区别之点,主要在于有无水饮,本条是汗后阳虚,水饮内动,所以重用茯苓;上条是因汗后感寒,阳虚阴乘,所以不用茯苓而重用桂枝。同时,上条是奔豚已发,本条是欲作奔豚,病情上亦有微甚的不同。

本篇小结

本篇独病而成,讲述了奔豚气病的诊断与分治。

奔豚气病的诊断要点,主要是自觉有气从少腹上冲,上至心下、或胸、或咽喉,病发作时痛苦难以忍受,发后冲气渐消,病痛缓解。

“从惊发”“惊恐得之”“发汗后”等是对诱发因素的观察记录。

治疗方法,分设三类:奔豚汤,桂枝加桂汤,茯苓桂枝甘草大枣汤。

一般认为,肝火、寒邪、水饮等因素是在影响了冲脉的正常循行,导致冲脉气机上逆时才构成奔豚发作的,故冲脉的作用与本病关系密切。体现在治疗上,除按原文中所设方剂辨证运用外,临床还总结出如发作时应以平冲降逆为首要,避免具升提之性药物的运用等。张锡纯提出:“治此证者,宜以敛冲、镇冲为主。”

奔豚气病很难与某一现代医学的病种画等号。目前多认为奔豚属神经官能症、癔病范畴。但临床亦偶见出现在如慢性胆囊炎、不全肠梗阻、腹型癫痫、血卟啉病等多种疾病时。

胸痹心痛短氣病脈證治第九

【胸痹】

一、所谓胸痹

胸痹,病名。原文有"胸痹而痛""胸背痛""心痛彻背"等,提示胸背部乃至稍远范围的疼痛是胸痹主症。胸痹是病机词汇的病名,痹的意思是闭塞不通,不通的是气机。引起气机闭塞的原因不一。分治即依此展开。

短气指呼吸短促。《金匮》一书,在篇名出现的,都是病名,但本篇却并未单独讨论短气病。张仲景的行文格式是,条文多以病名起首,本篇有两种,一种是"胸痹……"起首,另一种则是"心痛……"起首,却未见"短气……"格式者。故此,一直以来,对它的理解,都定位为胸痹的主症之一,因其只出现在"胸痹"起首的条文中。与之相仿的,还有"痰饮咳嗽病"的咳嗽。但如果这是书的原貌,为何这样处理? 短气作为症状,在《金匮》出现了许多次,在十二篇的痰饮咳嗽病出现尤多(7次),但置于篇名者,则仅此一次,出现于本篇原文中者,亦仅共3次。虽知一定是有原因的,苦于不能解读。

延伸问题 1:胸痹与真心痛

胸痹与真心痛都见载于《内经》,张仲景取的是前者。

《灵枢·厥病》:"真心痛,手足青至节,心痛甚,旦发夕死,夕发旦死。"《灵枢·本脏》:"肺小,则少饮,不病喘喝;肺大则多饮,善病胸痹、喉痹、逆气。"胸痹与真心痛在《内经》中皆只各出现一处。从这两条原文来看,真心痛较胸痹更具体、也更易理解与掌握。但《金匮》却未选择这一病名,为什么?

本篇胸痹的主症,通过不同的条文,分别述有胸背痛、心痛彻背、胸满(胸懑)、胸中气塞感等。较"真心痛"只强调疼痛这一病名,"胸痹"一病的包容性更强,允许以不同的临床表现出现,显示出认识已深了一步。而不同的主症(有时是胸痛,有时是胸满,有时是胸中气塞感)、不同的部位(有时胸背痛,有时心痛),还能判断出是同一个病,不致漏诊,也是对此病认识达到一定程度才能做出的病名选择。

因为《金匮》,胸痹的病名地位就此奠定。

延伸问题 2:《金匮》的胸痹

《金匮》的单一病原则在胸痹病的体现是,就胸痛而言,肺痈、悬饮虽也都有此症,但它们被划分出去了。就疼痛而言,蛔虫病、肠痈等都有剧烈疼痛,但《金匮》并未设"疼痛"这一病种。

那如何把握这个单一病?

现今的中医学常常强调胸痹不可与冠心病心绞痛画等号。胸膺部疼痛可以由肺、食管、乳房、肋骨、肋间神经或胸部肌肉等多种原因导致,上述不可与胸痹画等号的强调里,为何只是心源性且只是冠心病? 其它的为何都只字不提?

依据常识,凡有必要提请注意区别的,当然是相像的,只有相像才易混淆。也就是说,胸痹与冠心病不可相等观持有者的潜台词,是胸痹与冠心病确实关系密切。

有另一使胸痹与冠心病联系起来的线索。这就是主治方。胸痹的主治方多由栝蒌薤白组成,且栝蒌薤白组成的方剂仅出现在胸痹中。依据"不约而同"思路,栝蒌薤白剂总是对什么病有效,这个"什么病",证实了胸痹确实与冠心病最大相关。

不过胸痹与冠心病只是相关,不是相等,确实不得与冠心病画等号。胸痹是病机,判断只能依据临床表现与病变过程推测。但胸痹病时这二者的识别度都不是特别明显。

也就是说,就胸痹病而言,单一病原则在操作中,张仲景限于条件未能彻底完成。因为类似症状会出现在多个不同的疾病中,而方剂又有异病同治性,使临床表现与治疗两个途径都不能确保一定是某个单一性的病,并且,治疗胸痹的方剂还不完全是栝蒌薤白剂,在没有现代检查手段的传统中医学里,胸痹这个病中不得不包含着有类似临床表现的多个单一病。

只是,这时正确的做法,个人认为应该是,设法使胸痹成为单一病,而不是强调与冠心病不同那样,向着相反的方向,把胸痹理解为胸膺疼痛一症,凡胸痛皆可算作胸痹,使胸痹的范围扩大。因为这样的话,这个病的界限就太宽广了,失去了病的诊断价值,也不符合张仲景的学术思想。

二、诊断

1.病因病机诊断

原文分两条讲述了这一问题。

原文1"师曰：夫脉当取太过不及，阳微阴弦，即胸痹而痛，所以然者，责其极虚也。今阳虚知在上焦，所以胸痹、心痛者，以其阴弦故也。"原文2"平人无寒热，短气不足以息者，实也。"

第1条认为原因是虚，阳虚生阴邪，第2条认为是实。从之后的治疗看，也大致沿着这两条思路，以祛邪的栝蒌薤白系列剂为主，亦有扶助阳气的人参汤。

但各教材基于今天对此病的认识而选择性解释，使观点更接近该病的真实，却未必是仲景当时的认识。其解释的主旨是，因主治方栝蒌薤白剂不是补益方，故对文中"阳微""阳虚知在上焦"的解读，普遍的做法是，以胸阳不振形容。胸痹、心痛的病机是胸阳不振，阴邪痹阻，胸阳不展，而为胸痹。这样表达的潜台词里，更强调邪。

第2条"无寒热"不仅是对胸痹病临床表现的观察总结，也是对胸痹病因非由外邪所致的认识。

2.临床表现诊断

大致有两类。一类是疼痛，第1条"胸痹而痛"，3条"胸背痛"，4条"心痛彻背"；另一类是胸闷短气，如5条的胸满（漤），2、6条的"短气"，胸满、短气都不是胸痹病具有高度辨识度的典型临床表现。在没有心电图等技术条件的支持下，诊断困难。第2条通过胸满、短气常见证是肺热证的否定（"无寒热"即是没有恶寒发热，这不是异常表现，属否定式诊断），而排除肺系的咳嗽上气病。当然，也可能病人曾有过胸痛彻背的发作等。

延伸问题1：关于"阳微阴弦"

"阳微阴弦"有多种解释，包括浮为阳，沉为阴；左为阳，右为阴等。但为何多取关前关后分法？并不是因其常见，栝蒌薤白白酒汤是胸痹病的主治方，其脉原文谓"寸口脉沉而迟，关上小紧数"，不是阳微阴弦。

关前关后分阴阳的解释里，有一个更详细的说法：阳微指寸脉微，候上焦胸阳不振；阴弦指尺脉弦，候下焦阴邪反盛。阴邪乘虚上乘，痹阻胸阳，构成胸痹。似乎下焦也是原发病灶。

胸痹病位在胸，指胸部气机痹阻为病，治时以宣痹通阳为法。那么，这里的下焦阴邪反盛，是否是指上下焦同病呢？从栝蒌薤白白酒汤证来看，主脉"寸口脉沉而迟"，解释为胸阳不振；"关上小紧数"解释为中焦有痰浊阴邪，阴邪上乘，胸阳被阻，治以栝蒌、薤白、白酒三味为方，通阳散结，豁痰下气——并不从中焦论治。观《金匮》治胸痹心痛 8 首方证，皆未见有下焦症状，亦并无有从下焦论治者，显见这里病位并非指上下二焦同病。那么又为何解释作下焦中焦？

我认为这是一种特有的中国文化现象的反映。心乃君主之官，与一国之君同义，传统中华文化认为，君乃真龙天子下凡，总是"皇上圣明"；受此影响，心之君主亦然，不可能是产生病邪的祸首，这样阴邪就唯有责之于其它脏腑部位了，因中下二焦是"莫须有"的冤假错案，故治疗时仅从上焦论治。这类现象的另一典型体现是著名的"心包络代君受邪"理论。

这种医学专业技术理论屈从于当时社会政治文化的要求，从而出现"专业"不"专"现象的原因，即属于社会心理学研究内容中对权威需无条件服从的行为。这种服从，是个体按照社会要求、团体规范或别人的意志而作出的行为，它是由于来自外界的影响而被迫发生的。由于中国古代教育中"学而优则仕"目标的普遍适应性与唯一存在性，在仕途政治中的法则，如君臣关系及由这种君的绝对权威所带来的"孤家寡人"文化，在士生学子中一定会被强化教育，当这些学子不为良相，便为良医后，由于群居人类社会适应的要求和社会定势，这种具有强大势力的政治文化必然会在医学内容的著述中有所体现，这是显而易见的。对于这一部分的中医"专业知识"，唯有从当时当地的社会原因角度进行研究分析，才能更加清晰明了。

延伸问题 2：如何理解"责其极虚"？

胸痹不是虚证，如何理解第 1 条中的"责其极虚"？推测与中医学的"邪之所凑，其气必虚"观有关。凡病的机理不易理解时，中医学包括张仲景似乎都有此倾向，先从"虚"解释。如中风病也不是虚证（中风病是由于气血逆乱，产生风、火、痰、瘀，急性期标实症状突出，急则治标，祛邪为主），但原文有"寸口脉浮而紧，紧则为寒，浮则为虚，寒虚相搏，邪在皮肤。浮者血虚，络脉空虚，贼邪不泻，或左或右。"（《金匮·中风》病第 2 条）。"浮者血虚，络脉空虚"说的是中风病中经络的起病阶段，虚显然不可能明显。即"虚"的判断不是依据临床所见,而是受"邪之所凑,其气必虚"理论的影响。

"邪之所凑,其气必虚",绝不意味着病无实证,凡病皆可补。这个理论中的"虚",因与临床治疗无直接关系,我将其称为发病意义上的病理,以与临床医学有治疗意义的"虚"作区别。

以"邪之所凑,其气必虚"为代表的发病学意义的病因学思想,在预防医学中具有重大意义。所谓"邪之所凑,其气必虚",其中一部分内容,应该指的是对疾病的易感人群。当某种疾病流行时,对"其气必虚"的这一部分易感人群,采取针对性的预防措施,使之"正气存内",可保"邪不可干"。

三、治疗

1. 栝蒌薤白白酒汤证

[原文]胸痹之病,喘息咳唾,胸背痛,短氣,寸口脈沉而遲,關上小緊數,栝蔞薤白白酒湯主之。(3)

栝蔞薤白白酒湯方:栝蔞實一枚(搗)　薤白半斤　白酒七升。上三味,同煮,取二升,分溫再服。

本条为胸痹典型(常见)证的诊治。

诊断:"胸背痛、短气"是较具诊断价值的主症。疼痛以胸骨后压榨样痛为特点,可逐渐加剧甚至无法透气。疼痛亦可放射到上臂(尤其左上臂)、肩部、背部、颈部、下颌、牙齿或上腹部等部位。它可以是活动时出现,疼痛持续数分钟,休息可缓解;也可以是在休息或夜间睡眠情况下突然发生等。联系以下数条来看,此病表现不尽相同。

"喘息咳唾",部分病人可见。它不是合并肺部疾病,仍是胸痹所致。治疗不必加用止咳化痰方药。

"寸口脉沉而迟,关上小紧数",一般认为,《金匮》中的"寸口脉",当其与趺阳脉等并举时,指包括寸关尺三部在内的寸部脉;而当如本条般,寸关并举时,则表寸部脉。

对本条病机的认识是痰浊痹阻胸阳。

治疗:栝蒌薤白白酒汤通阳散结,豁痰下气。方中栝蒌宽胸涤痰;薤白通阳散结;白酒通阳宣痹,其性轻扬,可引药上行,以助药势。

薤白是小根蒜,气味强烈,病人不惯者量要小。方中白酒,有谓米酒初熟者。注意方以酒为煎液,不用水,可以取到药中不溶于水的成分。煎煮过程中,酒性随之挥发。

多项研究表明,适量(适量非常重要)饮酒对本病有益。临床运用时,不拘米酒,或用高粱酒、绍兴酒,甚至米醋,因悉有温通阳气之功,皆可因人因病酌情使用。或同煎,或米醋与水各半同煎,也可用少许白酒兑药服等。另外,有一个达成普遍共识的治法,即是诸胸痹方中,皆可加入丹参、山楂,部分还会再加石菖蒲、郁金。

延伸问题:关于本条脉象

本条的脉象,迟数并见,它既不可能迟数同时出现,也不可能寸部脉总是迟,关部脉一直数,无法成立,是个难点。

有解释是心律不齐者,理由实较勉强。教材的通常做法是校勘"数"字误,但并无校勘的底本,依据的只是注家程林的认识,不足结论。

迟数并见,为何共认是"数"字误?是否因为数脉主热,而本条不是热证之故?脉数并不等于有热。心动过速不是热证,发热时脉数,也不等于热证。麻黄汤证恶寒发热,有热时,其脉不是浮紧,而是数疾的。

数脉甚至可以是寒证。《金匮·呕吐》:"病人脉数,数为热,当消谷引食,而反吐者,何也?师曰:以发其汗,令阳微,膈气虚,脉乃数,数为客热,不能消谷,胃中虚冷故也。"《金匮·腹满》:"其脉数而紧乃弦,状如弓弦,按之不移。脉数弦者,当下其寒。"《金匮·痰饮》:"脉弦数,有寒饮,冬夏难治。"

2. 栝蒌薤白半夏汤证

[原文]胸痹不得卧,心痛彻背者,栝蒌薤白半夏汤主之。(4)

栝蒌薤白半夏汤方:栝蒌实一枚(捣) 薤白三兩 半夏半升 白酒一斗。上四味,同煮,取四升,温服一升,日三服。

本条为典型证加重时的诊治。

诊断:本条是与上条病性相同,但症情较重者。

"不得卧"即不能静卧,因疼痛剧烈,贯穿背部。它可以是在平素"喘息咳唾,胸背痛、短气"主症的基础上发展而来,注意这里的疼痛位置在"心"。胸痹病的主症位置是可以相当宽泛的,甚至可表现为牙痛、腹痛。

对本条的病机认识是痰浊壅盛,胸阳不展。

治疗：仍用通阳散结、豁痰下气法，煎煮法相同。但方中用药较前方加半夏，增加的是豁痰之力。从方中薤白较前方用量有减少来看，引起胸阳痹阻的原因主要是痰浊。

3. 枳实薤白桂枝汤与人参汤证

[原文]胸痹心中痞，留氣結在胸，胸滿，脅下逆搶心，枳實薤白桂枝湯主之；人参湯亦主之。(5)

枳實薤白桂枝湯方：枳實四枚　厚朴四兩　薤白半斤　桂枝一兩　栝蔞實一枚(搗)。上五味，以水五升，先煮枳實、厚朴，取二升，去滓，內諸藥，煮數沸，分溫三服。

人参湯方：人参　甘草　乾姜　白术各三兩。上四味，以水八升，煮取三升，溫服一升，日三服。

本条为病情进一步扩展或有变化时的诊治。

诊断："心中痞""胁下逆抢心"，理解为心中痞满，胁下有气向胸部上冲，其意义认为是病势已由胸部向下扩展至胃脘两胁。

"心中痞，留气结在胸"，《千金》作"心中痞，气结在胸"，《玉函》作"心下痞气，气结在胸"，皆无"留"字，应是"气结在胸"是原文自带的对"胸满"一症的解释。《金匮》的语言习惯是，先出解释，被解释的临床表现紧接其下。"满"通"懑"，烦闷意。

一症双方，在《金匮》中有数处出现。但学界的倾向是，虽见症共同，在不同的方证下，这些见症的具体表现及其它兼症还是有区别的。学界这一认识思路，如同虽都是咳嗽，但表现不同，性质不同，所以治疗不同之意。

其中对枳实薤白桂枝汤证的病机解读是胸痹痰气交阻证。即栝蒌薤白白酒汤证是基础证，它有两个发展方向。其中栝蒌薤白半夏汤是其证痰浊壅盛时的治方，而枳实薤白桂枝汤则是其证气滞严重时的主治方。

此证偏于实，上述诸症外，当兼有腹胀，大便不畅，舌苔厚腻，脉弦紧等。

人参汤证的病机解读，从其药物组成是理中汤立论。认为是中阳不足，胸中大气不运。故补充中阳不足诸症，如语声低，大便溏，四肢不温，倦怠少气，舌淡，脉弱迟等。人参汤于胸痹病不是常用方，补充的这些见症，是否源于参考理中汤证的推导而来，未有确认。

治疗：枳实薤白桂枝汤通阳开结，泄满降逆。方中仍用栝蒌薤白配伍，且薤白用量恢复至栝蒌薤白白酒汤的半斤。尤嫌力有不逮,再加入枳实、厚朴、桂枝,以助行气通阳。是痰浊痹阻胸阳,气滞较甚时的用方。

人参汤补中助阳。胸痹多为邪所痹阻,人参汤是较为特殊的治法。《千金》《外台》无"人参汤亦主之"六字。因为胸痹病中包含不止一个单一病,人参汤所治胸痹,其主病脏腑是否为心,它在胸痹病中的意义与地位等问题,尚难以深入探讨。

4. 其它

有第6条^①的茯苓杏仁甘草汤证、橘枳姜汤证,与第7条^②的薏苡附子散证。前者第6条不能确定本条胸痹的主病脏腑是否在心。后者则是胸痹危急证的治疗。"缓急"是偏义复词,偏指急。

【心痛】

一、所谓心痛

心痛,病名。中医学的心痛可以指心前区的疼痛和心窝部位疼痛。本篇心痛的所在,虽有解释为正当心窝部位者,但更多的则含糊其词。

延伸问题1:《金匮》的心痛是什么病?

心痛是《金匮》含义较为扑朔的病种之一。

传统里,心痛在指心前区的疼痛时,又常称为胸痹或真心痛;在指心窝部位的疼痛时,又称胃痛、胃脘痛或厥心痛。也就是说,心痛的病变脏腑可以是心,也可以是胃。但心痛的"难",并不在于痛的位置。疼痛的部位,在张仲景那一定是清楚的,他只是不需说。今天即便语言环境变了,疼痛的位置有疑问,但也不致困扰很大,以今天的知识,内脏病变反映在体表的痛,本就可以位置不同,即便明白心痛痛位所指,亦不足以做出明确诊断,故不需纠缠;且一个病的诊断除主症外还有其它方法。

---

① 胸痹,胸中氣塞,短氣,茯苓杏仁甘草湯主之;橘枳薑湯亦主之。(6)
  茯苓杏仁甘草湯方:茯苓三兩　杏仁五十個　甘草一兩　上三味,以水一斗,煮取五升,溫服一升,日三服。不差,更服。
  橘枳薑湯方:橘皮一斤　枳實三兩　生薑半斤　上三味,以水五升,煮取二升,分溫再服。
② 胸痹緩急者,薏苡附子散主之。(7)
  薏苡附子散方:薏苡仁十五兩　大附子十枚(炮)。上二味,杵爲散,服方寸匕,日三服。

也就是说心痛的"难"在于病之所指,至少病变脏腑所指。比如心痛的病变脏腑是心还是胃?

首先,根据张仲景处理疾病的方式,不管心痛的位置是哪里,但其与胸痹肯定不是同一个病。在《金匮》中,不是举凡主症心痛者,皆属心痛病。如"胸痹不得卧,心痛彻背者,栝蒌薤白半夏汤主之"即是。正如不是举凡主症咳嗽者,皆属咳嗽病一样,这是张仲景一贯的诊断思路。

其次,心痛与胸痹有无可能是两种不同的心系疾病的关系?如果是,那么胸痹之外有无其它的心病以疼痛为典型表现?时至今日,以常见病为宗旨的《中医内科学》,其以疼痛为主症的心系疾病亦仅胸痹一病。这也否认了似肺痈与咳嗽的关系那样,心痛不是排除了胸痹之后的心系疾病。

如此就只有一个可能,心痛的病变脏腑在胃不在心。心痛实是胃痛?

心痛在篇中是一个独立的疾病名称,与胸痹病并列。因为胸痹的主症是胸背痛,心痛没道理也指胸痛(真心痛),故逻辑上,应指它的第二意——胃脘痛(心窝痛)。

因为人类的食物是外来的,与肺一样,胃也有半开放性质。加之胃的功能还极易受情绪的影响,胃脘痛于任何时代都很常见,张仲景所处的时代亦是,这一点不证自明。这样一个常见病不可能未被张仲景注意到。但《金匮》却未见有胃痛病的篇章,这应该不是仲景彼时没有,而可能是以另一个名称出现的,其中以心痛的"嫌疑"最大。

篇中心痛的主治方乌头赤石脂丸是散寒止痛方,寒邪是胃痛的最常见原因。其主治症"心痛彻背,背痛彻心"如此严重,但乌头赤石脂丸用丸剂,每服桐子大一丸,先食服,日三服,这样的常规服药,又注意服药时间与进食的关系,都提示疼痛原因应是胃,不是心。

《金匮·蛔虫》:"蛔虫之为病,令人吐涎心痛",蛔虫所致的心痛应是胃脘痛,可为佐证。同时蛔虫的心痛另见它病,也体现出张仲景诊单一病的思路。

但,胃痛与胃脘痛于《内经》中都有记载:"木郁之发,民病胃脘当心而痛"(《素问·六元正纪大论》)、"胃病者,腹膜胀,胃脘当心而痛"(《灵枢·邪气脏腑病形》)、"食则呕,胃脘痛,腹胀,善噫,得后与气,则快然如衰"(《灵枢·经脉》)、"胃胀者,腹满,胃脘痛,鼻闻焦臭,妨于食,大便难"(《灵枢·胀论》)。

表达胃脘部不适,《金匮》也有大量以"胃"组的词,如"胃中不和"(湿病篇)、"胃气有热"(消渴病篇)、"胃气衰则身肿"(水气病篇)、"胃中苦渴"(黄疸病篇)、"胃中虚冷"(呕吐病篇),乃至"胃燥""胃实"(产后病),等等。

心与胃都是脏腑名,如果心痛即是胃痛,因何这里不用"胃痛",却用"心痛"?或许这正是仲景鉴别诊断困难的深层原因?

即便如此,我仍倾向于认为,本篇的心痛,其部位是指胃脘部。

疼痛的原因,多是胃源性。但也很有可能混入了心源性的。因为鉴别诊断困难的缘故。

《金匮》心痛一病(包括其治方)对后世的影响甚小,大概与其疾病所指、内在病变的脏腑都未说清有很大关系。

至于胃脘痛不都由寒邪所致,其它原因的胃痛不是仲景未发现,而是另见它病。如蛔虫病。

延伸问题2:胸痹、心痛的关系

胸痹与心痛肯定是两个不同的病。因为这是两个各自独立、平等并列的病种,原文中分别出现有"胸痹"或"心痛"字样的不同诊断术语。

虽如此,但胸痹与心痛经常鉴别诊断困难。"心痛彻背"之症,既是胸痹的主症(第4条),也是心痛的主症(第9条)。而处在胸痹条文与心痛条文之间的第8条,其"心悬痛"则甚至未能有确诊病名。

二病不时交叉。一部分胃脘痛(心痛)实际是变化了的胸痹表现。即胸痹的疼痛出现在了心窝部位(第4条);而胸痹的原文有些又是胃(第6条橘枳姜汤),甚至肺(第6条茯苓杏仁甘草汤)的病变。

胸痹心痛难以区分,只好合为一病讨论,从《内经》即如此。《灵枢·厥病》:"真心痛,手足青至节,心痛甚,旦发夕死,夕发旦死。""厥心痛,色苍苍如死状,终日不得太息。""厥心痛,卧若徒居,心痛间,动作痛益甚,色不变。"

即便在今天,冠心病因表现为上腹痛、恶心、呕吐、打嗝或烧心等,仍极易与胃肠道疾病混淆。在没有特别检查手段的仲景时代,仅依据临床表现区别这二病当然困难尤甚。

其实不仅是胸痹与心痛,《金匮》的多病合为一篇,推测都是因为彼此间鉴别诊断存在困难。

二、诊断

心痛是一个类病性病名,"心痛"一症如咳嗽一样不必讲述其自身的诊断问题。但它也如咳嗽一样是有所排除后诊断。如排除了蛔虫病。

三、治疗

1. 桂枝生姜枳实汤证

[原文]心中痞,諸逆心懸痛,桂枝生薑枳實湯主之。(8)

桂枝生薑枳實湯方:桂枝　生薑各三兩　枳實五枚。上三味,以水六升,煮取三升,分溫三服。

本条为痰饮气逆心痛的诊治。

诊断:"心中痞",理解为心下胃脘部痞闷不通;"诸逆"指水饮、寒邪上逆。"诸逆"在症状上被解读为气逆抢心,干呕气塞,心窝部牵引疼痛。

治疗:温化水饮,下气降逆。用桂枝生姜枳实汤。方中桂枝辛温通阳,止逆气;生姜温中化饮,和胃降逆,与桂枝合用,功能温阳散寒,化饮降逆;枳实破气开结,下气除满,且能增强桂枝平冲降逆之效。

2. 乌头赤石脂丸证

[原文]心痛徹背,背痛徹心,烏頭赤石脂丸主之。(9)

烏頭赤石脂丸方:蜀椒一兩　烏頭一分(炮)　附子半兩(炮)　乾薑一兩　赤石脂一兩。上五味,末之,蜜丸如梧子大,先食服一丸,日三服。不知,稍加服。

本条为阴寒痼结心痛的诊治。

诊断:阴寒邪气痼结心下,痹阻阳气,寒气攻冲,则有心窝部疼痛牵引到背,背部疼痛又牵引到心窝,形成胸胃合病的证候。以药测证,多认为尚应有面青汗出,四肢厥冷,畏寒怯冷,舌淡苔白,脉象沉紧等。注意此条临床见症与栝蒌薤白半夏汤条极似,但病情不同,用药不同,给药方式也不同,提示诊断上的难度。

治疗:温阳散寒,峻逐阴邪。用乌头赤石脂丸。方中川乌、附子、蜀椒、干姜皆大辛大热之品,温阳散寒,峻逐阴邪而止痛;赤石脂温涩收敛,以防诸药辛热太过。

本篇小结

本篇论述了胸痹心痛病的病因病机及分证论治。

胸痹以胸膺部的痞闷疼痛为主症。心痛应是以心窝部疼痛为主症。原文通过"阳微阴弦"脉象归纳两病的共同病机,皆是胸阳不足,阴邪痹阻。

胸痹的证治有:痰浊轻证,用栝蒌薤白白酒汤;痰浊重证,用栝蒌薤白半夏汤;痰气交阻证,用枳实薤白桂枝汤;心脾阳虚证,用人参汤;饮阻气滞证,偏于饮阻者,用茯苓杏仁甘草汤;偏于气滞者,用橘枳姜汤;寒湿痹阻急证,用薏苡附子散。分治是根据痹阻胸阳的不同病邪而展开的。

心痛病的证治有:寒饮气逆证,用桂枝生姜枳实汤;阴寒痼结者,用乌头赤石脂丸。

腹滿寒疝宿食病脈證治第十

【腹满病】

一、所谓腹满

腹满,病名。指以腹部胀满为突出表现的一种病证。

腹满本是一个症状,可出现在多种疾病的病变过程中,其诊单一病的意识在本病的体现,是排除式。犹如咳嗽病是排除了肺痈等病之后的诊断,腹满也是。被排除的病众多:伤寒病中多处记录有腹满,肠痈病也是,因能诊断与鉴别诊断,故将其独立在它篇。此外,虚劳病、痰饮病、水气病、黄疸病、哕病及妇科病等也都有腹满出现,也都未放在本篇处理,所以本篇的腹满病是在上述腹满相关诸病排除之后的待查状态,阅读时不可疏忽。

二、诊断

腹满是非单一病的类病。这样的主症类病种,其诊病意识往往体现为,首先是对它病的排除,类似腹满待查。这是处在第一层次的诊断思路。

排除它病后的腹满,其诊断思路再分为寒热两大类。

热证只讲述了腑实证。诊断知识有腹满按之痛、舌苔黄(2条),"腹满不减,减不足言。"(13条)腹满按之痛,即拒按,属切诊;腹满持续不减,属问诊;舌苔黄燥,是望诊。

寒证的部分讲述较详细,又分为"虚寒"与"寒实"两种。

虚寒的诊断知识大致可归纳为[1]:

---

[1] 趺陽脈微弦,法當腹滿,不滿者必便難,兩胠疼痛,此虛寒從下上也,當以溫藥服之。(1)
病者腹滿,按之不痛爲虛,痛者爲實,可下之。舌黃未下者,下之黃自去。(2)
腹滿時減,復如故,此爲寒,當與溫藥。(3)
病者痿黃,躁而不渴,胸中寒實而利不止者,死。(4)
寸口脈弦者,即脅下拘急而痛,其人嗇嗇惡寒也。(5)
夫中寒家,喜欠,其人清涕出,發熱色和者,善嚏。(6)
中寒,其人下利,以裏虛也,欲嚏不能,此人肚中寒(一云痛)。(7)
夫瘦人繞臍痛,必有風冷,穀氣不行,而反下之,其氣必沖,不沖者,心下則痞也。(8)
其脈數而緊乃弦,狀如弓弦,按之不移。脈數弦者,當下其寒;脈緊大而遲者,必心下堅;脈大而緊者,陽中有陰,可下之。(20)

关于主症腹满的特点:"按之不痛"(2条)、"腹满时减,复如故"(3条)。按之不痛,即喜按,切诊;"时减复如故"即时作时休,时轻时重,这是因为虚寒性腹满系无形寒气或散或聚而致,阳气得热食等略有恢复后则减,反之则增。

主要伴症有:下利(7条),甚或利不止(4条),绕脐痛(8条),两肤(肢,胸胁两旁当臂之处)疼痛(1条),胁下拘急而痛(5条)。

全身症状有:啬啬恶寒(5条,恶寒即畏寒),喜欠,其人清涕出,发热色和者,善嚏(6条),欲嚏不能(7条)。

主要脉象有:趺阳脉微弦(1条),寸口脉弦(5条)。

寒实证的诊断知识有"便难"(1条),"脉数而紧乃弦,状如弓弦,按之不移",脉数弦、脉紧大而迟者、脉大而紧(20条)。寒实证是本虚标实证,其寒由中阳不足所生。实指便秘不通。

三、治疗

1. 厚朴七物汤证

[原文]病腹满,發熱十日,脈浮而數,飲食如故,厚朴七物湯主之。(9)

厚朴七物湯方:厚朴半斤 甘草三兩 大黃三兩 大棗十枚 枳實五枚 桂枝二兩 生薑五兩。上七味,以水一斗,煮取四升,溫服八合,日三服。嘔者加半夏五合,下利去大黃,寒多者加生薑至半斤。

本条为里实兼表寒腹满病的诊治。

诊断:普遍的做法是,将原文作病程上的设定。设其病变过程为:外感起病,持续十日,外感未愈,又增腹满便秘,脉由浮转至浮数,而胃口仍如外感初起时般不欲进食。即外感之邪化热入里,且表邪未罢,成表里合病之证。

"发热十日",脉象仍浮,从表邪未罢解。又根据其用桂枝汤为基本方解表,而认为其表当是风寒之邪,却脉不浮紧、浮缓,而为浮数,又"病腹满",推测其病情已趋向于里,并且里证重于表证。"饮食如故"亦有解为饮食正常者,说是提示病变重心在肠,不妥。

治疗:表里同病,因其以里证为主,故不用先表后里法。而里证尚未到大承气汤证般的危重程度,故亦不用先里后表法。法取表里双解。厚朴七物汤中重用厚朴,配以同样行气破气的枳实,轻用大黄,是为里实证之气滞重于积滞而设。桂枝汤去芍药以解未尽之表邪。

延伸问题:关于本方主治证的疑问

将本方中的桂枝、生姜、大枣、甘草解释为桂枝汤,且取的是解表作用,有点勉强。桂枝汤调和营卫,发汗解肌,不但须是桂芍配,且是 1∶1 配,还需药后啜粥温覆取汗。否则不但桂枝加桂汤、桂枝加龙牡汤治的是里证;即便是桂枝汤原方,若无相应药后护理跟上,亦都无解表的作用(参见《金匮》妊娠病桂枝汤条)。

其次,表证入里化热,即为热证,此时若有寒(方后加减有"寒多者加生姜至半斤"),当是阳气受损之故,本方用于中阳不足的里热积滞证较为合适。

应是或肠胃型感冒,或胃寒肠热,肠腑积滞者?

2.厚朴三物汤证

[原文]痛而閉者,厚朴三物湯主之。(11)

厚朴三物湯方:厚朴八兩　大黃四兩　枳實五枚。上三味,以水一斗二升,先煮二味,取五升,内大黃,煮取三升,温服一升,以利爲度。

本条为阳明实热偏于气滞者腹满的诊治。

诊断:原文"闭"指大便秘结不通,"痛而闭"即腹部疼痛,大便不通。其痛以胀为特征。

治疗:厚朴三物汤方药组成与小承气同,只是方中药量比例有调整,以适应有所变化的主治病证。本方重用厚朴为君,与枳实同用,能行气泄满,大黄去积通便,全方有行气通下之功效。

3.大柴胡汤证

[原文]按之心下滿痛者,此爲實也,當下之,宜大柴胡湯。(12)

大柴胡湯方:柴胡半斤　黃芩三兩　芍藥三兩　半夏半升(洗)　枳實四枚(炙)　大黃二兩　大棗十二枚　生薑五兩。上八味,以水一斗二升,煮取六升,去滓,再煎,温服一升,日三服。

本条为胆热腹满的诊治。

诊断:"按之心下满痛"是辨证的重点。按之痛即拒按。大柴胡汤证的典型病位在胁下,此处"心下",一般理解作痛的范围满于胸腹,并多旁及两胁。此外,尚有如郁郁微烦,往来寒热,胸胁苦满等胆热之症。

《伤寒论》205 条有"阳明病,心下硬满者,不可攻之"。"心下硬满"是指痞证等病证,以心下痞闷不舒,按之柔软,或不软而硬,但不疼痛为特点,病在胃而不在肠,肠中无有形积滞内停,故不可攻之。与本证不同,注意鉴别。

治疗:清泄胆热,用大柴胡汤。方中以柴胡为主,配黄芩以清胆热,配大黄、枳实以泄胆热,芍药缓急止痛,生姜合半夏降逆止呕,大枣和中。病机治法皆未以通用的少阳阳明解释,因不是伤寒病。

仲景和解剂皆要求去滓再煎。于临床确实有发现,未去滓再煎的和解剂,如小柴胡汤,有时病人服后易有恶心呕吐感。只是去滓再煎的机理虽多有研究,但尚未解明。

大柴胡汤中有大黄、枳实,这是类似小承气汤的配伍结构,与原文"此实也,当下之"相呼应。但在《伤寒论》中,大柴胡汤的四次条文,虽有两条亦强调"热结在里""内实",却也有一条谓其"下利",如何理解?有人(费忠东.江苏中医药,2003 年第 8 期)收集了"1981—2002 年出版的 108 种医学刊物中报道的有关大柴胡汤的论文 349 篇",在所有资料中,记录大便症状的有 279 例,以便秘 227 次(82.25%)为主,尚有下利 49 次(17.56%),说明本方证大便的改变确实以便秘为主。而下利时亦用大柴胡汤,目的应该不在通因通用,而在利胆。即其大便性状的改变,原因在肝胆胰。通腑的目的也不在治大肠,而是指向肝胆胰。

大柴胡汤是小柴胡与小承气的合方,再加芍药,因方中本有柴胡,加芍药是否取其与柴胡疏肝理气的功效?《伤寒论》279:"本太阳病,医反下之,因而腹满时痛者,属太阴也。桂枝加芍药汤(桂:芍 = 3:6)主之。大实痛者,桂枝加大黄汤(桂:芍 = 3:6)主之。"《金匮·产后病》第 5 条:"产后腹痛,烦满不得卧,枳实芍药散(枳、芍等分)主之。"第 6 条:"产妇腹痛,法当以枳实芍药散。"而本证胁痛亦是其主症之一,故认为这里加芍药不是取其与柴胡疏肝,而是缓解疼痛的作用。

4. 大承气汤证

[原文]腹满不减,减不足言,当须下之,宜大承氣湯。(13)

大承氣湯方:见前痉病中。

本条为里热实证腹满的诊治。

诊断:为胀积俱重的腹满证。"腹满不减"与第 3 条虚寒腹满的"时减"相对,主实热积滞。"减不足言"一句是插笔,意为腹满时有所减的就不能说成是实证。必有大便干结,多日一行或不行,腹满腹痛拒按,舌苔黄燥等。

治疗:攻下实热里结,用大承气汤。

大承气汤有两组药物构成:一是泻下药的大黄与芒硝,一是行气破气药的枳实与厚朴。泻下剂用泻下药不难理解,行气药在方中意义为何? 可由经方归纳其用药思路。

当其以泻下热积为目的时:有大承气汤、小承气汤(大黄、枳实、厚朴)、麻子仁丸(以小承气加味)、厚朴大黄汤(以小承气调整用量)、厚朴三物汤(以小承气调整用量)、厚朴七物汤(以厚朴三物加味)、大柴胡汤(大黄、枳实、加和解少阳配伍),皆以泻下药配行气药,最基本的配伍结构是大黄配枳实(寒积不在此规律之内)。

当其以泻热为目的时:有大承气汤、调胃承气汤(大黄、芒硝、甘草)、桃核承气汤(调胃承气加味)、抵当汤、抵当丸(大黄、水蛭、虻虫、桃仁)、大黄牡丹汤(大黄、芒硝、桃仁、丹皮、冬瓜子)、茵陈蒿汤(茵陈、栀子、大黄)、大黄硝石汤(大黄、硝石、黄柏、栀子)、附子泻心汤(大黄、黄连、黄芩、附子)、大陷胸汤(大黄、芒硝、甘遂)、大陷胸丸(大黄、芒硝、葶苈子、杏仁)、大黄甘草汤(大黄、甘草)、大黄黄连泻心汤(大黄、黄连)、泻心汤(大黄、黄连、黄芩)等,此时仅用泻下药,不配行气药,最简配伍可仅大黄,或仅芒硝(如木防己去石膏加茯苓芒硝汤),例外者仅栀子大黄汤(栀子、豆豉、大黄、枳实)。后世增液承气(《温病条辨》方:玄参、麦冬、细生地、大黄、芒硝)、导赤承气(《温病条辨》方:赤芍、生地、生大黄、芒硝、黄连、黄柏)亦取此思路,提示已抓到疾病规律。

5. 大黄附子汤证

[原文]胁下偏痛,发热,其脉紧弦,此寒也,以温药下之,宜大黄附子汤。(15)
大黄附子汤方:大黄三两 附子三枚(炮) 细辛二两。上三味,以水五升,煮取二升,分温三服;若强人煮取二升半,分温三服。服后如人行四五里,进一服。

本条为本虚标实,寒实内结者腹满的诊治。

诊断:"胁下",当包括两胁及腹部而言。"胁下偏痛",谓或偏于左,或偏于右。痛有定处,由寒实之邪偏着一处,阳气痹阻所致。

"其脉紧弦",主寒主痛,为寒实内结之证常见。

"发热"一症,应与外感表证和里热腑实证发热相鉴别,是由寒实内结,阳气郁滞,营卫失调所致,于临床非必见之症。

从药测证,当应有大便不通,恶寒肢冷,舌苔黏腻等主症。

治疗:"以温药下之"法之大黄附子汤温下通便。方中大黄通腑攻下,附子、细辛温经散寒,并制约大黄寒性。

应该注意的是,寒实内结证实际是一种本虚标实证,其寒的原因,乃在于中阳的不足。大黄附子汤属急者先治方,后《千金》温脾汤(大黄、附子、人参、干姜、甘草)则属标本并治方。其预后与药后大便的得下与否密切相关。

6.附子粳米汤证

[原文]腹中寒氣,雷鳴切(qiè)痛,胸脅逆滿,嘔吐,附子粳米湯主之。(10)

附子粳米湯方:附子一枚(炮) 半夏半升 甘草一兩 大棗十枚 粳米半升。上五味,以水八升,煮米熟,湯成,去滓,溫服一升,三日服。

本条为脾胃虚寒,水湿内停者腹满的诊治。

诊断:"雷鸣切痛",形容肠鸣腹痛剧烈之状。《汉语大辞典》注:切,深、深深地;一作急迫、紧迫地。原文自带的解释是因"腹中寒气"。寒凝则痛较易理解。寒则肠鸣,解释为肠中水湿流行,《金匮·痰饮》有"水走肠间,沥沥有声"句。于临床,因寒而出现腹中攻窜,矢气频发,亦常见。

"胸胁逆满,呕吐",解释为中阳不足,寒饮内生,胃气不得和降。

此外还可见四肢逆冷,脉沉而紧,舌苔白滑等。

治疗:附子粳米汤散寒降逆,温中除湿。方中附子温中散寒以止腹痛,半夏化湿降逆以止呕吐,粳米、甘草、大枣扶助中气以缓急迫。

7.大建中汤证

[原文]心胸中大寒痛,嘔不能飲食,腹中寒,上沖皮起,出見有頭足,上下痛而不可觸近,大建中湯主之。(14)

大建中湯方:蜀椒二合(去汗) 乾薑四兩 人參二兩。上三味,以水四升,煮取二升,去滓,內膠飴一升,微火煎取一升半,分溫再服;如一炊頃,可飲粥二升,後更服,當一日食糜,溫覆之。

本条为脾胃阳衰,中焦寒盛者腹满的诊治。

诊断:特点是腹满痛的程度甚、范围广,病势剧烈。

"心胸中大寒痛",是腹痛连及心胸的省笔,否则本条就应出现在胸痹心痛病篇。"大"是对程度的形容,定量。"寒"定性。"痛"是主症。

"呕不能饮食",食入即吐,提示胃不和降严重。

"上冲皮起,出见有头足,上下痛而不可触近",指腹部出现块状凸起,状若有头有足之物,"上冲"提示突起不是持续存在,而是阵作,其作时很可能疼痛也愈发加剧以至不可忍,有认为这是肠痉挛肠形的显现。故下文有似有头足,上下移动之状。因肠蠕动总是向一个方向,所向的那个方向,自是头,相反者则是尾足部。这是对突起物处在活动而非静止状态的形容。"痛不可触近"是说痛势严重。虽不可触、甚至不可近,然不宜理解为拒按,因其位置不定,上下游移。结合第 15 条大黄附子汤证的"偏痛"痛有定处可帮助理解。此症原文自带的解释是因"腹中寒"。

此外尚可伴见手足逆冷,舌质淡,苔白滑,脉沉迟而伏等。

治疗:以大建中汤温中散寒,大建中阳。方中蜀椒、干姜大辛大热,温中散寒,人参、胶饴补虚缓中。

干姜与人参是张仲景温补中阳的经典配伍,除本方外,如理中汤、干姜人参半夏丸等皆是。

8. 赤丸证

本条① 仅述病机"寒气厥逆",未及临床表现,虽可依据方药组成(茯苓四两 乌头二两 半夏四两 细辛一两)大致推测其主治范围不离寒饮呕吐肢冷之类,但终不免猜测之嫌。

【寒疝病】

一、所谓寒疝

寒疝,病证名。指性质属阴寒,症状以腹痛为主症的一类病证。《说文》:"疝者,腹痛也",寒疝即指寒性之腹痛。与后世所说的疝气不同。

腹痛也是一个症状,见诸疾病众多,这里将其处理成的病证,也是在肠痈腹痛、蛔虫腹痛、黄疸腹痛、奔豚气腹痛、水肿腹痛及妇科腹痛等都已另设专篇

---

① 寒氣厥逆,赤丸主之。(16)
　　赤丸方:茯苓四兩　烏頭二兩(炮)半夏四兩(洗)　細辛一兩。上四味,末之,内真朱爲色,煉蜜丸如麻子大,先食酒飮下三丸,日再夜一服。不知,稍增之,以知爲度。

论述之后者。

二、诊断

第一层诊断思路当然仍是排除式。这是主症类病种的共性诊断思路。

但寒疝又与一般主症类病种稍有不同,它性质总属寒性,中阳不足,又有剧烈的发作性,借此可以缩小一定的诊断范围,应该作为病机及临床表现类的诊断要点。

另外,腹痛是《金匮》常见的词汇,这里舍腹痛一词不用,所指理应有所不同。

从文中(见下文 17 条)所述来看,寒疝病人平素腹痛只谓"腹痛",当其发作时才谓"寒疝腹中痛",除强调发作性之外,还有部位在大腹绕脐处,疼痛呈发作性,痛势极为剧烈,以致冷汗淋漓,无伴发热呕吐泄泻的特点。就此特点看,颇似肠绞痛之类。因仅限于临床表现,尚不足以确诊,这或许也是张仲景将此病与腹满等病合篇的苦衷。

三、治疗

1. 大乌头煎证

[原文]腹痛,脉弦而紧,弦则卫气不行,即恶寒,紧则不欲食,邪正相搏,即爲寒疝。

寒疝绕脐痛,若發则白汗出,手足厥冷,其脉沉弦者,大乌頭煎主之。(17)

乌頭煎方:乌頭大者五枚(熬,去皮,不咬咀)。上以水三升,煮取一升,去滓,内蜜二升,煎令水氣盡,取二升,强人服七合,弱人服五合。不差,明日更服,不可一日再服。

本条为寒疝典型发作时的诊治。

条文分为上下两层含义。上段讲寒疝的平素体质、发为寒疝的原因。下段讲寒疝发作时的诊与治。

诊断:首先通过脉象指出了寒疝平素的病理基础,理解为阳虚内寒。弦与紧脉皆主寒主痛。阳虚不能温煦,寒盛于内,故平素症见腹痛,不欲饮食;阳虚不温于外,故平素怕冷"恶寒"。此"恶寒"当理解为"畏寒"。怕冷一症,表证用"恶寒",阳虚用"畏寒"是今世的规定,仲景书中无"畏寒",悉用"恶寒"。

若寒邪势盛,寒气内结,阳气被遏,阳气不行,则寒疝大作。

原文下段即是寒疝发作时的情况。其症以绕脐部位剧烈疼痛为特征,痛甚而至大汗淋漓,手足厥冷,脉象沉紧。白,音义同"伯",训为"大"(如"舶"即指航海的大船),"白"的此意后写作"伯"。白汗应指大汗而非通常所解的冷汗。郭沫若《金文丛考》:"(白)实拇指之象形……拇为将指,在手足俱居首位,故白引为伯仲之伯,又引申为王伯之伯。"

并可见唇青面白,舌淡苔白等。

治疗:此时急当温阳破结,散寒止痛,以大乌头煎治之。方中只用乌头一味,效专力宏,能散沉寒痼冷而止疼痛。与蜜同煎,以制乌头毒性,且可延长药效。

大乌头煎是散寒止痛的急则治标之方,疼痛缓解后应转温中散寒剂,如大建中汤等,而不应守方久用。

2. 当归生姜羊肉汤证

[原文]寒疝腹中痛,及脅痛裏急者,當歸生薑羊肉湯主之。(18)

當歸生薑羊肉湯方:當歸三兩 生薑五兩 羊肉一斤。上三味,以水八升,煮取三升,溫服七合,日三服。若寒多者加生薑成一斤;痛多而嘔者,加橘皮二兩、白术一兩。加生薑者,亦加水五升,煮取三升二合,服之。

本条为血虚里寒者寒疝的诊治。

诊断:胁腹疼痛,多认为以痛势绵绵不甚为特征,并伴拘急感。

病机理解为血虚不能濡养,内寒无以温煦。

治疗:养血散寒止痛,用当归生姜羊肉汤。方中当归养血活血,羊肉为血肉有情之品,有温补之效,生姜温中散寒。可以纱布装入当归,煮成后,吃肉喝汤,类似药膳。

3. 乌头桂枝汤证

[原文]寒疝腹中痛,逆冷,手足不仁,若身疼痛,灸刺諸藥不能治,抵當烏頭桂枝湯主之。(19)

烏頭桂枝湯方:烏頭。上一味,以蜜二斤,煎減半,去滓,以桂枝湯五合解之,令得一升後,初服二合,不知,即服三合;又不知,複加至五合。其知者,如醉狀,得吐者,爲中病。

桂枝湯方:桂枝三兩(去皮) 芍藥三兩 甘草二兩(炙) 生薑三兩 大棗十二枚。上五味,銼,以水七升,微火煮取三升,去滓。

本条为寒疝兼有表证的诊治。

诊断:腹痛大作,手足逆冷,甚则麻痹不仁。腹痛是寒疝发作,手足冷甚是阳气不能温煦四肢。

身体疼痛有时是仲景表证桂枝汤证的互辞。如《金匮·脏腑经络先后病》第 14 条、《伤寒论》第 91、372、387 条等。本处应也是邪客肌表,营卫不和。

对其病机的理解是表里皆寒,内外俱病。里证是寒疝发作状态,阴寒内结,阳遏不行。

治疗:用一般的灸刺或药物难以取效,须用乌头桂枝汤峻猛之剂表里两解,破结散寒,峻逐阴邪以治其里,发汗散寒以和其表。方中用大乌头煎破结散寒止痛,用桂枝汤调营卫解肌表。

已知不同个体对乌头毒性耐受的差异较大,加之乌头的有效量与中毒量极为接近,甚至可以说,乌头的有效表现其实也即是其轻度中毒症状,使用较难把握,尤其于门诊时。《金匮》控制乌头毒性的方法有:蜜煎(加水或不加水)、久煎(后世体会以不麻口为度),根据病人强弱情况,决定单次用量。分次给服,根据药后反应(毒性或见效反应),决定一日总用量。"如醉状、得吐"是药量到位的指征,也是轻度中毒的表现,不可再服,同时加强观察。

本方亦属急则治标之剂,散寒功效强劲而温里作用不足,应及时注意方药的调整。

本篇小结

本篇重点论述了腹满及寒疝的证治。

原文通过如腹诊、舌诊、脉诊,以及大便的变化等,对腹满的虚实寒热进行辨证,对临证仍有很好的指导意义。

腹满属脾胃病变,有虚实寒热不同的性质。属于虚寒的,其腹满时轻时重,喜温喜按,舌苔淡白,脉微弦,治宜温补,方如附子粳米汤、大建中汤。属于实热的,其腹满多持续不减,疼痛拒按,舌红苔黄,脉实有力,治宜攻下,方如厚朴七物汤、厚朴三物汤、大柴胡汤、大承气汤等。实热四方适应证不同。厚朴七物汤证的特点认为是兼夹有表寒证,大柴胡汤证的特点是胆热证,厚朴三物汤证以突出的气滞证为特点,而大承气汤证则是以实热积滞证为特点,证情最重。

寒疝由阳气不足,阴寒内盛所致,其典型证候为发作时绕脐剧痛,冷汗出,四肢厥冷,脉象沉紧,治当大乌头煎破结散寒止痛。如在此基础上兼见身体疼痛者,为内外皆寒,治以乌头桂枝汤表里双解。如腹痛拘急,得按得温则减,为血虚里寒所致,治以当归生姜羊肉汤养血散寒。

至于宿食,是本篇讲述的另一病种,宿食是病证名,又称为伤食或食积。由脾胃功能失常,食物经宿不消,停积于胃肠所致。因病因单一明确,诊断历来无有争议,亦不存在继承问题,故简略处理了。但它有思想性意义,其意义在于反衬,什么病需要不断回溯经典?原因为何?

宿食强调的是"饮食自倍",因为消化能力的差异,不同的人,"倍"的量是不一的,曾见过一老人,所伤的食仅是一小截切成筷子粗细的河蚌而已。"自倍"的"自"在诊断中更重要。宿食的治疗,在上脘者,用吐法,在下脘者,用下法,并不限于消食导滞。

腹满腹痛常同时并见,宿食亦常有腹满腹痛的表现,使三者不能清楚分开,故合成一篇。

五臟風寒積聚病脈證並治第十一

一、所谓五脏风寒积聚

"五脏风寒"是指五脏各自中风、中寒的病证名。"积聚"是病证积与聚的合称。

延伸问题：本篇是否仲景所书？

对于本篇是否仲景内容,历有诸多争议。从诊断思路看,我倾向于持怀疑论观点者。

该篇的诊断思路是全书唯一一篇从人的角度,以人的五脏、三焦等为结构的章节,诊断在每个脏腑(或三焦)间平行展开,没有重点,也没有不同的病对不同脏腑的选择性或曰亲和性。

这不仅是在体例上是否与全书一致的问题,它们体现的其实是两种不同的诊断思路,并且是在最高层次——方针路线性层面上的诊断思路。是极严肃的学术问题。前者以人为中心,后者则是以病为中心。并且后者只能是在以人为中心的基础上发展而成。后者的觉醒意味表现在,它能开始意识到,并接受疾病尚有其自带的各种客观规律,诊断不可忽略疾病的客观规律。故后者是对前者革命性的突破。这是人类的认识规律决定的,中外医学史在这一点上有相同显现。

如本书之前所述,这两种不同的诊断思路在《内经》中是并存的,几乎不分伯仲,而张仲景对此已然做了明确的选择,或者说批判性继承(即《伤寒论》自序里的"撰用")。这一选择或曰批判,是《伤寒杂病论》这本书谋定而后动的最大设计、最高原则。因为治疗以诊断为基础与前提,所以这一设计也可以说是全书的最高宗旨。忽视这一宗旨,等于忽视张仲景最总体层次上的学术思想。

因为此篇是全书唯一的例外,张仲景不可能仅这次忽然丢了原则。

据此,对此篇是否仲景原书内容问题的争议,我赞同持否定意见者。

二、诊治

1. 肝着

[原文]肝着,其人常欲蹈其胸上,先未苦時,但欲飲熱,旋覆花湯主之。(7)
旋覆花湯方:旋覆花三兩　葱十四莖　新絳少許。上三味,以水三升,煮取一升,頓服之。

肝着,病证名,一般将其解释为肝失疏泄,气血郁滞,着而不行的一类病证。肝失疏泄,气血郁滞也是其病机。"着","著"的俗字。取其附着、附上意。肝着即通常所说的肝气郁结,久病入络,但未至血瘀,尚在血行不畅阶段。如今多已不将其视作一个独立的病,而是放置在胁痛等病中。

诊断:"常欲蹈其胸上",蹈,《说文》践也。踩、踏之意。此句直解即是时常想要踩踏按压自己的胸部。

"先未苦时,但欲饮热",指在痛苦尚未发作之时,只希望喝些热水之类。

肝气郁结是极常见的一个病证,但此条的见症描述似乎颇是特别。可理解为最重要的主症暗藏在文字之下。"常欲蹈其胸上","欲蹈"是因有所"苦",所"苦"者,多是胸胁痞闷胀满不舒,甚或胀痛、刺痛。这些都是很常见的肝郁表现。"先未苦时",所苦的主症推测与"常欲蹈其胸上"脱不了干系。痛苦未曾发作之先,能够察觉,应也是胸胁有所不舒,程度轻重而已。此类病证因明显与情志有关,临床见症少不了病人的主观感受,表达的问题,相似的见症,可用不同的方式叙述。比如有时描述为"善太息",太息的原因也是因胸胁憋闷。蹈胸、饮热都是可助气机通行的方法,从另一个侧面也反映出胸胁憋闷气机不畅的情况。

治疗:用旋覆花汤以行气活血,通络散结。方中旋覆花理气宽胸,葱管通阳散结,新绛多取茜草,活血散瘀。因是"少许",故说本证病机是气血不畅,而非气滞血瘀。

在临床,柴胡疏肝饮较旋覆花汤更常用。

延伸问题1:"寒热之象可假,喜恶之情必真"?

"寒热之象可假,喜恶之情必真"是流传颇广的一句中医学名言。说的是疾病表现与疾病性质之间的关系问题。

我读《金匮》

疾病的临床表现可真实地或是虚假地（甚至相反地）反映出疾病的本质属性。"寒热之象可假"的意思是，寒象或热象的临床表现，可以是寒证或热证的真实反映，也可以是假寒真热、假热真寒等反相地反映疾病的性质（类似的还有大实有羸象，至虚有盛候等）。因此，以病人的寒热之象，判断病情的寒热属性，要慎重。

那么如何判断真假？其中一个方法就是观其喜恶之情。"喜恶之情必真"的意思是，病人的喜恶总是真实地、正相地反映疾病的本质属性。

但通过此条可知，未必尽然。"欲"是喜恶之情的喜，"常欲蹈其胸上"可谓喜按，在中医学里，喜按主虚；"但欲饮热"可谓喜得温热，主寒。但肝着不是虚寒证。

"喜恶之情必真"之"必"不能将其绝对化，要有条件限制。中医学强调四诊合参，正是因为注意到了包括喜恶之情，都不是诊断的 DNA 级的指标。

延伸问题2：新绛指什么？

主要有两种说法，一说指茜草，一说指制成帽纬之绯帛。"绯"的意思是红色、深红色；"帛"的意思是丝织品。绯帛即是红色的丝绸，因蚕丝本身是白色的，绯帛须经染色而成。

看过一个资料，有印染专家将汉墓里丝绸的染料进行了化验，发现其红颜色主要有两个成分，一是靛蓝，再一个就是茜草。说明汉代用茜草做红颜色的染料。也说明以上两种说法不是空穴来风。

可是关于新绛还有许多说法。不仅是红色的丝绸，且还要做成帽子，且还不是普通人的帽子，是官帽，制服帽子，且还要求是旧的。剪一块入药，以作药引子，故只需用"少许"。《红楼梦》里面有一个类似的情节，贾宝玉告诉薛蟠的一个药方，其中即用"一块三尺长上用大红纱，拿乳钵研了面子"（《红楼梦》28回），同方的药引子是古墓里"富贵人家装裹头面"的珍珠。

这样的不属炮制方法又不属道地药材的要求，总是很讲究，比如《红楼梦》里薛宝钗服的冷香丸，要用春天开的白牡丹花蕊、夏天开的白荷花蕊、秋天的白芙蓉花蕊、冬天的白梅花蕊，雨水这日的天落水、白露这日的露水、霜降这日的霜、小雪这日的雪……新文化运动后，它们被戴上或故弄玄虚或直接就是糟粕骗术的帽子，比如鲁迅先生笔下的原配蟋蟀一对，已成辛辣讽刺铁案。

对这类药材，学院式的教育不太说，但在传统中医学里其实存在挺普遍。因为常用，坊间认同度也高。

另一方面,《金匮》全书中,仅仅对新绛这一味药有此解读,其他的药都没有。

从旋覆花汤所主治的病证看,什么人易肝气郁结、经常肝气郁结? 性格的养成是先天体质的原因还是后天经历的原因?

仍举高度写实的《红楼梦》为例,春天花开时节,林黛玉想到的却是明天花就要谢了,会掉落进污泥里,会被污泥淹糟了。我把你收进锦囊埋葬了吧。哎呀,你今天有我来掩埋,它日我老了、我死了谁来葬我呢? 于是哭倒在山坡……面对鲜花,大多数人的反应是感觉美好,但黛玉想到的却是"花落人亡"。有人觉得这是病态人格,觉得可笑,但她是认真的。"他年葬侬知是谁",她是真悲伤。

林黛玉是极敏感易恼的,但她这样的性格仅仅是因为经历(父母双亡、寄人篱下)的缘故吗? 同是侯门小姐的史湘云,经历与黛玉相仿,生活状态又较黛玉艰难多了,但史湘云的性格却是豪爽又开朗。性格的形成,经历不是最主要的原因,体质或者说禀赋才是决定性的因素。这样的实例现实中无计其数。

同样一件事情,不同的人感受是不同的。生活中难免大大小小的不如意。经常肝气郁结的人,遇事只看到负面,小事亦会被放大,肝气长年处于郁结状态。

但是人性又决定了一般人通常都不会轻易否定自己。这是生命的本能。在临床见到,经常肝气郁结的病人会说:"医生就只知道柴胡、郁金、香附什么的,有什么用啊?"觉得是医生不行。

对于这样的一些人需要心理疏导,新绛起的作用应该就是心理学上所谓移情的作用。在寻找的过程中,情绪的兴奋点发生转移。

所以,我觉得这个新绛它有可能真是指官帽之上的一块,但它想达到的那个功效,不完全是茜草的功效,它要达到的应该是心理学上移情的效果。

我愿意把它理解成治疗特色的一种,当然,今天在临床上只要借用移情的方法就好,不必拘泥一定是什么绯帛,而且要能肯定病人最后能圆满收场。

另,近观"井上草堂中医药研究院"撰文,其发现明卢之颐《本草乘雅半偈》载"降真,原名新绛",其功能活血化瘀,与本条病证相合;少许即可起效,与本方中用量相匹适,颇可参考。

2. 脾约

[原文]跌陽脈浮而澀,浮則胃氣强,澀則小便數,浮澀相搏,大便則堅,其脾爲約,麻子仁丸主之。(15)

麻子仁丸方:麻子仁二升　芍藥半斤　枳實一斤　大黃一斤　厚朴一尺

杏仁一升。上六味,末之,煉蜜和丸梧子大,飲服十丸,日三,以知爲度。

　　本条为脾约的诊治。
　　诊断:以大便干结或便秘为主症。病机诊断认为是胃热津伤,肠腑燥结。
　　本条亦见于《伤寒论》阳明病篇。"其脾为约",通常解释指胃热强盛而脾阴不足,脾为胃所制约。约者约束。
　　治疗:方由小承气汤加味组成,丸剂,属缓下剂。泻热润燥,缓通大便。
　　麻子仁丸是临床常用方,多用于习惯性便秘等,诊治清晰无疑。但对原文的通行解释,有需注意之处。一是以"胃强脾弱"解释脾约之病机,不可误解为胃实脾虚。麻子仁丸虽为缓下通便之剂,但因其是小承气汤的加味方,有攻下破气之效,故适用于肠中燥结便秘,若是纯由血少津亏所致者并不宜使用。二是"小便数",应理解为小便正常。原文应是作鉴别诊断用,即只是肠中局部津液不足,不是全身的津液匮乏,故小便尚未出现减少。

3. 肾着

　　[原文]肾著之病,其人身體重,腰中冷,如坐水中,形如水狀,反不渴,小便自利,飲食如故。病屬下焦。身勞汗出,衣裏冷濕,久久得之。腰以下冷痛,腹重如帶五千錢,甘薑苓术湯主之。(16)
　　甘草乾姜茯苓白术湯方:甘草二兩　　白术二兩　　乾薑四兩　　茯苓四兩。上四味,以水五升,煮取三升,分溫三服,腰中即溫。

　　本条为肾着的诊治。
　　肾著,病证名。寒湿之邪,留滞附着于肾之外府——腰部,久而久之,形成的病证。寒湿痹着腰部,阳气痹阻不利被认为就是肾着病机。病位在腰部,肾脏本身并无病变。
　　诊断:主症在腰部。有:
　　腰冷:"腰中冷,如坐水中,形如水状"。
　　"腰中冷",冷得"如坐水中,形如水状",腰冷如冰,连着下肢。
　　腰重:"身体重""腹(腰)重如带五千钱",但"小便自利"。
　　"身体重",最重何处?"腹重如带五千钱"。即其重犹似携带了五千枚钱币(硬币)。《脉经》《千金要方》及《辑义》,"腹重"皆作"腰重";《三因极一病证方论》为"腰重如带五贯钱"。京剧《十五贯》有个情节,彼时因钱币的中间是空的,故以一条绳索从中穿过,然后将其像腰包一样系在腰上,方便携带。从取用方便来看,"腰重如带五千钱"更符合生活常识。但即便不做校勘,说是"腹重"也可以,这时表达的是腰部不自然的状态,如同足月的孕妇那样,胎儿虽在腹中,但因是腰部支撑其重量,使腰肢活动不灵活。

腰痛:"腰以下冷痛",寒湿阻滞经气不通。这个比较容易理解。

"不渴、小便自利、饮食如故",都属鉴别诊断。三者都不是病理表现,属否定式判断。"不渴"是和热证鉴别,否定热证。"小便自利",排除的是肾脏本身的病变可能。虽名肾着,肾虽主水,但肾着是腰部肌肉的病变,不是肾脏的问题。只是因腰为肾之外府而名。脾主肌肉,"饮食如故",把脾脏的问题也排除了。因只是局部肌肉的病变。

寒湿之邪的来源,"身劳汗出,衣里冷湿,久久得之",认为是生活方式病。曾经一病人,每晚睡前洗浴,因为累,不吹干头发,湿湿状入睡。渐渐当冷气从上面吹下来时,就"觉得头上没有了骨头,冷风直接就吹进脑子里了"。因为头冷难忍,只能戴假发保温。后服吴茱萸汤好转。"久久得之"言说的就是生活方式病。不良的生活行为,不是太激烈的话,偶尔为之,身体尚能自行纠正恢复,但若成了生活习惯、生活方式,就会成为致病因素。

治疗:甘姜苓术汤又名肾着汤,功能温中散寒,健脾除湿。

组成有理中汤、四君子的意思。药都是入脏的,与脾不健运方相类。与湿病湿在肌肉方药(比如桂枝麻黄苍术之类)不同,有待探讨。但它确能治疗腰部肌肉的问题,缓解疼痛。

本篇小结

本篇是全书唯一一篇在体例上以五脏三焦为结构的篇章。但内容多残缺不全。唯肝着、肾着、脾约三条时为临床所用。脾约一条更与《伤寒论》所载相同。

延伸问题:关于"不来"

第6条有肝死脏的脉象:"肝死藏,浮之弱,按之如索不来,或曲如蛇行者,死。"文中"不来"一词,理解颇有歧义。

据沈氏(沈澍农.中医古籍用字研究.学苑出版社,2007)等考证,"不来"应该为"摆"之切音字。所谓切音,是汉语注音的一种传统方法。切音字是用来注音的字,这些字只表音,不表意。它用第一个字的声母、第二个字的韵母,

我读《金匮》

合在一起,来标出某个字的读音。故这里的"不来"并不表去而不来的意思,而是表示读成"Pai(现代汉语是 Bǎi)"音的这个字。这个字即"摆"。"如索不来"即"如索摆"。

据《音韵》(李思敬.音韵.商务印书馆,1985),山西晋中有的地方把"摆(摆动)"说成"薄来[pəlɛ]",河北南部有的方言也有发成[pələi]的。今河南南阳仍有 [pulɛ](读如"不来")一词,意为物件来回摆动。如"～一下头""～～头",亦即摆摆头、摇摇头之意。故推测古南阳的张仲景时代在口语中可能也有该词。

但为何不直接写成"摆"呢? 因为虽然"摆"这个字早就有了,但它表摆动、摇摆的意思却出现得很晚,字典有记载至少是在唐代以后。即"摆"表摆动、摇摆是这个字的后起意。

一般而言,生活中的新词汇首先是在口语中产生,如果它能形成一定的影响,就会被之后修订的字典辞典收载。当它尚在口语阶段时,有些是只有音而没有固定的文字的。在这个阶段的文献里,一些鲜活反映当时语言的文章,就可能会以相同相近的音但却不同的文字来记载这一新词汇。不过最终它还是会落实、固定到某一个文字上。于是被其落实的这个字就有了后起的字意。今天在江苏省的南京市,口语里会以"摆"赞叹别人做事的有种、行为的够劲、装扮的够味等:"哇,你真摆!""太摆了!""够摆的!"相信这是"摆"的又一个后起的、尚未及收入字典的意思。

但无论是口语阶段还是文字阶段,以切音字的方式出现在句子中,都是非常奇特罕见的现象。个人怀疑这应该与这个词所表达的动作状态有关,这个动作状态即是在位置上的来回重复移动。

汉语言中,一个字一般只表一个动作状态,如果要表达动作状态的重复移动,则需要用两个甚至更多的字才能达到。如来来往往、来来回回、上上下下、起起落落、摇摇晃晃、荡来荡去、走来走去、踱来踱去等。这个语言习惯是那么强烈,使"摆"即便有摆动,即来回摇动之意,但在实际的运用中,习惯上亦仍是要加上一些同义或近义字才能构成一个词,如摇摇摆摆、摆来摆去等。而不是仅用"摆"一个字作为一个词。

按照汉语的这个语言习惯,推测对来回摆动状态的形容,可能就是由"不来"这两个音节的两个字组成。后来或因为懒音,或因为误会,或因为其它一些什么缘故,这两个字在文章语中被压缩成了一个字,这个字就是"摆",而"不来"也就沦为了"摆"的切音字了。

-266-

　　有一种称为拨浪鼓的古老乐器和玩具,小鼓两侧以细索缀有两枚丸球,转动鼓下小柄,丸球即击鼓发声。这个鼓的写法文献中可见的还有:拨郎鼓、拨楞鼓、波浪鼓、播郎鼓、博浪鼓、巴郎鼓等多种。写法取字不一,很不固定,但发音又很近似,表明这些字纯粹只是一些记音的符号而已,与它们的字意无关。而按照那些地区的方言,这些词也颇符合"摆"的切音字的特征,所以如果有后人将这种器具统一称为摆鼓也不足为奇。而一旦被称为摆鼓了,上面的这些词也就真的都成了"摆"的切音字了。

　　综上,"不来"是"摆",原文"如索不来",即"如索摆",脉不柔和,无胃气之象。

痰飲咳嗽病脈證並治第十二

一、所谓痰饮、咳嗽

痰饮病是指由痰饮之邪所致之病证。痰饮之邪是由体内津液停聚转化而成的病理性产物。

本篇重在讨论饮病。包括所谓有形的与无形的。

《金匮》的痰饮不是痰和饮的意思。"痰"这个汉字造得较晚,晚于张仲景所处的东汉时期。篇中的"痰"应是后人改动而成的。因王洙发现《金匮》的时候已是在北宋,且是一个被改过的本子。《金匮·肺痿肺痈咳嗽上气病》用"浊唾涎沫"形容咳出的痰即是因此。

一般认为,在被改动前,"痰"原本作"淡","淡"是对饮的状态形容。淡是淡薄清稀,淡饮即指清稀的饮。因停留在体内的水饮并不能看见,又认为"淡"作"澹"解。"澹",《说文》:"水摇也",指有水在身体里晃动的感觉,这可见于水饮停聚在一些包裹腔里的时候,原文明确说过的位置有"肠间""心下",与临床所见停留在胃里的潴留液等(属痰饮范畴)相符。因其清稀,原文有时又会说成是"水饮",或直接说"水"。这里的"水"也是对饮的状态的形容,不是指水肿的水,水肿病将另有专篇作论。

篇中"痰饮"一词有广、狭义之分。篇名所称者为广义痰饮,具体内容中又将此广义痰饮分为痰饮、悬饮、溢饮、支饮四类,称为四饮。四饮之一的痰饮即为狭义痰饮。

本篇主要内容,首先是概念。中医学的疾病概念一般都是以主症作定义,但因为痰饮病缺乏一致的主症,故它只能分散在分类里讲,每类主症不同。甚至每类里也缺乏一个共性的主症。而篇中对于痰饮的分类方法还远不止一种。分类方法不能一以贯之,说明认识仍未完成。但从编写体例看,本篇已是最全的。包括成因、诊断、分类、治则、治方(众多)、预后及案例等,又提示对本病已有极丰富的积累。

然后是治疗原则,是广义痰饮的总治则。

接着是分治。基本在四饮分类方法下展开,但分布很不均衡。其中饮停胃肠的狭义痰饮内容最丰富,饮停在肺的支饮紧随其后,悬饮与溢饮则仅各设一条。这与《金匮》全书的情形一致。如果把全书按脏腑划分,也是脾胃系的内容积累最丰厚,然后是肺,其它三脏则内容极少。这是因为脾胃与肺系的疾病较易被当时的技术手段诊断,而只有诊断明确了,治疗方法的筛选才有望进行。

至于篇名中痰饮与咳嗽的关系,一般都认为,本篇是痰饮病专篇,咳嗽仅是痰饮引发的一个症状,并未作专门的讨论。但在此解释中,咳嗽为何会出现在篇名中则未有论述。"胸痹心痛短气病"的"短气"与此情况相似,或属有极大诊断价值的共性主症。在本篇,咳嗽是饮停于肺的支饮、悬饮的共性主症(彼时的认识)。

痰饮是中医学特有的代谢性病种。它与任何一个单一病种都不能简单画上等号。

延伸问题 1:痰饮病与痰饮所致各病关系

因为痰饮也是众多疾病的致病因素,《金匮》如何处理痰饮病与痰饮所致它病的关系?或者说《金匮》以什么为原则,来决定有关的内容放在哪个病下讨论?

与此问题相仿的,《金匮》中还有瘀血、虚劳两病。一方面,张仲景对痰饮病的处理方法与全书是一致的,其原则是尊重有自身规律的病。

放置在痰饮病下讨论的,主要有下列两种情况:一是无突出主症,不可能归属到其它病篇,则放在本篇讨论。如苓桂术甘汤所治的痰饮、肾气丸所治的微饮等。二是虽有痰饮所致的突出主症,但因其尚未在书中独立成病,故仍置于本篇。如十枣汤所治的胸水、泽泻汤主治的眩晕等。

若痰饮所致主症严重,且已另设成病种,则以那些病的完整为原则。如《金匮》设有"呕吐"一病,痰饮所致呕吐,小半夏汤、半夏干姜散、生姜半夏汤、茯苓泽泻汤等即俱属在呕吐病篇。虽然呕吐只是一个症状,远不止一个疾病的自身规律在主导,但《金匮》自身规律的病,是从主症分出的,以呕吐为例,分出的病证有胃反、腹满(呕吐是腹满的继发症。见于腹满病篇附子粳米汤、大建中汤条)、妊娠恶阻等。因为其诊断与鉴别诊断只有依据主症及兼夹症的临床表现一条途径。

但另一方面,篇中分类、治法、方治各项体例完整,处理手法又有别于瘀血、虚劳。

延伸问题2:如何理解"怪病从痰治"?

痰病的"怪",指的是病的表现奇怪。具体说,其病灶局限,可仅表现为一个孤立的症状,但病位多变,全身无处不到,于是病症表现多样。不同的症候表现可互不关联地、孤立地单独出现,以相同的方药治好的痰饮病人,彼此的主症却可以很不相同。不同病人间症状的重复性低,也甚少有相同固定的舌脉,百人百态,诊断困难。

疾病诊断困难的原因无非有二:其一因不常见。因为是一个全新的,之前从未出现过,或虽曾有出现,但从未被注意到的病。这种情形虽有,但概率很低,不作首先考虑。其二因不典型。常见疾病以不常见的见症表现出来。它或者是因为病极重(比如中毒性菌痢,有时只见高热,未见腹泻),或者是因为病极轻浅,尚才开始,刚有苗头,未够典型,故诊断困难。痰饮病的情况显然属于后者。因为痰饮病一旦获得诊断,疗效总是迅速又确切。

痰饮病为何总较轻浅? 因痰饮可随处停积(所谓"随气流升,无处不到"),所停之处人体功能不同,受其影响而出现的病症表现随之也就不同,从而使主症不一。又因为属少量的病理产物,其影响的区域局限,使舌脉、胃纳、二便、睡眠等都可以没有明显变化。无统一主症舌脉是痰饮尤其无形痰饮在诊断上的最大特点与难点。

"怪病从痰治"的痰饮病诊断困难,属疑难杂症的"疑"。尤其,并非所有诊断困难的病都因痰饮为患、都从痰治就好。

延伸问题3:《金匮》湿、饮、水三病关系

湿病、饮病、水病(《金匮》名水气病,现今名水肿病),都是《金匮》的病种。湿饮水三邪性质貌似相同,只是《金匮》的湿病主要是感受外湿,在表(在今天,湿病已不是独立的病种,它成了感冒的一个证型),而饮病、水病才是津液代谢障碍的病理产物为病,是里证,与其湿病含义颇不相同。

饮病与水病的不同在于,饮病的主病脏腑是脾。有些痰饮病人会出现体重下降("素盛今瘦""瘦人"),正是因影响脾主运化的缘故。它是津液的转输环节障碍产生的疾病。因去路畅通,所以小便正常。饮邪随气流升,无处不到,又属小部分的津液存留,在不同病患间病位不一,病灶偏小(如即便在痰饮中

属饮邪甚多的十枣汤证,仍属局部的病患,与水肿肿遍全身有别),主症不同,又无较恒定的舌脉等变化,极易漏诊。

水病的主病脏腑是肾。肾主水,津液在排泄环节障碍,故水病小便不利是重要主症。因是大部分的水液不能排出体外,故病灶广泛,可肿遍全身,见症明显,没有专业知识都能意识到,轻易不会漏诊。这实际上是病情严重的表现,因此对比饮病,疗效要困难得多。

延伸问题 4:关于痰饮的本质

"痰饮"是最具中医学特色的病理认识。资料表明,痰饮可见于神经精神、心血管、消化、呼吸、泌尿、生殖、内分泌系统及妇科等疾病。为病广泛,是众多疾病的主要因素或影响因素,极为重要。但关于"痰饮"(尤其是"无形之痰")的本质及诊断指标,多年来,研究虽已涵盖了从血脂代谢、血糖代谢、血液流变学、细胞膜受体分子、细胞体液免疫改变、自由基损害等方面,但仍无明显进展。以下节选自我的一篇旧文(发表于《中医杂志》2003 年第 9 期)。

1969 年 Lemieux 等首次观察到,出血时,骨骼肌细胞的细胞间质液 pH 会变得低下。但这种观察仅限于麻醉科了解手术患者全身状况的一个指征而被注意。由于多数生化学者持包围着细胞的溶液 pH 通常是恒定不变的这一认识,有关细胞间质液 pH 改变对细胞代谢影响的研究并未受到重视。

奥田拓道等在研究中发现,在缺氧、出血及末梢循环障碍等因素的影响下,细胞间质液 pH 低下,并继发高血糖。Sonne 等发现,试管内培养液的 pH 低下的时候,胰岛素对脂肪细胞的作用即受到抑制。奥田拓道等利用腓肠肌的肌细胞,以 2- 脱氧葡萄糖(2-DG)为指标,在实验基质溶液的 pH 低于 7.4 的时候,证明了胰岛素促进葡萄糖转化的脂肪合成作用被降低,其降低程度与基质溶液的酸性程度呈正相关。并且证明,由于胰岛素的作用,细胞内 pH 升高,Na^+ 向细胞内移动被促进,而且这种促进会被 amiloride(一种 Na^+/H^+ 通道阻碍剂)所拮抗。从而说明胰岛素该作用的机理在于 Na^+/H^+ 通道。当细胞间质液 pH 低下时,亦即意味着其 H^+ 浓度的上升,这种情形下,即便胰岛素作用,细胞内的 H^+ 亦难以排放到细胞外,亦即 Na^+/H^+ 通道难以启动,从而构成胰岛素抵抗。我们在就中药草麻黄的胰岛素样作用(指促进脂肪细胞对由葡萄糖转化的脂肪合成作用)机理进行研究的时候,亦发现麻黄的该作用受基质溶液的 pH 影响,呈正相关关系。

基于上述对细胞间质液 pH 的研究,这里提出它或有可能是痰饮的诊断

我读《金匮》

线索之一。理由如下：

痰是津液代谢障碍产生的病理性产物，津液则是体内一切正常水液的总称。它除了通常所说的唾液、胃液、肠液、关节腔内的液体以及泪、涕、汗、尿液等液体之外，血液、淋巴液、细胞间质液也应该是其组成成分。故从理论上说，痰饮与细胞间质液间存在某种一致性。

中医痰证病情复杂，病种广泛，病位全身无处不到，故痰证实质不太可能与某一局部器官、脏器的病变画等号。另一方面，痰病因其病灶局限，又不应该是一种全身性的疾病。因为痰病相对于水肿病而言，病位较局限，影响到的是局部器官的功能，由于每一局部器官各有自身所起的独特作用与功能，其病变时所表现的病症也就可以各有特点。

细胞间质液是包围着细胞的外围成分，全身每一个器官、每一个组织的每一个细胞（除去血液、淋巴液等体液内的细胞）都包含有该成分，符合痰证病位广泛的特点。

细胞间质液又是包绕着细胞的一种液体，其个体涉及的范围可以小之又小，符合痰病病灶局限的特点。

血液的 pH 为 7.4，细胞内的 pH 为 6.8，这与细胞膜内外的 H^+ 浓度差等有关。正常情况下，利用细胞膜内外 pH 的差别，胞内的 H^+ 向胞外逸出，胞外的 Na^+ 向胞内移动。由于血管外的多数细胞不是直接由血管包围着，而是浸泡在由毛细血管所渗出的细胞间质液中，已有的实验证明，细胞间质液的 pH 不是恒定不变的，在末梢循环障碍、阻断局部血液运行等情况下，它可出现在 6.8～7.4 间的变动。当细胞间质液的 pH 低下，偏于酸性一侧（即低于 7.4）时，胞内的 H^+ 向胞外移动发生障碍（与细胞间质液的酸性程度呈正相关），这时利用细胞膜上的 Na^+/H^+ 通道进行的细胞代谢也出现相应障碍。

有研究表明，胰岛素促进葡萄糖吸收到细胞内作用的作用机制，并不在于其细胞膜上的胰岛素受体，而是在于细胞膜上的 Na^+/H^+ 通道（我们以往的实验也证实了这一点），当细胞间质液的 pH 低下时，该通道障碍，可出现胰岛素抵抗（血液中即使是高胰岛素状态，机体也不能维持正常的糖代谢）。已知胰岛素抵抗综合征可导致肥胖、高脂血症、动脉粥样硬化、高血压、糖耐量异常、非胰岛素依赖性糖尿病等一系列的代谢异常。而中医学认为，这些病症都与痰湿病机有关。促使细胞间质液 pH 低下、酸性化的"酸性因子"推测有二氧化碳、乳酸、脂肪酸、酮体等。其中二氧化碳因素已被我们以往的研究证实：给大鼠吸入含 $10\%CO_2$、$21\%O_2$、60% 氮气的混合气体时，大鼠腓肠肌细胞间质液的 pH 立即下降。哮喘等呼吸系统疾病，即中医所谓"有形之痰"类病证与此吻合。

在局部末梢循环障碍时，可出现细胞间质液 pH 的低下。这一点与近年来国内学者对痰证研究的新发现相符合，即痰浊证病例其血液流变的全血黏度、血浆黏度、血细胞压积均高于非痰浊证组和正常人对照组，并具有统计学意义。提示血液流变学指标和血小板聚集指标不独为瘀血证所主。

所以，我认为中医的痰饮与细胞间质液之间是存在着明显的相关性，这种相关性若能经研究证实，则中医痰饮之证，尤其是无形之痰证的诊断客观指标问题将可望得到改善。

二、诊断

1. 分类诊断

本篇分类方法众多，这当然是还处在探索中，尚未掌握该病本质的表现。其原因是，痰饮本不是一个单一病，是多个单一疾病的共性病理产物。每个单一病的自身规律不同，分类自也不同，若以痰饮病为出发点，无法找到合适的分类方法。

众多的方法出于前人的努力。而在众多的方法里，张仲景其实是有所选择了的，这就是四饮分类法（1～2 条）。四饮分类以引用的面貌出现，提示这尚不是一个主流普遍的方法。四饮分类法是按饮邪所停的部位进行分类的方法，它依靠饮邪有一定的量，临床表现较明显，方较易被辨识，这是篇中大量的治疗是在急则治标范畴的直接原因。

四饮分类法虽然是未臻完善的，但它较五脏饮（3～7 条）分类法进步，其进步性在于，五脏的意思是人体的全部，不能指出主次之分的五脏饮，什么也未排除也就是什么也未指出，即不能指出病变机理的重点。它是中医学早期所有不能指出重点时的共性诊断思路，《内经》的五脏痹、五脏痿、五脏咳等，取的都是这一模式。而四饮是按饮邪所停的部位分，它未说随气流升，无处不到，而是发现什么，即讲述什么，"这一个"方法，当然更贴近"这一个"病。至于按饮停时间（留饮。8～10 条）、深浅（伏饮。11 条）分类，则更失之粗浅。

但四饮分类法仍有其不足，如五苓散证。虽然多本教材都将五苓散划入狭义痰饮类，但严格地说，五苓散证应该是在四饮的范畴之外的。比如支饮，除饮停在肺占最大的分支之外，尚有多个小的分支，也就是说支饮其实也有广义狭义之分。或正因如此,篇中才多种分类法并存,而不是只"撰用"一种。

原文第 1 条讲述了四饮的名称:"夫饮有四,何谓也?师曰:有痰饮、有悬饮、有溢饮、有支饮。"痰饮(习称为狭义痰饮。广义痰饮则是指四饮的总称)是饮停胃肠,痰是淡,澹也;悬饮是停于胸胁,悬者,系挂也;溢饮是饮邪泛溢肌肤,溢,器满也、盈也;支饮是停于胸肺,支,分支。这里仅举了分支中最大的一支。四饮前置的"痰""悬""溢""支"诸词是对其特点的形容。

2.临床表现诊断

四饮分类法的诊断知识,主要见于原文第 2 条:"问曰:四饮何以为异?师曰:其人素盛今瘦,水走肠间,沥沥有声,谓之痰饮;饮后水流在胁下,咳唾引痛,谓之悬饮;饮水流行,归于四肢,当汗出而不汗出,身体疼重,谓之溢饮;咳逆倚息,短气不得卧,其形如肿,谓之支饮。"

痰饮的主症有:"肠间沥沥有声",即腹部有"沥沥"的声音。水饮停留为何会出现肠鸣?原文自带的解释是,因为"水(饮)走肠间"。走,趋也。趋,快步走。"水走肠间"即水饮从肠间快速通过引发的声音。各教材习用"水气相击"表述。可参考腹满病篇附子粳米汤条的"雷鸣"一症加强理解。

"素盛今瘦",即原本丰盛之体,病后逐渐消瘦。中医学向有"肥人多痰,瘦人多火"之说,以此看来,"多"字大有文章可做。痰饮病为何会使人消瘦?这是狭义痰饮之疾,因饮停胃肠,脾的运化功能降低,使饮食中的营养不能很好地被吸收之故。这一机理习惯上用"水谷不归正化"表达。

从本篇其它条文可知,饮停胃肠之症远不止这里的两个。其中第 8 条"夫心下有留饮,其人背寒冷如手大"于临床很常见,诊断价值甚高。指在背心胃俞穴附近有手掌大小的一块自觉寒冷、或沉重、或疼痛。常孤立出现。这其实是狭义痰饮的见症,按狭义痰饮治(多用苓桂术甘汤)常有良效。

《金匮》在狭义痰饮时会再辨是饮停于胃、还是饮停于肠。所载的饮停于胃的表现主要有:或是引起胃不和降的呕吐(以反复呕吐,呕吐物为清稀痰涎;或是口渴不欲饮水或口渴饮水与呕吐交替出现为特征),或是引起局部气机不畅的心下坚满(可得利稍减),或背部胃俞部位如手掌大病灶的寒冷、沉重、疼痛感,或影响周边气机而见胸胁部位支撑胀满。饮停于肠的表现:或是腹中肠鸣,沥沥作声;或是腹满胀大,二便不通。此外在狭义痰饮时被述及的脉症尚有发为眩晕,如坐舟船,不能视物;或是体形素来丰盛,今却日渐消瘦;或为脐下动悸,状若奔豚等多种。

对狭义痰饮病机的理解是饮停胃肠,脾失健运。

悬饮的主症是"咳唾引痛",即咳嗽时牵引得胁下疼痛。因上文有"饮后水流在胁下","胁下"两字重文而省略。今天看来,悬饮是胸腔积液,当胸腔里积液甚多时,是不太疼痛的(以呼吸困难为主症),只有当胸膜的脏层与壁层贴近,咳嗽使二者剧烈摩擦时,疼痛才会出现。多见于悬饮恢复期,胸水虽消,但胸膜增厚甚至胸膜粘连时。在胸水较多时,主要表现不是疼痛,而是以喘促不能平卧,肋间胀满,甚则一侧胸廓饱满隆起为特征。

对悬饮病机的理解是饮停胸胁,(肝肺)气机受阻。原文虽谓"胁下",但因水饮增多时,向上增长(这大概就是用"悬"这个字的用意,水饮多时,不向下流),故各注本多用"胸胁"以使更符合临床。

溢饮的主症是"不汗出,身体疼痛而沉重",从此症看,与湿病湿邪在表甚是相像,但湿病是表证,溢饮却是里证。溢饮脉症,仅此一处,诊断格外困难。

对溢饮病机的理解是饮溢肌肤,肺卫失宣。这是颇多假设的"理解"。

支饮的主症是"咳逆倚息,短气不能平卧",形如水肿。其中咳嗽气喘为第一主症。短气即气短,呼吸急促。"倚息""不能平卧",不是指不得眠,睡眠困难,而是指呼吸困难被迫取端坐位或半卧位。一种限制体位。"如肿"可以是形肿,也可以是似肿非肿,肿势不甚。这与"不能平卧"都提示病势严重,病位已波及肺之外的脏腑(心)。

本篇也讲咳嗽,第七篇也讲,从原文来看,本篇所讲的似乎是侧重在影响到心功能即肺心病时的情况。如24条[1]即是合并右心功能不全的典型表现。

对支饮病机的表达是饮停胸膈,肺失宣降。但从见症来看,已不仅在肺,已影响到心。只是肺与心的这层关系传统中医学未曾有过揭示,故这里只能权且不提。

如前所述,由于痰饮多无固定的脉症,尤其当饮停较少时,这些不同的脉症又往往会较孤立地出现,而脏腑被累及的情况并不明显,使较扑朔难辨。博闻强记是当前可行的方法。但要注意的是,不可凡见到相同或相似脉症皆曰为痰饮,因其不具有特异性。

---

[1] 膈間支飲,其人喘滿,心下痞堅,面色黧黑,其脉沉緊,得之數十日,醫吐下之不愈,木防己湯主之。虛者即愈,實者三日復發,複與不愈者,宜木防己湯去石膏加茯苓芒硝湯主之。(24)

三、治疗

(一)治则

[原文]病痰飲者,當以溫藥和之。(15)

本条为痰饮(广义)病的总治则。

治则:以温药和之,是广义痰饮病的治疗原则。

对该治则的理解,"温药",指全方的属性,而不是要求方中每一味药都必须是温热之性。故这里的"药"是方剂的意思,因中医学的处方药是以方剂的形式出现与实现的,故温药是温性方剂的意思。这是指性味。因并不是所有温热性的药都治痰饮,故还有功效的规定,指具有振奋阳气,开发腠理,通行水道作用的温性药物。

"和之","和"活用为动词,调和之意。这个调和说的是对矛盾的协调统一作用。体现在治疗痰饮的方剂中,应该是指的药效,即振奋阳气与祛除饮邪两个要求的并存,不可打压一方,亦不可或缺一项,所谓既非专事温补阳气,亦非专从温燥饮邪。而不是指的药性,因对药性只有温性的要求,不存在多样性的问题。另外既是调和,应该还有药效和缓的要求,取其"适中、恰到好处"之意,故药效峻猛暴烈之剂不在其列。

延伸问题:如何理解"温药和之"?

一般将"温药和之"解释为,"温药"功能要"振奋阳气,开发腠理,通行水道","和之"解为既不可过于刚燥,又不可过于温补。谓宜"调和",但仍较抽象,不易理解。

振奋阳气属扶助正气。开发腠理(即发汗),通行水道(即利尿)属祛除饮邪。这是指全方通过不同药物的配合达到的功效。其中的汗法,因只出现在溢饮的治疗中,理解为广义痰饮的治疗原则,可能未必准确。

用振奋阳气而不用更常见的温补阳气一词,是因为所用药物虽亦在扶助阳气范畴,但却与温补阳气在程度上有所不同,因其组方多不用补益药,不能算作补益剂。统计全书此类方(如前所述,因服从病的需要,许多痰饮方放置在其它病篇中)的用药可知,基本配伍是苓桂。书中如苓桂草枣汤[①]、苓桂术甘

---

① 茯苓桂枝甘草大棗湯方:茯苓半斤,甘草二兩,大棗十五枚,桂枝四兩。(奔豚气病.4)

汤^①、五苓散^②、防己茯苓汤^③、茯苓泽泻汤^④、木防己去石膏加茯苓芒硝汤^⑤等，都是茯苓与桂枝加味组成的方剂，基本配伍的代表方是苓桂草枣汤，然后沿着两条脉络延伸：一是健脾助运，以杜绝痰饮的产生，代表方是苓桂术甘汤（苓桂草枣汤去枣加术）；一是加强祛饮，途径是利小便（即通行水道），代表方是五苓散（苓桂术甘汤去草加猪苓泽泻），必要时亦再辅从大便攻逐，代表方是木防己去石膏加茯苓芒硝汤（苓桂加防己、再加芒硝）。

"和"是一个古老的哲学词汇，在中医学中赋予的含义复杂。多数是指健康状态，如《金匮·湿病》："腹中和无病，病在头中寒湿。"《金匮·血痹病》："宜针引阳气，令脉和紧去则愈。"《金匮·黄疸病》："此为表和里实，当下之，宜大黄硝石汤。"《伤寒论》第53条："病常自汗出者，此为荣气和。荣气和者，外不谐，以卫气不共荣气谐和故尔。"54条："病人脏无他病，时发热，自汗出而不愈者，此卫气不和也。"等等。

这里"和"带宾语"之（指代痰饮）"，是使其"和"（恢复健康）之意。所谓"因而和之，是谓圣度"（《素问·生气通天论》）。

痰饮病的"和"，表现为方中药物的标本并图，并且祛邪不用峻剂，图本不用猛药的形式表达出来。当然这里的"和"不可等同于方剂学和解剂的"和"。

痰饮病为何用温性方药为法？一般的解释是，其一，从饮邪而言：饮为阴邪，具有得温才化的特点，所以要以开发腠理的汗法及通行水道的利小便法以清除既停之饮；其二，从正气而言：痰饮病是脏腑功能失调所产生的内生之邪，且饮为阴邪，易伤人体阳气，故需用温药振奋阳气功能，以使新的饮邪不再产生。

旧饮得去，新饮不生，"温药和之"的治法，从标与本的角度来说，属标本同治法。

那么，痰饮病为何从标本并图立法？

因痰饮病所停留的痰饮之邪量较少，产生痰饮之邪的脏腑（主要在脾）障碍不明显，多仅处于功能失司的程度，并且痰饮作为病理产物，其继发性地累

---

① 茯苓桂枝白术甘草湯方：茯苓四两，桂枝三两，白术三两，甘草二两。（痰飲病.16）

② 五苓散方：泽泻一两一分，猪苓三分，茯苓三分，白术三分，桂二分。（痰饮病.31）

③ 防己茯苓湯方：防己三两，黄耆三两，桂枝三两，茯苓六两，甘草二两。（水氣病.24）

④ 茯苓泽泻湯方：茯苓半斤，泽泻四两，甘草二两，桂枝二两，白术三两，生薑四两。（呕吐病.18）

⑤ 木防己去石膏加茯苓芒硝湯方：木防己二两，桂枝二两，人参四两，芒硝三合，茯苓四两。（痰饮病.24）

及脏腑的情况也较轻,不需先扶正气。

与水气病相比,因其排泄出路多无障碍,属少部分的津液存留体内为患,故其病灶多较局限,一般情况下,标急情况不甚明显,不需先治其标。

又因脏腑功能失调是饮邪产生的根本因素,单纯祛邪的方法不能从根本上纠治此病,故予标本同治。

下条"夫短气有微饮,当从小便去之,苓桂术甘汤主之,肾气丸亦主之。"微饮即饮之轻微者,此时标势一定不急,但《金匮》弃"急则治标,缓则治本"的原则于不顾,而以"从小便去之(指饮邪)"为法。这个利小便从原文中所用方剂苓桂术甘汤,或肾气丸来看,显然不是一种单纯祛邪治标的方法,而是健脾利尿或温肾利尿标本并图的方法。比较苓桂术甘汤与五苓散的药物组成可以发现,苓桂术甘汤祛邪之力较弱,与微饮的要求相对应。如此治标治本都不用峻烈药,故认为不会造成药源性偏态。是和谐其紊乱功能之意。至于肾气丸,因其方中药物补泻结合,丸剂小量久服,所表达的应该也是这种意图。

当然若饮邪壅盛时,《金匮》捐弃此法而暂用己椒苈黄丸等方急则治标,单纯祛邪(以此亦可看出,饮病的诊断思路里,还需辨邪之多寡缓急)。

(二)治方

1. 痰饮类

① 苓桂术甘汤证

[原文]心下有痰飲,胸脅支滿,目眩,苓桂术甘湯主之。(16)

苓桂术甘湯方:茯苓四兩　桂枝三兩　白术三兩　甘草二兩。上四味,以水六升,煮取三升,分溫三服,小便則利。

本条为脾失健运,饮停胃肠的主治方与基础方。主症可更广。

诊断:"胸胁支满、目眩"认为是饮停气阻的表现。苓桂术甘汤标本并图,从下文浊阴上蒙眩晕大发作时改用泽泻汤看来,这里的胸胁支满、目眩病势应该都不甚突出。

或许可以说苓桂术甘汤证正是体现了痰饮病"怪"的脉症特点,因其可能没有必定会出现的、高辨识度的突出主症。

治疗:苓桂术甘汤温阳蠲饮,健脾利水。方中茯苓淡渗利水,桂枝辛温通阳,白术健脾燥湿,甘草和中益气。是在茯苓桂枝药物组合(见奔豚气病苓桂草枣汤条)基础上的加味方。茯苓桂枝通阳利尿,是给饮以去路;加白术是为了增加健脾助运的功效,以杜绝饮邪的产生。

上文"夫心下有留饮,其人背寒冷如手大",或"其人素盛今瘦,水走肠间,沥沥有声"等,因俱属孤立出现的症状,提示痰饮症候较轻,故也都可用此方治之。

② 小半夏汤、小半夏加茯苓汤证

[原文]嘔家本渴,渴者為欲解,今反不渴,心下有支飲故也,小半夏湯主之。(28)

小半夏湯方:半夏一升　生薑半斤。上二味,以水七升,煮取一升半,分溫再服。

卒嘔吐,心下痞,膈間有水,眩悸者,小半夏加茯苓湯主之。(30)

小半夏加茯苓湯方:半夏一升　生薑半斤　茯苓三兩。上三味,以水七升,煮取一升五合。分溫再服。

先渴後嘔,為水停心下,此屬飲家,小半夏茯苓湯主之。(41)

本条为饮停于胃(饮停心下),胃不和降,以呕吐为主症的诊与治。

诊断:主治症突出,即是呕吐。呕吐物以清稀痰涎为特征。

28 条的"呕家"本既可以是指呕吐病程长,也可以是指病程虽短,但呕势剧烈;甚或病程既长,病势也剧烈。不过,对比小半夏茯苓汤,本方功效不是很强,可知应是指病程长而病势不甚。

一般呕吐较剧之人,由于呕吐伤津,故常见口中作渴。"渴者为欲解,今反不渴",这两个"渴"字有些学者作"喝"解,谓二字相通。意思是口渴能饮,饮入不吐,说明胃已和降,为呕吐向愈之征,故曰"欲解"。

此症却是口虽渴但"不喝"。因饮入则吐。说明胃仍因停饮而不得下降,故曰"心下有支饮"。这里"支饮"的含义不是饮停于肺之意,因其明确说"心下有支饮"。"支"者,分支之意,饮停于肺只是饮邪所停的一个最大的分支,除此之外还有一些小的分支,如本条的饮停心下等。

41 条"先渴后呕"即是通常所说的口渴引饮,饮入则吐,与渴而不欲多饮并为饮邪内停所致口渴的特点。因不是津伤,故此证也常见不渴者。

30 条呕吐之外,更出现心下痞、头眩心悸,解释为是周边气机被影响之故。仍以呕吐为主症。

治疗:小半夏汤方由半夏、生姜两味组成。这一多次重复出现的经典关系药物在此处出现,是为饮停于胃,胃不和降的呕吐而设。该方采取的是化饮的方法,既能温化水饮,又能降逆止呕。如果饮停较重,表现为呕吐突然大发作,即"猝呕吐",且影响到周边的脏腑功能,出现头眩、心悸等症,虑小半夏汤仅从化饮一途不足以治,可加茯苓导水下行,使饮邪增加从小便而去的新路径。

延伸问题:关于"渴者为欲解"

① 关于本条"渴者为欲解",各教材与注本的解释是饮随呕去,胃阳来复,是饮病欲解之征。但《金匮》另有相反内容的原文。如呕吐病篇第18条"胃反,吐而渴欲饮水者,茯苓泽泻汤主之。"第19条"吐后,渴欲得水而贪饮者,文蛤汤主之。"因饮是内生之邪,由脏腑功能失调而生,脏腑功能不太可能经呕吐而修复。

不是饮病欲解,会否指呕吐欲解?

剧烈呕吐时,去水过多,伤损津液,机体会自发出现口渴感,以图喝水自救。恰如出汗多时,机体也会出现口渴,此口渴并不能预兆出汗是否会停止一样,口渴与呕吐的机理也不同。

口渴与呕吐,不仅分属不同的机理而致,且原因复杂。如小柴胡汤证,主症之一是"喜呕",其方后"若渴者,去半夏,加人参,合前成四两半、栝蒌根四两……若不渴,外有微热者,去人参,加桂三两,温覆取微汗愈。"(《伤寒论》96条)"服柴胡汤已,渴者属阳明也,以法治之。"(《伤寒论》97条)渴者加人参、栝蒌根,显然,渴是因为津伤。不渴去人参,以汗法治,是未化热,邪在表意。而服后出现口渴,既不主呕吐欲解,也不是津伤,而是化热转属阳明。

另外,不呕很容易被发现,为何要借由渴与不渴来判断?

故知,"渴者为欲解"理解为呕吐者出现口渴,不管是理解为饮病欲解,还是呕吐将罢,都不能成立。

② 因"渴"与"喝"可通假,有学者将条文中后二、三"渴"作"喝"解,意为能喝说明胃能和降,呕吐将解。此说虽符合医理,却不符合当时的语言习惯:《金匮》痰饮篇第4条"欲饮水",第12条"病人饮水多",消渴篇第5条"渴欲饮水,水入则吐者",第6条"渴欲饮水不止者",12条"渴欲饮水",第13条"渴欲饮水,小便不利者",水气篇第12条"渴饮水"……说明其时以"饮水"表"喝"。全书只见"饮水","饮水"是固定词组,并未见"喝水"之意的"喝"字。

"喝"的本义乃大声喊叫(《金匮》"喝"字共两见,狐惑病"蚀于上部则声喝",虚劳病"疾行则喘喝",俱由此意引中)。表喝水之类的咽下液体意,出现甚晚,已属现代汉语,且多在北方用。"渴"解作"喝"未妥。

③是否有可能是文字的讹误?

本条之外,苓甘五味姜辛汤"以治其咳满"后,38条"咳满即止……服之当遂渴,而渴反止者,为支饮也。支饮者,法当冒,冒者必呕,呕者复内半夏以去其水。"呕吐病2条"先呕却渴者,此为欲解。先渴却呕者,为水停心下,此属饮家。呕家本渴,今反不渴者,以心下有支饮故也。此属支饮。"13条"呕吐而病在膈上,后思水者,解,急与之。思水者,猪苓散主之。"不同原文都出现类似内容,错讹说很难成立。

④于仲景书中,"渴"的意义:

其一,伤津的表现及是否化热的鉴别。

口渴是生理现象,它反常出现时,才有医学意义。作为临床表现,书中出现最多的,是在各种病理性津伤时(包括热邪伤津、汗出多伤津、呕或下利伤津及亡血伤津等)。

因彼时伤津的原因,最多见于热病(热性病流行),利用这一特性,作为是否化热的标志,仲景书中以口渴的有无起鉴别诊断作用。

"伤寒,心下有水气,咳而微喘,发热不渴。服汤已渴者,此寒去欲解也。"(《伤寒论》41条)《金匮》中如桂枝附子汤、虚寒肺痿、瘀黄、肾着、风水、黄疸等文中都有"不渴"出现。"不渴"不是病态,而只强调此处的正常无改变,当然是因它对诊断的意义。不难发现,这些"不渴"都是作为"未化热"之象而出现,是未化热的互辞。

其二,病不同,预后不同,口渴可作预兆,但预兆因病而异。

因外感热性病严重程度不同,预后不同,书中也以口渴的有无来预测病变过程的顺利与否,是否失控,借以判断预后。注意不同的病,意义不同。

如《金匮·黄疸病》:"疸而渴者,其疸难治;疸而不渴者,其疸可治。"但霍乱病时"热多欲饮水者,五苓散主之;寒多不用水者,理中丸主之"(《伤寒论》386条),理中丸证因其阳气亏虚,显然重于处在功能失调状态的五苓散证。即黄疸病时,以不渴为顺,而霍乱病时,则以有渴为顺。

无独有偶,伤寒病时,"伤寒汗出而渴者,五苓散主之,不渴者,茯苓甘草汤主之"(《伤寒论》73条),茯苓甘草汤又较五苓散药力为轻,则又是以不渴为顺。而"下利,有微热而渴,脉弱者,今自愈""下利,脉数而渴者,今自愈"(《伤寒论》360、367条),及《金匮·下利病》,则又以有渴为顺。

病不同,病的顺逆之象不同,渴表示的意义也不同。说明口渴的预后意义,因病而异。犹如寒热往来症,出现在伤寒病时,是阳少之象,随时转阴;而出现在疟病时,却属阳旺顺症。

其三,饮停呕吐时,口渴具辅助诊断意义。

津伤之外,口渴亦见频繁出现在水饮内停时呕吐等为主症的疾病中。

饮病不属津伤,不应口渴,书中痰饮所致诸证,"渴"的出现仅见于以呕吐或小便不利为主症的部分条文。

呕吐只是一个症状,引起呕吐的疾病甚多,于仲景书中,不是因为饮邪所致者,口渴不是鉴别诊断的要点。包括热证如大黄甘草汤证、小柴胡汤证,寒证如大建中汤证、大半夏汤证,寒热错杂证如半夏泻心汤证、黄芩加半夏生姜汤证等。

似乎是张仲景总结到(非引用体原文)的经验,呕吐病时,当呕吐与口渴关系反常,诊断其呕是因为停饮。即此时口渴一症有辅助诊断的价值。这大概也是《伤寒论》"本渴而饮水呕者,柴胡汤不中与也"背后的意思之一。

其反常的情形,从原文来看,有二:

一是呕吐与口渴关系反常,诊断其呕是因为停饮。若其反常的表现是不渴,说明饮停尚轻。

如痰饮病38条"咳满即止……服之当遂渴,而渴反止者,为支饮也。支饮者,法当冒,冒者必呕,呕者复内半夏以去其水。"28条"呕家本渴,渴者为欲解,今反不渴,心下有支饮故也。小半夏汤主之。"呕吐病2条"呕家本渴,今反不渴者,以心下有支饮故也。此属支饮。"

第38条是经治病当随自身规律化热;第28条、2条是严重呕吐的呕家,皆可能伤损津液,皆当渴,却皆不渴,情形反常,否决津伤的存在,可诊断其呕是饮邪所致。支饮,支者分支,局部之饮病。

即若属津伤,则当作渴,却不渴。其证不是津伤,诊为支饮。支饮较轻。

二是呕吐与口渴关系反常,诊断其呕是因为停饮。若其反常的表现是口渴,说明饮停较重。

如呕吐病2条"先渴却呕者,为水停心下,此属饮家。"第18条"胃反,吐而渴欲饮水,茯苓泽泻汤主之。"消渴篇第5条"渴欲饮水,水入则吐者,名曰水逆,五苓散主之。"第6条"渴欲饮水不止者,文蛤散主之。"

饮病能成家,症情当严重过支饮。

参考《伤寒论》众多的五苓散主之之症："小便不利,微热消渴者"(71),"烦渴者"(72),"汗出而渴者"(73),"渴欲饮水,水入则吐者"(74),"渴者"(244),"欲饮水者"(386),及《金匮》"渴欲饮水,小便不利者"(消渴病)等,皆有渴出现。比较支饮呕吐的主方小半夏汤,因其在症情严重时,有加茯苓的小半夏茯苓汤,知其证轻。而化饮利尿苓桂剂中,苓桂草枣汤是基础方,其次是苓桂术甘汤,五苓散处在该类方剂的巅峰处,也说明其证情较重。

即口渴若属津伤,不应饮后作呕。若饮水却呕,或呕后渴,或渴后呕,或呕渴交替,其渴不是津伤,诊为饮家。饮家较重。

其四,"渴者为欲解"者,所指并非呕吐一症的将罢。

本条"呕家本渴,渴者为欲解",呕吐病第2条"先呕却渴者,此为欲解",第13条"呕吐而病在膈上,后思水者,解,急与之。思水者,猪苓散主之。"称"家"者总是非比一般,"呕家"非一般呕吐。呕家若能作渴,主什么欲解,结合《伤寒论》条文说明之。

《伤寒论》277条"自利不渴者,属太阴",282条"自利而渴者,属少阴",过往学术界对此两条多简单由字面结论,又拘泥于太阴与少阴,认为少阴必虚寒过太阴,使渴与不渴的鉴别诊断意义不知所云。277条后"以其脏有寒故也。当温之,宜服四逆辈"语。四逆辈不是止利方,而是回阳救逆剂,其证已重至垂危。

282条后文是"虚故引水自救",知277条的"不渴"不是利不甚,未至伤津,而是阳亡欲脱,已无能饮水自救。后文360条有"下利,有微热而渴,脉弱者,今自愈",367条曰"下利,脉数而渴者,今自愈"可资佐证。

呕家亦是。此时因呕伤津虽重,但若能"渴",说明正气尚在,尚能意图自救,尚有机转,故13条有"急与之"之语。

如此,自利与呕,严重者(呕家)皆伤损津液,此时尚能否作渴,以图饮水自救,是机体阳气存亡状态的观察窗,借此亦可判断预后。

即"渴者为欲解",所"欲解"者,指的不是呕吐一症,欲解的意思也不是即将痊愈,而是呕家之病尚无担忧之虞。

其五,呕与渴,在仲景书中都有临床症状之外的意义,鉴别诊断的意义。常以"不呕不渴"出现。《伤寒论》61条:"下之后,复发汗,昼日烦躁不得眠,夜而安静,不呕不渴,无表证,脉沉微,身无大热者,干姜附子汤主之。"174条:"伤寒八九日,风湿相搏,身体疼烦,不能自转侧,不呕不渴,脉浮虚而涩者,桂枝附子汤主之。""不呕"否定式鉴别诊断特点尤其明显,因其不是病理状态。

③ 泽泻汤证

[原文]心下有支飲,其人苦冒眩,澤瀉湯主之。(25)

澤瀉湯方:澤瀉五兩　白术二兩。上二味,以水二升,煮取一升,分温再服。

本条为饮邪上蒙清窍,以眩晕为主症的诊与治。

诊断:以头目眩晕为主症,视物旋转,如坐舟船,呕吐清涎。

饮停病位应该是在头部清窍,但却将其归类为饮停胃肠的狭义痰饮范畴,认为其饮是停于"心下",其原因可能是基于泽泻汤的归经角度。

治疗:泽泻汤通过利小便来祛除饮邪,是治疗水饮上蒙的有效方剂。用于本病证时方中泽泻的用量宜大。

泽泻汤主治的眩晕,常见于内耳迷路水肿(梅尼埃病)时,治之有效。目前发现,颈椎增生,压迫椎基底动脉,使之供血不足时,也会出现类似表现,这时却宜黄芪桂枝五物汤。

④ 甘遂半夏汤证

[原文]病者脈伏,其人欲自利,利反快,雖利,心下續堅滿,此爲留飲欲去故也,甘遂半夏湯主之。(18)

甘遂半夏汤方:甘遂大者三枚　半夏十二枚(以水一升,煮取半升,去滓)芍藥五枚　甘草如指大一枚(炙)。上四味,以水二升,煮取半升,去滓,以蜜半升,和药汁煎取八合,顿服之。

本条为饮停于肠欲去,因势利导治之。

诊断:甘遂半夏汤用于本条证情较为特别。文中主症是"心下坚满"。其原因为饮邪内停。故"利反快",即下利后因心下坚满减轻而觉轻快舒适,饮从利去之故。这个病患的"心下坚满"有一个特点,下利是"自利"。"利"是机体的自发行为,是机体自我纠正,主动祛饮外出的体现。它说明病人正气强盛;可惜"虽利,心下续坚满",提示机体的自我纠正尚力有不逮。如此,归纳本条的主症及其特征是,心下坚满,得利稍舒,稍后又发,而利为自利。

甘遂半夏汤应该是属于攻逐水饮的方法,逐水的方法显然要峻猛于利尿的方法,一般用于饮邪壅盛者。但本条采用这种方法却并不是因为饮邪较甚,而是属于典型的顺势而为,因势利导。因本条病情恰好处于饮欲从自利而去的节点。

治疗:甘遂半夏汤因势利导,通腑逐饮。逐饮主要取的是方中甘遂的功效;

因饮停的部位在心下胃脘,故用半夏化饮;心下坚满不舒,故用芍药配甘草缓急;上药煎得后,并有加入白蜜再煎的环节,一般仍从安中缓急解释。

延伸问题:甘遂反甘草问题

方中出现十八反的甘遂甘草反,注家多以相反相成做解释,但相反是一种配伍禁忌,而非一种配伍方法,这种说法逻辑上不能成立。

一般认为,《神农本草经》(下简称《本经》)于其"序录"中最早提到"相反"一词。梁·陶弘景在《神农本草经集注》中对相反药物有详细记载。五代后蜀时韩保升的《蜀本草》在前世本草转引(此时《本经》已亡佚)的基础上统计了《本经》的配伍关系,从而首次出现"相反者十八种"一词。

不过因《本经》原书于唐代初年失传(现行本为后世从历代本草中所辑出),《本经·序录》的"相反"之述其实是转引自《本草经集注》。但即便是《本草经集注》也亡佚已久,仅通过唐宋时期的《千金方》《新修本草》《太平圣惠方》《证类本草》等可看到一些内容梗概。

更有学者(吕志杰.河北中医学院学报,1996年4期;刘智等.中国药师,2008年4期)提出,在《本经》以单味药治病的时代,不大可能提出药物配伍关系之宜忌。

十八反的源流在学术界歧义甚多,只能认定,"单从文献古籍的本草考证方面讲,最晚至梁、宋时期十八反具体药物和十八反完整理论已经形成。"(刘智等.中国药师,2008年4期)但十八反内容如是否相反者为十八种、是否为绝对的配伍禁忌等目前仍无一定之论。由于十八反的具体内容始于张仲景之后的可能性很大,故于《金匮》中不止一次出现十八反的配伍(赤丸中乌头配半夏等)也是可以理解的。这也说明了医学认识的渐进过程。

天津李氏家族世代善用甘遂,指出以好甘遂即所谓"甘遂王"逐水时,"在20分钟左右即产生强烈的吐、泻作用,其人参(甘草)等补益之品尚未待吸收便随吐或疾泻而排出体外,何缓补之有,实对参、芪等补益药的浪费,给患者带来不必要的经济损失。"(李今垣.天津中医,1991年3期)其不用甘草不是因为"反",而是无意义。

以甘遂逐水需用粉剂或丸剂(如十枣汤)为药,因其逐水的成分不溶于水。但本条饮邪并不壅盛,仅需因势利导,协助通便,故尔用的是煎剂,因入水煎剂的方法会使甘遂的逐水效果明显下降。但这样的方式未免浪费,故不主张在临床这样用。可将甘遂一味调小剂量研末兑入其它几味药煎成的汤中服用。

⑤ 己椒苈黄丸证

[原文]腹满,口舌乾燥,此腸間有水氣,己椒藶黄丸主之。(29)

己椒藶黄丸方:防己　椒目　葶藶(熬)　大黄各一两。上四味,末之,蜜丸如梧子大,先食飲服一丸,日三服,稍增,口中有津液。渴者加芒硝半兩。

本条为饮停于肠,水饮壅盛的诊与治。

诊断:己椒苈黄丸通导前后二便,是《金匮》方中祛水最猛的一张方剂,故其针对的也是水饮最盛的证情。据此推测文中"腹满"可能是指鼓胀。鼓胀一病虽早在《素问·腹中论》《灵枢·水胀》中有见载,但在《金匮》中并无出现。《金匮》多以"腹大""病水腹大""腹大脐肿"等描述。本条的"腹满"是腹水虽不符合《金匮》的语言习惯,但从用药情况来看,应是如此。同时二便不通,尤其是小便量极少。水饮虽亦属水津,但却是病理产物,不能为人所用,且因为小便不通,即便口渴亦不敢随意饮水,越发使口渴突出,而"口舌干燥"。这个口渴原文自带的解释是"肠间有水",即水气不化,津不上承所致。

治疗:己椒苈黄丸攻逐水饮,分消下行。方中防己、椒目辛宣苦泄,导水从小便而出(椒目为芸香科植物花椒的种子。温;苦、辛;归脾、肺、膀胱经;有小毒。《唐本草》谓其"主水,腹胀满,利小便");葶苈、大黄攻逐水饮,决饮从大便而去。但正如之前所述,今天所用的葶苈子通便功效并不明显,却具有一定的利水作用。

2. 悬饮类

十枣汤证

[原文]病懸飲者,十棗湯主之。(22)

十棗湯方:芫花(熬)　甘遂　大戟各等分。上三味,搗篩,以水一升五合,先煮肥大棗十枚,取九合,去滓,內藥末。強人服一錢匕,羸人服半錢,平旦溫服之。不下者,明日更加半錢,得快下後,糜粥自養。

本条为悬饮壅盛的治方。

诊断:《金匮》为悬饮仅出此一方。但十枣汤作为破积逐水的名方,只能用于悬饮水饮壅盛时。注意《金匮》所指出的悬饮主症"饮后水流在胁下,咳唾引痛",即胁下在咳嗽吐痰时因被牵连而发生疼痛,在悬饮壅盛时反而有所减轻,而以呼吸困难加重,患侧肋间胀满,甚至偏侧胸廓隆起为特征。

治疗：十枣汤以大戟、芫花、甘遂攻逐水饮，配大枣的目的，通行的说法是安中，调和诸药。这里要强调的是虽然安中、调和诸药还有其它的药物可以选择，但不主张依照此理换用，十枣汤中用大枣而非其它药物是有深意的。《金匮》有峻猛泻下剂配以大枣的习惯（如本方、皂荚丸等），其配伍机理有待进一步探明（可能是因大枣中富含钙、磷、铁、钾、钠等元素，尤以含钾量甚高，有利于补充泻下所致电解质的丢失）。

十枣汤剂型特别：以大枣煎汤代水，送服甘遂、芫花、大戟之末。服十枣汤"得快下后，糜粥自养"，"快"，《增韵》："爽快也，急疾也。""糜粥者何？似未有明确指示，经验证明以小米粥为佳，每于利减之后，饮以小米粥则泻利和腹中疗痛立消。"（李今垣．天津中医 1991 年 3 期）

3. 溢饮类

大、小青龙汤证

[原文]病溢飲者，當發其汗，大青龍湯主之；小青龍湯亦主之。(23)

大青龍湯：麻黃六兩（去節） 桂枝二兩（去皮） 甘草二兩（炙） 杏仁四十個（去皮尖） 生薑三兩（切） 大棗十二枚 石膏如雞子大（碎）。上七味，以水九升，先煮麻黃，減二升，去上沫，內諸藥，煮取三升，去滓。溫服一升。取微似汗，汗多者，溫粉粉之。

小青龍湯：麻黃三兩（去節） 芍藥三兩 五味子半升 乾薑三兩 甘草三兩（炙） 細辛三兩 桂枝三兩（去皮） 半夏半升（洗）。上八味，以水一斗，先煮麻黃，減二升，去上沫，內諸藥，煮取三升，去滓，溫服一升。

本条论述了溢饮的证治。但由于《金匮》对溢饮的叙症过于简单，仅在原文第 2 条有"饮水流行，归于四肢，当汗出而不汗出，身体疼重，谓之溢饮"的寥寥数语，而其主症无汗、身体疼重都可见于《金匮》湿病，不具有任何辨识性，使后人对溢饮的诊断感觉困难，对溢饮主要相当于什么单一病的问题也都没有一致的看法。目前对大、小青龙汤在本条中脉症的理解，很可能是经这两个方剂治疗非溢饮病证及其方中药物的功效这两个途径推测而来。

4. 支饮类

① 小青龙汤证

[原文]咳逆倚息不得臥，小青龍湯主之。方见上。(35)

本条为寒饮停肺的诊与治。

诊断："咳逆倚息不得卧"是主症,以咳喘痰稀量多,或有恶寒发热无汗,或有畏寒怕冷等为特征。

对其病机的解释是肺有寒饮。其寒可为感邪在表的表寒,也可为阳虚所生之里寒。

治疗:小青龙汤是治疗支饮的代表方与基础方。也是温散寒邪,温肺化饮的名方。方中存在诸多经典的经方药对:麻黄与桂枝的辛散表寒,桂枝与芍药的调和营卫,干姜细辛与五味子的温化寒饮,及半夏与姜的化痰蠲饮。半夏与姜在咳嗽方中有两种配伍形式:生姜或干姜,前者如射干麻黄汤,后者如本方。不同处有侧重散邪与兼以温阳之别。其中生姜"走而不守","走"者走邪,重在使既生之饮走散;干姜"能走能守","守"者守阳气,重在使新饮不生。姜在其它方中尚有取姜汁的形式,如生姜半夏汤。姜夏配伍亦还有止呕、和中等效。如小半夏汤、小柴胡汤、温经汤。

本条之后的 36～40 条是本方证的病情进退变化与用药调整。其中桂苓五味甘草汤、苓甘五味姜辛夏汤、桂苓五味甘草去桂加干姜细辛半夏汤、苓甘五味加姜辛半夏杏仁汤,与仲景书中其它治咳、化饮方构成系列,共同体现了规律性的药物配伍,其中化浊痰是半夏配生姜、化寒饮是干姜细辛五味子、止咳是麻黄配杏仁、清泄肺热是麻黄配石膏,寒邪在表,主因在寒邪,旨在发汗祛邪是麻黄配桂枝,主因在人,旨在调和人体卫表则是桂枝配芍药等。

② 木防己汤、木防己去石膏加茯苓芒硝汤证

[原文]膈间支飲,其人喘滿,心下痞堅,面色黧黑,其脉沉緊,得之數十日,醫吐下之不愈,木防己湯主之。虛者即愈,實者三日復發,複與不愈者,宜木防己湯去石膏加茯苓芒硝湯主之。(24)

木防己湯方:木防己三兩　石膏十二枚雞子大　桂枝二兩　人參四兩。上四味,以水六升,煮取二升,分溫再服。

木防己湯去石膏加茯苓芒硝湯方:木防己二兩　桂枝二兩　人參四兩　芒硝三合　茯苓四兩。上五味,以水六升,煮取二升,去滓,内芒硝,再微溫,分溫再服。微利則愈。

本条为饮停于肺,影响到心,以心病为急时的诊与治。

诊断:木防己汤及其加减方并不是支饮饮停于肺的主治方,而是主要治

疗支饮所致继发症的一个方剂。这个继发症在原文中出现的主症即是"心下痞坚"。

原文所述有三组症状:喘满,心下痞坚,面色黧黑。其中"喘满"即气喘胸满(胸满可仅为自觉症状胸憋,也可以与桶状胸体征并见),"面色黧黑"即面色发绀,这些都可以是支饮的主症。但这时出现了"心下痞坚",这个心下痞坚从其用利尿的方法治疗分析,虽然也应该属水饮所致,但它却不是饮停于肺的必然见症,而是病程发展到某一阶段新出现的继发症,或者也可以说是一个转归。现代的认识,这个阶段或转归可能相当于慢性支气管炎所致的肺心病,"心下痞坚"是右心衰竭致肝、胃肠道充血的症候表现。

治疗:木防己汤所治疗的,不但有饮及"心下"的新恙,还有以石膏纠治的肺热及以人参纠治的正虚。这些因素加上基础疾病——饮停于肺的支饮夙疾,其病理因素至少有四种。在这样一种复杂的状态下,善于根据病情的轻重缓急分步施治的张仲景,选择了将支饮夙疾于下一步缓图的治法(《金匮》治疗痰饮停肺用药习惯分明:或以半夏配姜化痰,或以干姜细辛配五味子祛饮等),而先以利尿祛饮的方法(以防己配桂枝。其防己今一般皆用汉防己,而非木防己)纠治"心下痞坚"。

方中用人参的原因当然是正虚。这个正虚为何需急于救治的问题,结合《金匮》咳嗽病的内容,张仲景对饮停于肺的治疗习惯,一般是先治标(如小青龙汤、小青龙加石膏汤、厚朴麻黄汤等),而很少(如泽漆汤)采用这种标本兼顾的方法。据此分析,本条放置支饮饮停于肺于不顾,却急于补气的原因应该是存在着喘脱的征兆,如呼吸短促难续,张口抬肩,冷汗淋漓,额汗如珠,四肢厥逆等。

方中尚配以石膏清解肺热,以纠正饮郁化热(可症见喘急难续,至"目如脱状""烦躁",发热不恶寒,痰色变黄等)的变化。之所以认为肺热证重于支饮,而需急于救治的原因,是由于支饮本身是可以带病延年的,现在病情却急剧发生了"心下痞坚"与喘脱的变化,其直接肇因即是这个肺热,故给以大剂量的石膏。

"木防己汤主之"之后的条文说的是服药之后复诊的情况。

其中"虚者"是指心下痞坚虚软,这是水去气行,结聚已散,病情在向着好的方面转化,这时应转从治肺饮的方剂如小青龙汤、小青龙加石膏汤等。

"实者"是指若心下仍痞坚不解,"复与不愈"是再服木防己汤仍然不效,这是诊断虽无讹误,但病重药轻的缘故,应于原方中加茯苓以增加其健脾行水的力量(茯苓的加入,即与桂枝结成针对饮邪的经典药对;同时防己、桂枝、茯苓 1:1:2 的比例也正是防己茯苓汤治疗皮水的配伍组成),因病情沉重,故再加芒硝以另辟祛饮的去路,前后分消,有己椒苈黄丸的组方意味,只是因主症为心下痞坚,故攻下未用大黄,而改用有软坚破结之功的芒硝。这时如果在反复的治疗中肺热已清,则可以于方中除去石膏。

延伸问题:关于"石膏十二枚鸡子大"

关于方中"石膏十二枚鸡子大"的用量,学术界一直存在不同看法。主要有两种:一种观点是十二枚每枚如鸡蛋大,但鸡蛋大一枚石膏约重 30~45g,即便以每枚约 30g 计,则合共约有 360g,未免过大,与医理难通;另一种观点是十二枚石膏合共如一枚鸡蛋大,这样虽然用量与临床相符了,但为何一定要由十二枚合共? 与逻辑难通。故此争执不下。

从临床报道来看,石膏的用量跨度甚大,10~250g 之间都有,而以 15~60g 常见。但存在大剂量石膏是否浪费的尖锐争议。

生石膏主含硫酸钙($CaSO_4 \cdot 2H_2O$)及多种常量及微量元素,如铜、铁、铝、镁、硅及钛、锰、锶、铅、硫等。由于石膏的化学成分 $CaSO_4$ 是一种难溶性电解质,在水中存在着饱和度的问题,室温下,$CaSO_4$ 的溶解度为 7.8×10^{-3}mol/L,石膏按纯 $CaSO_4 \cdot 2H_2O$ 计算,每 1L 水中只能溶解石膏 1.092g。实验发现,石膏的溶解度随温度的升高而降低,40℃时溶解度最大。因此石膏先煎久煎也不能增加溶出率。故有提出汤剂中重用石膏没有必要的观点。但另一方面,目前却又不能肯定石膏的清热作用就是来自其主要成分 $CaSO_4$。动物实验表明,虽然因在发挥解热作用时家兔的血钙水平增高,去钙白虎汤不能使血钙升高,也无退热效果,提示生石膏解热的有效成分与所含的钙密切相关。但又有研究表明单纯钙剂并无明显退热作用,甚至发现石膏中的主要成分硫酸钙都无退热作用(王爱芳等.白虎汤的研究.药学通报 1981 年 3 期),等等,提示石膏的解热成分与机理还有待进一步研究。

③ 其它

有 26 条"支饮胸满者,厚朴大黄汤主之",该方组成:厚朴一尺 大黄六两 枳实四枚。药味同小承气,药量比例有不同。对本方主治病证有争议。其中一个占主要地位的观点是,通过将"胸满"校勘为"腹满"的方式,将此方的主治症解释为痰饮结实的腹满。故以小承气汤的变方厚朴大黄汤治疗。但这样其实就不是支饮的方治了。

延伸问题：关于本方主治

个人认为厚朴大黄汤应是治支饮方，但可能不是代表方、常用方，而是一个备用方。

"胸满"是支饮的常见主症，这一症状出现在原文中，本无可疑之处，之所以通过校勘的手段将其修改成"腹满"，可能是从厚朴大黄汤通腑功效的角度为其寻找的症状依据，因厚朴大黄汤是小承气汤的药量调整方。

但校勘依据的仅是《金匮》注家尤在泾、吴谦的怀疑，所以不但不是一个好的校勘版本的问题，而是甚至都没有一个底本的问题，这样的校勘严肃性与严谨性都有欠缺；其二，厚朴大黄汤作为承气汤的类方，是一定能治疗实证腹满的，但由于这个腹满与支饮之间不存在关联的必然性，这种解释对于指导支饮治疗的意义也就不是太高。

那么厚朴大黄汤能否治疗饮停于肺的支饮呢？

张仲景时代的中医学惯用厚朴宣畅肺气，如桂枝加厚朴杏子汤、厚朴麻黄汤等，或许正是这个原因，故将小承气汤方中的厚朴作剂量调整，以适应饮停于肺的支饮病情？从理论上说，肺病从肠治应该是"肺与大肠相表里"理论的内容之一。这个肺病从肠治在这里即指支饮通过通导肠腑的方法以帮助肃降肺气。

这类用法在肺热证的治疗中，于以儿科为主的临床文献内确实时有零星散见，故推测本方应该不是为支饮并发大便秘结时对大肠腑实的治疗所设，而应该是饮热郁肺，肺气胀满之方。由于利用该方、甚至利用通腑以肃肺治疗支饮都还不是一个已经临床普遍使用、经实践重复检验的方法，诸如什么样的肺热证长于从肺治？什么样的肺热证从肠治？从肠治时治肺的药物要不要参与其中？等等多个环节尚未清楚明晰，提示这一用法还有待进一步的成熟，故可建议作为支饮肺热证的一个备用方使用。其功效在于疏导肠胃，通腑肃肺。

经方在一个病中是否能担当主治方的地位，应该是由千百年来的运用筛选的。考虑到发表偏倚的原因（即文献中欠缺对某方运用的记载，不可能是古今不约而同地都不用它，而很可能是未取到疗效），本方至少不是支饮肺热证的常用方。

至于非肺热证的饮停于肺是否可用本方，目前尚无资料可资证明。

27条"支饮不得息，葶苈大枣泻肺汤主之"，从张仲景的本义看来，"不得息"的原因仍是由于浊痰壅肺,应以痰稠胶黏,咳吐困难,喘不得息为主症特征,取该方的泻肺逐痰作用。但从临床来看,该方的泻、逐之力较弱,见肺痈病同方条所作讨论。

5. 其它类

① 五苓散证

[原文]假令瘦人,脐下有悸,吐涎沫而癫眩,此水也,五苓散主之。(31)

五苓散方:澤瀉一两一分 猪苓三分 茯苓三分 白术三分 桂枝二分。上五味,爲末,白飲服方寸匕,日三服,多飲暖水,汗出愈。

本条为下焦水逆的诊与治。

诊断:教材一般将此条放置在四饮的痰饮部分,这失于勉强,也不符合仲景本意。正是因为四饮分类有其不满意之处,才另有五脏饮、留饮、伏饮等分法。

一般的说法,五苓散治疗的水饮,其饮停部位应该是在下焦,即在上述四饮的范围之外。这可能是根据在本条的原文中有"脐下"字样,及在《伤寒论》中五苓散治疗太阳蓄水,水蓄膀胱证的缘故。

但关于五苓散证饮停部位的理解可能不应该为下焦膀胱一处所局限。五苓散在《金匮》痰饮病、小便不利病及《伤寒论》71、72、74条都有出现。综合这些条文中所述及的症候表现,大致有烦渴莫名,但饮入则吐,小便不利,眩晕,脐下动悸,微热等,这些症状在不同的条文中并非同时并见,如果这些不同的症候表现就是五苓散证不同的主治症,而不是因为笔墨省略原因的话,则这种主症各异的情况与痰饮病"怪"的特征相符。提示五苓散证的饮停部位宽泛灵活。这一点从临床的文献报道中也可获得佐证:运用较多的依次是小儿腹泻(含秋季、慢性、迁延性)、小便不利(含泌尿系结石、产后、肛肠术后、药物尿潴留所致)、梅尼埃病、水肿(含特发牲、功能性、更年期、冠心病、肾炎)、肝硬化腹水、睾丸鞘膜积液及高脂血症等。这些也从一个侧面帮助启发对五苓散证病位的认识。

治疗:五苓散证病位(饮停部位)宽泛的原因可能与该方是苓桂术甘汤的调整方(苓桂术甘汤去甘草,加猪苓、泽泻)有关。因苓桂术甘汤证的病位即不固定,若为苓桂术甘汤证,但饮邪较明显时,为了增加去饮的力量,故于苓桂术甘汤方中加入通利水饮的猪苓、泽泻,减去会助湿生满的甘草即成五苓散。

　　五苓散还可以视作为泽泻汤的加味方(泽泻汤加猪苓、茯苓、桂枝),泽泻汤是主治水饮上蒙眩晕的,故五苓散也能治"癲眩"。

　　将五苓散视作为苓桂草枣汤的调整方(苓桂草枣汤去甘草、大枣,加猪苓、泽泻、白术)时,即能理解其对"脐下有悸"的功效。因苓桂草枣汤的主治症是"脐下悸者,欲作奔豚"。

　　五苓散是《金匮》苓桂剂的系列方之一。其在经方的加减法参见前"延伸问题:如何理解'温药和之'"所述。五苓散亦见于《伤寒论》,方中用量与之不同,但比例一致,是《金匮》方用量已经后人换算留下的明显痕迹之一。

② 微饮证治

　　[原文]夫短氣有微飲,當從小便去之,苓桂术甘湯主之;_{方見上。}　　腎氣丸亦主之。_{方見脚氣中。}(17)

　　本条为微饮的治疗。

　　诊断:微饮即水饮之轻微者。关于微饮的饮停部位问题,目前学术界多放在狭义痰饮的范畴,并解释肾气丸所主治的饮停胃肠是由水泛心下所致。这就有点"大材小用"了,因不但肾阳不足所生之饮泛至别处,肾气丸也同样适用;苓桂术甘汤也是。

　　四饮的微饮苓桂术甘汤都能治,是因为中医学认为,痰饮的产生主要由脾的转输津液功能障碍所致。包括四饮在内的饮停于某处,都是由脾不健运,饮邪内生,随气流行,得"虚处"而停成为的各饮。饮停于不同的部位,并不是这些部位产生饮邪,而是由脾所生。

　　故在痰饮病中脾不健运是本,也就是通常所说"脾为生痰之源"之意。体现在治疗上,即是平素健脾。上述从肺、胃、肠等治疗诸方,是针对饮停较重时主症明显的"急者先治",如小半夏汤、泽泻汤、十枣汤等。当饮去八九(成为微饮),病势得到充分的控制后,即应转从治本,亦即平素健脾。理论上,四饮在水饮轻微时都可转至健脾化饮。实际中,狭义痰饮当然可以,溢饮因不知其指,尚未知;支饮因从脾从肾治确为临床常用;悬饮则要视因何病而生(如系结核性的? 或是癌性的? 主导病机不同),再做判断,不能一概而论。

　　也就是说微饮在饮停胃肠时,原文中这两个方剂是适用的。在饮停于另处时,这两个方剂仍有可能适用,因是从根治疗的缘故。

　　治疗:原文"苓桂术甘汤主之,肾气丸亦主之"的排名应该理解为是有主次先后之分的。即由于痰饮病与脾关系密切,故一般治本宜从健脾入手。只有在肾虚见症明显时才结合从温肾利饮治疗。

痰饮病的健脾与补脾是有区别的。在《金匮》治疗痰饮水湿的方剂中不太见到有补益药参与其中。可能正是为了强调这一点,故学术界多用"振奋脾阳"来表述。

"缓则治本"原则在痰饮病时,其含义有特殊之处。"微饮,当从小便去之"表明,虽然"微"符合"缓"的性质,但因为从小便去的只能是饮邪,而饮属邪、属标,故"急则治标,缓则治本"之则,在痰饮病时,应修正为急则治标,缓则标本同治。

本篇小结

本篇是饮病专篇。

其诊断思路有二:

一是辨饮停的部位。主要分为痰饮(狭义)、悬饮、溢饮、支饮。其中痰饮(狭义)为饮停胃肠,悬饮为饮停胸胁,溢饮为饮溢肌肤,支饮为饮停胸肺。由所辨得的病位进而寻得主管这些病位的脏腑,病位不同,药物归经的原因,治方不同。

二是辨饮邪之多寡。辨的根本目的是为了更好地治。辨饮邪多寡的目的亦然。主要是为饮盛时急则治标的方法提供依据。饮盛时因症状突出明显,辨识相对不难:狭义痰饮时的或呕吐,或苦冒眩,或腹满胀大,二便不通;悬饮时的喘促不能平卧,肋间胀满,甚则一侧胸廓饱满隆起;支饮时的或吐痰清稀或黄稠,或喉中哮鸣音,或咳喘胸满,不能平卧,面色黧黑,心下痞坚,面浮肢肿;溢饮时的不汗出,身体疼重等。饮邪轻微时则较扑朔难辨,可能只有零星的症状孤立出现。

治的思路亦有二:

一是饮邪不甚时所用。《金匮》为之设立的治疗大法是"当以温药和之",即方剂由温热之性药物组成,以振奋人体脏腑功能的阳气,使新的饮邪不再产生。并要通利小便,以祛除既停之饮。因饮是里证,"不利小便非其治也";又是阴邪,得温才化。

《金匮》以这种标本同治的方法为痰饮病的治疗大法,是因痰饮是脏腑功能失调所产生的内生之邪,脏腑功能失调是饮邪产生的根本因素,单纯祛邪的方法不能从根本上纠治此病。又因为饮病主要是脾的转输环节障碍,与水气病相比,因其排泄出路多无问题,属少部分的津液存留体内为患,故其病灶多较局限,一般情况下,标急情况不甚明显,不需先治其标,故予标本同治。

《金匮》治本有两个着眼点,这是指脏腑而言。其中最主要的脏腑是脾,其原因应该是与痰饮主要是在脾的转输环节发生障碍而产生的有关,用的是振奋脾阳而非补益脾土的方法,具体方剂是苓桂术甘汤;另一个在原文内容中出现的脏腑是肾,用的是肾气丸。在治本同时配合运用的治标方法是利小便。即温脾利尿与温肾利尿。

另一则是饮胜时的急则治标之法。祛饮的路径主要有化(小半夏汤)、汗(大、小青龙汤)、小便(泽泻汤、五苓散)及大便(甘遂半夏汤、十枣汤、厚朴大黄汤)四条,饮邪特别壅盛时也用同时通导大小便的方法,如己椒苈黄丸、木防己去石膏加茯苓芒硝汤。选取这些祛饮途径的方法是因势利导,就近祛之。

根据饮邪所停的部位、所影响的脏腑、主症表现的不同,用药不尽相同。

狭义痰饮内容丰富,分侧重于胃与偏重于肠两大类。其偏重于胃者以影响了胃的和降功能,出现反复呕吐,呕吐物为清稀痰涎,或为心下坚满,得利稍减;或是背部胃俞部位出现如手掌大病灶的寒冷、沉重、疼痛感;或是胸胁部位支撑胀满不舒;或是发为眩晕,如坐舟船,不能视物等为特点,如小半夏(加茯苓)汤证、甘遂半夏汤证。其侧重于肠者以影响了肠的运化转输功能,出现消化吸收不良,腹满胀大,二便不通;或为腹中肠鸣,沥沥作声;或为脐下动悸,状若奔豚等为特征,如己椒苈黄丸证。苓桂术甘汤证、肾气丸证因是治本之法,为广义痰饮通用。

根据饮邪的缓急轻重,其治疗又可分为急则先治其标与缓则标本同治两类。小半夏汤、泽泻汤、甘遂半夏汤、己椒苈黄丸即属于前者;苓桂术甘汤、肾气丸即属于后者。

在这一篇的篇名中出现了"咳嗽病",与第七篇"肺痿肺痈咳嗽上气病"重叠。本篇作为支饮的主症,讨论的主要是饮停在肺,进而累及到心的情况。

消渴小便不利淋病脈證並治第十三

【消渴】

一、所谓消渴

消渴,病名。首见于《内经》。《素问·奇病论》在讲述脾瘅的继发病时提到了消渴:"帝曰:有病口甘者,病名为何? 何以得之? 岐伯曰:此五气之溢也,名曰脾瘅。夫五味入口,藏于胃,脾为之行其精气,津液在脾,故令人口甘也;此肥美之所发也,此人必数食甘美而多肥也,肥者令人内热,甘者令人中满,故其气上溢,转为消渴。"在这里,消渴显然不是一个症状,而是一个病名。

或正因此病名在《内经》已有出现,乃众所周知,这一类情况下,《金匮》惯例地未有定义,亦未就定义级别的临床表现作出说明。但观篇中内容,《金匮》与《素问·奇病论》消渴病概念或者说诊断标准并不完全一致。

如今《金匮》各教材对消渴的定义普遍采取当下的认识,即指以口渴多饮,多食易饥,小便频多,久则形体消瘦为主要特征的一类疾病,未必符合仲景本篇之义。

延伸问题:消渴病是否主症病种?

在仲景诊断思路中,主症病种是待查性病种,是排除单一病之后所留下者。在诊断序位上,处在最后。如肺痈与咳嗽,肺痈是单一病种,咳嗽是待查性病种,咳嗽为主症的病人就诊时,需排除了肺痈等单一病之后,才可诊断为咳嗽病。消渴也是一个临床表现,消渴是否如咳嗽一样属待查性主症病种?

消渴,消,《说文》"尽也。从水",那么,消渴的字面意思就是水尽而渴甚。这样,其构词关系不同于"消谷",消谷是动宾结构,将谷消减之意。故于仲景笔下常见的表达是"消谷善饮""消谷引食"。

消渴作为口渴甚这一临床表现,出现在仲景书中的多个不同疾病之中。

如水肿病："夫水病人,目下有卧蚕,面目鲜泽,脉伏,其人消渴"(《金匮·水气病》);如伤寒病："厥阴之为病,消渴,气上撞心,心中疼热,饥而不欲食,食则吐蚘,下之利不止""若脉浮,小便不利,微热消渴者,与五苓散主之"(《伤寒论》)等。

虽然消渴是一个临床表现,但消渴病却不属主症病名。其理由有三:

① 公认为讲述的是中消病机脉症的原文第2及第8条,主症不是"消渴",而是"消谷"。即"消渴"的"渴"可允许其不存在,"渴"不存在也并不影响消渴病的诊断,这是与主症类病种的重要区别。

因为主症类病种的特点是,不能允许主症不同,也不能包容随着病情的演变而发生改变。这不是一个值得夸耀的特性,孙思邈即已认识到"病有内同而外异,亦有内异而外同"(《大医精诚》),诊断过于依赖临床表现,不能允许、包容主症不同、变更,是因为认识未抓住疾病的本质。这会让医学非常尴尬。如最初一个胁痛病人,可能随病情的进展,而一路不断更改追加病名:黄疸——瘕积——臌胀——血证——虚劳。

而一旦捕捉到内在的本质(指单一疾病规律),哪怕只是缩小了一部分范围(内含疾病规律数变少),就会将捕捉到的这一部分从主症病种中逃逸出来,为其另取病名。总是这样一个顺序。原因在于,总是临床表现病名在先,因其是具体的不适,又不具知识上的难度。当随着认识深入,能察觉并捕捉到一部分的有所不同(犹如非典之"非"),不同的这一部分是相较之下,较为单一性的病种,为这个病种起的病名,就必须要能标示出与其所出"母病"(即主症病种)的不同之处。如咳嗽病在先(见于《内经》),肺痈是从中脱出的病种,其与咳嗽的不同之处是"痈"。在其表证期、酿脓期、溃脓期、恢复期的演变过程里,主症是不同的。

② 为防混淆,消渴病的简称是"消",而非"渴"。这一简称虽未出现在仲景笔下,但《后汉书·李通传》有"素有消疾,自为宰相,谢病不视事"句。《后汉书》是南朝刘宋时的范晔所著,虽较仲景晚了百余年,但《后汉书》不是专业书,其能以"消"简称,考虑到这一简称定型及流布的时间,出现这一简称大概离仲景生活的东汉不远。消渴病简称为"消"说明,已认识到"消"比"渴"更重要,"渴"只是疾病表现,"消"却是内在机理,更接近疾病的本质。

③ 消渴出现于本篇,是因为与小便不利病的鉴别诊断困难。篇中消渴病部分的原文皆有小便的改变。

除第1条。但第1条以"厥阴病"而非"消渴病"冠首,内容与伤寒病厥阴提纲证高度一致。本篇是"厥阴之为病,消渴,气上冲心,心中疼热,热而不欲食,食即吐,下之不肯止。"伤寒病厥阴提纲证则是"厥阴之为病,消渴,气上撞心,心中疼热,饥而不欲食,食则吐蛔,下之利不止。"即便文本正确无讹,"消渴"于两条中皆属临床表现,而非病名。类似本篇五苓散条亦有"消渴"一症,亦为临床表现,不是病名,五苓散证在本篇属小便不利病。

凡主症类病名,在仲景的诊断思路中,都是待查级别的,换言之,是排除了单一性病(彼时的)之后的诊断。在本篇小便不利才是这一待查级别的排除性诊断,消渴不是。"小便不利"是排除了消渴、淋病、水气,甚至妊娠水气等病之后的诊断。而消渴与淋病都是从小便不利中独立出来的带有单一病倾向("缩小指")的病种。

故知,消渴病出现在本篇是因其所有的另外一个主症——即原文中反复出现的"小便不利",从而与小便不利病产生鉴别困难。因仲景凡疾病同篇出现,皆是因为这些疾病间鉴别诊断困难的缘故。

二、诊断

作为一个疾病,《金匮》的消渴病既有以口渴为主,后世称为上消者:6条"渴欲饮水不止者",12条"渴欲饮水,口干舌燥者";也有多食易饥为主,后世称为中消者:第2条"趺阳脉浮而数,浮即为气,数即消谷而大坚。气盛则溲数,溲数即坚,坚数相搏,即为消渴",8条"趺阳脉数,胃中有热,即消谷引食,大便必坚,小便即数";及尿多为主,后世称为下消者:3条"男子消渴,小便反多,以饮一斗,小便一斗","三多"悉备,但未有条文提及表达消瘦的"一少"。

但以上这些是凭据着当今对消渴病既有知识,作为"取景框"对篇中原文含义的"取景"解释,仲景是否有此清晰认识尚不好说。

消渴虽已不是主症类病种,但诊断依然摆脱不了对临床表现的依赖。综合其原文,其主症似乎可口渴,亦可不渴而为消谷善饥,大便干结,但不管哪种,都一概强调小便不合理得多,或是次数多("溲数"),或是量的多:"小便反多,以饮一斗,小便一斗"。但若小便不利与消渴并见,小便不利的表现是尿少,且属水液贮存体内,则属小便不利病。如第4、5条的五苓散证、第10条的栝蒌瞿麦丸证等。

不过显然,诊断颇是吃力。

因其格外强调小便不利,所以篇中原文不时游走在消渴病与小便不利病之间,以致有些条文讲述的究竟是消渴病还是小便不利病有些疑惑。如4条

"脉浮,小便不利,微热消渴者,宜利小便发汗,五苓散主之",5 条"渴欲饮水,水入则吐者,名曰水逆,五苓散主之",10 条"小便不利者,有水气,其人若(校勘为'苦')渴"等。甚至第 1 条"厥阴之为病,消渴,气上冲心,心中疼热,饥而不欲食,食即吐,下之不肯止",与《伤寒论》326 条厥阴病提纲证大致相同:"厥阴之为病,消渴,气上撞心,心中疼热,饥而不欲食,食则吐蛔,下之利不止。"如果文本没有问题,这一条的消渴指的症状,病名是伤寒厥阴病,而不是消渴病,也不是本篇中的其它任何一病。

三、治疗

[原文]男子消渴,小便反多,以飲一斗,小便一斗,腎氣丸主之。方見脚氣中。(3)

本条为肾气虚寒消渴的诊与治。

诊断:"男子消渴",消渴是病的诊断,亦是主症。男子主精,在张仲景语言习惯里(参见虚劳病篇)有暗示肾虚之意。这是证的诊断。

"消渴,小便反多,以饮一斗,小便一斗","反"是言其不合常理。因消渴是身体的自救反应,此时小便量应减少,不能减少,饮一斗,尿一斗,进出相等,未能留在体内,故谓之"反"。说明此消渴以尿多为特点。

犹可见神疲力倦,腰酸膝软,头晕耳鸣,舌淡,苔白,脉虚无力等。

证属肾气虚弱,不能化气摄水。

治疗:温肾化气摄水。方药用肾气丸。

下消临床有偏于肾阴(精)虚、肾阳(气)虚及阴阳两虚之不同,应注意区别对待。

[原文]渴欲飲水,口乾舌燥者,白虎加人參湯主之。方见中暍中。(12)

根据条文自然排列的顺序,此应属小便不利之下。虽然此证亦可见小便不利,但不是小便的病变,而是热盛伤津所致的小便减少。这里因较符合当今对消渴病上消类诊断与治疗的认识,故移来此处。

诊断:"渴欲饮水,口干舌燥"是主症。注意,这里未提及在伤寒病、暍病时的发热汗出症,提示杂病内热伤津,以口渴为主症时,亦是白虎加人参汤的适用范围。

治疗:白虎加人参汤清热生津。

【淋病】

淋病,病名。一般理解为以小便淋沥涩痛为主症的一类疾病。

淋病一名首见于《内经》。《素问·六元正纪大论》:"其病中热胀面目浮肿,善眠衄衊喷欠呕,小便黄赤,甚则淋。""其病淋,目瞑目赤,气郁于上而热。"及《素问·本病论》"民病淋溲,目系转,转筋喜怒,小便赤。"但仲景应该是赋予了该病新含义,所以会于首次进入淋病部分时,给出定义。这就是第7条"淋之为病,小便如粟状,小腹弦急,痛引脐中。"小便如粟状一般都从尿中有砂石解,若是,这就是一个高度辨识度一锤定音式的诊断依据了。惜尚未筛选到有效治方,但提到了治疗禁忌。9条"淋家不可发汗,发汗则必便血"。

【小便不利】

一、所谓小便不利

小便不利,本是所有小便出现病理变化的统称,但张仲景用指小便病理性量少。

小便不利是主症类病种,即小便不利待查。从小便不利中排除出的带单一性质的病有:水气病、黄疸病及妊娠水气病。

延伸问题:小便不利指小便量少有何理据?

其理由有四:

一是从其语言习惯看。

不但小便颜色与性状的变化会以更具体的文字讲述,如"小便赤(百合病)"、"小便不利而赤"、"小便色不变"(黄疸病)、"小便如粟状"(本篇),小便量多时也是,如"小便利数"(肺痿病)、"小便数"(肺痿病、脾约)、"小便反多,以饮一斗,小便一斗"(本篇)、"小便已,洒洒然毛耸"(暍病)、"小便清"(《伤寒论》第56条)、"小便已阴疼"(《伤寒论》第88条)、"小便色白"(《伤寒论》第282条)、"小便利,色白者"(《伤寒论》第339条)等。表明小便的这些变化都被排除在了小便不利的含义之外,尤其小便数可谓是小便不利的反义词。

推测应该是小便不利常见,故独占了小便不利一词,使其它的小便改变需将特点具体述出,以示有别。其情形类似悸与心下悸、脐下悸的关系。

二是从其所出现的病证看。

出现于伤津原因所致小便量少。典型者如《伤寒论》第 59 条:"大下之后,复发汗,小便不利者,亡津液故也,勿治之,得小便利,必自愈。"

因排出困难所致的小便量少。《金匮·水气病》最典型,小便不利与水肿一症多次反复相伴出现:"小便不利,故令病水。""小便数,今反不利,此欲作水。""病水腹大,小便不利,其脉沉绝者,有水。""小便不利,腹满因肿者,何也? 答曰:此法当病水,若小便自利及汗出者,自当愈。"等等。

三是从对小便不利的治疗看。

从治则看,如"小便不利,大便反快,但当利其小便"(湿病),"不利"作为"快"的反义词出现(参《伤寒论》第 105 条"若小便利者,大便当硬",第 244 条"小便数者,大便必硬",第 250 条"小便数,大便因硬"),治疗用利小便的方法。

其治方如:"小便不利……五苓散主之"。肾气丸能"利小便",使水饮"从小便去之",其主治见症亦有小便不利。"小便不利者,有水气,其人苦渴,栝蒌瞿麦丸主之"。

四从反证看。

《伤寒论》第 377、389 条及《金匮·呕吐》等俱有"小便复利……四逆汤主之",小便利是小便失禁。

水气病并有"小便通利"语,"不利"当即是"不通"意。于仲景书中小便不利是小便量少应无争议。其它类似表述还有"小便难""小便少"等。

二、诊断

是病理性的小便量少。且是排除了消渴病、水气病、黄疸病、妊娠水肿等病之后的诊断。

三、治疗

[原文]小便不利者,有水氣,其人若渴,栝蒌瞿麥丸主之。(10)

栝蒌瞿麥丸方:栝蒌根二兩　茯苓三兩　薯蕷三兩　附子一枚(炮)　瞿麥一兩。上五味,末之,煉蜜丸梧子大,飲服三丸,日三服;不知,增至七八丸,以小便利,腹中溫為知。

本条为上燥下寒,阳虚水停小便不利的诊与治。

诊断:"小便不利"是主症,亦是病名。"小便不利者,有水气"是判断句,小便不利的病因是因为有水气,即有水邪内停所致。从用药看,造成水饮内停的原因是肾阳不足。

"其人若渴",《医统正脉》本作"苦渴",可从。苦渴即苦于口渴,说的是口渴的程度,水邪内停虽亦可致口渴,但方中用了栝蒌根。栝蒌根于《金匮》正文部分凡三见(痉病栝蒌桂枝汤、百合病栝蒌牡蛎散及本条),所治皆津伤,主症有"渴不差",说明此处是为渴而非小便不利而设。即小便不利是因为有水气,渴是因为有津伤,双因素共病。小便不利病篇,小便不利一定是主症,却在治疗小便不利的同时,兼顾到口渴的情况,对于惯于急者先治的张仲景而言,这只能说明口渴一症亦甚突出。即"苦渴"。渴的原因,多被解读为上焦燥热。

并可见下肢浮肿,腰腹畏冷等症。因方后有"腹中温为知","知"是见效意。

治疗: 润燥生津,温阳利水。方用栝蒌瞿麦丸。方中栝蒌根润燥生津,附子温肾化气,山药、茯苓、瞿麦健脾利水。

本篇小结

本篇论述了小便有关三病。但其诊断思路不是小便类病的集合。张仲景的诊病思路不是围绕身体的部位展开的。正如大便的下利与便秘未合在一个篇章讨论一般。他的诊病思路仍是一以贯之的单一病。所以即便以小便不利为主症,但因属水肿病、妊娠水肿病等,故皆未出现在本篇章中。

消渴、淋病亦有小便不利,它们与作为病名的小便不利的关系,类似肺痿、肺痈与咳嗽上气的关系,是张仲景诊断思路的体现。要注意到,小便不利也是水肿病(在《金匮》名水气病)的主症,但因为水肿的诊断,使其从本篇独立分离了出去。同样的情况还有黄疸、子肿(妊娠肿胀)等。若小便不利不是主症,则更为散在,多病篇皆可见到。

因为消渴、淋病与小便不利彻底的鉴别诊断有困难,所以合为同篇。

小便不利类的疾病是五脏系统中肾系的疾病,《金匮》彼时观察疾病的方式,或者说传统中医学观察疾病的方式,决定了对肾系病症的认识困难,这应该也是《金匮》全书肾系疾病内容明显落后于脾胃系及肺系的原因。

因为诊断的困难,病的界限模糊,鉴别、分类、治法等一应缺如,治方筛选相应亦被掣肘,是《金匮》较不完整的一篇。

水氣病脈證並治第十四

【水气病】

一、所谓水气病

水气病即水湿内停所生之病。

"气",《汉语大辞典》"指某种病象"。"水气",即疾病表现有水之景象。这很"科学",因为水在人体内,医学能观察到的并不是水本尊,而是水之外象。

水之象最典型者,是因水而肿胀浮起,谓之水肿。"水气""水肿",皆见于《内经》,以"水气"表病机,以"水肿"表临床表现。典型者如《素问·评热病论》:"诸有水气者,微肿先见于目下也。"

仲景仅取用了"水气"一词,含义与《内经》同。典型者如本篇的"四肢肿,水气在皮肤中",与《内经》含义一致,始能逻辑一致。

寒疝病乌头煎煎煮法里,有"以水三升,煮取一升,去滓,内蜜二升,煎令水气尽"句,清楚表明,水气即是水,"水气尽"指以水的景象消失进行判断。

不以肿为病名者,因肿在水气病篇中,不是贯穿全篇的主症,尚有并无水肿的其它情况存在,主要是某些仅局部有水者:其中"水饮所作"于心下,以"大如盘,边如旋盘(或旋杯)"为特征时,起名曰"气分"以作分别;局部水停在腹中,即腹水时,后世另立"鼓胀病"病种。之外,尚有主症虽不是水邪所致,但因常伴发有水肿而需与水病作鉴别的黄汗病等。

对"水气病"的概念尚有疑问。概念的内涵是水,但符合此内涵者,亦出现在包括伤寒在内的多种其它疾病中。概念的外延更是复杂。它不是一个主症病种,因其允许主症不一致,而不同的主症又不是因为处在同一个病的不同演变阶段的缘故,因又不是一个单一病种。如可以肿,也可以不肿(水停局部);有水肿者也不尽为水气病(如咳嗽病"面浮肿"、支饮"其人形肿"、肺痈"一身面目浮肿"),水停局部者也不尽为水气病(如痰饮病)等。

也不是排除式诊断。小便不利篇中有"小便不利者,有水气"之语,主症与病机都与本病相符,却排除为不属本病。小便不利是主症类病种,是排除了消渴、淋病、水气病、黄疸等之后的结果,类似排除了肺痈肺痿等之后的咳嗽病,属排除式诊断,若"小便不利病"与"水气病"两个病,彼此都依赖排除其它病之后诊断,其结果就不可能有"小便不利病"与"水气病"两个不同的病,使本篇成为全书疑点难点较多的一篇。

二、诊断

概念的疑问其实就是诊断的疑问,这里只能就其明确的部分进行讨论。

如何理解仲景在此病的诊单一病思路? 水气病不是一个单一病,包含的单一病众多,也包括了中医学认为参与水液代谢的所有脏腑所引致者,使内在机理所含复杂。其诊单一病思路的体现是,妊娠水肿未设置在此篇,其它疾病中,不以水气为主者或水气属继发性的出现,亦未放置于此篇。

其它疾病中,不以水气为主者如《伤寒论》中有"心下有水气""胁下有水气""从腰以下有水气",包括著名的真武汤证;《金匮》则如痰饮病"肠间有水气"、湿病"其人如冒状,勿怪,即是术附并走皮中,逐水气未得除故耳"、小便不利病"小便不利者,有水气"等。水气属继发性的出现者如咳嗽病出现面浮肿、支饮出现心下痞坚等。

因为"水气"是一个病机词汇,但有水气不等于即是"水气病",使水气一词有病机与病名两个含义。

什么条件下,它独立为病名? 或者说水气病张仲景是如何诊断的?

1. 临床表现诊断

《金匮·妊娠病》11 条有"妇人伤胎,怀身腹满,不得小便,从腰以下重,如有水气状"语,"如有水气状"一词提示,水气的诊断凭借的主要还是临床表现:

其一,肿与小便不利能大致被归纳出。尤其肿与小便不利(指量少)并见,只见于本病篇,是具诊断价值的主症。典型者如"病者苦水,面目身体四肢皆肿,小便不利"。

肿,几乎仅仅出现在本病中。其它病中出现情形有二,一是局部病痛所致的局部肿,如历节病的关节肿、疮痈病的局部红肿等;再是少量肺病过程中出现的浮肿,见载于咳嗽、痰饮病中。提示肿作为本病辨识度较高的临床表现,是被其注意到并给予了应有的重视的。"脉得诸沉,当责有水,身体肿重。"

当然,仲景通篇未用"水肿"一词,但肿是水病的重要临床表现,篇中是认识到的,且构词方式已非常有规律,总是部位与"肿"结构成词,部位在前,"肿"字在后,很是规范:"面目肿大""四肢头面肿""一身面目洪肿""面目手足浮肿""面目身体四肢皆肿""一身悉肿""四肢肿""身肿""身体肿""腹满因肿""阴肿""脐肿""腰以上肿""腰以下肿"等。规范是学术已有一定成熟度的标志。

小便不利,在《金匮》中主要指的是小便量少。其时已然认识到小便不利与水肿的重要关系,成为水肿的主症之一。原文中有大量小便与水气病关系的描述:"一身面目黄肿,其脉沉,小便不利,故令病水。""小便数,今反不利,此欲作水。""小便难……水走皮肤,即为水矣。""为水,小便即难。""病水腹大,小便不利,其脉沉绝者,有水。""小便不利,腹满因肿者,何也? 答曰:此法当病水,若小便自利及汗出者,自当愈。"等等。

与小便不利类似的表达还有"小便难",出现亦不止一次。

本篇虽然包括内容众多,水肿并见小便不利是其中最重要的一部分。

其二,《金匮》水气病中有腹水的描述:如"病水腹大,小便不利""肝水者,其腹大不能自转则……小便续通……脾水者,其腹大……小便难。肾水者,其腹大,脐肿腰痛,不得溺。"腹水属鼓胀病,《金匮》未设鼓胀一病,也未有另篇专述腹水,知《金匮》水气病包括了鼓胀。

仲景尚未意识到这腹水(鼓胀)其实是另一类有不同疾病规律的病种,情形类似其未意识到射干麻黄汤证的表现其实属哮喘病。

水肿与鼓胀有同病性,是《内经》时代延续下来的前识。《灵枢·水胀》:"水与肤胀、鼓胀、肠覃、石瘕、石水,何以别之?"这是撰写这一章节的人,认为它们是个问题,才自设的这一问。水肿与鼓胀后来的分开,是因为它们所属的单一病不一样,但对古人来说,当时它们还深藏在认识之外,尚未意识到。实际上,中医学一直到很晚,还在讨论水肿病的定义或者说诊断问题。如元《丹溪心法》:"水肿者,通身皮肤光肿如泡者是也。"明《仁术便览》:"遍身皮肤光肿如泡,手按成窟,举手即满者是。"明《万病回春》:"水肿者,通身浮肿,皮薄而光,手按成窟,举手即满者,是水肿也。初起眼胞上下微肿如裹水。"

其三,心下坚,大如盘,边如旋杯(或边如旋盘)。"气分",有即将独立成一个新的病种之意,情形类似咳嗽病中的肺胀、呕吐病中的胃反等。

只是"肿"也出现在其它病篇,如湿病"身微肿",咳嗽病"面浮肿""一身面目浮肿",痰饮病"形肿"等。所不同者,同时强调"小便不利"及"肿"与"水气"同条出现者,仅见于本病篇。

2. 分类诊断

水气病的分类不止一种。既有以五脏划分者,被简称为"五脏水"①,亦有以临床表现类分者,被简称为"四水"(原文第1条②),以及在治则中用到的肿在腰以上与以下的二分法。

其中五脏水法,是《内经》常用的模式,但本篇的治疗所跟随的,是"四水"法。"四水"法在仲景其时还是比较小众的最新认识,故以引用的形式出现。

"四水"法较五脏水分法好在哪里,以至其使《内经》的方法未获"撰用"(选用)?

与其它病取五脏分类法时一致,五脏水的认识也是五脏间齐头并进,既未指出哪些是重点,也未能对不常见(非典型)者作出排除。而仲景对"分类"的态度是,分类必须能反映病的规律,或者说在仲景书中,分类是病规律的一个组成义项。故《金匮》在排除单一病后处在待查状态的症状类病种中,即便条文数再多,也是不设分类的。如咳嗽病,腹满病,呕吐病,下利病等。因其内含不止一个病规律。水肿虽也是一个非单一病种,但这是今天的知识背景下的认识。仲景其时认识则未必如此清楚深刻。这一点,黄疸病与之类似。

如此,要从水肿病中找出规律,并按规律对其进行分类,就只能着眼于常见者。

其中以风水、皮水的讲述最清楚明白。正因为能诊断明确,故能筛选到有效方剂。

归纳篇中风水的表现有,外感起病,见"脉浮,骨节疼痛,恶风",之后发生水肿,肿在头面部("面目肿大"),并可延及全身("一身悉肿""按其手足上,陷而不起")③。

皮水内容较不单纯。它似乎包含了不止一个方面的内容:一部分与风水

---

① 心水者,其身重而少氣,不得臥,煩而躁,其人陰腫。(13)

肝水者,其腹大,不能自轉側,脅下腹痛,時時津液微生,小便續通。(14)

肺水者,其身腫,小便難,時時鴨溏。(15)

脾水者,其腹大,四肢苦重,津液不生,但苦少氣,小便難。(16)

腎水者,其腹大,臍腫腰痛,不得溺,陰下濕如牛鼻上汗,其足逆冷,面反瘦。(17)

② 師曰:病有風水、有皮水、有正水、有石水、有黃汗。風水,其脈自浮,外證骨節疼痛,惡風;皮水,其脈亦浮,外證胕腫,按之沒指,不惡風,其腹如鼓,不渴,當發其汗;正水,其脈沉遲,外證自喘;石水,其脈自沉,外證腹滿不喘;黃汗,其脈沉遲,身發熱,胸滿,四肢頭面腫,久不愈,必致癰膿。(1)

③ 寸口脈沉滑者,中有水氣,面目腫大,有熱,名曰風水。視人之目窠上微擁,如蠶新臥起狀,其頸脈動,時時咳,按其手足上,陷而不起者,風水。(3)

极相似,以至要讨论与风水如何鉴别的问题(如第 4 条①),这一部分用越婢加术汤治疗,而越婢汤清泄肺热,也是治疗风水的主方。不过皮水条文下,从未言及作为风水特征的面目肿。另一部分则明显属脾虚水肿者。以健脾益气,利尿消肿的防己茯苓汤为主方。

正水石水有疑点。

正水似乎是首见于《金匮》的术语,按照惯例,张仲景对流传度不广的病证名,是会首先作定义的,但却没有。因为叙症甚简,难以讨论。

《金匮》对石水的论述仅见第 1 条,其症"其脉自沉,外证腹满不喘"因相符的单一病众多,不足凭借诊断。石水一词出自《内经》,虽有数出,但述及其临床表现者仅《灵枢·邪气脏腑病形》:肾脉"微大为石水,起脐已下至小腹腄腄然,上至胃脘,死不治。"与本条"腹满"相像。《灵枢·水胀》另有"黄帝问于岐伯曰:水与肤胀、鼓胀、肠覃、石瘕、石水,何以别之?"虽下文未予解释,但从文中设问逻辑看,石水与水肿是并列的、需作鉴别诊断的不同病种,而不是水肿的一个类别。

至于黄汗,主症是"汗沾衣,色正黄如柏汁"。其有几个主要兼症,一是肿,发热汗出而渴,状如风水,小便不利。有时小便通利,小便通利,则无水肿或肿亦不甚,故谓兼症。二是痛、冷痛:冷,状如周痹,痛在骨节,骨节疼痛,两胫自冷、胸中痛,腰髋弛痛,身疼重。它的发展转归路径不同:或"久不愈,必致痈脓",或"久久其身必甲错",或"必生恶疮",或"久久必身瞤,瞤即胸中痛"。因黄汗病如今极鲜见,无法作更深入的探讨。但黄汗不当属于水病的一类,只是因有时出现"状若风水""四肢头面肿"症,与水肿类似,成为水病的鉴别诊断病种。

延伸问题:关于分类与病机

对四水分类立场的理解,目前普遍所持的,是因主病脏不同之说。

在中医学里,五脏系统意味着人体的全部,人体所生之病,与五脏一定有关联。但四水毕竟不是按五脏进行的分类。因后文有五脏水,更因这里只有四类。

讨论这一问题的意义在于,四水分法与五脏水分法,认识疾病的立场是有

---

① 太陽病,脈浮而緊,法當骨節疼痛,反不疼,身體反重而酸,其人不渴,汗出即愈,此為風水……渴而不惡寒者,此為皮水。(4)

原则区别的。四水是基于对水肿病临床观察总结而作的划分,与五脏水不同,它未有先验的设定,是尊重疾病客观规律的态度,贴近疾病真实的做法,它的地位要高于五脏水划分法,下文方治即是按四水展开。四水划分法作为知识,它未必是成熟的,但它的立场,是值得肯定的。

也就是说,不应从五脏的角度理解它,而应从水病的规律将其再深入。

3. 鉴别诊断

继发性水肿不属于水气病。除于它病中有所阐述外,20条提出尚有一种名曰血分者,亦可继发水肿:"问曰:病有血分水分,何也? 师曰:经水前断,后病水,名曰血分,此病难治;先病水,后经水断,名曰水分,此病易治。何以故? 去水,其经自下。"

血分:病名。原文19条有血分的定义:"妇人则经水不通。经为血,血不利则为水,名曰血分",与20条含义一致。"经水前断,后病水",即先闭经,后继发出现水肿。水肿与闭经是同一个病,是闭经的继发病变,不是另一个病。该病医治较难取效。席汉综合征与血分临床表现及预后相符。

水分:即是本篇的水气病。"先病水,后经水断",指先水肿,后出现闭经,闭经是因为水肿而致的月经不调,相对血分,此病较易取得疗效。水肿退后,其经亦自然来潮。

本条表现出极强的诊断意识,并且是疾病意识。诊断意识须要专业训练才能建立,未建立此意识者,只是关注如何治的问题。

三、治疗

(一)治则

[原文]师曰:诸有水者,腰以下肿,当利小便;腰以上肿,当发汗乃愈。(18)

夫水病人,目下有卧蚕,面目鲜泽,脉伏,其人消渴。病水腹大,小便不利,其脉沉绝者,有水,可下之。(11)

以上两条为水气病治则。分为发汗、利尿、逐水三法。都属祛邪之法。

发汗法:用于水肿的特点是腰以上肿明显者。

利小便法:用于水肿的特点是腰以下肿显著者。

逐水法:用于水湿壅盛,"可下之"之"可",有酌情而用之意。

消渴,此指口渴多饮的症状,非病名。

延伸问题:治法与肿分腰之上下

① 关于水气病治法

发汗、利小便均属祛邪治标之法,是一种急则治标的方法。这是因为,相较于痰饮病,水病是在水的排泄环节出现障碍(故水肿外,小便不利亦是主症),致大部分的水不能排出体外,故轻易即能被人察觉,都提示标急明显。

但单纯祛邪的方法,通常只适用于水肿病的实证、阳证,对于虚证、阴证者则不宜单独使用(不包括急者先治,先后异治)。同时因人体表里、上下是统一的整体,彼此间可相互影响,故发汗时,可酌配少量分利小便之品;利小便时,可酌配少量发散宣肺之品,贵在分别主次,灵活运用。

② 关于肿分腰上下

腰以上或以下肿,治法不同,提示腰上下肿是水肿病一个重要的分类方法。或者说是鉴别不同水肿的一个重要指征。

如果它抓住了疾病的客观规律,那么在之前论分类的原文里,就应该有所出现,确实是,是暗暗出现的,即面目肿。因这里的腰上下肿分类法也是引用,应该只是不同学者所用的不同说法。如第3条风水"面目肿大",第1条风水皮水皆用"发其汗"法。

后世阳水阴水的分法是否更贴近水肿病规律? 应该说,阴阳二分法较之腰上下之分更笼统,因所有病都可分为阴阳两类,由阴水阳水取代腰上下肿的意义,应该是其更宽泛的包容性,因水肿原因复杂,腰上下肿的分辨只适合部分水肿病(如是否急性肾小球肾炎),早期因为某病的常见,在未能全面把握所有水肿的情况下,依据其所观察到的做了总结划分。后世累积了更多的经验,发现腰上下的辨识指导性不够,这时因尚没有能力将水肿作不同病的区别(如咳嗽即是区别为肺痨、肺痈等病,而不是把所有病的咳嗽归在一起,然后区分为阴咳与阳咳两类),所含特别复杂,故以阴阳作别。

③ 以发汗与利小便法治疗水肿,是在《内经》即已总结到的,至仲景时代,大概已是"路人"皆知的状态,这里却有必要以"引用"的形式介绍出来,其"小众"性在于,《内经》仅提出发汗("开鬼门")、利尿("洁净府")原则,未讲述于临床应如何具体落实。

与中国文化的特点相仿,中医学内亦有很多名言警句式的话语而未加以体系化,因为未对名言警句的边界范围加以设定,难免让人不时心生困惑,如

"补脾不如补肾""补肾不如补脾",二说出于不同的医家,用于不同的临床状态,皆有用武之地,但它们各自的适应病症是什么?条件不设定,难免会让人无所适从。

回到这里的 18 条,应是因为将《内经》的治则"落地",即发汗法用于"腰以上肿",利尿法用于"腰以下肿",使原则性的治疗方法有了一定的针对性,也就是说,认识向前推进了。在此时,这一新认识大概尚属最新"研究进展",未广为人知,故需以引用的面貌出现。

(二)治方

1. 风水

[原文]風水,脈浮身重,汗出惡風者,防己黃芪湯主之。腹痛者加芍藥。(22)
防己黃芪湯方:方見濕病中。

本条为风水表虚的诊与治。

诊断:本条亦出现在湿病中,原文仅一字之差,彼为"风湿",此名"风水"。在湿病时以关节疼痛为主症;本条以一身面目肿,按之凹陷不起为主症。异病同治。

"脉浮身重(肿),汗出恶风"是主症,包含两层含义。一是风水在表见症,"脉浮身肿";二是卫表气虚的表现"汗出恶风"。可参见前文。

治疗:防己黄芪汤功能补气固表,利水除湿。

防己黄芪汤是非典型风水的治方。典型的风水是实证。本方所治于典型之外另有气虚存在。曾于临床见水肿病久之人,表证虽不明显,但水肿在上午尤其是晨起时仍以头面为甚,午后方转成下肢肿,从本方治效如桴鼓。提示气虚亦可是因水病而致,不必定是素体使然。

风水是外感热性病的一种,典型者初起每有"太阳病"(本篇 4 条)的表现。恶寒发热或有病程的时间性,水肿却未必同,提示本方治的诊断依据,应以水肿的特点为中心,风水病另有自身的疾病规律。

[原文]風水惡風,一身悉腫,脈浮不渴,續自汗出,無大熱,越婢湯主之。(23)
越婢湯方:麻黃六兩　石膏半斤　生薑三兩　大棗十五枚　甘草二兩。
上五味,以水六升,先煮麻黃,去上沫,內諸藥,煮取三升,分溫三服。惡風者加附子一枚炮。風水加術四兩。

本条是风水郁热证的诊与治。本证是风水典型证,方是主治方。

诊断:"一身悉肿"为主症。诊为水肿病。

"恶风,脉浮",可据此诊断水肿病的类别是风水。

"不渴",《心典》作"脉浮而渴"。因认为在需要半斤石膏清热时,"不渴"于理不合,故各教材用校勘的方式,将原文训为"而渴"。但所用校勘的底本是《心典》,这是一个在版本学上不太有依据性的注本,强行据此校勘,显示出是学者们主观存在看法:此处"不渴"不合理。对本篇全篇内容归纳表明,渴与不渴,似乎是张仲景区别风水与皮水的一个鉴别要点,以之区别有无化热入里之意。暂且存疑。

"续自汗出,无大热",多被解释为因"续自汗出",使外表"无大热",但实际上却有郁热存在。

证属风水在表,内有郁热。

治疗:越婢汤功能散邪清热,发越水气。方中麻黄、生姜发越阳气,宣散水湿,石膏清肺胃郁热,除口渴,大枣、甘草补益中气。

方后"加术"是增加祛湿之力,类似治咳喘时的越婢汤加半夏。二者同是肺热证,故皆以越婢汤为底方,为增强针对性,肺热咳喘时加半夏,肺热水肿时加术。提示这两个病的物质基础有相同之处,因现代医学认为,肺热证病变器官在肺,风水的病变器官则在肾,提示或尚有认识空间在。

"温三服",《千金》下尚有"复取汗"三字。

2. 皮水

[原文]裏水者,一身面目黄腫,其脈沉,小便不利,故令病水。假如小便自利,此亡津液,故令渴也。越婢加术湯主之。方見下(5)

本条为皮水郁热证的诊与治。是风水表证已罢,故属在皮水,里热水肿的证治。

诊断:"里水",《脉经》注:"一云皮水"。"黄肿",《脉经》作"洪肿"。

"一身面目黄肿"即全身水肿,头面为甚;"小便不利",皆是主症;"脉沉",此外当有发热口渴等热象存在。

证属肺失宣化,郁热内生,脾失健运,水溢皮肤。

治疗:越婢加术汤的功能为发汗利水,清泄郁热。方中越婢汤发汗利水,兼清郁热,术除肌表之湿。

我读《金匮》

本条与风水之越婢汤证在病机上皆可有水溢肌表，热郁于里，但后者水湿较轻，用越婢汤即可，而本条水湿较之为重，故加术增强祛除肌表水湿之力。

[原文]皮水為病，四肢腫，水氣在皮膚中，四肢聶聶動者，防己茯苓湯主之。(24)

防己茯苓湯方：防己三兩　黃芪三兩　桂枝三兩　茯苓六兩　甘草二兩。上五味，以水六升，煮取二升，分溫三服。

本条为脾气虚水肿的诊与治。本证是皮水的典型证，方是主治方。

诊断："四肢肿"，这是水肿病的主症。它没有强调头面肿，也就是说与风水作了鉴别诊断。

"四肢聶聶动"，原文自带的解释是"水气在皮肤中"，其含义被解释为，因水气阻碍阳气运行之故。"聶聶动"，"聶聶"是联绵词，《辞源》："轻虚平和貌。《素问·平人气象》：平肺脉来，厌厌聶聶，如落榆荚，曰肺平。"厌厌(yān yān)：安静和悦。"聶聶"是对"动"样子的形容。皮肤之中自觉聶聶样动，具体地说，学术界有两种理解：一是说指局部肌肉轻微的跳动，另说是皮下有蚁行感，不能统一。且蚁行感仲景曾直接描述，而未用"聶聶"表示：《金匮·湿病》防己黄芪汤条"服后当如虫行皮中"，《伤寒论》196条"阳明病，法多汗，反无汗，其身如虫行皮中状者，此为久虚故也"。之所以出现分歧，乃是因为罕见，故虽不能知其具体样貌所指，但不是此证诊断时的必见症当是可以肯定的。

证属脾虚失运，水湿内停。

本条病机普遍用皮水阳郁说。阳郁只是解释"四肢聶聶动者"，此症并不常见，非必见症，亦非主症，以其作为整个方证的病机不合适。

治疗：防己茯苓汤功能通阳化气，分消水湿。方中桂枝、茯苓是仲景方的经典配伍，通阳利尿；防己、黄芪亦是重复多次的关系药物，益气祛水；甘草则调和诸药。

延伸问题：本方是否功在"分消水湿"？

因为本方所用防己黄芪与治风湿风水的防己黄芪汤同，故多有教材谓本方功能"分消水湿"者。分消的意思是，桂枝茯苓使从尿解，防己黄芪使从汗解。此说未必正确。

防己黄芪汤能作汗，是药后的护理达到的："服后当如虫行皮中，从腰下如冰,后坐被上,又以一被绕腰以下,温令微汗,差。"该方本身不是解表剂,不能作汗。其理与桂枝汤同。桂枝汤不温服温覆啜粥时,亦不会发汗,故才能治里证。即便桂枝加桂汤,方中解表药桂枝剂量加大了,仍可治属里证的奔豚。本方在药后护理中未作旨在取汗的特别护理,未必能发汗,"分消"之说难以成立。

【气分病】

气分一名似乎首见于《金匮》,却不是仲景的原创,是借用的术语,见原文30条①。但30条引用中对气分的论述难解不明,与仲景自己所述的31、32条颇不一致,似乎仲景只是借用了一个术语而已。从本篇逻辑推测,气分应该是相对于血分、水分的存在,即既不是水分,也不是血分,且又与水病有联系,有鉴别诊断的需要。从31、32条自带的"水饮所作"来看,气分是局部的水饮内停之病。

[原文]氣分,心下堅,大如盤,邊如旋杯,水飲所作,桂枝去芍藥加麻辛附子湯主之。(31)

桂枝去芍藥加麻辛附子湯:桂枝 生薑三兩 甘草二兩 大棗十二枚 麻黃 細辛各二兩 附子一枚(炮)。上七味,以水七升,煮麻黃,去上沫,内諸藥,煮取二升,分溫三服。當汗出,如蟲行皮中,即愈。

心下堅,大如盤,邊如旋盤,水飲所作,枳术湯主之。(32)

枳术湯方:枳實七枚 白术二兩。右二味,以水五升,煮取三升,分溫三服,腹中軟即當散也。

两条用药差异虽大,但主治证皆属水饮内停,见症相类,都在心下,能够扪及,说明此"心下坚"质地不算柔软(不仅是主观感受),按之有形,大小分明("大如……"),形状清晰("如盘""如杯""边如……")。对此临床见症的解释却不尽如人意,详见"延伸问题"。

因为在疾病表现上诊断难明,各教材对此处两方功效的论述,实际上是基于对方中药物功效的认识。认为桂枝去芍药加麻辛附子汤功在温阳散寒,通

---

① 師曰:寸口脈遲而澀,遲則為寒,澀為血不足。趺陽脈微而遲,微則為氣,遲則為寒。寒氣不足,則手足逆冷;手足逆冷則營衛不利;營衛不利,則腹滿脅鳴相逐,氣轉膀胱,榮衛俱勞;陽氣不通即身冷,陰氣不通即骨疼;陽前通則惡寒,陰前通則痺不仁;陰陽相得,其氣乃行,大氣一轉,其氣乃散;實則失氣,虛則遺尿,名曰氣分。(30)

利气机,而枳术汤则是取行气散结,健脾利水之效。

延伸问题:"心下坚,大如盘,边如旋杯""心下坚,大如盘,边如旋盘"含义

"大如盘,边如旋杯/盘",注家解释繁多,无一致答案。

其中以"旋杯"一词看法较多。主要有:

训其为复(覆)杯。如《今释》"旋杯为覆杯之误"、5版统编教材及教参"即复杯"等。

这或是复(覆)杯一词较为常见之故。如《史记·仓公列传》:"瘕根在右胁下,如覆杯";《金匮·五脏风寒积聚》:"脾死脏,浮之大坚,按之如覆盂(即"杯"),洁洁状。如摇者,死";《灵枢·邪气脏腑病形》:"肥气在胁下,若覆杯"等,皆可见到复(覆)杯字样。

但这样,"边如旋杯"就成了"边如覆杯"。此一失也。

对此"边如覆杯"的解释,《今释》:"已云如盘,又云如覆杯者,言心下坚,大如盘,而其形状中高边低,按之虽外坚而如无物,故曰如覆杯";5版统编教材:"痞结而坚,如盘如杯";教参:"有如覆杯之状";《译释》:"谓心下坚,大如盘,形状中高边低,按之虽外坚而内如无物,故曰复杯"。都是指覆杯为倒扣过来的杯子之意。而其"边"的解释则被有意无意地忽略了。此二失也。

(按:"覆杯",郭霭春等著《八十一难经集解》谓:"杯"是误字。《医心方》卷十治积聚方第一引《医门方》作"坏",可据改。"坏"是瓦未烧者,见《一切经音义》卷十五引《字林》。)

尚有衍文说。如《金鉴》《述义》等。

亦有不予解释者。如《侣山堂类辩》《新解》等。

至于"旋盘"一词虽多无异议,但仍是从"旋"作"复"解。《易解》的看法可算作其代表:"旋杯"是"脚企而束,身高而峭",积水牢固而严重;而"旋盘"是"脚阔而低,身扁而平",形容"腹大的根脚缓弛,面积平阔"。

然为何"旋"可解作"复",其理仍难明,"边"仍被忽略。

衍文说亦难成立。因相同说法可在多种文献中见到。尤具说服性的如《千金》《外台》等典籍中的此类记载。《外台》:"深师附子汤,疗气分心下坚如盘,边如旋杯,水饮所作。此汤主之(仲景《伤寒论》名桂枝去芍药加麻黄细辛附子汤)。""备急疗心下坚,大如盘,边如旋盘,水饮所作,枳实白术汤。""张文仲疗心下坚痛,大如碗,边如旋盘,名为气分,水饮所结。方:枳实七枚炙,白术三两。"《肘后方》:"治心下坚痛,大如碗,边如旋盘,名为气分,饮水所结。方:实

七枚炙,术三两……当稍软也"等。

"心下坚,大如盘"是指剑突下胃脘部位出现盘状大小的块状物,按之有质感,这与一般由瘀血所致的积聚表现相仿。关键在于"边如旋杯""边如旋盘"症。

观察文献发现,许多典籍在描述瘀血癥积引起的腹部肿块时,仅作大如盘、大如杯,如掌大,有块如掌、有块渐如炊饼等,并无"边如旋杯""边如旋盘"之语伴随出现。如《难经·五十六难》:"脾之积,名曰痞气,在胃脘,复大如盘""肺之积,名曰息贲,在右胁下,复大如杯";《千金要方·坚癥积聚》:"癥坚,心下有物大如杯""少腹坚,大如盘""鳖癥,腹坚硬肿起,大如盘""积聚坚大如盘"。《古今医案按·积块》:"腹中有物大块如杯""上脘有块如拳""小腹下有块偏左,如掌大""小腹当中一块,渐如炊饼"等。

而在其腹部肿块是由痰饮所致时,各本在"大如碗""大如盘"后皆有"边如旋杯""边如旋盘"紧随。故该症可考虑是积块由痰饮所致的特征性的描述。

考"旋杯"一词,《汉语大词典》等各字词典籍未见这种搭配词例。"旋盘",《汉语大词典》释为:"旋盘,杂技节目之一,即转碟。"其意亦显然与本处不合。

旋者,圆也。旋杯、旋盘即圆杯、圆盘。杯为盛饮料器,盘亦为一种敞口而扁浅的盛器。边,即边缘之意。这里"边如旋杯""边如旋盘"的意思,是形容其腹中之块边缘规则,边界清楚,表面平整、光滑,如圆形杯盘之表面,强调了与瘀血所致癥积之块其边缘可不规则,表面常不光滑、平整,与周围易有粘连而致边界欠清的不同。

至于其"杯"与"盘"之间在病证性质上则无甚差别,因杯盘意近,自古以来,习惯上甚或杯盘并称,如杯盘狼藉之类,这里皆借其表面光滑平整之状喻之,故一时曰"杯",一时曰"盘"。因为有些版本中"旋杯""旋盘"互换使用,如《金鉴·删补名医方论卷》积术汤下以"边旋如杯"作释。《心典》在桂枝去芍药加麻辛附子汤条下以"边如旋盘"作释。《金匮发微》这两条于原文部分皆作"边如旋盘",注释部分则曰"同一心下坚,大如盘,边如旋杯之证"云云。5版《金匮》教材将"大如盘,边如旋杯"解释为"如杯如盘",似也在说"边如旋杯"与"边如旋盘"间不存在病机性质上的区别。

证之临床,如肝癌"肝质地坚硬,表面及边缘不规则,常呈结节状",而"巨大肝脓肿、多囊肝……等,可能有囊样或波动感"。

本篇小结

本篇专论水气病,是全书中疑难点较多的一篇。

水病的主要内容是水肿病,之外尚有部分会继发(或伴发)水肿的黄汗病、作为与水肿鉴别诊断而存在的血分、仅局部有水饮内停的气分、只有症状描述及指出病变脏腑的鼓胀病、及与水无关,却不知何故出现在了此篇的条文等。包含复杂。

水肿病是主体。较系统地论述了水肿病的分类、鉴别诊断、治则、方治等。

分类有四水分、五脏分两种。水肿病的病变原因与机理是极大的难点,外在观察很难胜任,体现在分类上,四水分法围绕的是水肿病,五脏水分法体现的则是当对病的认识难以鉴别时,退而以人为中心的思路。

与水肿病有鉴别诊断需要的是血分,这在今天仍有重要意义。至于黄汗、气分、鼓胀等,以现时的认识看,亦需要与水肿病作别。

治则有发汗、利尿与逐水三法。与痰饮病不同,水肿的治法,全是针对水邪的祛标之则,因水肿病标急明显。但水邪不是外来之邪,是身体的病变所产生,一旦标急有所缓解,治则当随之改变。

方治几乎都在风水皮水范畴。风水病变脏腑在肺,皮水多在脾,这与全书情况相仿,全书以肺脾系内容最丰富,大概是因为肺脾系的病变较易为当时的技术条件诊断。而诊断的明确,是方治筛选的平台。

黄汗今已极其罕见,就今之所见的黄汗病人,很难用到篇中温的方法。

鼓胀病只有极简单的腹大脐肿小便难之类的症状描述,及肝水脾水肾水的脏腑指认。

气分三条是一个较奇怪的存在。它不是水肿病,也没有水肿之症,本应属在痰饮病篇。

延伸问题1:本篇是否全为仲景所书的疑窦

本篇有相当的内容与书中其它各篇出入较大。表现在:

首先水肿是一个临床表现明显的病种,未受过专业训练的人,也能发现水肿的发生,故水肿在诊断上,不应发生把一个完全没有水肿或类似水肿表现的病,置于水肿病里讨论的情况。可是篇中第6、30、31、32条等却恰属此类情况。于理不合。

二是病的体例。全书各病的体例大致有定义、分类、临床表现诊断、病因病机、治疗原则、分治、治禁、预后。虽然限于对每病了解深度不同,而不能保证体例的完整,但每病展开的结构大致是如此这般的。但本篇有些条文偏离了。

如第5条①突然出现了一条孤立的方治,较为突兀。而第6条②与7条③,是在讲述趺阳脉的时候,捎带着提到了水。这两条在体例上的特别之处是,讲述的思路不是以水病为中心,而是围绕着趺阳脉展开的,故文中所述不是同一个病(疝瘕与水病基本无关,消谷也不是水病的重要见症或必然转归)。这是《内经》的讲述方式,不是张仲景的。

在《金匮》部分,因接触病例远没有伤寒病多,累积经验不如伤寒病丰富,使其在杂病部分,凡作理论,多采用引用前人著述的方式,如经云、经曰、师曰等,但在本篇,凡32条中,理论类阐述共有21条,其中引用体仅占6条,殊不相符。

三是诊断思路。全书的诊断以单一病(每病仅含一个疾病自身规律)为前提,当限于技术条件不能达到时,则以人的脏腑八纲气血津液等属性诊断(如腹满是非单一病,诊其虚实:"按之不痛为虚,痛者为实")。无出此二者。但本篇有些原文是游离的。如19条"水谷不化,脾气衰则鹜溏,胃气衰则身肿。少阳脉卑,少阴脉细,男子则小便不利,妇人则经水不通",展开方式是阴阳二分法思路,明显不是张仲景的。

四是学术个性。张仲景对理论阐述非常谨慎,疾病机理思辨尤其节约,这是他有别于《内经》的重大差异,但本篇对水气病病变机理的阐述却条文数众多,可是条文里的思路前后不连贯,内在逻辑难以捕捉,甚至使水气病的含义都扑朔迷离起来,如果不是有后人、且不止一位后人的批注夹注之类误入了正文,则很难理解这种混乱状态。

延伸问题2:关于水气与水的关系

水气与水的关系,理解颇有争执。从篇中内容来看,"水气"应该就是指"水"。

观《伤寒论》与《金匮》含"水气"一词的原文,共13处,水气病篇仅占2处(详见下表)。也就是说,虽是水气病篇,但绝大多数是以"水"来名之。换言之,

---

① 裏水者,一身面目黄腫,其脈沉,小便不利,故令病水。假如小便自利,此亡津液,故令渴也,越婢加尤湯主之。(5)

② 趺陽脈當伏,今反緊,本自有寒,疝瘕,腹中痛,醫反下之,下之即胸滿短氣。(6)

③ 趺陽脈當伏,今反數,本自有熱,消穀,小便數,今反不利,此欲作水。(7)

我读《金匮》

"水气"即是"水"。设若本篇条文尽皆出于仲景,则《金匮》的水,不尽等于水肿,不完全是一个症状词汇,而是一个病机词汇,或者说病理产物词汇。

这样就带来一个问题:因为这一病理产物的多寡,使《金匮》的水病有局部的与全身的病变之不同,局部的原多属在痰饮病篇,但本篇的31条与32条"气分,心下坚,大如盘,边如旋杯 / 盘"却显然不是全身水肿的病变。漏在此篇的原因,或是作为与"血分"的鉴别而存在,而血分则又是为与水的鉴别而出现。

另外,或是因为《金匮》未设鼓胀病的缘故,属鼓胀病表现的一些原文,除偶尔出现在痰饮病(己椒苈黄丸条)之外,在本篇出现了多处。如1条"石水……外证腹满",12条"小便不利,腹满因肿",14条"肝水者,其腹大",16条"脾水者,其腹大",17条"肾水者,其腹大"等。

说明《金匮》现有条文显示的水病,范围远大于水肿病。

表 《伤寒论》《金匮》含"水气"原文

《伤寒论》	太阳病	伤寒表不解,心下有水气,干呕发热而咳,或渴,或利,或噎,或小便不利,少腹满,或喘者,小青龙汤主之。
		伤寒,心下有水气,咳而微喘,发热不渴。服汤已渴者,此寒去欲解也。小青龙汤主之。
		伤寒汗出,解之后,胃中不和,心下痞硬,干噫,食臭,胁下有水气,腹中雷鸣下利者,生姜泻心汤主之。
	少阴病	水气,其人或咳,或小便利,或下利,或呕者,真武汤主之。
	差后劳复	大病差后,从腰以下有水气者,牡蛎泽泻散主之。
《金匮》	脏腑经络病	鼻头色微黑色,有水气。
	湿病	一服觉身痹,半日许再服,三服都尽,其人如冒状,勿怪,即是术、附并走皮中,逐水气,未得除故耳。
	寒疝病	上以水三升,煮取一升,去滓,内蜜二升,煎令水气尽。
	痰饮病	腹满,口舌干燥,此肠间有水气,己椒苈黄丸主之。
	小便不利病	小便不利者,有水气,其人若渴,栝蒌瞿麦丸主之。
	水气病	寸口脉沉滑者,中有水气,面目肿大,有热,名曰风水。
		皮水为病,四肢肿,水气在皮肤中,四肢聂聂动者,防己茯苓汤主之。
	妊娠病	妊娠有水气,身重,小便不利。洒淅恶寒,起即头眩,葵子茯苓散主之。

黄疸病脈證並治第十五

一、所谓黄疸

黄疸,病名。只是《金匮》黄疸的含义范围,要比当下通行的中医界所规定的宽泛得多。当下黄疸病的概念是,以身黄、目黄、小便黄为主症的疾病。其中尤以目睛黄染为主要特征。对照这一定义标准,《金匮》黄疸病的范围与之有较大出入。这是理解本篇的前提。

本篇对于黄的部位,反复提到的只是身体黄、小便黄,从未提及"目黄"。但目黄一症较身体黄与小便黄更具诊断价值,若仅根据身体与小便黄诊断,较易发生误诊(此时胆红素水平正常),误诊的部分可用"类黄"一词指代。本篇的类黄有两类,一是姜黄,一是女劳疸。

"疸"字的本义,据《说文》指"黄病也"。后"疸"的词义扩大,指举凡皮肤颜色改变之疾病。本篇的黑疸、女劳疸,都是皮肤色黑为特点的病变。其中黑疸是黄疸的转归,是黄中带黑(以黄为主)或黑中带黄(以黑为主),而女劳疸却应是完全不同的另一病。因为诊断与鉴别诊断的困难,女劳疸的概念是含混的,是本篇的疑难点。女劳疸是《中医内科学》未载的病种。这是《金匮》与《中医内科学》黄疸病范围的另一出入之处。

黄疸的诊断是基于外表的观察,但黄种人生理性肤黄与病理性黄疸的区别所在、黄出现在什么部位最具诊断价值、什么使其发生黄的改变等,诊断尚需要更多的知识,而知识又有赖于相应的技术,《金匮》时显然都还未获得。所以,《金匮》黄疸病含义宽泛,属非单一病的类病,是受限于知识技术的原因,是做不到。

二、诊断

黄疸是《内经》已有的名称,故篇中惯例未述其概念性主症。

《内经》对黄疸临床表现的众多记录中,赫然有一条曰"目黄者曰黄疸"(《素问·平人气象》),但这是后人后知后觉指出的重点,仲景时尚未及时捕捉到,故其原文中,关于黄疸病黄的叙述,有"身体尽黄""面黄""小便正黄",甚至"舌痿黄",但独无目黄之述。从《伤寒论》原文看,目黄是被其观察到的,但因尚未意识到这一症状在诊断与鉴别诊断的重要地位,在从各种临床表现中提取主要者时,将其省略于一个"黄"字之中了,未能被强化独立出来。

仲景的注意力似乎被小便不利分散了,非常强调小便不利的重要。不但说到小便颜色的改变,也有量的变化。依据小便诊断("夫病酒黄疸,必小便不利")、鉴别诊断("黄疸病,小便色不变""男子黄,小便自利"。《伤寒论》:"若小便自利者,不能发黄"),甚至作提前判断("小便必难,此欲作谷疸""小便不利者,皆发黄"。《伤寒论》:"小便不利,身必发黄也")。

作为黄疸病,虽然仲景尚未意识到目黄一症诊断价值的重要,显示其对于该病的认识不足,但另一方面,在仲景那里,黄疸是一个病名而不是一个症状,又是严肃严谨的。故此,黄疸一词仅出现在本篇,其它病虽也可出现发黄的病变,但决不用"黄疸"一名。如《伤寒论》中虽屡见"黄""发黄""身黄""色黄"之类、甚至有"身目为黄"这样确凿的黄疸表现,但从未见有"黄疸"一词的出现。黄疸病与伤寒病是两个不同的病,这也是某种对黄疸病与非黄疸病的鉴别,是依靠更清楚的它病(如伤寒病)来否认黄疸病,排除式的鉴别。

1. 病变过程诊断

有两个方面:

一是病变时间与判断指标。原文 11 条"黄疸之病,当以十八日为期,治之十日以上瘥,反剧为难治。"12 条"疸而渴者,其疸难治,疸而不渴者,其疸可治。"于时间上如此具体,又于预后指征如此简洁清晰,只能是对疾病的观察记录。应是当时有过该病的大流行。让人想起 1988 年春上海曾发生的甲肝大流行事件,3 个月内有 30 万人感染、31 人死亡,当然可以总结到病变过程及所需的大致时间。但以原文中的病程历时及预后判断指标对比甲肝,不是最符合。因黄疸不是单一病,内含疾病规律不止于一,加之检验技术的进步,使这两条的知识如今影响式微了。

第二个方面是,在一定病程后,有部分会发展转变成为黑疸。见原文第 7 条:"酒疸下之,久久为黑疸,目青面黑,心中如啖蒜齑状,大便正黑,皮肤爪之不仁,其脉浮弱,虽黑微黄,故知之。"黑疸,黄疸(酒疸是黄疸的一类)病转归之一,由黄疸迁延不愈而来。黄疸在先,"久久为黑疸",这是病史,也有助诊断。

各种黄疸的病变过程是不一的,甲肝转变为黑疸的情况即较少见,故文中曰酒疸而非黄疸,亦应是对临床观察的忠实记录。至于转变为黑疸是疾病自身的规律,还是纯粹因为误用过下所致,大概前者更不可轻易否定。

"目青面黑,心中如啖蒜齑状,大便正黑,皮肤爪之不仁,其脉浮弱,虽黑微黄"是临床表现。"心中如啖蒜齑状",指胃中灼热不舒感。啖:即吃。齑:同齑(齑),切成细末的腌菜或酱菜。蒜齑即蒜末。"爪之不仁",即搔之不仁。"爪"实词活用,用如动词,即"抓"。"不仁"指麻痹或失去感觉。

可分为三个方面理解。因病程久长,邪虽仍在,但正必受损,故黑疸阶段属本虚标实之证。从标的因素看,有湿热未尽、瘀血内停两方面。"虽黑微黄""心中如啖蒜齑状"为湿热未尽;"目青面黑""大便正黑,皮肤爪之不仁"主瘀血内停。而病程"久久""其脉浮弱",则提示正已亏损。是黄疸病程久长,湿热留连,由气及血,血行瘀滞。

2. 类别诊断

因《金匮》黄疸病包含远不止一个疾病规律,内容复杂,分类困难。但其仍努力试图以黄疸病的特点分,拒绝以五脏六腑甚至寒热虚实作分类。为了应付复杂,其分类有:

病因分:谷疸、酒疸。不能确认者,则名之曰黄疸。

谷疸、酒疸是《金匮》始有的划分,故对其有规定:"……名曰谷疸。""……名曰酒疸。"

谷疸、酒疸虽是以饮食因素为病因,但篇中未有如何对饮食因素进行确认的文字,而是以临床表现作的依据。其中酒疸的一致性与重复性较好,反复强调的是同一个主症:"心中懊憹而热""心中懊憹,或热痛""心中热",可惜这一主症并不具必然性:"酒黄疸者,或无热",使在操作性上,难以凭借这一主症确诊:

	黄疸主症	热病见症	消化道见症
谷疸	身体尽黄、小便不通	寒热	不食、食即头眩、心胸不安
酒疸	小便不利	或无热(即或有热)	心中热、心中懊憹或热痛、不能食,时欲呕、腹满
黄疸	面黄、小便不利而赤	一身尽发热、日晡所发热、发热烦喘,胸满口燥	肚热

如上表可见,各类区别不明显。或正因如此,才使其有部分不能被归类,而只能以黄疸名之?

延伸问题:关于黄疸分类

谷疸、酒疸是张仲景对黄疸的分类方法。谷与酒是常见的饮食物构成,尤其谷类,几乎每人每餐都不可缺少,使谷疸与酒疸,只能依据是否饮酒(族)判断,成语有"肉食者鄙","肉食者"是某个社会阶层的符号,联系血痹病的"尊荣人"一词,提示的是平素生活方式对身体体质的影响?但因黄疸不是糖尿病等生活方式病,很难想象这一诊断方法的可行。

大约正是因此,这一分类方法很早即被质疑。朱丹溪曾提出"疸不用分其五(指本篇出现的谷疸、酒疸、黄疸、黑疸、女劳疸),同是湿热(《丹溪心法》)",认识到这种划分"虽有五者之分,终无寒热之异(《医学正传》)"。

如今,萎黄虽已从"黄疸"一病中被"请"了出去,体现出医学的进步,但其用阳黄与阴黄的分类方式仍有很大问题。

黄疸只是疾病的一个表现,相当于咳嗽或水肿这一类病种。引起黄疸的单一病远不止一个。阳黄与阴黄并未对病规律的认识有所推进。

阴与阳,这是最抽象层次的归纳,万病皆可分为阴阳两类。但因为它的同一共性,万病自身的个性规律也就被抹去了。无法对疾病规律揭示时,才会退回阴阳这一哲学方法论予以说明。但当今退回分为阴阳两类的方法不是因为"无法",而是因为病种设置标准,更准确地说,是病种设置观念影响的结果。

甚至热重于湿、湿重于热、湿热并重的再分类,也未能增加对病规律的揭示。5版《中医内科学》教材之后,不少教材增加了"胆黄"一类,却普遍放置在阳黄之下,使胆黄失去阴黄的存在可能,都是病观念未理顺的原因。

3. 鉴别诊断

是关于黑疸的,需与女劳疸鉴别。

女劳疸见第 2 条:"额上黑,微汗出,手足中热,薄暮即发,膀胱急,小便自利,名曰女劳疸,腹如水状不治""尺脉浮为伤肾"。从原文分析,这是一种由肾虚所引发的疾病(不是外感起病,没有脾胃症状,也没有发黄诸症)。其主症以"疸"及"劳"为特征。疸是指"额上黑"症,乃由于肾色外现。"劳"主要指肾虚,见"尺脉浮""微汗出,手足中热,薄暮即发,膀胱急"(属肾阴不足,阴不濡养,虚阳亢盛),或"恶寒"(第 14 条。属肾阳不足,失于温煦)。病机是"伤肾",循此而下,显见其治则当是不离补肾左右。

至于"腹如水状",指腹部膨大。膨大的原因可以如鼓胀有腹水,但不是水,而是癥积;也可以就是水,例如鼓胀。预后虽都严重,但应该都不是女劳疸的转归,而属黑疸的后果,是对黑疸与女劳疸鉴别诊断时产生的误会。

延伸问题:女劳疸是什么病?

女劳疸原文内容虽少,但临床表现颇有特点或者辨识度高,是可以作探讨的。它对应的可能病种是慢性肾上腺皮质功能减退症(简称 CAH。一名艾迪生病)。

CAH 是一种以具有特征性的皮肤黏膜的色素沉着,在暴露部位及易摩擦的部位(如脸部等)更明显,同时伴有逐渐加重的全身不适,少气懒言,乏力倦怠,纳减恶心,体重减轻,头晕等为临床表现的疾病。与《金匮》的女劳疸有诸多相似之处。

倾向于认为《金匮》女劳疸所指为 CAH。理由有二:

其一,女劳疸的命名。女劳指房劳,房劳所伤者肾,故女劳疸一名暗含肾虚之意。原文亦说"尺脉浮为伤肾"。既曰女劳疸,知是以"疸"及"劳"为主症的病证。

女劳疸的"疸"主要指"额上黑"。黑的原因是肾色外现,所以劳的表现是肾虚。原文有"尺脉浮""微汗出,手足中热,薄暮即发,膀胱急"(属肾阴不足,虚阳亢盛);或"恶寒"(属肾阳不足,失于温煦)。循此病机、脉症,显见治则当不离补肾范围,而肾虚正是 CAH 的病变关键。故无论从病机、症状、治法都与 CAH 类疾病相符。从临床来看,"额上黑",与午后("薄暮即发")手足心热("手足中热")、盗汗("微汗出")等症并见者,尤与肾上腺结核型的 CAH 表现相似。

其二,女劳疸与"黄疸"虽皆有发黑的改变,张仲景却将之区别开来,各赋其名。"黑疸"是黄疸(酒疸)迁延而来。早期有黄疸病史,病证虚实夹杂,其中的"目青面黑""大便正黑,皮肤爪之不仁"等为久病入络,瘀血停聚之象;"心中如啖蒜齑状""虽黑微黄""久久"(病程已久)是湿热未尽;正气受损,故脉见"弱"象。从临床来看,这时的黑疸与肝炎后肝硬化或慢性迁延性肝炎等病的表现极为相似。

张仲景发现黑疸与女劳疸虽皆有色素加深发黑的"疸"象,但女劳疸纯属虚证,其病理机制、病理过程都与黑疸完全不同。为示区别,故特为其设不同名称,将女劳疸独立了出来。

但是 CAH 一般并不会出现如"腹胀如水状,大便必黑,时溏""腹如水状""腹胀如水状"等。其原因应是受诊断手段限制,未能完全避免与黑疸(黄疸转归之一)混淆不清的情况。有时甚至把黑疸与女劳疸混为一谈。14条"……因作黑疸……此女劳之病"即是典型体现。不唯如此,这种混淆还表现在以下几点。

症状:原文述及"其腹胀如水状",但"非水";及"大便必黑,时溏"等瘀血内停之象。该症亦不符合 CAH 的病理变化,而从黑疸肝硬化门静脉高压,胃底 – 食管静脉扩张破裂出血却可获得解释。

治疗:所设硝石矾石散一方由硝石、矾石等分组成。该方是祛邪剂,而非补益方。功在化瘀血,祛湿浊,瘀血痰湿在肝炎后肝硬化等病中属常见,与 CAH 的治疗却有悖。

预后:原文中反复提到的"腹如水状不治""腹满者难治",所指腹部胀大,犹似臌胀之状,从"小便自利""非水也"来看,当属瘀血内停,癥瘕内积。当然也不排除水瘀互结可能。而这些又都与 CAH 常见继发症并发症不符,但在黑疸肝肿大时则可见到。

女劳疸与黑疸各自独立,又混为一谈,是因为其时医学诊断手段尚停留在观察临床表现阶段的原因。女劳疸原文的临床表现有两项,一是以"额上黑"为特点的肾的真脏色现的改变,另一组是肾虚见症。这两组见症黑疸都能见到。即使是在当今现代,肝硬化也是 CAH 的首要鉴别诊断病种,且其鉴别主要依赖于肝功能、B 超等检查。

4. 脏腑病位诊断

《金匮》认为黄疸的主病脏腑在脾,见第1条"脾色必黄,瘀热以行"。一方面,它与当今的认识有较大出入。另一方面,因它不是五脏疸,不是五脏一个都不能排除,缩小了诊断的脏腑病位范围。但这种缩小是可信的吗?

延伸问题:"脾色必黄",是否同五色配五脏理论?

不仅是《金匮》,相当长的时期里,中医学都认为黄疸病是脾胃的病变。本篇第1条亦有"脾色必黄"之说。这认识与今天有差距,但不可以简单地理解为,是因为五色配五脏系统里,脾与黄色相关的关系。中医学的疾病机理几乎只有从临床观察反推这一个方法。而黄疸这个病却不似呕吐泄泻那样,可以凭与食物的关系,较容易地推定是消化系统的哪一段出了问题(也正是因此原因,《金匮》中消化系统的内容是最丰富的,这是技术对认识的影响)。面对黄疸病人,该如何思考?当然首先是尽可能全面地收集该病的临床表现,黄疸病人有突出的消化系统症状:"不食,食即头眩"(13条)、"心中懊憹而热,不能食,时欲吐"(本条)、"心中热,欲呕"(6条)、"食即为满"(本条)、"食谷即眩,谷气不消,胃中苦浊"(本条)、"食难用饱,饱则发烦头眩……虽下之,腹满如故"(3条)、"腹满欲吐"(5条)、"心中懊憹或热痛"(15条)、"肚热"(8条)、"腹满"(10条)等,仅凭这些症状,脏腑病位指向脾胃也是很容易理解的了。而属其它脏腑的症状,反复出现者仅有"小便不利",指出原因是"热流膀胱",但否认病位在膀胱,也说明对黄疸病病在脾胃的认识是严肃严谨的。

即便在今天,黄疸的病变脏腑成脾胃肝胆说,认为是湿阻中焦,脾胃失健,肝气郁滞,致胆汁疏泄失常,胆液不循常道,外溢肌肤,下注膀胱。但作为湿热发黄经典方的茵陈蒿汤,却既非脾胃湿热的主治方,也非肝胆湿热的主治方。另外,湿热发黄的湿与热孰轻孰重之辨(其它双因素或多因素病机时,无此强烈要求,如大肠湿热证、肝胆湿热证、痰热蕴肺证、寒饮停肺证、气滞血瘀证等),与湿热内蕴证普遍以清利湿热为治则,且因湿是脾不健运所生,泻下伤脾,绝不鼓励用下法不同,治湿热发黄下不厌早的原则,方中泻下药的配伍等黄疸病独有的诊治特点,都提示《金匮》关于黄疸病的认识,有其远远超越五色配五脏粗糙理论的一面。

至于原文中属于病机含义的"瘀热以行",其"瘀"的理解有瘀血之"瘀",与通"郁"热之"郁"两种看法。在《伤寒论》与《金匮》中瘀的这两种含义均有所用。但湿热发黄的早期主要是病在气分,病邪以湿热为主。《伤寒论》262条"伤寒瘀热在里,身必黄,麻黄连轺赤小豆汤主之"及236条"瘀热在里,身必发黄,茵陈蒿汤主之"中,言病机为"瘀热",其治疗皆未用活血化瘀药,有助推测这里"瘀"的含义是指"郁"。

三、治疗

1. 治法

本篇提到的治法包括利小便法、攻下法、涌吐法及发汗法四种。

吐法:见5、6两条[①]。都是病邪有上趋外出之势。故因势利导,给予吐法以

[①] 酒黄疸者,或无热,靖言了了,腹满欲吐,鼻燥。其脉浮者先吐之,沉弦者先下之。(5)

酒疸,心中热,欲呕者,吐之愈。(6)

涌吐其邪。从内容来看,两条都属阳黄证,黄疸最常见的一类。但吐法今已不再用。

下法:见第8条[1]。"热在里,当下之",即泻热法。其特点有二:一是里热证,但不是用的清热法。二是黄疸病系"从湿得之",可以是湿热并重,也可以是热重于湿,但不会有热无湿。湿的去路,利小便是常法。但却用的是下法。

观本篇治疗方药,茵陈蒿汤、栀子大黄汤、大黄硝石汤,随热势加重,泻热愈突出,利湿愈式微,参考茵陈五苓散方中无泻热组成,唯清热利尿,知"下之"是泻热而非泻积之意。这是黄疸之热的治法特点。《伤寒论》259条:"伤寒发汗已,身目为黄,所以然者,以寒湿在里不解故也。以为不可下也,于寒湿中求之。"后世以此发展出治黄"下不厌早"理论。凡湿热发黄,大便秘结;或虽稀溏,但便下不爽;或大便色白,病属实证,系肠胃湿热壅滞者,皆可早用大黄,但剂量不宜过大,且要求先重后轻。

利小便法:见16条[2]。黄疸"从湿得之""治湿不利小便,非其治也"。不但湿热发黄的湿重于热,湿邪势盛的茵陈五苓散属于此法,寒湿发黄亦适用。因湿本由脾不健所生,脾不健运可视作脾气虚、脾阳虚的初始阶段。而脾阳虚湿盛时,即是寒湿发黄证。

汗法:亦见于16条。这不是治疸常法,亦不可视为黄疸病治疗原则的一种。

今天看来,利尿法是治黄疸常法,下法是治黄疸热势明显时的重要特色治法。至于吐法与汗法,则多已淘汰不用。尤其是桂枝加黄芪汤这种益气辛温解表的汗法,其所治之"黄"很可能在类黄范畴。

2. 分治

① 黄疸·湿热发黄

[原文]榖疸之爲病,寒熱不食,食即頭眩,心胸不安,久久發黄爲榖疸,茵陳蒿湯主之。(13)

茵陳湯方:茵陳蒿六兩　栀子十四枚　大黄二兩。上三味,以水一斗,先煮茵陳,減六升,内二味,煮取三升,去滓,分溫三服。小便當利,尿如皂角汁狀,色正赤。一宿腹減,黄從小便去也。

---

[1] 師曰:病黄疸,發熱煩喘,胸滿口燥者,以病發時,火劫其汗,兩熱所得。然黄家所得,從濕得之。一身盡發熱而黄,肚熱,熱在裏,當下之。(8)

[2] 諸病黄家,但利其小便。假令脈浮,當以汗解之,宜桂枝加黄耆湯主之。(16)

本条是湿热发黄,湿热并重黄疸的诊与治。

诊断:"久久发黄为谷疸"为黄疸病的主症。在本方证中,其黄当鲜明如橘子色。"久久"是述其发黄当出现在一定的病程之后。经验的累积与疾病的是否常见直接相关。黄疸型肝炎(甲肝)因其传染性而可能在短时间内大量出现,不似其它原因的黄疸散发状态为主,临床文献回溯表明,茵陈蒿汤也确对黄疸型肝炎的黄疸有确切疗效。在黄疸型肝炎时,这个"久久",即黄疸前期(黄疸出现之前)的时间约为数日至2周。

在黄疸出现之前这一阶段,则是"寒热不食"。恶寒发热,不欲饮食,勉强进食则头晕昏眩,甚则心胸部位泛恶不适为见症。

对它的病机解读是,脾胃湿热,交蒸蕴郁所致。从方后所云"小便当利""一宿腹减"来看,当还有小便不利、腹部胀满诸症。《伤寒论》260条"伤寒七八日,身黄如橘子色,小便不利,腹微满者,茵陈蒿汤主之",即有此二症。

对比之后的湿热黄疸方,本方组方思路除泻热外,尚有利湿一项,故云其是湿热并重证。与《中医内科学》认识不同。

治疗:以清泄湿热之法。用茵陈蒿汤。方中茵陈、栀子清热利湿,导邪从小便而去;大黄既能增强茵陈、栀子清利的功效,又能荡涤肠胃积滞从大便排泄。二便通利,湿热下行,但全方治疗重点仍在利小便上,所以方后说"黄从小便去也"。

湿热证用泻下药是比较特殊的。湿由脾不健运而生,攻下伤脾,故不是湿证常法。但黄疸病的治疗,从临床经验中总结到要"下不厌早",使治法上可超越一般湿病治法的限制,属病对证治指导的一种体现。现代研究证实,大黄能对抗中毒性鼓肠的发生,减轻肝脏的负担,从而达到对肝脏的保护。

[原文]酒黄疸,心中懊憹或热痛,栀子大黄汤主之。(15)

栀子大黄汤方:栀子十四枚 大黄一两 枳實五枚 豉一升。上四味,以水六升,煮取二升,分温三服。

本条是湿热发黄,热重于湿黄疸的诊与治。

诊断:原文叙症简短。"心中懊憹或热痛"即心中懊憹感,有的则是心中热痛感。

"懊憹"亦作"懊憹"。《素问·六元正纪大论》:"目赤心热,甚则瞀闷懊憹,善暴死。"心中懊憹,即心中烦乱。在张仲景的栀子豉汤条文中出现率甚高,有方证诊断价值。是对某种身体感觉的形容。但因现代汉语不用,使人难以把握,学术界对其认识也颇不一致。

个人认为,根据中医学以临床经验为主体内容的特点,在不同地域、不同时间(代),由不相识的专业人员,不约而同地将同一方剂运用在相同或相似的病证上,并取得了共性的疗效,考虑到概率的因素,如果不是因为切中疾病的客观规律,则很难解释这一被不断重复的效果。据此,收集临床运用文献,对其内容进行归纳分析,是帮助理解此类问题的方法之一。统计栀子豉汤近30年临床文献结果表明,其用于局部(胸膈)有热,热势不甚之失眠不寐、食管炎、痤疮(依据其报道量降序排列)。考虑到原文中有时亦表现为"心中热痛",疑这里的"心中懊憹"症或与食管炎的感觉类似相仿?临床每见病人描述此病感受时,颇现困扰,方言表达,且用词混乱。因难以形容?

既属黄疸病篇,必有黄疸主症属阳黄者。

治疗:宜泻热导湿,清心除烦法,以利疸退黄。用栀子大黄汤。方中山栀、豆豉清心除烦;大黄、枳实泻热导湿,使邪从肠道而出。

本方与茵陈蒿汤均治湿热发黄,方中均用栀子、大黄,本方为栀子14枚,大黄1两,枳实5枚,豉1升;茵陈蒿汤用茵陈6两,栀子14枚,大黄2两。虽然二方皆用山栀14枚,但相比较而言,栀子大黄汤中其它药物量轻,说明症情轻缓,唯栀子仍用14枚,且与豆豉相配成栀子豉汤,《伤寒论》76条"发汗吐下后,虚烦不得眠,若剧者,必反复颠倒,心中懊憹,栀子豉汤主之",其候"心中懊憹"正与酒疸主症相吻合,提示病情重点在热扰心胸,治疗重点在清心除烦;茵陈蒿汤中总体用量较重,说明病情较重,与大黄2两相配,以泻热退黄。栀子虽亦用14枚,但其主治病证的重要性已逊位于茵陈与大黄的主治病证了。

对比谷疸的条文内容,酒疸非常强调"热",从其方治来看,也是以"热"为重心,清热、泻热为法,祛湿则至少暂未考虑。

[原文]黄疸腹满,小便不利而赤,自汗出,此爲表和裏實,當下之,宜大黄硝石湯。(19)

大黄硝石湯方:大黄 黄柏 硝石各四两 栀子十五枚。上四味,以水六升,煮取二升,去滓,内硝,更煮取一升,顿服。

本条是湿热发黄,热重于湿,热结成实黄疸的诊与治。

诊断:"黄疸腹满,小便不利而赤",是"里实"所致,腹满疼痛拒按,大便秘结不畅,小溲短赤不爽。恙情严重,谨防"急黄",黄疸必金黄鲜亮。

虽"自汗出",但非表气虚,而属里热熏蒸之故,故云"表和"。

既已成实,治当攻下,用大黄硝石汤苦寒攻下,泻热去积,通腑退黄。方中大黄、硝石攻下积热,黄柏、栀子清热除湿,全方药沉量重,药力峻猛,其功效强于本篇治疗湿热黄疸其它三方,是为湿热黄疸正盛邪实重症而设。可理解为条文第8条"热在里,当下之"的代表方剂。

[原文]黄疸病,茵陈五苓散主之。(一本云茵陈汤及五苓散并主之)(18)

茵陈五苓散方:茵陈蒿末十分 五苓散五分(方見痰飲中)。上二物和,先食飲方寸匕,日三服。

本条是湿热发黄,湿重于热黄疸的诊与治。

诊断:原文叙证过简,致注家对本条方剂主治有不同理解,其分歧主要是湿重于热与寒湿发黄之别。但分析该方,乃茵陈蒿一味之量倍于五苓散全方总量之比例,茵陈性寒,故知全方以利湿清热为功效,适用于湿热发黄的湿重于热证。

临床诊断应以黄疸鲜明色淡,头身困重,胸脘痞闷,恶心呕吐,口黏厌食,大便溏垢,舌苔厚腻微黄等为特点。

治疗:茵陈五苓散中,茵陈清热退黄,五苓散化气利湿。

改变本方茵陈与五苓散之用量比例,可用于治疗寒湿发黄。

② 黄疸·胆黄

[原文]諸黄,腹痛而嘔者,宜柴胡湯。必小柴胡湯,方見嘔吐中(21)

本条是胆黄的诊与治。

诊断:"诸黄",直解是各种黄。但显然不是。柴胡汤治疗黄疸甚至不如茵陈蒿汤常用。当然这是说,那个社会的疾病谱里,柴胡汤所治的黄疸并非是其最常见病的意思。其实按逻辑即可推导,因黄疸病有众多治方,不可能都由柴胡汤治,故这里的"诸黄"只说明柴胡汤可用治黄疸,至于什么黄疸,"诸黄"二字不太具有诊断价值。

"腹痛而呕"也是许多疾病都可见到的症状,且因"柴胡汤"三字未言明是大柴胡或是小柴胡,使以方测证方法难以开展。

　　幸得临床运用文献显现,大柴胡汤治疗胆黄疗效确切。且文献还显示,在保证方剂药味加减不超过原方一半(即保证方剂相似度)的前提下,茵陈蒿汤几无治疗胆黄有效的报道。换言之,即便同是阳黄,若阳黄的原因是胆黄,茵陈蒿汤原方疗效些微,远不如大柴胡汤。如此,应可确定,本条的"诸黄"是胆黄,属在阳黄范畴。但病机诊断不属湿热,而属胆热。"柴胡汤"是指大柴胡。文末所注"必小柴胡汤",应不可信。

　　立足于大柴胡汤证的立场来审视"腹痛而呕",知症是阳黄鲜明,胁痛及腹,大便不通,呕吐不欲食,往来寒热,苔黄舌干。

治疗:大柴胡汤和解清热,攻泻热结。

　　胆黄说至少从明代张景岳即已提出:"黄疸一证,古人多言为湿热,及有五疸之分者,皆未足以尽之,而不知黄之大要有四:曰阳黄、曰阴黄、曰表邪发黄、曰胆黄也。"(《景岳全书》)新版的《中医内科学》也已将其作为阳黄下与湿热发黄并列的另外单独一类。胆黄的出现,意味着茵陈蒿汤并不能治所有阳黄,使这一经典名方的主治更加明确。至于胆黄是否等于阳黄? 未必。亦有阴黄。

③ 黄疸·寒湿发黄

　　之外,原文第3条公认是寒湿发黄(阴黄)的诊断:"阳明病,脉迟者,食难用饱,饱则发烦头眩,小便必难,此欲作谷疸。虽下之,腹满如故,所以然者,脉迟故也。"

　　阳明里证,"脉迟"、"食难用饱"(厌食)、"饱则发烦头眩"(不欲食,勉强进食,则反助邪为病,若浊气上逆,则为头眩),加之具鉴别诊断价值的重要一点是,"虽下之,腹满如故"(腹满虽经攻下,仍然如故),其原因,原文自带的解释是"脉迟故",即不是内有积滞,而是中阳不运,寒气聚集所致。

　　"黄家所得,从湿得之"(8条),故认为病机是中焦寒湿,蕴郁发黄。即阴黄。今普遍以黄色晦暗,或如烟熏为黄疸特征。

　　而之所以从寒而化为寒湿发黄,是由于中阳不足,脾气虚寒。所以本证属本虚标实之证,多病程缠绵,预后不佳。

　　寒湿发黄《金匮》与《伤寒论》皆未出方治,今多用茵陈术附汤健脾和胃,温化寒湿。

　　阴黄也可由阳黄过用苦寒,脾阳受损而来。迁延日久,尚可气病及血,肝脾同病,湿滞血瘀,演变而成下文将讨论之"黑疸"。

④ 类黄

17 条 [①] 豬膏发煎、22 条 [②] 小建中汤等皆属类黄的范畴。

四、转归

[原文]黄家日晡所發熱,而反惡寒,此爲女勞得之。膀胱急,少腹滿,身盡黄,額上黑,足下熱,因作黑疸。其腹脹如水狀,大便必黑,時溏,此女勞之病,非水也,腹滿者難治,硝石礬石散主之。(14)

硝石礬石散方:硝石　礬石(燒)等分。上二味,爲散,以大麥粥汁和服方寸匕,日三服。病隨大小便去,小便正黄,大便正黑,是候也。

本条所论有疑问。

各教材都将本条主旨解释为女劳疸转变为黑疸的证治。即认为黑疸既是黄疸酒疸的继发症,也是女劳疸的发展转归。其逻辑上的不合理之处在于,女劳疸并非黄疸病的一类,它是肾虚至真脏色现的病变。若举《金匮》之例来说明,疟母是疟病的转归,它亦有瘀血痰浊正虚的病理因素,但它绝不是诸病至痰瘀正虚阶段的统称,否则就不会有大黄䗪虫丸证,也就不会有本篇的黑疸了。

女劳疸的黑是肾的真脏色外现,所虚在肾,治疗峻补益肾。黑疸之黑属瘀血引起,黑由黄逐步加深转变而来,且早期有黄疸病史,如今尚"虽黑微黄"。其虚也不独肾虚,甚至不是肾虚。是虚实夹杂证,不若女劳疸是纯虚证。黑疸与女劳疸病因不同,病史也不同。

硝石矾石散化瘀血,祛湿浊,是一首祛邪剂,而非补益方。是为瘀血湿浊之证而设立,所能治者,是黑疸,且是先祛邪法。其症"其腹胀如水状",但"非水",及"大便必黑,时溏(出血多)"等尽属瘀血内停之象。矾石一药有枯矾、皂矾、绛矾、绿矾、明矾等多种说法,均对食管黏膜有损伤作用,内服时宜慎重。

本篇小结

黄疸病是包含不止一个疾病规律的病种。古今皆是。

本篇的黄疸病既包括身黄、目黄、小便黄为主症的黄疸(即目前中医界通

---

① 諸黄,豬膏髮煎主之。(17)
　豬膏髮煎方:豬膏半斤　亂髮如雞子大三枚。上二味,和膏中煎之,髮消藥成,分再服,病從小便出。
② 男子黄,小便自利,當與虛勞小建中湯。方見虛勞中(22)

常所说的黄疸)、也包括以"额上黑"为主症的表现为肾虚的女劳疸、及以肌肤面色萎黄为主症的痿黄,后两类属类黄范畴。但以黄疸为主体。

关于黄疸病的病因认为有外感、饮食不当及误治等因素,病机主要认为是湿热发黄及寒湿发黄,病变脏腑主要认为是在脾。女劳疸的病因认为是房劳伤肾所致。至于痿黄则认为是气血不足等因素。

黄疸的治则提出有利小便法、下法、吐法及汗法几种。其中利小便法利湿退黄,是湿热发黄与寒湿发黄的共用治法。只是湿热发黄清利湿热,寒湿发黄则温利小便。并且,湿热发黄,热邪势盛时需换用或合用下法。吐法今已不常用。汗法治疸,不应视为黄疸病(而非类黄)治则,因黄疸多无病在肺卫的表证期。若黄疸病早期,确为病邪在表者,可根据病情酌情施以麻黄连翘赤小豆汤等方。

本篇以湿热发黄证治最为丰富。根据湿与热的偏胜多寡,分别有湿热并重的茵陈蒿汤证,湿重于热的茵陈五苓散证,热重于湿的栀子大黄汤证,及热重于湿,热结成实的大黄硝石汤证。

其中茵陈蒿汤,是黄疸病阳黄之证的经典用方。茵陈五苓散证以黄疸鲜明色淡,胸脘痞闷,口黏恶心为症状特征。栀子大黄汤药量轻少,病情轻缓。且以"心中懊憹热痛"为症状特征。大黄硝石汤证病情最重,以黄疸金黄鲜亮,腹满拒按,大便秘结为特征。

硝石矾石散消瘀化湿,应是为黑疸先治其标时所设。小建中汤用于痿黄证。至于小半夏汤则是误治变证之方,不属治疸正剂。柴胡汤应指大柴胡,治疗阳黄的胆黄。

本篇对黄疸病依据其致病因素分为谷疸、酒疸、女劳疸三类。该分类法因其界定不明确,即便《金匮》自身,也颇觉困难,故原文有多条不言何类,但言"黄疸"。此分类法自朱丹溪始即被质疑、否定。至于黑疸则是黄疸迁延不愈而致的一种转归。

驚悸吐衄下血胸滿瘀血病脈證治第十六

　　惊悸、吐衄下血属临床表现,瘀血则是病理变化,虽然瘀血可参与各种病变的病理过程,但它并不是惊悸、吐衄下血的唯一因素或者最常见因素,它们的关联性并不很密切,如果说它们在诊断上存在互相干扰的话,可能都与心、血脉有一定关系。注家陆渊雷则认为惊悸列在血证之前,是因为说明亡血的人有惊、悸、怔忡等证而已。

　　吐、衄、下血、瘀血均属血证范畴。由于出血的机理和部位不同,而分为吐血、衄血、下血等。下血在本篇指便血,在妇科病时,尚指阴道见血。所论出血皆属内伤所致。

【惊悸】

　　篇中未讲述惊悸的概念。参考《伤寒论》114 条:"太阳病,以火熏之,不得汗,其人必躁,到经不解,必圊血,名曰火邪。"119 条:"太阳伤寒者,加温针必惊也。"112 条曰:"伤寒、脉浮,医以火迫劫之,亡阳必惊狂,卧起不安者,桂枝去芍药加蜀漆牡蛎龙骨救逆汤主之。"一般被理解为,惊是惊恐,精神不定,卧起不安;悸是自觉心中跳动不安。惊之证发于外,有所触而动曰惊;悸之证发于内,无所触而动曰悸。因惊与悸每多相兼而见,故常并称。

　　篇中治惊用桂枝去芍药加蜀漆牡蛎龙骨救逆汤及治心下悸用半夏麻黄丸。因条文内容极简短,对它们的理解主要基于以方测证的方法。

【吐衄下血】

　　吐血、衄血与下血都是经由身体窍道排出体外的出血性疾病。诊断明确。

　　出血严重时,随时危及病人生命,属于急重之症,故篇中用多条讲述如何判断出血是否将欲出现、将要停止、治禁、预后等方面的知识。这些知识如今已不再被强调,仍被重视的主要在治方。

我读《金匮》

1. 柏叶汤证

[原文]吐血不止者,柏葉湯主之。(14)

柏葉湯方:柏葉 乾薑各三兩 艾三把。上三味,以水五升,取馬通汁一升,合煮取一升,分温再服。

本条为中气虚寒,气不摄血吐血的诊与治。

诊断:"吐血不止","不止"是出血之势,出血量甚大。吐血不是因为胃自身的和降功能有问题,而是因为短时间内出血量大,一时向下不及,改为从口涌出,如门静脉高压食管静脉曲张破裂出血等。已知呕血呈鲜红色或血块提示出血量大且速度快,说明血液在胃内停留时间短,未经胃酸充分混合即呕出。胃内储血量达250~300ml时则可出现呕血。这样的病人通常是一定有便血的,除非其有梗阻不通。

发生出血的病机病性,一般认为是中气虚寒之故。从这一解读角度,教材常补充出的临床表现有血色黯淡,面白无华,手足不温,舌淡,脉虚弱无力。

治疗:急者先治,此时止血为先。用温中止血法,取柏叶汤。方中侧柏叶凉血止血,干姜艾叶温经摄血,马通汁被认为是新鲜马粪加水搅拌后所取的澄清汁液,性亦温,后多用童便代。

方中柏叶、干姜、艾叶都可炒炭入药,以助止血之效。

延伸问题:如何理解虚寒出血以凉血止血药为君?

教材一般解释为柏叶清降,既能折上逆之势,又能收敛止血。但本证的吐血是因为出血量大,甚至幽门以下的病变,若出血量大、速度快,仍可因血液反流入胃,引起呕血。故降逆不是治疗的目的。

侧柏叶苦、涩,寒。归肺、肝、脾经。功能凉血止血,化痰止咳,生发乌发。主要用于血热出血证。善清血热,兼能收敛止血,为治各种出血病证之要药,尤以血热者为宜。

中焦虚寒方在《金匮》中有多首,其以干姜人参为基本结构,以治本。它随主症加以调整,以取立效。如呕吐加半夏,成半夏干姜人参丸(见妊娠病);泄泻加白术,成理中汤(见《伤寒论》霍乱病);腹痛加蜀椒饴糖,成大建中汤(见腹满病篇);便秘加大黄,成《千金》温脾汤(由人参、干姜、大黄、附子、甘草组成,是《金匮》大黄附子汤的加味方,大黄附子汤主在通便治标,温脾汤则标本并图。分别适用于标急不同的情况)等。

大黄亦是寒凉药,如同柏叶汤中的柏叶,用在方中,仍取其效,而非取其性。它如麻杏石甘汤中的麻黄等,俱属此意。

用寒凉药是为了加强止血,还可从下条黄土汤的配伍理解。黄土汤中亦配寒凉药黄芩(今多用黄芩炭),只是因黄土汤主治的下血,既无下血不止,亦无呕血;方中并用补血的干地黄与阿胶,以治出血引起的血虚,止血补血同方,属标本并图,都提示此时出血之势不甚,出血量不大,故此时寒凉药黄芩的地位落在了佐药的位置。

《金匮》另一张虚寒出血方是温经汤,方中亦用寒凉药丹皮(今多用丹皮炭),因这是虚寒夹瘀证。

虚寒出血方皆加寒凉药,而其它温中方,皆不配寒凉药,提示柏叶汤中的柏叶,目的在于止血。虚寒出血时,凉血止血药是其方剂的基本构成,目的在于加强止血。其用量与地位随出血的病势而调整。

2. 泻心汤证

[原文]心氣不足,吐血、衄血,瀉心湯主之。(17)

瀉心湯方:大黄二兩　黃連　黃芩各一兩。上三味,以水三升,煮取一升,頓服之。

本条为心火亢盛,迫血妄行出血的诊与治。

诊断:心气不足,《千金要方》作"心气不定",宜从。"心气不定",指心烦不安。

"吐血、衄血"是主症,吐血、衄血、咯血,血色鲜红,来势急,面红口渴,心烦便秘,尿赤尿黄,或有斑疹出现,舌红苔黄,脉洪数。

治疗:凉血止血,用泻心汤。泻心的意思是泻火。方中三药俱属苦寒一类,多炒炭入药,止血效果确凿,堪当信任。

3. 黄土汤证

[原文]下血,先便後血,此遠血也,黃土湯主之。(15)

黃土湯方:甘草　乾地黃　白术　附子(炮)　阿膠　黃芩各三兩　竈中黃土半斤。上七味,以水八升,煮取三升,分溫二服。

本条为中气虚寒,气不摄血便血的诊与治。

诊断:"下血",指便血。下血黯紫稀薄,或血粪混同,便溏腹痛,面色无华或萎黄,神疲懒言,手足不温,舌淡脉细。

"先便后血,此远血也",意指其血之来,离肛门较远,一般在直肠以上。但依此方法诊断并不可行。远血若指上消化道出血,其出血的表现,因为出血量的不同,而不尽相同,多见为黑便或呕血,甚至血便,但不会表现为先便后血。表现为先便后血者,多是近血,如痔疮等。其或在便后见血,或有见鲜血包裹于粪便表面。

同理,下条"下血先血后便,此近血也",意即下血,若其特点是先血后便,则说明其出血位置离肛门较近,作为诊断知识,颇难苟同,亦待商榷。

治疗:温中摄血,用黄土汤。方中灶心土温中涩肠止血,炮附子温肾阳以温脾阳,与白术甘草同伍,温阳健脾摄血,地黄阿胶滋阴养血止血,黄芩反佐,为制温燥动血之品。

4. 赤小豆当归散证

[原文]下血,先血後便,此近血也,赤小豆當歸散主之。方见狐蟨中(16)

本条为大肠湿热,迫血下行便血的诊与治。

诊断:"下血",指便血,色鲜红或有黏液,或杂脓血,大便不畅,肛门灼热,口苦口渴,苔黄腻,脉数。

治疗:清热利湿,活血止血,用赤小豆当归散。方解见狐蟨病篇。

【瘀血】

瘀血是中医学的病理性词汇。关于瘀血,《金匮》有丰富的内容,包括功效强弱不一的各种活血治方,它们出现在多个不同的病证中。而在本篇,则仅有区区两条,且未出方剂,因此很难认为,瘀血是一个独立的病名,更像是对它病未载内容的"拾遗补缺"。这样的写作处理类似书中的虚劳病。

原文第10条:"病人胸满,唇痿舌青,口燥,但欲漱水,不欲咽,无寒热,脉微大来迟,腹不满,其人言我满,为有瘀血。"

"唇痿舌青",唇痿即唇质痿皱欠缺弹性韧性之象。此外,唇色紫黯亦极常见,严重者或见满唇皆紫,稍轻者唇周紫黯向唇心进展,可据之观瘀情之进退。"脉微大来迟"可作涩脉理解。都是极具瘀血诊断价值的临床表现。

"胸滿,腹不滿,其人言我滿"是气机被阻之象。部分瘀血病人可见。"不满,其人言我满"指外观如常,并无满凸之状,但病人自觉高高胀起。"口燥,但欲漱水,不欲咽",表现形态虽极具辨识性,但甚少于瘀血病人见到此症。

原文 11 条:"病者如热状,烦满,口干燥而渴,其脉反无热,此为阴伏,是瘀血也,当下之。""脉反无热"的意思是,热象不显,脉数不典型,故曰"如热状",热的表现是"烦满(懑),口干燥而渴"。"阴伏"解为热伏于血。血为阴,故曰阴伏。

本条多解读为论瘀血久郁化热之证。恐未妥,将误导诊断。

延伸问题:本条瘀热从何而来?

首先,杂病中,瘀血自身化热很罕见,没有必然性。相反,即便不见有寒象,但仲景书中的活血化瘀方仍多取温性。其或选温药辛散组方,如黄芪桂枝五物汤、桂枝茯苓丸、土瓜根散中都配有桂枝,王不留行散中配川椒和干姜,旋覆花汤中配葱茎;或以酒煎服方药,如下瘀血汤"以酒一升,煎一丸,取八合顿服之",鳖甲煎丸"清酒一斛五斗",大黄䗪虫丸"酒饮服五丸",土瓜根散"酒服方寸匕"等。

其次,瘀血久留时,张仲景用的是消法,如鳖甲煎丸、大黄䗪虫丸证之类,且因瘀久正气往往受损,故于消瘀同时,尚兼顾扶正,法名"缓中补虚"(虚劳病 18 条)。而文中的"下之"显然与之两不相符。

既然不是瘀郁化热,从瘀血自身发热考虑,那还有可能的另一个原因,是"吸收热"。

一方面,吸收热属于非感染性发热,可见于各种损伤如手术中组织损伤、内出血;因血管栓塞、或血栓形成而引起的脏器梗死或肢体坏死;组织细胞坏死或细胞破坏,如肿瘤坏死等。待受损组织吸收完毕后,症状即会消失。内出血属瘀血范畴。

吸收热热度不高,一般在 37.5 ~ 38.5℃之间,符合原文"如热状……脉反无热",仅"烦满(懑),口干燥而渴"之述,吸收热的体温一般于傍晚升高,可解释"阴伏"一词的由来。

内出血是一种瘀血,此瘀的特点是,它不是由气滞而来,又因是出血新停,尚未引起气滞,或者说气滞不是主要因素,故先祛瘀。瘀血很确凿,久则难消,故祛瘀用攻逐之法。

另一方面,张仲景的活血化瘀类方中多配行气药。如当归芍药散、温经汤中皆配川芎,鳖甲煎丸配厚朴、柴胡,枳实芍药散配枳实,旋覆花汤配旋覆花等。包括后世历代所创活血化瘀方中亦多配伍一定的理气药。如《医学发明》复元活血汤之用柴胡;《医林改错》血府逐瘀汤之用柴胡、枳壳、桔梗;膈下逐瘀汤之用乌药、香附、枳壳;及身痛逐瘀汤之用香附;等等。说明气滞在血瘀证中的密切关系是一种客观规律。不配行气药罕见。

《金匮》活血化瘀方其法可分为四类:一是和,调和气血之意。桂枝芍药配,妇科则是当归芍药川芎为伍。前者方如黄芪桂枝五物汤、温经汤,后者方如当归散、当归芍药散等。二是活血,桃仁丹皮配。方如大黄牡丹汤、桂枝茯苓丸。三是逐瘀,大黄桃仁加虫类药。方如下瘀血汤、抵当汤。四是消癥逐瘀兼顾扶正,小量久服。方如大黄䗪虫丸、鳖甲煎丸。以第二类活血为临床常用。包括后世常用的三棱莪术配,蒲黄五灵脂配,桃仁红花配等。方如《医宗金鉴》的桃红四物汤、《医林改错》的通窍活血汤、《医学发明》的复元活血汤等。攻逐法不是常法。

常与变(因偶见而显特殊)是疾病谱疾病规律的体现。出血致瘀不是瘀血的最常见因素。气滞致血瘀才是,久病入络亦是。

活血化瘀方中配行气药的原因无非有二,或是血瘀由气滞日久而成,或是血瘀已久,累及气机难行。若非此二者,血瘀确凿而气滞远非主要矛盾,则以治瘀为先。若瘀由出血新停致,时间窗的问题,活血宜峻宜猛。即逐瘀法。

11条原文里的"下"法属逐瘀范畴。《金匮》逐瘀方有抵当汤与下瘀血汤等。抵当汤治经水不利,不属久瘀;下瘀血汤治产后腹痛,属出血新停成瘀。它们在配伍行气药甚普遍的活血化瘀类方中,恰无行气药的身影,且祛瘀效力峻猛,属"下"即攻逐瘀血法。

本条《金鉴》《释义》等均认为应用抵当汤、下瘀血汤之类。都与出血致吸收热相合。

综上,我倾向认为,11条的瘀热,若热是瘀引起,则其诊断要点有二:一是病程不是久长,而是新起;二是瘀的原因是出血,而非久病入络之类。治此瘀热证,逐瘀即可,不必清热。

如若热不是瘀的原因引起,甚至因热致瘀,"热之所过,血为之凝滞",则另说。若出血尚未停定,则瘀尚未是主要问题,亦另说。

本篇小结

本篇讲述了惊悸、吐衄下血、瘀血类病的诊与治。

惊悸所论仅三条。首条为诊断,后两条是分治。依据脉象作出的诊断,对脉诊的造诣要求较高,非一般人可到,好在今世有其它诊断方法可作借鉴。分治二方叙症简短,只能据以药测证方法的理解,但临床运用资料甚少,假设性观点较多,不能完全到位。

吐衄下血内容最多。理论部分,内容涉及诊断(5条)、病因(7条)、病理(3、8条)、预后(2、6、9条),俱属具体知识类。由于引起出血疾病甚多,原因复杂,脱离病的诊断、病因病理及预后等讨论,知识不能确定。

方治有四。依据原文,按吐血与下血,各分为二,但不可理解为这是对出血部位的锁定。胃肠道通畅情况下,下血者未定吐血,吐血者必见下血。受出血之势影响,下血的出血位置未必一定低于吐血者。泻心汤与黄土汤仍为现今常用,所治出血部位广泛,尤其泻心汤。原文远血近血的判断方法不尽符合临床,运用要慎重。

分治的另一思路是,据出血的原因是虚寒还是实(湿)热作分。其中柏叶汤与黄土汤属虚寒出血,泻心汤与赤小豆当归散属实(湿热)。虚寒出血方配伍凉血止血药,是它的特色配伍。

因瘀血是病理产物也是病理机制,参与多种疾病的病变,如疟病、血痹、虚劳(夹瘀)、肺痈、肝着、小便不利、水气病的血分、黑疸、肠痈及妇人各病等,其方治跟随各病展布。本篇仅补充了书中它篇未及阐述的瘀血临床表现,未出治疗,宜各相结合理解。

嘔吐噦下利病脈證治第十七

【胃反】

一、所谓胃反

胃反,病名。因《内经》《难经》皆未见载,而对胃反的定义是直接做出,并不是引用,很有可能这是仲景本人从呕吐一病中独立出来的单一性疾病,只是因其谨慎的学术个性,而未提到篇题的病名里,类似的情况还有咳嗽上气篇的"肺胀"。

篇中胃反的呕吐特点是,呕吐的出现距离进食的时间有一定规律者。篇中所讲述的这个规律是,食入之后,停留胃中,朝食暮吐,暮食朝吐,所吐皆属未经消化之食物。

胃反亦以呕吐为主症,但因其病理变化与病变过程自有规律,故被从呕吐病中独立出来。

二、诊断

原文第 5 条对胃反从病变机理、主症特点与病变过程(预后)三个方面给予定义:"趺阳脉浮而涩,浮则为虚,涩则伤脾,脾伤则不磨,朝食暮吐,暮食朝吐,宿谷不化,名曰胃反。脉紧而涩,其病难治。"

主症以"朝食暮吐,暮食朝吐,宿谷不化"为特征。

进食与呕吐二者在时间上具有某种规律,在诊断上有意义。但其意义不在对病性的判断,而在对病位的提示。"朝食暮吐、暮食朝吐"是时间规律,提示病位多在幽门部位,如幽门水肿、幽门梗阻等。

"宿谷不化"即完谷不化之类,且澄澈清冷,无酸腐恶气,是虚寒病性的特征。

内在病变机理通过脉象分析。趺阳脉候脾胃之气,趺阳主里,脉浮主"虚",即胃阳虚浮;趺阳脉涩,主大肠干燥,其原因乃在于脾的"不磨",即脾不运化。

脾胃两虚,不能腐熟,则出现胃反之病。第3条①补充叙述了脉尚可数或弦。

病变过程或者说预后:若病情进展,脉转紧涩,紧主寒,说明气虚已累及于阳;涩主燥,乃津亡阴伤之象,病势更沉,其病难治。

三、治疗

[原文]胃反嘔吐者,大半夏湯主之。(16)

大半夏湯方:半夏二升(洗完用) 人參三两 白蜜一升。上三味,以水一斗二升,和蜜揚之二百四十遍,煮取二升半,溫服一升,餘分再服。

本条为胃反的主治。

诊断:"胃反呕吐"即指条文5之以"朝食暮吐,暮食朝吐,宿谷不化"为主症和特征的病证。

从方中白蜜用量来看,当犹有大便燥结如羊屎状等症。大便干结的原因不是因为肠亦病,而是因呕吐,进入肠道的食物过少之故,它可反映病情的严重程度。古有"结肠者亡"之说。

治疗:用大半夏汤温养胃气,降逆润燥。方中以半夏和胃降逆,用人参温养胃气,用白蜜润燥滑肠。

本方临床常用于治疗如顽固性贲门失弛缓症、贲门痉挛、胃及十二指肠溃疡、胃扭转、肠粘连等所致的呕吐,及化疗药物引起的胃肠道反应,证属脾胃虚寒者。

【呕吐】

一、所谓呕吐

呕吐指因胃失和降,气逆于上,使饮食、痰涎等物自胃中上涌,从口而出的一类病证,这是当今的解释。于书中则未作定义。因呕吐亦是病人的主症,如同咳嗽,人尽皆知。

《说文》:"呕者,吐也。"但篇中有呕吐、干呕、呕、吐几种不同的表达方式,提示它们之间存在细微差别。呕的本义,是有物在胃,沿喉中上涌,从口中出

---

① 問曰:病人脈數,數為熱,當消穀引食,而反吐者,何也? 師曰:以發其汗,令陽微,膈氣虛,脈乃數,數為客熱,不能消穀,胃中虛冷故也。

脈弦者,虛也,胃氣無餘,朝食暮吐,變為胃反。寒在於上,醫反下之,今脈反弦,故名曰虛。(3)

来。吐的本义则是有物从口腔涌出。似乎所出深度不同。因逆向而出,深度不同时,机理自也不同,使仅呕者有声伴随。《山海经》有"其音如呕"句,"呕"字或者正是由象声词转来。故后人有有物有声谓之呕,有物无声谓之吐,无物有声谓之干呕之说。

呕吐是主症作的病名,其诊单一病的思想仍有体现。比如妊娠恶阻虽也是以呕吐为主症,但它不在本篇(见《妇人妊娠病》)。霍乱、蛔虫等病也呕吐,但也不在本篇等。

故呕吐是排除了单一性疾病之后、待查性诊断。书中内容虽然众多,但未有分类。从中亦可看出分类一项在仲景诊断思路中的定位,即分类不是以医者的方便为原则,而是作为疾病自身规律的一个义项,故分类只出现在单一性质(彼时)的疾病中。否则,在这样的症状类疾病中,是可以以八纲或脏腑分类的。

二、诊断

篇中未就什么是呕吐给出诊断性知识,想是认为"无需说"。

但讲述了饮邪内停所致呕吐的诊断方法。体现出症状类病种中,存在将其再作区分的次级诊断思路,这一思路当代中医学一般从"证"的角度理解。

见于原文第2条:"先呕却渴者,此为欲解。先渴却呕者,为水停心下,此属饮家。呕家本渴,今反不渴者,以心下有支饮故也,此属支饮。"与此条内容相同者并见于痰饮病28、41条,并列有方治。28条:"呕家本渴,渴者为欲解,今反不渴,心下有支饮故也,小半夏汤主之。"41条:"先渴后呕,为水停心下,此属饮家,小半夏茯苓汤主之。"可参见之。

三、治疗

(一)热证

[原文]嘔而發熱者,小柴胡湯主之。(15)

小柴胡湯方:柴胡半斤　黃芩三兩　人參三兩　甘草三兩　半夏半斤生薑三兩　大棗十二枚。上七味,以水一斗二升,煮取六升,去滓,再煎取三升,溫服一升,日三服。

本条呕吐的诊与治多用少阳邪热证表述。

诊断:"呕而发热",多种原因可致,但用小柴胡汤主治,多理解为其热是少阳之热,其呕是少阳邪热迫胃所致。故认为热当是往来寒热,呕是口苦咽干,心烦喜呕,并可伴有胸胁苦满等少阳见症(参见疟病小结处讨论)。

治疗:以和解清热,和胃降逆。小柴胡汤方中柴胡、黄芩解表清热,半夏、生姜降逆止呕,人参、草、枣补虚安中。注意和解剂皆取去滓再煎法。

本方临床常用于治疗肝胆系统的疾患,如肝炎、胆囊炎及胃炎等证属热郁少阳者。亦可治疗多种发热病症,如流行性感冒、上呼吸道感染、扁桃体炎及妇女经期感染发热等。实验研究证实,本方有保肝利胆、抗菌抗炎、抗病毒、抗肿瘤、抗衰老、增强免疫功能、调节内分泌等药理作用。

其热型可为或恶寒发热、或但热不寒、或寒热往来,发热程度多在38～39℃之间,并伴有乏力、口苦、口干、纳呆、心烦呕吐或胸胁苦满等症的一种或多种。柴胡多用 10～15g,黄芩为 9～15g。

[原文]食已即吐者,大黄甘草汤主之。(17)

大黄甘草汤方:大黄四两　甘草一两。上二味,以水三升,煮取一升,分温再服。

本条为胃肠实热呕吐的诊与治。

诊断:"食已即吐",不可简单理解为进食与呕吐之间的时间关系。还含有气涌势急,冲逆而出之意。

之外,当还有胃脘灼热疼痛,口苦口臭,大便干燥、甚或不通,小便短黄,舌红苔薄黄少津,脉滑有力等表现。

治疗:以荡热和胃,冀实热去,则胃气自和。用大黄甘草汤。方中以大黄泻热通腑,用甘草以缓急和中。

据报道本方临床可用于急性胃炎、急性肝炎、急性胆囊炎、胆道蛔虫症、急性胰腺炎、急性阑尾炎、肠梗阻、上消化道出血等所致之反射性呕吐及由脑中风、病毒性脑炎、流行性出血热、糖尿病、农药中毒等所致之中枢性呕吐。实验研究证实,本方具有明显抑制毛果芸香碱对回肠平滑肌的兴奋作用,能显著减轻碱性肠液反流引起炎细胞浸润及腺体增生。

(二)寒证

[原文]呕而胸满者,茱萸汤主之。(8)

茱萸汤方:吴茱萸一升　人参三两　生薑六两　大棗十二枚。上四味,以水五升,煮取三升,温服七合,日三服。

乾嘔,吐涎沫,頭痛者,茱萸湯主之。 方見上(9)

本条为肝胃虚寒,寒饮上逆呕吐的诊与治。

诊断:主症以呕而胸满,或干呕,吐涎沫,头痛为特征。条文8以胃阳不足,寒饮内停,胃气上逆为主;条文9尚有厥阴寒气犯胃的现象,干呕、头痛即是由肝经寒气上犯所致。

两条所述症状虽略有不同,但寒饮妄动犯上,中阳不足则一。方中主药吴茱萸既可温散胃中寒饮,又能泄除厥阴逆气,故均用吴茱萸汤散寒饮,降气逆,温胃阳。结合临床本方证尚可见口淡,干呕、或吐清水、或呕出清稀痰涎,心下寒冷痞满、或为冷痛,头顶冷痛,肢冷,脉弦滑无力或沉缓,舌苔白腻等症。

治疗:以温阳散寒,降逆止呕。用吴茱萸汤。方中吴茱萸能解肝脾二经之寒气,功能散寒止痛,温中止呕;生姜温胃散寒,和中降逆;人参、大枣补气和中。

本方可用于部分慢性胃炎,神经性头痛,高血压,梅尼埃病及妊娠呕吐属肝胃虚寒所致者。药理研究证实,本方能抑制胃肠运动,解除胃肠痉挛,有明显的镇吐和保护胃黏膜及抑酸作用。并有镇痛、强心、扩张血管等作用。

(三)寒饮内停

[原文]**諸嘔吐,穀不得下者,小半夏湯主之。** 方見痰飲中。(12)

本条为寒饮停胃呕吐的诊与治。

诊断:"诸呕吐",还是要定位在寒饮所致者,以呕吐物为清稀痰涎为特征。

"谷不得下",即俗语之吃什么吐什么,呕吐严重之意。不得下的原因是胃不和降(即呕吐),而非胃肠不通。

治疗:小半夏汤由半夏、生姜两味组成,功能散饮和胃,降逆止呕。

本方有较强的和胃降逆止功,适当配伍,可治多种呕吐,故被誉为止呕祖方。如用治急慢性胃炎,幽门不全梗阻,幽门水肿等属寒饮停胃者。实验研究证实,本方有促进胃排空、消除幽门水肿、解除空肠痉挛等作用。

[原文]**乾嘔,吐逆,吐涎沫,半夏乾薑散主之。**(20)
半夏乾薑散方:半夏　乾薑等分。上二味,杵为散,取方寸匕,漿水一升半,

煎取七合,頓服之。

本条为中阳不足,寒饮停胃呕吐的诊与治

诊断:"干呕、吐逆、吐涎沫",干呕是有声无物之谓。吐涎沫即吐清稀痰涎样胃液之类。

证属由于中焦虚寒,津液变生饮邪,停留于胃,使胃失和降,胃气上逆。

治疗:半夏干姜散由半夏与干姜两味组成,干姜有温中助阳之功效,与半夏同用,功能温中助阳,化饮降逆,和胃止呕。浆水甘酸,调中止呕,"顿服之"则药力集中,以取速效。

干姜较之于生姜,更有温助中阳之效,其与半夏同用,属标本并治之法。故本方不仅有和胃祛饮之效;更有温助中阳,使饮邪不再化生之功。这种标本同治的方法,一则说明本条标急不甚,其症可呕吐不甚,仅为干呕,或与吐逆、吐涎沫并见,一则说明本条中焦虚寒之象较显著。

本方可用治急慢性胃炎、胃扩张、慢性胆囊炎属中阳不足,寒饮内盛者。

[原文]病人胸中似喘不端,似呕不呕,似噦不噦,徹心中愦愦然無奈者,生薑半夏湯主之。(21)

生薑半夏湯方:半夏半升　生薑汁一升。上二味,以水三升,煮半夏,取二升,内生薑汁,煮取一升半,小冷,分四服,日三夜一服。止,停後服。

本条为寒饮搏结于胸胃使呕的诊与治。

诊断:"胸中似喘不喘、似呕不呕、似哕不哕",指喘、呕、哕都是气机上逆的表现。一连三句似是又不是,形容"胸中"受"心中"病变涉及,气机翻涌,痛苦无以名状。

"彻心中愦愦然无奈"是主症。指胃脘心胸中烦乱不安,不能忍受。"愦愦然"指昏乱糊涂貌,《广韵》:"愦,心乱也",轻则郁闷烦乱,胃中嘈杂;重则昏乱糊涂。"奈"通"耐",指禁得起,受得住。《本草纲目·天门冬》:"和地黄为使,服之奈老头不白。"

病机为寒饮结于胸中,与正气相搏,阻碍气机,使之混乱冲突,不得畅行。

治疗:宣散寒饮,舒展气机,用生姜半夏汤,该方重用生姜汁以辛开散结,配半夏以化饮降逆。方后云"小冷",应是防热药格拒不纳而吐的反佐法。《素问·五常政大论》"治寒以热,凉而行之"之意。"分四服",意在量少频服,以发挥药力的持续作用,并防药量过大而致呕吐。

金寿山认为小半夏汤证为胃中有饮,饮邪上逆而作呕吐者的通治之方,故原文开首著"诸呕吐"三字;半夏干姜散证原文有"吐涎沫"三字,上焦有寒,其口多涎,故易生姜为干姜,生姜行水降逆,干姜则温中散寒,用浆水煮服,可能因浆水味酸,制二药辛辣之性;生姜半夏汤证是欲吐而不能吐,胃中非常难受,有无可奈何之感,故重用生姜汁,意在散结(《金匮诠释》)。

生姜半夏汤可借治眉棱骨痛、急慢性胃炎、胃或贲门痉挛、胆汁反流性胃炎、食管炎、梅尼埃病等属寒饮搏结胸胃者。有学者认为本方证的特点是寒痰蒙闭心包,机窍失灵,可谓内服开窍剂之渊薮。

小半夏汤、半夏干姜散、生姜半夏汤三方俱由半夏与姜组成。故三方证病机皆属寒饮内停,胃气上逆。主症皆有呕吐。治法皆以散寒化饮,和胃止呕。其中小半夏汤用"走而不守"的生姜,且重用半夏,重在降逆化饮,知其证以饮为主,偏于标实。半夏干姜散用"能守能走"的干姜,且其用量与半夏等分相匹,温中散寒与化饮降逆共举,标本兼顾,知其证中阳不足亦较突出,主症除"干呕,吐逆,吐涎沫"外,应还有中阳不足之见症。生姜半夏汤重用生姜汁以加强其辛开散结的作用,可知气机被遏是其主要矛盾。主症"胸中似喘不喘,似呕不呕,似哕不哕,彻心中愦愦然无奈"俱是寒饮闭遏气机所致。

[原文]嘔吐而病在膈上,後思水者,解,急與之。思水者,豬苓散主之。(13)
豬苓散方:豬苓 茯苓 白术各等分。上三味,杵為散,飲服方寸匕,日三服。

本条为饮邪阻胃,胃气上逆呕吐的诊与治。

诊断:呕吐"后思水者"指呕吐之后口渴思水欲饮。

"病在膈上"指饮停于胃,上逆于膈。

关于"思水者,解"的判断,多认为是饮去阳复,亦即本篇第2条所谓"先呕却渴者,为欲解"之意,故曰"解"。但呕吐后思水者,并不尽属病解之兆(参见痰饮病篇小半夏汤条)。关于"急与之"含义,大致有两种说法,多数认为是与水,使其少少饮水自救,即《伤寒论》71条"少少与饮之,令胃气和则愈"之法。当与水量多,致饮又停时,再予猪苓散;另一种说法是与猪苓散善后。从猪苓散的角度而言,是针对饮停于胃而出的治方。其饮停于胃的诊断,主要是来自呕吐物的内容、舌苔脉象及其它症候表现,而不能局限拘泥于呕吐与口渴出现的前后关系。

思水的原因是由饮阻阳气,气不化津,津不上承。

治疗:猪苓散健脾祛饮。方中猪苓、茯苓淡渗利水,白术健脾化湿。

本方可治疗急慢性胃炎,或神经性呕吐,肠套叠,幽门水肿,贲门痉挛,心律不齐,高血压等病证属饮邪停胃者有效。

[原文]胃反,吐而渴欲飲水者,茯苓澤瀉湯主之。(18)

茯苓澤瀉湯方《外台》云:治消渴脈絕,胃反吐食之,有小麥一升:茯苓半斤 澤瀉四兩 甘草二兩 桂枝二兩 白术三兩 生薑四兩。上六味,以水一斗,煮取三升,內澤瀉,再煮取二升半,溫服八合,日三服。

本条为中阳不运,胃有停饮呕吐的诊与治。

诊断:"胃反",普遍的解释是,将此处之胃反只是解作反复呕吐之谓。以呕吐与口渴反复交替出现,呕吐物为水饮与食物混杂、不酸不苦不臭为特征。

"吐而渴欲饮水",特点是愈吐愈渴,愈渴愈吐。"吐而渴欲饮水"与五苓散证颇为相似。所不同者,五苓散泽泻用量独重,配以二苓、桂枝,通利小便,知其饮停较明显,见症突出,或有小便不利;茯苓泽泻汤重用茯苓去猪苓,配以甘草、生姜,和胃力量较之加强,故以呕渴不已为主症。

治疗:温胃化饮,降逆止呕。茯苓泽泻汤以茯苓、泽泻淡渗利饮;配以桂枝、生姜通阳化饮,和胃止呕;佐以白术、甘草健脾和中。

本方临床多用于治疗胃炎,慢性胃肠炎,胃神经官能症,胃窦炎,幽门水肿引起的呕吐,及慢性肾炎小便不利,低血压头晕恶心等。

(四)寒热错杂

[原文]嘔而腸鳴,心下痞者,半夏瀉心湯主之。(10)

半夏瀉心湯方:半夏半升(洗) 黃芩三兩 乾薑三兩 人參三兩 黃連一兩 大棗十二枚 甘草三兩(炙)。上七味,以水一斗,煮取六升,去滓,再煮取三升,溫服一升,日三服。

本条为寒热互结中焦,气机升降失常呕吐的诊与治。

诊断:虽然上有呕吐,中有心下痞,下有肠鸣,但以心下痞为主症。一般以胃脘部痞塞不通,满而不痛,按之自濡为特点。兼有肠鸣下利。虽无呕利症状,但以心窝部痞满、嘈杂不适为主者,亦可选用。

舌质淡胖,苔中心薄黄而润,或薄白而润为特点。

证属寒热交结,虚实夹杂,脾胃升降失司。寒指中焦虚寒,热指胃肠湿热。

治疗:半夏泻心汤功能开结除痞,和胃降逆。方中黄芩、黄连苦以折之,干姜、半夏辛以开之,苦辛同用,降逆开痞;参、草、枣养中气、复胃阳。全方有苦降辛开,调和胃肠之效。

本证亦见于《伤寒论》太阳病篇 149 条。

本方在临床运用范围较广,对急慢性胃炎,胃及十二指肠炎,口腔黏膜溃疡,胃节律紊乱综合征,乙肝,慢性胆囊炎,胰腺炎,妇人阴吹等病,凡呕而肠鸣,或呕而下利,伴有心下痞闷属寒(湿)热错杂,中气不足者,用之多效。如心下痞,按之痛,舌苔黄腻者,可与小陷胸汤合用。不惟如此,其对后世医家的影响也较大。如叶天士、吴瑭、薛生白、王孟英等后世医家,皆宗本方化裁出苦辛宣泄、苦降辛开、苦降辛通等法。

(五)阳亡转归

[原文]嘔而脈弱,小便複利,身有微熱,見厥者,難治,四逆湯主之。(14)

四逆湯方:附子一枚(生用) 乾薑一兩半 甘草二兩(炙)。上三味,以水三升,煮取一升二合,去滓,分温再服。強人可大附子一枚,乾薑三兩。

本条为呕吐致阳将欲亡的诊与治。

诊断:"呕而脉弱",呕是主症,病势凶猛,阳气不继。

"小便利"是指小便失禁,"小便复利"指前曾不利,因呕吐剧烈,津液受损之故。

"身有微热",格阳证。

"厥"是四肢厥冷,阳衰欲亡。

病已危急。

治疗:急以温阳救逆法治之。用四逆汤。方中生用附子,配以干姜,以散寒温中,回阳救逆,甘草和中。

四逆汤不是治呕方。本条是呕吐致阳将欲亡的变证。

本方用治心肌梗死,休克,心力衰竭,急慢性胃肠炎,胃下垂等属脾肾阳虚,阴盛格阳者。现代药理研究证实,四逆汤对离体、在体心脏及戊巴比妥所致的衰竭心脏均具有明显的强心作用,从附子中提取的去甲基乌药碱是其主要的强心成分之一,该成分能增强心肌收缩力,加快心率,使心排血量增加,亦能使培养的心肌细胞搏动频率及振幅增加。四逆汤并能提高多种原因所致的休克动物的平均动脉压,对蟾蜍及家兔心脏有直接加强心脏收缩的作用。

(六)治禁

[原文]**夫嘔家有癰膿,不可治嘔,膿盡自愈。**(1)

本条为呕吐治禁:不可见呕止呕。

"呕家",这里指剧烈呕吐之人。

一般而言,呕吐多为胃失和降所致,治疗应以和胃止呕为原则,但若其呕是由痈脓内蕴所致者,则应以消痈排脓为治,痈消脓尽,其呕自止。

呕吐痈脓的病证,历代中医文献均有记载,说明本病在过去相当长的一段时期是一种常见病,但目前已极罕见。根据古人描写的证候,可能相当于急性化脓性胃炎(胃痈)、上腹壁脓肿(胃脘痈)等疾。其治疗,《张氏医通》提出:"轻则《金匮》排脓汤,重则射干汤(射干、栀子仁、赤茯苓、升麻、赤芍药、白术、地黄汁),或犀角地黄汤加忍冬、连翘,皆因势利导之法也。"

[原文]**病人欲吐者,不可下之。**(6)

本条亦为呕吐治禁:不可见呕不治呕。

"欲吐"的原因若不是腑气不通(包括肠腑与膀胱之腑),浊气上冲所致者,皆不可予攻下之法。

本条所述不可视作绝对的治疗禁忌,应与本篇 7 条"哕而腹满,视其前后,知何部不利,利之即愈"、17 条"食已即吐者,大黄甘草汤主之"结合理解,说明呕吐亦可以攻下法治之。

若是由病邪内停,正气祛邪外出所致者,则应治以涌吐之法,以助正气祛邪,如黄疸病篇的"酒疸,心中热,欲呕者,吐之愈";而若是由胃失和降,胃气上逆所致,则应以和胃降逆为治。

以上两条及本篇第 7 条论述的均是胃失和降致病呕、哕的治法治禁。表达了治呕当根据病因,或止呕、或催吐、或治疗其他脏腑,即所谓审证求因,审因论治的思想。这种审因论治观同样也适用于其他疾病的论治。

【哕】

一、所谓哕及诊断

哕即呃逆,指胃膈气逆,喉间呃呃作声,不能自制之病证。

主症类病种,故未专门讲述其诊断知识。

二、治疗

(一)治则

[原文]哕而腹满,视其前後,知何部不利,利之则愈。(7)

本条为下部不利,浊气上逆致哕的治法。

诊断:"哕而腹满",哕由腹满致,腹满由下部不利致。此下部不利或指膀胱之腑水道不利(即在前之小便不利);或指肠腑谷道不利(即在后之大便不通),浊气上逆,则发为哕逆。

治疗:哕由胃气上逆致,但胃气是因受它脏病变影响而上逆,此时仅用降逆止哕之法是无益的,故不必治胃,而应治病变的脏腑。需根据其不利之腑,而予通利腑道之法。

呃逆的治疗一般以理气和胃,降逆平呃为原则。本条提出的通利大小便法仅适用于呃逆是由腑气不通所致者,且单纯的通利之法仅用于正盛邪实之证。作为治疗原则,本条亦有审证求因,审因论治之意,宜与本篇第6条互参。

本条治法亦适用于呕吐。

(二)治方

[原文]乾呕,哕,若手足厥者,橘皮汤主之。(22)

橘皮湯方:橘皮四兩　生薑半斤。上二味,以水七升,煮取三升,温服一升,下嚥即愈。

本条为胃寒气逆呃逆的诊与治。

诊断:"干呕,哕",主症。胃气上逆。

"手足厥",从用药来看,应只是手足欠温。

证属寒邪袭胃,胃气上逆。手足不温是胃阳被遏不达之故。

治疗：以通阳和胃为法。橘皮汤中橘皮理气和胃,生姜散寒止呃。

本方在临床运用中,若兼见食欲不振,可加白术、茯苓、神曲;腹胀加木香、砂仁、枳壳;呃逆气冷,或胃脘隐痛,加吴茱萸、干姜;心下痞闷,加柴胡、枳实、芍药等。

[原文]噦逆者,橘皮竹茹湯主之。(23)

橘皮竹茹湯方：橘皮二升 竹茹二升 大棗三十枚 生薑半斤 甘草五兩 人參一兩。上六味,以水一斗,煮取三升,溫服一升,日三服。

本条为气虚夹热,胃气上逆呃逆的诊与治。

诊断：叙症简单。一般以呃逆为主症,并作多见于久病体弱,或大吐下后,呃声低微而不连续,并可见虚烦不安,少气口干,不欲多饮,手足心热,苔薄黄或苔少,脉虚数等脉症补充。

证属气虚夹热,胃气上逆。但所夹之热当予辨识。因竹茹并非大寒之品;且从方中诸药的用量比例来看,也是温热之性偏重。临床报道亦表明,若是证情中热象突出时,需加清热药物于方中,亦可说明该点。

治疗：补气清热,和胃降逆。橘皮竹茹汤方中橘皮、生姜理气和胃,降逆止呃;人参、甘草、大枣补虚益气;竹茹清热安中。

本方在临床被广泛应用于呃逆的治疗。其致呃的原因涉及混合型食管裂孔疝,碱性反流性胃炎,膈肌痉挛,幽门不全梗阻,神经性呕吐,腹部手术后呃逆不止,妊娠呕吐,急性坏死性肝炎等。其中舌红苔黄胃热显著者可加黄连、芦根,或加山栀子;兼痰热者,加竹沥、瓜蒌仁;舌红无苔,或中剥,胃阴匮乏者,可加沙参、石斛、麦冬;胃不虚者,去人参、大枣,减甘草之用量;呃逆不止者,加枳实、柿蒂等。

【下利】

一、所谓下利及诊断

仲景的下利病包括后世所称之泄泻、痢疾。甚至严重便秘的热结旁流亦被包含在此篇中。此外,尚为两种特殊泄泻命名,即下利气(下利过程中矢气频频者)与气利(大便随矢气而出者)。

二、治法

(一)治则

[原文]下利氣者,當利其小便。(31)

本条为气滞湿困下利气的治法。

诊断:下利气指下利的过程中气随利失,矢气频频。

证属中焦湿困,故大便溏泄;湿滞气阻,故腹胀窘痛,矢气则舒,且气滞乘腑开之时、下利之机乘隙外泄,故为下利气。

治当用利小便法,"利小便以实大便",分利水湿,使小便利,湿邪去,气机通畅,肠道调和,则下利已,矢气除。需要指出的是,这里利小便法可包含健脾利湿、温中利湿之意。

后世医家受本条的启发,提出了"治湿不利小便,非其治也"和治疗泄泻时的"开支河"法。

[原文]下利清穀,不可攻其表,汗出必脹滿。(33)

本条为虚寒下利合并表病时治禁。

"下利清谷",清谷是诊断关键,所下之物澄澈清冷、完谷不化之意,这是脾(或脾肾)阳虚泄泻的特点。此是里证,当然不用解表汗法。但若合并有表证如何? 在里虚较急的情况下,仍不用汗法。《金匮·脏腑经络先后病》14条有类似病情:"病,医下之,续得下利清谷不止,身体疼痛者,急当救里,后身体疼痛,清便自调者,急当救表也。"

(二)治方

1. 实热证

[原文]干呕而利者,黄芩加半夏生姜汤主之。(11)

黄芩加半夏生姜汤方:黄芩三两 甘草二两(炙) 芍药二两 半夏半升 生姜三两 大枣十二枚。上六味,以水一斗,煮取三升,去滓,温服一升,日再夜一服。

本条为邪热客犯肠胃的下利兼呕吐的诊与治。

诊断：虽是下利与呕吐并见，从其主方是黄芩汤加味可知，应是以下利为主。其症当以利下热臭垢积，里急后重，肠鸣腹痛等为特点。

黄芩加半夏生姜汤证多被认为是热犯于肠，兼及于胃。但主症下利或属泄泻，或属痢疾，甚或是霍乱，此三病皆以湿邪为主要因素，且黄芩汤亦是此三病湿热证型的主治之方，此其一；其二，由《伤寒论》太阳病篇172条："太阳与少阳合病，自下利者，与黄芩汤。若呕者，黄芩加半夏生姜汤主之"可知，方中半夏与生姜两味是专为呕吐一症而设。半夏与生姜正是仲景小半夏汤之组成（半夏1升、生姜半斤），本方半夏、生姜用量轻，说明本证以下利为主；降低了生姜在方中的用量比例，说明其治以散饮为主，寒象不著，小半夏汤是（寒）饮停胃，胃失和降呕吐的代表方，单纯由热邪所致之呕并不在其主治范围，故本方之主治，除邪热客犯之外，尚有水湿之邪，其病机应是以大肠湿热，传导失司为主，兼有水饮停胃的情况。

治疗：方中用黄芩汤清热止利，加半夏、生姜以和胃止呕。

本方多用于干呕而暴注下迫的急性胃肠炎，干呕而下利脓血的热痢或湿热痢初起，症兼身热口苦，舌红苔黄者。用治热利可酌加黄连、白头翁、马齿苋等；治湿热痢可合用芍药汤；用治急性胃肠炎，常与藿朴夏苓汤、平胃散等合用。

[原文]熱利下重者，白頭翁湯主之。(43)

白頭翁湯方：白頭翁二兩　黃連　黃柏　秦皮各三兩。上四味，以水七升，煮取二升，去滓，溫服一升；不愈，更服。

本条为大肠湿热，气机阻滞下利的诊与治。

诊断："热利下重"是其主症，该"利"普遍从痢疾理解。下利热臭，或利下脓血色泽鲜明，里急后重，滞下不爽。或为痢下脓血，鲜紫相杂，腐臭较著，腹痛剧烈，肛门灼痛、下坠，口渴，壮热，烦躁不安，甚则昏迷痉厥，舌质红，苔黄腻，脉数等症。

证属湿热阻滞，肠腑传导失司，通降不利，并可使气血壅滞，损伤肠道脂膜血络所致。

治用白头翁汤清热凉血，燥湿止利。方中白头翁清热凉血，秦皮、黄连、黄柏清热燥湿。诸药合用，使湿热去，热毒解，气机调达，后重自除，热利可愈。

张仲景时代湿热下利，无论是湿热泄泻或是痢疾，都取清热燥湿之法。本方外,它方如葛根芩连汤、黄芩汤等。后世随着对泄泻与痢疾二病认识的加深,同为大肠湿热,病不同,治疗不同。其中尤以刘河间提出治痢疾宜"行血则便脓自愈,调气则后重自除"理论及该理论的代表方芍药汤影响最大。

本条亦见于《伤寒论》厥阴病篇 371 条。

本方加减,可治疗盆腔炎、泌尿系感染。研究表明,本方对志贺氏、施氏等痢疾杆菌有较强的抑制作用,而对弗氏和宋内菌作用较弱,对多种沙门菌作用也很弱或无抑菌作用。另外对于金黄色葡萄球菌、表皮葡萄球菌及卡他球菌等也有较强的抑制作用,其中黄连、秦皮作用为强,黄柏次之,白头翁最弱。全方抗菌效果反较黄连、秦皮为弱。由于白头翁对阿米巴原虫抑制作用较强,因而以本方治疗阿米巴痢疾时,宜加大白头翁用量;而治疗细菌性感染时,则应加重黄连等剂量,减小白头翁用量。此外,本方所含药物还能促进非特异性免疫功能,抗炎、抗毒、止泻、镇静、镇痛和抑制肠运动,既能消灭引起湿热下利之病原微生物,又能抑制或缓解肠道感染时局部炎症病变及不适,还能促进抗感染免疫功能,从多方面影响感染过程,从而取得良好疗效。

[原文]下利三部脈皆平,按之心下堅者,急下之,宜大承氣湯。(37)

下利,脈遲而滑者,實也,利未欲止,急下之,宜大承氣湯。(38)

下利,脈反滑者,當有所去,下乃愈,宜大承氣湯。(39)

下利已差,至其年月日時復發者,以病不盡故也,當下之,宜大承氣湯。(40)

大承氣湯方:見痙病中。

以上数条为实热下利的诊与治。

诊断:条中下利所指(即病的诊断),下利用通法,本已不同寻常,且尚需"急下之",且所用是三承气汤中效力最峻的大承气,病又有时间规律地复发性(40 条),该病大约是痢疾一类。

37 条"下利",《脉经》作"下利后"。"三部脉皆平"指寸关尺三部脉如正常人一样,而不同于虚寒下利之微弱沉细,不是寒证。

"按之心下坚",指脘腹硬满疼痛,按之不减,即《金匮·腹满》篇第 2 条"病者腹满,按之……痛者为实"之谓,诊为实证。

38 条"脉迟而滑者,实也",是迟但有力之脉,不主虚寒。滑亦主实。"脉数而滑者,实也,此有宿食,下之愈,宜大承气汤"(《金匮·宿食病》第 22 条)。39 条脉亦滑,以下法治之,属实。

40条,下利已愈,过一段时间却又复发,这是因为病的夙根未尽,多见于休息痢。

痢疾以大肠湿热为常见,但未用如白头翁汤,亦未用白头翁汤所体现的清热燥湿法,而是急于泻热,强力泻热,只是泻热,提示热毒严重。这是病机诊断。

临床表现为下利的特点是利下脓血赤白,腹痛里急后重,滞下不爽,伴腹胀腹痛拒按,舌苔黄燥浊垢等。这是临床表现诊断。

治用大承气汤通因通用,泻下热毒。

承气汤治利是变法,白头翁汤是常法,二者治病思路不同。后世有芍药汤,结合此二者治法之外,并有调气、行血等配伍其中。

[原文]下利谵语者,有燥屎也,小承氣湯主之。(41)

小承氣湯方:大黄四兩　厚朴二兩(炙)　枳實大者三枚(炙)。上三味,以水四升,煮取一升二合,去滓,分温二服,得利则止。

本条为胃肠实热,热结旁流"下利"的诊与治。

诊断:后世多认为本条的"下利"乃"热结旁流",即并不在"利"的范畴。其"利"是由燥屎内结,不得下行,而有少量的所谓热结旁流之秽便下出之故。下利必量少不畅,以腹满腹痛拒按,潮热谵语汗出,舌苔黄燥,脉滑数有力等为特征。

谵语与郑声不同,指阳明实热或温邪入于营血,热扰神明时,出现神志不清、胡言乱语的重症。

治用小承气汤通腑攻下。

本方可用于治疗急性胃炎,胃切除后排空延迟症,慢性胃炎,急性阑尾炎,胆囊囊肿,慢性肝炎,肠梗阻轻症,急性肺炎,肺心病急性发作,慢性肾炎,手术后肠麻痹,细菌性痢疾,胃植物球,胃柿石,高脂血症等病证而见上述证机者。

小承气汤、厚朴三物汤、厚朴大黄汤三方均由大黄、厚朴、枳实三药组成。小承气汤以大黄为主,主治阳明腑实,热结旁流的燥屎不下,"下利"量少臭秽,潮热谵语,功在通腑攻下。厚朴三物汤以厚朴为主,主治气滞热结,气滞为主的腹胀腹痛腹满,大便干结,功在行气破气,通导肠腑。厚朴大黄汤以厚朴、大黄为主,主治痰饮结实之腹满拒按,大便秘结,心下时痛,功在疏导肠胃,荡涤实邪。

2. 虚寒证

[原文]下利腹脹满,身體疼痛者,先溫其裏,乃攻其表。溫裏宜四逆湯,攻表宜桂枝湯。(36)

四逆湯方:方見上。

桂枝湯方:桂枝三兩(去皮) 芍藥三兩 甘草二兩(炙) 生薑三兩 大棗十二枚。上五味,㕮咀,以水七升,微火煮取三升,去滓,適寒溫服一升,服已須臾,啜稀粥一升,以助藥力,溫覆令一時許,遍身漐漐微似有汗者,益佳,不可令如水淋漓。若一服汗出病差,停後服。

本条为虚寒下利兼有表病,阳气欲亡的诊与治。

诊断: "下利腹胀满",《心典》《浅注》"下利"其下有"后"字。因用的是四逆汤,知是中阳虚寒,脾失健运。以利下清谷,"腹满时减,复如故""按之不痛"(《金匮·腹满》),得温喜按为特点。

"身体疼痛"是张仲景作为表证的互辞,是他的语言习惯,于《伤寒杂病论》中有多例,本书寒疝病19条下曾有归纳。且桂枝汤药后温覆啜粥取汗法,亦为其解表时专用。

构成表里同病。

四逆汤不是治利方。若病是中焦虚寒的下利,当用附子理中类,却用四逆回阳救逆,知病已不仅是阳虚表寒,而是更甚一层,阳亡欲脱之势。

急者先治,用四逆汤。一般而言,伴随着里阳的恢复,下利渐止,表寒亦相应随之而解,不用再施解表之法。但是如果里阳虽复,而表证仍在,此时阳气初旺,尚不能抗邪外出,为防邪再入里引起它变,宜"乃攻其表",用桂枝汤。"稀粥",《注解伤寒论》作"热稀粥"。

《金匮·脏腑经络先后病》14条、《伤寒论》372条与本条内容一致。

[原文]下利便膿血者,桃花湯主之。(42)

桃花湯方:赤石脂一斤(一半剉、一半篩末) 乾薑一兩 粳米一升。上三味,以水七升,煮米令熟,去滓,溫服七合,内赤石脂末方寸匕,日三服;若一服愈,餘勿服。

本条为脏气虚寒,气血下陷下利的诊与治。

诊断: "下利便脓血",病属痢疾。

桃花汤用赤石脂涩肠固脱,用干姜温中暖脾,用粳米养胃和中,三药合用有温摄固脱之效,可知本条下利证属虚寒。痢由脾阳不足,气不固摄所致。

下利特点为痢久反复不愈,时重时轻,下利清稀,有黏白冻,或紫黯血色,甚则滑泄不禁,无里急后重感,脱肛,腹部隐隐冷痛,喜温喜按,每遇饮食不当或感受寒凉则发作加重,伴食少,神疲腰酸,四肢不温,畏寒怕冷,面黄无华,舌质淡,苔薄白,脉细弱无力。

本方亦适用于虚寒泄泻。

本方有抗菌、抗炎、镇静镇痛、止血收敛及促进碳水化合物在人体的吸收等作用,常用于慢性阿米巴痢疾、慢性菌痢及某些急性菌痢、肠伤寒伴肠出血、子宫功能性出血、肠功能紊乱、小儿疳泻等病与本方证病机相符者的治疗。

[原文]下利清穀,裏寒外熱,汗出而厥者,通脈四逆湯主之。(45)

通脈四逆湯方:附子大者一枚(生用) 乾薑三兩(強人可四兩) 甘草二兩(炙)。上三味,以水三升,煮取一升二合,去滓,分溫再服。

本条为下利致阴盛格阳的诊与治。

诊断:"下利"是原发病主症。"下利清谷"说明脏气已经虚寒。

"汗出而厥",汗是脱汗,厥指手足厥冷。阳气虚寒已致阳气衰亡之象。"汗出而厥"是当前突发主症。

"里寒外热"是病机。里真寒,外假热,阴盛格阳。病情危重。

治疗:急用通脉四逆汤以回阳救逆。通脉四逆汤由四逆汤倍干姜组成,以加强其温经回阳之功。

《伤寒论》该方方后尚有"面色赤者,加葱九茎"语。

本条下利清谷,四肢厥冷与四逆汤证同,然"外热"则为本证所独具,可知本证是在四逆汤证基础上的进一步发展,常见的临床表现有:下利清谷反复发作,病程已久,腹部喜暖,或兼腹痛,身热不恶寒,面红如妆,冷汗连连,手足厥冷,脉微欲绝,平素精神倦怠,腰膝酸软,形寒畏冷。

本条亦见于《伤寒论》少阴病篇第370条。

本方可用于休克,心力衰竭,急慢性肾功能衰竭,风湿性关节炎,急慢性肠胃炎等病证而见上述证机者。今人许云斋曾专就主用本方所治16例少阴格阳一证进行了比较深入的分析,发现下述三种必见症各呈特点:一是发热并非不能测出的虚热,而是多为39～40℃的稽留热,且不为各种退热药物减轻,冷敷只能使之加剧或更趋缠绵,多伴有不同程度的恶寒,或极轻微,或需加衣加被,同时多诉有头昏及口渴不欲饮或饮而则止之表现,舌根部苔多淡白,脉多浮大无根而不兼数,外周白细胞总数多超过 $10 \times 10^9/L$,甚或接近 $20 \times 10^9/L$,中性粒细胞多超过 80%;二是腹中痛多为小腹部阵发性轻痛,查腹部软而无压痛;三是厥逆系由四末向心逐渐发展,直至肘、膝关节,程度常与病程相关,且多闭目蜷卧,并未入睡,轻唤即醒,神志清楚,血压多与体温升高不相称,多在 $100 \sim 110/70 \sim 80mmHg$ 之间,另心肺检查几乎无异常。其中均有发热并常因此而掩盖另两种表现,医家、病者每多被此所惑,因此凡具发热恶寒,腹中痛,蜷卧假睡,四肢逆冷者,即应考虑为本证。如再测得体温升高,头面部位不灼手,并见白昼假睡而入夜不安,舌苔淡白,三部脉浮取皆大或散,沉取却无者,即可断为本证,主用本方治之。实验研究表明,本方具有抗休克、抗炎、镇静镇痛及促进肾上腺皮质功能的作用。

[原文]氣利,訶梨勒散主之。(47)

訶梨勒散方:訶梨勒十枚(煨)。上一味,為散,粥飲和,頓服。 疑非仲景方

本条为中气下陷,气虚不固下利的诊与治。

诊断:"气利"据用药推测,乃下利滑脱不禁,甚或大便不能制约,随矢气外流而出。下利之物不滞涩,不秽臭,腹不痛不胀,无里急后重。

证属中气虚寒,气机下陷,不能固摄所致。

治疗:温涩固脱,涩肠止泻。诃梨勒散诃子一味煨用有涩肠固脱之效,以粥饮和服,能帮助中气。"粥饮和",指用米汤调和服之。

本条治法多有从敛肺涩肠立论者,本证虽不一定是肺虚有疾,本方却可用来治疗久咳虚喘,久嗽失音及属于虚证的崩漏带下,遗精尿频等证。

本条气利与 31 条下利气,分属不同病证。前下利气为湿邪太盛,郁滞气机之证,偏于邪气盛,以下利、矢气频颇为特点;本条气利为中气虚寒,不能固摄之证,纯为正气衰,以利下无度、滑脱不禁为特点。故治法一以利湿祛邪,一以扶正固脱。

关于本方的运用,各家看法不尽一致。有人指出最好单用,药单则力专,药量宜较大,常用量为 10 枚,相当于 50g 左右,1 次服。然亦有人提出本方仅诃梨勒一味,力量稍逊,宜与益气升提、温肾固涩之品同用。诃子对痢疾杆菌有较强的抑制作用,因富含鞣质,对痢疾形成的黏膜溃疡有收敛作用,诃子素

有缓解平滑肌痉挛的作用,因而对痢疾起到治疗作用。

3. 利后虚烦证

[原文]下利後更煩,按之心下濡者,為虛煩也,梔子豉湯主之。(44)

梔子豉湯方:梔子十四枚　香豉四合(綿裹)。上二味,以水四升,先煮梔子,得二升半,内豉,煮取一升半,去滓,分二服,温進一服,得吐則止。

本条为下利后热邪内扰,虚烦不安的诊治。

诊断:"烦"是主症。"虚烦"之"虚"为"烦"定性。"虚"非指虚证之虚,而是无有形实邪停滞之意。参照本篇37条、38条大承气汤证是肠腑有形积滞内停之证,故曰"实也",其症按之心下坚;本证仅是无形热邪聚集,心下按之濡软不坚,宛若空虚无物,故曰"虚"。痰饮病24条亦有"心下痞坚……虚者即愈,实者三日复发",所指含义亦同。

原文曰本证见于下利后,其下利的原因,注家多结合《伤寒论》太阳病篇81条"凡用梔子汤,病人旧微溏者,不可与服之"从实热作解,从临床言,则应以热邪内扰为辨证要点,不必拘泥于下利之后。

治疗:清热除烦之梔子豉汤。方中以梔子清心除烦,用豆豉宣泄郁热。

因方后有"得吐则止"之句,故有注家谓本方为涌吐之剂者,从临床来看,服用本方几乎都不出现呕吐。

本方可用治食管炎、咽炎、扁桃体炎、腮腺炎、心肌炎、急性胃炎、胆囊炎、牙龈出血、过敏性紫癜等病证而见上述证机者。实验研究发现,本方具有抗菌抗炎抗病毒作用,及解热、保肝、利胆、镇痛等作用。

本篇小结

呕吐、哕、下利三病都不是单一病类病种,其单一病的意识,表现在霍乱病、妊娠恶阻等病不在本篇,不是以呕吐等为主症者,也不在本篇(如附子粳米汤、大建中汤条)。该意识在本篇中的表现,则是篇中由第一条开始,用多条(1、2、5、6、7等)强调审因论治。多次论述了呕吐、哕之胃气上逆并非是胃本身病变所致,而是其他脏腑病变引起者,从而提出治病当审证求因,审因论治,强调不可见呕止呕、见哕止哕。

此外,当其观察到呕吐的某一特点总是有规律地呈现时,则将其作为某单一病,从呕吐病中独立而出。这就是胃反。胃反虽也以呕吐为主症,但进食与呕吐的时间上,有总是"朝食暮吐,暮食朝吐"的规律。说明在学术思想上,诊断目标的标准,仍是追求单一病,与全书一致,未能做到,是因为受限于诊断条件。

因不是单一病,篇中未设分类,但经验丰富,有近五十条原文。归纳其诊治思路如下:

关于胃反:诊断标准依呕吐与进食之间的时间间隔而定,仅总结到虚寒一个证型,大半夏汤为此而设。如今可知,符合这一呕吐规律者,并不仅限于虚寒。即关于《金匮》胃反的诊断思路,应包括胃反(病)的及虚寒证的。

关于呕吐:诊治思路的第一层次是审因论治,因呕吐未必一定为胃的病变。所审之"因"未能全部精确到病因。有些是病因:痈脓;有些是病位:因大便不利或小便不利而继发;有些是病理:痰饮、虚寒客热等。治疗因此而有治它脏与治胃之别。治胃又有催吐与止呕两类。

常见证治经验累积丰富,大致可分作热证,寒证,寒热错杂证及水饮内停证。这是诊治思路的第二层次。

关于哕:内容不多。诊断思路与呕吐相仿,亦分为两个层次,但治疗经验累积有限,显然,相较于呕吐,哕的发病率并不很高。

关于下利:虽然痢疾所下之利与泄泻所下明显不同,但泄泻和痢疾并包括在下利内。甚至热结旁流这一实应属在便秘范畴的伪下利,也被包括在了这里。其对单一病的追求,表现在霍乱、下利气、气利的分出。这是诊断的第一层面。证治部分经验累积极丰富,产生对不同方证的诊断要求,这是诊断的第二层面。

后世对呕吐、哕、下利三病,最突出的进步,是单一病的发展。如从呕吐病中独立出了噎膈病,反胃病;从下利病中独立出了泄泻病,痢疾病等。

本篇原文中多次强调了呕吐出现的时间问题,如朝食暮吐、食入即吐及与口渴出现的时间顺序问题,如吐后贪饮、吐而渴欲饮水等,需指出的是,不能简单地据此判断证型。如食入即吐不等于全是实热证,朝食暮吐也不全属虚寒证。而需结合其呕吐物的内容、气味,病人的舌苔脉象及全身情况进行。今天在判断引起呕吐病变的病位上,对呕吐出现在餐后时间的把握有一定的意义。如一般而言餐后即吐,提示病变多在食管、贲门及见于部分精神、神经性呕吐病人;呕吐在食后2~3小时出现,多见于胃与胆道的疾患;食后6~12小时呕吐,吐出宿食臭腐,提示病在幽门、胃下端、十二指肠的梗阻。

因为内容较多,将证治部分的内容进行了再划分,但这种划分不是绝对的,如呕吐虚寒证证治与寒饮内停证证治的部分内容即存在着交叉重叠的情况。

由于呕吐(包括胃反)、哕、下利三病病位皆在胃肠,且可互为影响,合并发病,难以决然区分开,而合为一篇讨论。

瘡癰腸癰浸淫病脈證並治第十八

本篇讲述了痈肿、肠痈、金疮、浸淫疮四种外科疾病的诊断与治疗。但除痈疡部分外,多语焉不详。

痈分内痈与外痈。

外痈部分讲述了判断痈将发生的诊断知识。原文第 1 条:"诸浮数脉,应当发热,而反洒淅恶寒,若有痛处,当发其痈。"第 2 条:"师曰:诸痈肿,欲知有脓无脓,以手掩肿上,热者为有脓,不热者为无脓。"都属经验,不是理论,也不是思辨。

"一分恶寒一分表"之说于学界流行甚广,结合本篇第 4 条显示,恶寒不仅是多种热性病的早期阶段,恶寒(并见发热时)还是里热证的正邪交争状态,故恶寒一症不可轻易诊断为表证,需要作病的诊断与鉴别诊断。

内痈仅讲述肠痈(但可与肺痈参照理解)。

1. 大黄牡丹汤证

[原文]腸癰者,少腹腫痞,按之即痛如淋,小便自調,時時發熱,自汗出,復惡寒。其脈遲緊者,膿未成,可下之,當有血。脈洪數者,膿已成,不可下也。大黄牡丹湯主之。(4)

大黄牡丹湯方:大黄四兩　牡丹一兩　桃仁五十個　瓜子半升　芒硝三合。上五味,以水六升,煮取一升,去滓,內芒硝,再煎沸,頓服之,有膿當下;如無膿,當下血。

大黄牡丹汤证是肠痈典型证。

诊断:"肠痈者,少腹肿痞,按之即痛如淋,小便自调",这是带有定义性质的描述。是肠痈病临床诊断知识。病位在少腹,主症是肿痞疼痛,按之痛增,疼痛如同淋病般有揪缩感,或放射到前阴,但不是淋病,因小便正常。这是在对肠痈病作诊断与鉴别,而不是辨证。单一病时其典型证不必另辨,除非有证据显示其不是典型证,如上条,这也是单一病的意义之一。

"时时发热,自汗出,复恶寒",放置在肠痈病下,知此症不是表证,不当用桂枝汤。是正邪交争之故。同样体现出对证作判断时,病的指导意义。

"其脉迟紧者,脓未成,可下之,当有血。脉洪数者,脓已成,不可下也。"从语言上说,大黄牡丹汤应接于"可下之"之后,只是因有治方写在句尾的语言习惯,而放置在了后面。但普遍认为,肠痈病脓已成与未成,皆可用大黄牡丹汤,临床似亦并未见因痈脓形成,用大黄牡丹汤后,使之破溃到腹腔内,成为急腹症的报道。脓未成即酿脓期,脓已成即成脓期。

证属热毒瘀结,脓尚未成。其瘀的判定由肠痈病的诊断得出,而非一定要见到刺痛舌紫脉涩等表现。肠痈亦以腹痛为主症,腹痛用活血药是肠痈病的特点。

治疗:"可下之",泻热破瘀,消肿散结。方用大黄牡丹汤。方中大黄泻热解毒,宣通壅滞,芒硝软坚散结,通下泻热,桃仁丹皮清热凉血,活血破瘀,散结消痈,瓜子排脓消痈。

2. 薏苡附子败酱散证

[原文]腸癰之為病,其身甲錯,腹皮急,按之濡,如腫狀,腹無積聚,身無熱,脈數,此為腹內有癰膿,薏苡附子敗醬散主之。(3)

薏苡附子敗醬散方:薏苡仁十分　附子二分　敗醬五分。上三味,杵爲末,取方寸匕,以水二升,煎減半,頓服。

薏苡附子败酱散是不典型肠痈——阳虚肠痈。

诊断:"肠痈之为病,其身甲错,腹皮急,按之濡,如肿状,腹无积聚",这是肠痈病的诊断。主症是"腹皮急",即腹部皮肤有紧绷感,但只是病人的自觉感受,因为按之是柔软的,即"按之濡",按下去的触感犹如按在水肿病人的皮肤张力一般,腹内无积聚癥块可扪。

腹部紧张感确是肠痈的特点之一,以至有"屈腿肠痈"之名。

它的另一主症4条有述,即少腹痛,按之痛。至于"其身甲错"于今甚少见到。这或因如今在肠痈病第一次发作急性期内多已作了手术切除有关。因身甲错若是肠痈所致的话,一定不在这一期内。

"身无热,脉数",联系狐惑病赤小豆当归散条亦是"病者脉数,无热",知都是对虽热但热势不甚的形容。其热的程度,参考瘀血病篇"病者如热状,烦满,口干燥而渴,其脉反无热",当较瘀血之热重些。即肌肤温度灼人不明显,但脉仍数,此热应属可作测量的体征。

肠痈病的规律是应有高热的,现在只能作低热,这是人体正气不继之故,这是用附子一类扶正药的指征。

正虚的原因,或是素体之故,或是肠痈日久而致(参肺痈病,初阳气尚旺,故能振寒脉数,吐痰脓血腥臭,久则吐脓如米粥。应吐痰脓血而不能,竟如米粥,是阳气耗损不继之态)。

"此为腹内有痈脓","腹内",《医统》本作"肠内"。这是疾病诊断,也是病机诊断。因痈脓类病的病机是"热之所过,血为之凝滞"(出肺痈病篇),只是本条在此基础上,复有阳气不足的一面。

治疗:排脓消肿,振奋阳气。方用薏苡附子败酱散。方中薏苡仁排脓开壅利肠胃,败酱草解毒排脓,附子轻用以振奋阳气。

本篇小结

本篇可谓《金匮》的外科病篇。一些诊断知识虽仍可用,但稍嫌粗糙了。如第2条"师曰:诸痈肿,欲知有脓无脓,以手掩肿上,热者为有脓,不热者为无脓。"其它因版本的缘故,有述而无方者,如第8条[①],亦有有方而无论者,如排脓散、排脓汤[②],与全篇书写体例有别。

肠痈两条最为重要。两条都重视对病的诊断。在诊病的前提下,结合到病人的状态,人的因素只考虑影响病情进退的阳气因素。分作两证,一为多数常态的大黄牡丹汤证,多数常态即是典型证。一为特殊人群的薏苡附子败酱散证。

肠痈与同以腹痛为主症的寒疝、蛔虫等病的关系所体现出的诊断思路及肠痈自身的诊治思路,是继疟病、肺痈病之后,理解仲景诊治思路的又一着眼点。

---

① 浸淫疮,黄连粉主之。 方未见(8)

② 排脓散方:枳實十六枚　芍藥六分　桔梗二分。上三味,杵為散,取鷄子黄一枚,以藥散與鷄黄相等,揉和令相得,飲和服之,日一服。

排脓湯方:甘草二兩　桔梗三兩　生薑一兩　大棗十枚。上四味,以水三升,煮取一升,溫服五合,日再服。

跌蹶手指臂腫轉筋陰狐疝蛔蟲病脈證治第十九

一般认为,本篇是不足以独自成篇病症内容的杂合篇章。其中以蛔虫病影响较大。蛔虫能亲眼所见时,病因明确,诊断清楚,但毕竟能见者少,想是因此,未独立成篇。原文第5条表达了这一诊断困扰。

[原文]蛔厥者,當吐蛔,令病者靜而復時煩,此為藏寒,蛔上入膈,故煩,須臾復止,得食而嘔,又煩者,蛔聞食臭出,其人當自吐蛔。(7)

蛔厥者,烏梅丸主之。(8)

烏梅丸方:烏梅三百個 細辛六兩 乾薑十兩 黃連一斤 當歸四兩 附子六兩(炮) 川椒四兩(去汗) 桂枝六兩 人參 黃柏各六兩。上十味,異搗篩,合治之,以苦酒漬烏梅一宿,去核,蒸之五升米下,飯熟搗成泥,和藥令相得,內臼中,與蜜杵二千下,丸如梧子大,先食飲服十丸,日三服,稍加至二十丸。禁生冷滑臭等食。

以上两条皆为蛔厥的诊与治。蛔厥是蛔虫病的一个特殊状态。

诊断: "蛔厥者,当吐蛔,令病者静而复时烦,此为脏寒,蛔上入膈,故烦,须臾复止,得食而呕,又烦者,蛔闻食臭出,其人当自吐蛔",包括了蛔厥的临床诊断:最确切的是见到吐出蛔虫。之外,"静而得时烦""烦须臾复止""又烦",说的是病情有反复发作性的特点。"得食而呕又烦",是病情的发作与进食存在规律性的关系。

蛔厥是因蛔虫病而致厥者。通常致厥的原因是疼痛。蛔虫引起的疼痛多在腹部,同时大便里夹带有蛔虫卵甚至成虫可作确诊。若蛔虫因某些原因,进入胃时,则可能见到有呕出蛔虫的情况。而若钻入胆道、胰管,则后果多较严重。

乌梅丸寒热并投,可治寒热错杂证。但在蛔虫病时,蛔厥的诊断即是乌梅丸的应用指征。换言之,蛔虫病蛔厥状态,有安蛔需要时,即是乌梅丸证,不一定要见有寒热错杂的表现。当然,虽未致厥,但确定是蛔虫引致的腹痛时,亦可用;不是蛔虫病,寒热错杂证时,亦可用。

乌梅丸的作用在安蛔,有研究指它可麻醉蛔虫的头部。将成虫蛔虫放在乌梅丸药液中,蛔虫即被麻醉,安卧不动。此时腹痛亦随之消失。但乌梅丸不杀蛔,蛔虫一旦离开乌梅丸药液环境,又逐渐苏醒复活。故安蛔后需作驱蛔或杀蛔的跟进治疗。

[原文]問曰:病腹痛有蟲,其脈何以別之? 師曰:腹中痛,其脈當沉,若弦,反洪大,故有蛔蟲。(5)

蛔蟲之為病,令人吐涎,心痛,發作有時。毒藥不止。甘草粉蜜湯主之。(6)

甘草粉蜜湯方:甘草二兩　粉一兩　蜜四兩。上三味,以水三升,先煮甘草,取二升,去滓,內粉、蜜,攪令和,煎如薄粥,溫服一升,差即止。

此两条亦述蛔虫的诊及治。"脉何以别"? 未见成虫,诊断困难,以脉内窥。

甘草粉蜜汤中"粉"的所指含义,历有铅粉或米粉之争。主张铅粉者,因其能杀虫,原文有"毒药不止"之治疗经过,米粉不唯不能治,简直就是在饲养,故认为需用更毒之药治之。曾有文献报道,给一村庄村民集体服由铅粉组成的此方,结果引起了群体急性铅中毒,此后果较之蛔虫要严重得多,不可轻用。因后文有"煎如薄粥"语,此应是米粉使然。用米粉,与甘草白蜜,所起仍应是安蛔的功效,待蛔安后,莫忘驱蛔或杀蛔。当然,若换以乌梅丸,安蛔更确切。

本篇小结

本篇公认为是杂病中的杂病,即一些不便归类病的合集。蛔虫病与篇中其它病的关系,貌似不属鉴别诊断有困难的缘故,以张仲景的学术思想看,完全可以独自成篇的,为何合成一篇,观第5条"腹痛有虫,其脉何以别之?"可知。

跌蹶、手指臂肿、转筋都是四肢的病变,内容极简,或方剂使用困难(鸡屎白散)①。阴狐疝气②应即指腹股沟疝,当今无论诊断知识与治法都已更加成熟。

---

① 師曰:病跌蹶,其人但能前,不能卻,刺腨入二寸,此太陽經傷也。(1)

病人常以手指臂腫動,此人身體瞤瞤者,藜蘆甘草湯主之。(2)

藜蘆甘草湯方:未見。

轉筋之為病,其人臂腳直,脈上下行,微弦。轉筋入腹者,雞屎白散主之。(3)

雞屎白散方:雞屎白。上一味,為散,取方寸匕,以水六合,和,溫服。

② 陰狐疝氣者,偏有小大,時時上下,蜘蛛散主之。(4)

蜘蛛散方:蜘蛛十四枚(熬焦)　桂枝半兩。上二味,為散,取八分一匕,飲和服,日再服。蜜丸亦可。

蛔虫病的诊断知识① 亦是。甘草粉蜜汤② 则存在方中所用"粉"的所指问题。

乌梅丸是安蛔虫良方,但安蛔后莫忘驱蛔或杀蛔。乌梅丸可治寒热错杂证,但在蛔虫病时,不必纠缠蛔虫病的寒热错杂证该如何诊断的问题,蛔厥的诊断,即是乌梅丸的运用指征。

---

① 問曰:病腹痛有蟲,其脈何以別之? 師曰:腹中痛,其脈當沉,若弦,反洪大,故有蚘蟲。(5)

② 蚘蟲之為病,令人吐涎,心痛,發作有時。毒藥不止。甘草粉蜜湯主之。(6)
甘草粉蜜湯方:甘草二兩　粉一兩　蜜四兩。上三味,以水三升,先煮甘草,取二升,去滓,內粉、蜜,攪令和,煎如薄粥,溫服一升,差即止。

婦人妊娠病脈證並治第二十

与内科病部分不同,妇人病部分不是以病名作篇题,而是以妊娠、产后及妊娠与产后之外的其它妇人病,分作三篇。书中甚至尚未为这些妇人病取名(本书中妇人病部分的病名,悉为后人按理解所起),而有些妇人病更也可发生于男子。如此种种,提示仲景经历的妇人病要更少于内科病部分的积累。

妇人病部分既然病名尚未能有,思路当然未堪形成,属于经验状态。

本篇主要论述了发生于妊娠期间,与妊娠有关的疾病。包括癥胎的鉴别,妊娠恶阻,妊娠腹痛,妊娠下血,妊娠小便难,妊娠水气及胎动不安等多种病证的诊断与治法等。

【妊娠恶阻】

妊娠恶阻是妊娠反应的一种,以呕吐为主要临床表现。计有两条方证。

第1条是桂枝汤证:"**師曰:婦人得平脈,陰脈小弱,其人渴,不能食,無寒熱,名妊娠,桂枝湯主之**方見下利中。**於法六十日當有此證,設有醫治逆者,卻一月加吐下者,則絕之。**"

"其人渴",多认为应是"其人呕",如《心典》即作"呕"。

病机为妊娠恶阻属胃气不和证。

主症是"其人渴(认为是呕的讹字,下文尚有'不能食'),不能食",明确已妊娠的前提下,诊断病是妊娠恶阻。

"无寒热"是鉴别诊断。排除外感所致。

"平脉",平,一般理解为正常。阴脉小弱理解为尺脉稍弱。认为是因妊娠而致生理改变之脉,而非恶阻之病脉。

妊娠恶阻多出现在妊娠早期("于法六十日当有此证"),众多孕妇都有此过程,只要不太剧烈,类似于生理反应,甚至可自行缓解。这里可理解为是阴阳不和在胃的表现,胃气不和。

治疗:桂枝汤有调和的功效,又能入脾胃经。

"于法六十日当有此证,设有医治逆者,却一月加吐下者,则绝之"含意有理解差异。焦点在"绝之"的"之",所指是胎? 或是恶阻呕吐? 前者的意思是中止其继续妊娠。

桂枝汤原方既治太阳中风证,亦治无寒热的里证,此是异证同治的典型体现,也是所治是人(而非病)的典型体现。

桂枝汤及其加减方不仅可调和肠胃,亦可调和营卫,如桂枝汤、栝蒌桂枝汤;调和气机,如桂枝加桂汤,治奔豚;调和气血,如桂枝芍药知母汤、桂枝茯苓丸;调和精神情志,如桂枝加龙牡汤;调和肺气,如桂枝加厚朴杏子汤等。其治表治里的差异在药后护理的是否取汗。

第6条是干姜人参半夏丸证:"**妊娠嘔吐不止,乾薑人參半夏丸主之。乾薑人參半夏丸方:乾薑 人參各一兩 半夏二兩。上三味,末之,以生薑汁糊為丸,如梧子大,飲服十丸,日三服。**"

这是妊娠恶阻中阳虚寒证。

原文述症简短,"妊娠呕吐不止",呕吐是主症,呕吐不止是病,此只可据以诊断为妊娠恶阻,不足诊断属证。

干姜、人参是张仲景温中助阳的经典关系药物,中焦虚寒证多用此组药物。在此基础上,根据其主症,再作相应加味。这里是呕吐,故加半夏,若是腹痛,则加蜀椒与饴糖,成大建中;泄泻则加白术,成理中汤;便秘则加大黄,而成温脾汤(大黄附子汤的加味方。使从大黄附子汤的先治其标,而转成为标本并图之法)等。故知本条病机是中焦虚寒的妊娠恶阻。

半夏有易致动胎甚至坠胎之说,孕妇应该慎用。本条因"呕吐不止",病势较重,当属权且用之。

【胎癥之别】

婚内适龄妇人停经,是因为怀孕还是因为患了癥一类的病,在没有辅助检验设备的历史上,历来是考验医生技术水平的一大难题。本条即讲述了胎与癥的诊断鉴别及癥病的治疗。

见原文第2条:"**婦人宿有癥病,經斷未及三月,而得漏下不止,胎動在臍上者,為癥痼害。妊娠六月動者,前三月經水利時,胎也。下血者,後斷三月,胚(pēi)也。所以血不止者,其癥不去故也。當下其癥,桂枝茯苓丸主之。桂枝茯苓丸方:桂枝 茯苓 牡丹(去心) 芍藥 桃仁(去皮尖,熬)各等分。上**

五味,末之,炼蜜和丸,如兔屎大,每日食前服一丸。不知,加至三丸。"

认为癥的诊断要点是:主症:"经断未及三月,漏下不止",闭经不到3个月,阴道下血,量少("漏"不是崩),但出血持续("不止",不是指量大,而是指持续的时间),血色紫黯(衃,多认为指色紫而黯的瘀血。《说文》:凝血也)。

闭经三个月,但"胎动在脐上"。因正常情况下,胎动出现在妊娠5个月("妊娠六月动")左右,且出现的位置在小腹而非脐上——若是怀孕,子宫按月增大,3个月时尚未增大至腹腔中。

既往史:闭经前月经不调("前三月经水利时胎也",即前三月经水不利是癥),且"宿有癥病",腹内素有癥积包块之类。"宿"同"宿食"之"宿",拖延、停留意。

若是妊娠的胎动不安引起的下血,则应是"妊娠六月动者,前三月经水利"。结合现代检查手段可较易确诊。

癥的治疗,方用桂枝茯苓丸。原文所述法用"当下其癥",但从方中用药来看,并不在攻逐瘀血之列,而属活血化瘀范畴。"每日食前服一丸",即空腹服。

临床有癥胎并见的病,即癥病病人妊娠,使本条历来即有是指癥病还是指癥胎并见的争议。癥胎并见虽然罕见,但确有发生,若病家坚持继续妊娠,此时不可轻率活血化瘀,而以密切观察为上。

【胎动不安】

中医学将妊娠期间,阴道有少量断续出血,或有腰酸腹痛,小腹下坠称为胎动不安。有当归芍药散与胶艾汤两条。

第5条:"妇人怀妊,腹中疠痛,当归芍药散主之。当归芍药散方:当归三两 芍药一斤 茯苓四两 白朮四两 泽泻半斤 芎藭半斤——作三两。上六味,杵为散,取方寸匕,酒和,日三服。"是肝脾不调妊娠腹痛的诊与治。

疠(jiǎo):同"疼",又同"绞""漽""癥",皆读"疠(jiǎo)",腹中绞痛。一读如"niú",小痛也。关于"疠痛",说法较多。如《论注》谓"缓缓痛也",《直解》《金鉴》则认为是"急痛",《千金》《外台》作"绞痛"或"切痛"。任应秋《金匮语释》认为当归芍药散腹中疠痛,为"腹中急痛也"。根据临床实践,凡血虚寒滞,脉络不和者,则多痛缓,绵绵而痛;血虚寒凝,脉络拘急者,则多痛急,为绞痛或切痛。

诊断:妊娠腹痛(亦归在胎动不安中)。

本条腹中疠痛,疼痛特点理解多歧,从用药反推,当是腹中拘急,绵绵作痛。及有面萎黄,足浮肿,小便不利等。

证属肝脾不和,脾虚湿滞。

治疗:养血疏肝,健脾利湿。方用当归芍药散。

第4条"**師曰:婦人有漏下者,有半產後因續下血都不絕者,有妊娠下血者,假令妊娠腹中痛,為胞阻,膠艾湯主之。芎歸膠艾湯方**—方加乾薑一兩,胡氏治婦人胞動,無乾薑:**芎藭　阿膠　甘草各二兩　艾葉　當歸各三兩　芍藥四兩　幹地黃。上七味,以水五升,清酒三升,合煮取三升,去滓,内膠,令消盡,溫服一升,日三服。不差,更作。**"为冲任不固出血的诊与治。

诊断:病涉三种:月经病的崩漏("妇人有漏下者"),产后出血("有半产后因续下血都不绝者",半产:即小产。亦有谓自然流产发生在妊娠三个月内为小产,三个月后为半产),及胎动不安的"妊娠下血"。

"假令妊娠腹中痛,为胞阻",胞阻,《脉经》作"胞漏",细注云"一云阻"。妊娠下血且腹痛者,病证名为妊娠胞阻。或曰胞漏(据《脉经》)。

其证属以上三病都是因冲任虚损,阴血失守之故。

治疗:调补冲任,固经养血。方用胶艾汤。《二注》本干地黄为六两。

【子淋】

子淋指妊娠期间出现尿频、尿急,淋沥涩痛等症。

见于篇中第7条:"**妊娠小便難,飲食如故,當歸貝母苦參丸主之。當歸貝母苦參丸方**男子加滑石半兩:**當歸　貝母　苦參各四兩。上三味,末之,煉蜜丸如小豆大,飲服三丸,加至十丸。**"为子淋的诊与治。

诊断:"妊娠小便难",注家从用药推测,其临床表现应是小便不利,淋沥不爽,小便灼热疼痛,属后世称为"子淋"的病证范围。相当于妊娠合并尿道炎,膀胱炎,肾盂肾炎等泌尿系感染病。是妊娠常见合并症。

"饮食如故",是饮食正常。是下焦局部的病变。

治疗:养血清热,利尿通淋。方用当归贝母苦参丸。

【子肿】

子肿指于妊娠的中晚期所出现的不同程度的四肢面目肿胀。

见于原文第8条:"**妊娠有水氣,身重,小便不利。灑淅惡寒,起即頭眩,葵子茯苓散主之。葵子茯苓散方:葵子一斤　茯苓三兩。上二味,杵為散,飲服**

方寸匕,日三服,小便利则愈。"

　　诊断:"妊娠有水气,身重,小便不利",符合《金匮》水气病的诊断,只是病与妊娠有关,故从水气病篇逸出,放在此篇。此属后世子肿范畴,严重者可致子痫。相当于妊娠高血压综合征或曰妊娠中毒症,常有血压高,蛋白尿,是妊娠期特有的疾病。身肿下肢为甚,小便量少是水肿主症。

　　"起即头眩",也是主症。即眩晕。

　　"洒淅恶寒",洒淅,表恶寒之意。常见的同义词尚有啬啬(濇濇)、淅淅(及洗洗、索索、策策)等。表恶寒貌的词语共性在于它们的声纽多在心纽,一部分为山纽、清纽等,总之为齿音。作为人类共有的习惯,人们在突然感到寒冷时,往往会倒吸一口凉气,发出"嘶"声,表恶寒貌的词大约就源于此吸气声,因而很自然地以齿音为其语音标志。洒淅恶寒不是表证,亦不属阳气不足的畏寒。后世观察发现,子肿的常见证有脾虚、肾虚及气滞三类。这里葵子茯苓散因仅有利尿功效,故不能从治疗推定。

　　证属水邪内停。这是从葵子茯苓散的功效作出的,不是从文中主症。故也可理解为先予利尿消肿,它所针对的病机是水饮内停。

　　治疗:方用葵子茯苓散。稍嫌病重药轻。应参考眩晕的治法。

　　其它如,原文第9、10条有"常服""养胎"及方后"妊娠常服即易产,胎无疾苦"字句。第9条"妇人妊娠,宜常服当归散(当归　黄芩　芍药　芎劳各一斤　白术半斤)主之。"第10条"妊娠养胎,白术散(白术　芎劳　蜀椒三分　牡蛎)主之。"但妊娠是生理现象之一,不需无故服药。

本篇小结

　　本篇讨论了妊娠有关的诸病。包括妊娠恶阻,胎动不安,子淋,子肿等。胎癥鉴别在现代检测手段出来之前,历来是中医学的一大命题,第2条也回答了这一问题。

婦人產後病脈證治第二十一

一般而言,产后病是指在产褥期内发生的与分娩有关的疾病。但本篇所论,其内容与这一概念不尽相符。就产后病而言,仅讨论了其中的部分内容。如产后腹痛等。并讨论了在此期间较易发生的属内科的病。如产后中风,产后下利等。

妇人产后多有气血阴阳皆虚的特点,篇中涉及的病因病机包括冲任亏损、瘀血内阻、外感六淫、饮食劳倦等诸种。在治法上,既强调照顾产后亡血伤津、气血俱虚的特点,也不因之远避祛邪诸法。

【新产常见三病】

新产妇人常见三病是痉、郁冒与大便难。

见原文第1条"**問曰:新產婦人有三病,一者病痙,二者病郁冒,三者大便難,何謂也? 師曰:新產血虛,多汗出,喜中風,故令病痙;亡血復汗,寒多,故令郁冒;亡津液,胃燥,故大便難。**"

新产妇人,《脉经》作"新产亡血虚妇人"。

"痉"病是指以项背强急,口噤不开,甚则角弓反张为主症特征的病证。"郁冒"多认为指郁闷昏冒,在这里作病名,即突然头昏目眩,郁冒不舒。症见郁闷,眩晕,昏瞀,或有表证。"大便难"指大便秘结或不畅。

文中讨论三病易发的原因机理是:痉病是由于产后失血过多,筋脉失养;加之腠理疏松,自汗易出,营卫空虚,易受风邪,客袭经脉,致使筋脉拘急不舒,而发为肢体痉挛、抽搐之痉病。

后世在此产后痉病基础上,又进一步分为产后子痫,产后破伤风。其中产后子痫,多发于产后24小时内,有肝阳上亢与血虚风动,以及血压高和血压偏低的不同;产后破伤风,多由创伤而感染邪毒所致,多于产后一周左右发病,并有口噤,面呈苦笑,畏光喜暗等特点。

郁冒是由于产后失血,复被发汗,腠理不固,寒邪乘袭,郁闭于内,逆而上冲所致。

大便难则是由于产后失血,津液重伤,肠失濡润所致。

以上三证,其病机均说与亡血伤津不远。但治疗用的却是小柴胡汤、大承气汤:"产妇郁冒,其脉微弱,呕不能食,大便反坚,但头汗出……大便坚,呕不能食,小柴胡汤主之。""病解能食,七八日更发热者,此为胃实,大承气汤主之。"应是急者先治之意。

延伸问题:郁冒所指

郁冒的诊断是个问题。新产三病中,痉病与大便难都较易把握。唯"郁冒"所指不够清晰。

"郁冒"郁者,忧郁。冒者,盖蒙。

"郁冒"一词于《内经》即已有见。《素问·气交变》:"民病胸中痛,胁支满,两胁痛,膺背肩胛间及两臂内痛,郁冒朦昧,心痛暴瘖,胸腹大,胁下与腰背相引而痛,甚则屈不能伸,髋髀如别。"《素问·至真要》:"暴瘖心痛郁冒不知人,乃洒渐恶寒振栗谵妄。"

《伤寒论》也有。其《平脉法》:"诸乘寒者,则为厥,郁冒不仁,以胃无谷气,脾涩不通,口急不能言,战而栗也。"《厥阴病》:"下利,脉沉而迟,其人面少赤,身有微热,下利清谷者,必郁冒,汗出而解,病人必微厥。"厥阴病的这一条在《金匮·下利》中有同样出现,《金匮》尚下接一语:"下利脉沉而迟,其人面少赤,身有微热,下利清谷者,必郁冒,汗出而解。病人必微厥。所以然者,其面戴阳,下虚故也。"

从文中看来,"郁冒朦昧"(朦昧是迷糊貌)、"郁冒不知人",郁冒应是病情重笃,正气虚衰至神志朦胧,意识恍惚之状。

《伤寒论》与《金匮》的郁冒虽也有"厥""微厥""戴阳下虚"等语,本篇2条更有"血虚而厥,厥而必冒"之说,似与《内经》相同。但张仲景又明说"汗出而解""冒家欲解,必大汗出"(本篇2条),其所指含意与《内经》又似有别。

关于郁冒,本篇共有3条。2条是:"产妇郁冒,其脉微弱,呕不能食,大便反坚,但头汗出。所以然者,血虚而厥,厥而必冒。冒家欲解,必大汗出。以血虚下厥,孤阳上出,故头汗出。所以产妇喜汗出者,亡阴血虚,阳气独盛,故当汗出,阴阳乃复。大便坚,呕不能食,小柴胡汤主之。"3条是:"病解能食,七八日更发热者,此为胃实,大承气汤主之。"

推敲文中之意,其症虽然也有虚的一面,但虚却未至不继欲亡,郁冒的发生似乎是一时的阴阳失衡所致。"亡阴血虚,阳气独盛,故当汗出,阴阳乃复",说的不仅是产妇汗多,也是某种身体状态、身体功能。

即张仲景笔下的郁冒,仅保留了《内经》所指神志朦胧,意识恍惚的一面。

或正因此,《金匮》的注家们多将其解释为主症是郁闷昏冒,使它不一定是病情重笃才有的见症。学者们尤其强调其与产后血晕不同。产后血晕指产妇突然出现头晕眼花,不能起坐,或泛恶欲呕,或心下满闷,痰涌气急,甚则神昏口噤不省人事。产后血晕与现代医学之产后出血性休克、羊水栓塞等病关系密切。这一强调也使产后郁冒从一个表达身体状态的名词,变身成一个病证名了。

病不重笃,却神志郁冒,即属精神情志的问题了。确有学者直指类似产后抑郁症。

"亡血复汗,寒多",为何使生情绪病?这要从张仲景的学术经历谈。或因为伤寒病的影响,外邪致病观念在张仲景的学术中烙印很深,情志因素致病尚处在他的经验性层次(见脏腑经络先后病篇第2条的思考讨论)。毕竟对于为什么的回答,是带有假设性的。

【产后腹痛】

产后以小腹部疼痛为主症的疾病。有生理性的,亦有病理性的,程度不同。

新产妇人(多在产后第1天开始出现)若仅见小腹部微微疼痛,尤以哺乳时为甚,应考虑是生理性的,由子宫收缩复旧引起,3～5天即可自行消失。但应排除宫内感染或宫腔积血、胎盘残留病理性原因。

篇中分四条讲述。

① 原文第4条:"**產後腹中疞痛,當歸生薑羊肉湯主之,并治腹中寒疝,虛勞不足。**"此条为产后腹痛属血虚里寒证的诊与治。

诊断:"产后腹中疞痛",产后是当前身体状态诊断。腹中疞痛是主症。任应秋《金匮语释》认为为"小痛也""所以痛而不剧"等。

一般而言,血属阴,血虚每多见虚热之证,而少见虚寒之证。但由于产妇每为寒证之特性,如中医学素有"产后一块冰"之语,加之在生产过程中每有出血而使血虚,故血虚里寒的情况在产妇也是不少见的。虽如此,临证仍应与血虚阳亢作鉴别。

治疗:当归生姜羊肉汤温调血脉,补虚散寒,行滞止痛。

当归生姜羊肉汤是治疗血虚里寒腹痛的主治方。前寒疝病篇已有出现。用于产后病,以产后下腹绵绵作痛,喜温喜按,恶露稀淡,爪甲不华为特点。可作为产妇食疗方。

② 原文第5条:"**產後腹痛,煩滿不得臥,枳實芍藥散主之。枳實芍藥散方:枳實(燒令黑,勿太過) 芍藥等分。上二味,杵為散,服方寸匕,日三服,幷主癰膿,以麥粥下之。**"这是产后腹痛属气血郁滞证的诊与治。

诊断:"产后腹痛,烦满(懑)不得卧",产后仍是当前身体状态诊断。"腹痛"是主症,典型者痛在小腹。"不得卧"是因烦躁使不能安卧之意,而烦满的原因,当是因为腹痛。

枳实芍药散为产后腹痛的主治方。腹痛特征应为小腹胀痛,按之加剧,恶露色黯不畅,心烦腹满不得安卧,或见胁肋胀痛,烦躁易怒等。

病机为气血郁滞。

治疗:用枳实芍药散破气散结,和血止痛。方中枳实破气散结,炒黑并能行血中之气;芍药和血以止痛,用麦粥送服,以和胃安中,合而用之,使气血宣通,气行血畅,则烦满除,夜寐安,腹痛已。

③ 原文第6条"**师曰:產婦腹痛,法當以枳實芍藥散,假令不愈者,此為腹中有乾血著臍下,宜下瘀血湯主之。亦主經水不利。下瘀血湯方:大黃二兩 桃仁二十枚 䗪蟲二十枚(熬、去足)。上三味,末之,煉蜜和為四丸,以酒一升,煎一丸,取八合頓服之,新血下如豚肝。**"为产后腹痛属瘀血内结证的诊与治。

诊断:"产后腹痛",仍是身体状态诊断与疾病临床表现诊断。先以枳实芍药散试治,是当前身体状态对治疗方案的影响。

其典型证当见脐下小腹或少腹部位疼痛拒按,或呈刺痛,恶露紫黯有块,量少不行,甚或恶露不下。

治疗:曾试用枳实芍药散治之不愈,知其是由于干血停着,病重药轻,当改用下瘀血汤破血逐瘀。

方中大黄荡逐瘀血,桃仁活血化瘀,䗪虫逐瘀破结,三味相合,破血之力颇猛。研药为末,再以酒煎,类似醇提法,可能是方中有药效成分不易溶于水之故。

"干血"一词,亦出现于虚劳病的大黄䗪虫丸条,两处都是瘀血为其主要病理变化,差别是处在瘀血病程的不同窗口期节点上(瘀血纤维化程度有别)。本条方后有"新血下如豚肝"语,提示本条属瘀血新停;彼条则是瘀血久留已臻虚劳。故虽都用下瘀血汤(大黄䗪虫丸以之为底方),但所用剂型及服用剂量不同。本方用量大,用药方向单纯,效专力宏。彼条每服小豆大 5 丸,缓消瘀血。体现出所属治法的差别。本条属下法(攻逐瘀血),彼条属消法("缓中补虚")。

如因瘀血内结而致经水不利,如闭经、痛经、经行不畅等,亦可用本方治疗。服药后如见恶露下如豚肝,是瘀血下行的验兆。本方临床广泛用于消化、神经精神、生殖等系统的瘀血病证。

④原文第 7 条:"**產後七八日,無太陽證,少腹堅痛,此惡露不盡,不大便,煩躁發熱,切脈微實,更倍發熱,日晡時煩躁者,不食,食則譫語,至夜即愈。宜大承氣湯主之。熱在裏,結在膀胱也。**"是产后腹痛属实热瘀结证的诊与治。

恶露不尽,《脉经》卷九在此四字下,更有"不大便四五日,跌阳脉微实再倍,其人发热,日晡所烦躁者,不能食,谵语,利之则愈,宜承气汤,以热在里,结在膀胱也"句,更合理,可从。

膀胱,这里宜理解为上条"脐下"的互辞,有指子宫之意。

诊断:产后少腹坚痛,这是主症,自带的解释是因"恶露不尽"。知病位在少腹部,见坚满拒按,恶露不下,或恶露紫黯,夹有血块。

此时本可以用下瘀血汤。但下瘀血汤只能逐瘀,不能清热。而此证热势之盛,已至谵语。

"无太阳证",指无恶寒表证。烦躁发热,发热愈来愈甚(倍发热),但烦躁渐趋只作于日晡时,说明里热炽盛以至危急存亡之际。参考白虎汤与承气汤证之别,白虎汤时大热大汗,故予清热。至承气汤时,汗出只能在一些局部("手足漐然汗出"),发热只能有一段时间("潮热"),不急下泻热,则不足以存阴。

"食则谵语,至夜即愈"不甚合理,参《脉经》之文,病不仅有产后之日,亦有患病的演变过程(不大便四五日,脉微实再倍),主症、治法、方药,更符合临床。

"热在里,结在膀胱",膀胱应是子宫的错讹。在膀胱、子宫解剖器官名称上,张仲景是有点模糊的,后妇人杂病篇以肾气丸所治的"不得尿",认为是"胞系了戾",也使注家不得不从"脬"训"胞"。但这些都是小节,无伤大雅。

如此,本条证属瘀热互结证,且以热为急。

治疗:泻热为主,急下存阴,方中大黄长于荡涤实热之时,兼有一定逐瘀之功。"宜大承气汤主之"之"宜"含有考虑斟酌之意。

大承气汤在《金匮》中先后出现 4 次,热盛动风之痉病、大肠腑实之腹满、大肠湿热或热结旁流之下利、实热瘀结之腹痛等不同病证。

其它尚有产后中风的竹叶汤①证、烦乱呕逆为主症的竹皮大丸②证、下利为主症的白头翁加甘草阿胶汤③证及组方不明的阳旦汤④证等。或存在诸多争议(如竹皮大丸的"乳中虚"、阳旦汤的药物组成),或实属特殊体质的内科病证(如竹叶汤、白头翁加甘草阿胶汤),这里不赘。

本篇小结

本篇重点论述了妇人产后常见病的诊治。篇中所论关于产后病的大部分内容都极经典,为后世对产后病病理基础、证治规律的认识奠定了基础。

本篇的诊治特点为,人因素地位突出,尤其是新产妇人。在诊人的诸因素中,本篇属人的当前躯体状态。但判断不是通过诊断与鉴别诊断,而是根据个人史。这一特点对治疗的影响体现在,一是慎用峻猛祛邪药,如第 6 条,枳实芍药散治之不效,方才用下瘀血汤。二是加用补益药,如 11 条,治热利用白头翁汤加阿胶甘草。所用补益是补血药,照应到的即是产后机体的血虚状态。原文只曰"虚极",未言是何虚,血虚的判断是依据产后常态作出的。但篇中加用补益药以照顾其机体当前状态仅见此条,产后体虚虽是常态,但若非"虚极",补益并非常规治疗思路,与虚劳病篇的风格颇有相像。

---

① 產後中風,發熱,面正赤,喘而頭痛,竹葉湯主之。(9)

竹葉湯方:竹葉一把　葛根三兩　防風　桔梗　桂枝　人參　甘草各一兩　附子一枚(炮)　大棗十五枚　生薑五兩。上十味,以水一斗,煮取二升半,分溫三服,溫覆使汗出,頸項強,用大附子一枚,破之如豆大,煎藥揚去沫。嘔者加半夏半升(洗)。

② 婦人乳中虛,煩亂嘔逆,安中益氣,竹皮大丸主之。(10)

竹皮大丸方:生竹茹二分　石膏二分　桂枝一分　甘草七分　白薇一分。上五味,末之,棗內和丸彈子大,以飲服一丸,日三夜二服。有熱者倍白薇,煩喘者加柏實一分。

③ 產後下利虛極、白頭翁加甘草阿膠湯主之。(11)

白頭翁加甘草阿膠湯方:白頭翁　甘草　阿膠各二兩　秦皮　黃連　柏皮各三兩。上六味,以水七升,煮取二升半,內膠令消盡,分溫三服。

④ 產後風續之數十日不解。頭微痛,惡寒,時時有熱,心下悶,乾嘔,汗出。雖久,陽旦證續在耳,可與陽旦湯。即桂枝湯。方見下利中。(8)

延伸问题:产后病的时间界定及发展

后世产后病的概念,有了较为严格的规定。指从胎儿娩出到产褥期发生的与分娩或产褥有关的疾病。而产褥期则是指从胎盘娩出至产妇除乳腺外全身各器官恢复或接近正常未孕状态的一段时期。一般需6周左右。常见的产后病一般包括产后血晕、产后血崩、产后腹痛、产后痉症、产后发热、产后身痛、恶露不绝、产后小便不通、产后小便频数与失禁、产后大便难、缺乳、乳汁自出等病种。

后世对产后病的发病机理的研究,在《金匮》有关认识的基础上,进一步确定为主要有三的学术思想:一是失血过多,亡血伤津,虚阳浮散,或血虚火动,易致产后血晕、产后痉症、产后发热、产后大便难等;二是瘀血内阻,气机不利,血行不畅,或气机逆乱,可致产后血晕、产后腹痛、产后发热、产后身痛、恶露不绝等;三是外感六淫或饮食房劳所伤等,导致产后腹痛、产后痉证、产后发热、产后身痛、恶露不绝等。

后世对产后病的诊断,受《金匮》对产后腹痛、恶露特征等病证的辨析方法的启发,总结为应结合新产特点,强调"三审"。即审小腹痛与不痛,以辨有无恶露的停滞;审大便通与不通,以验津液之盛衰;审乳汁的行与不行,以及饮食之多少,以察胃气的强弱。

关于产后病的治疗,后世基于《金匮》既重视产后亡血伤津、气血俱虚的特点,又不远避祛邪诸法的相关论述,提出"勿拘于产后,亦勿忘于产后"的产后病治疗原则,根据产后病亡血伤津,瘀血内阻,多虚多瘀的病机特点,主张产后补虚须防滞邪、助邪;产后祛瘀须佐以养血,使不伤正。

婦人雜病脈證並治第二十二

《伤寒杂病论》的"杂病"是除却伤寒病之后者,"妇人杂病"则是除去胎产病之后者。本篇所论述的内容包括月经病、带下病、前阴各疾病等为妇女所特有的疾病,以及如脏躁、咽中炙脔等以女性为多见的疾患。证候繁多,难以统一命名,故名"杂病"。

【月经病】

一、崩漏

崩漏指经血非时而下。暴下不止者谓之"崩",淋漓不断者谓之"漏"。

第9条讲述了崩漏属冲任虚寒夹有瘀血者:"問曰:婦人年五十所,病下利數十日不止,暮即發熱,少腹裏急,腹滿,手掌煩熱,唇口乾燥,何也? 師曰:此病屬帶下。何以故? 曾經半產,瘀血在少腹不去。何以知之? 其證唇口乾燥,故知之。當以溫經湯主之。溫經湯方:吳茱萸三兩　當歸二兩　芎窮二兩　芍藥二兩　人參二兩　桂枝二兩　阿膠二兩　生薑二兩　牡丹皮二兩(去心)　甘草二兩　半夏半升　麥門冬一升(去心)。上十二味,以水一斗,煮取三升,分溫三服,亦主婦人少腹寒,久不受胎,兼取崩中去血,或月水來過多,及至期不來。"

诊断:"妇人年五十所",即五十岁左右,年届绝经期。

"病属带下",即妇科病的意思,《史记》"扁鹊名闻天下,过邯郸,闻(赵)贵妇人,即为带下医。"带下医,即是妇科医生。带下的这一含意后被称为广义带下,而将今之带下则作狭义解,实是"带下"词义缩小。具体的病则属崩漏病的漏。因其"下利(血)数十日不止"。

"下利"多认为应是"下血"之讹。不仅《直解》《金鉴》等如此改过,更重要的是,温经汤是崩漏名方,而非治利主方。故此,"下利数十日不止",高度怀疑当是"下血数十日不止",即是漏下不止之意。这是病名诊断,亦是主症。

"少腹里急,腹满",一般从瘀血内停,气滞不畅解。

"暮即发热,手掌烦热",则被解读为血去阴伤,阴虚内热。

"唇口干燥",原文自带的解释是瘀血的原因。

"曾经半产,瘀血在少腹不去",这是病机诊断:瘀血内停。瘀血的形成是曾经小产所留。但从用药来看,应还有冲任虚寒的一面,且还是主要方面。故对本条的病机,公认的认识是冲任虚寒,兼夹瘀血。冲任虚寒的临床表现原文未有具体交代。需自行依据临床补充。

治疗:温补冲任,养血祛瘀。方用温经汤。

延伸问题:温经汤中的特殊配伍

温经汤中,吴萸、人参(吴茱萸汤变方)暖经;当归、芍药、川芎(当归芍药散治肝组成)调补本脏;桂枝、芍药(桂枝汤主要结构)与丹皮调和气血(桂枝茯苓丸组成);丹皮(今多用其炭)并能凉血止血。麦冬、阿胶补养阴血,以弥补出血引起的阴血不足。大约是因出血量甚小,故方中未将止血排在第一要务。

比较同治虚寒出血证的黄土汤的组方思路,方中止血(凉血止血、温经止血)、养阴血、暖补本脏(一为脾脏、一为子脏)是共同的,只是因归经不同,所用具体药物有所不同而已。但是,温经汤中独有的配伍小半夏汤(生姜半夏),则是非常独特的,甚至是难以理解的。

王绵之曾回忆过他早年学医时的一个经历:"一个女孩子闭经,是温经汤证,很清楚,我也用了温经汤,但我没有用半夏,结果吃了以后月经没有来,鼻子出血了,所谓倒经。回来也是我父亲给我讲了,半夏是阳明经的降药,半夏和吴茱萸在温经汤里边,一肝一胃,一冲一任,一升一降,不能随便动,根据病人的体质、病情适当来调整用量。"[王绵之. 北京中医药大学学报(中医临床版),2005,1:22]提示小半夏汤在治胃(和胃止呕如小半夏汤、小柴胡汤)、治肺(化痰止咳如射干麻黄汤等)、治梅核气(化痰理气如半夏厚朴汤)之外,还有另外的功能存在。王老的解说,为这一另外功能的机理提供了思路。

二、闭经

闭经指无月经或月经停止。

原文14条讲述了闭经属于瘀血内结者:"婦人經水不利下,抵當湯主之。**抵當湯方:水蛭三十個(熬) 虻蟲三十枚(熬、去翅足) 桃仁二十個(去皮尖)大黃三兩(酒浸)。上四味,為末,以水五升,煮取三升,去滓,溫服一升。"

诊断："妇人经水不利下"，即闭经。这是病的诊断。

主症未加阐述。从所用方与下瘀血汤组方思路相同推测，是瘀血内结之证。故病机被解读为瘀血内阻，月经不行。这是证的诊断。

治疗：破瘀通经。用抵当汤。方与下瘀血汤组方思路相同，皆以大黄桃仁与虫类逐瘀药组方，只是此方的虫类药不是䗪虫，而是水蛭与虻虫，同样是祛瘀峻药。

三、月经不调

月经不调指月经周期或出血量的异常。

原文第10条讲述了月经一月两行属瘀血内停者："**带下經水不利，少腹滿痛，經一月再見者，土瓜根散主之。土瓜根散方**_{陰㿗腫亦主之}：**土瓜根　芍藥　桂枝　䗪蟲各三兩。上四味，杵為散，酒服方寸匕，日三服。**"

诊断："带下"，仍是妇科病意。所病"经水不利"，即月经不调。不调乃是统称，此证的具体表现是"经一月再见"，"见"是"现"的古字，故当读如"现"，即月经一月两行。这是主症。《本草纲目·草部·王瓜》中，"经一月再见"前有"或"字，"或经一月再见"，使与"经水不利"并列，即此方并治经水不利（闭经）与经一月两行二病证。亦可行。

"少腹满痛"，本条的月经不调是瘀血所致（因所用药物而知），故其疼痛特点多认为少腹胀满疼痛，按之不舒或拒按。月经的特点则是经量少色紫黯。舌质紫黯或有瘀斑瘀点，脉沉涩等。

治疗：活血破瘀，方用王根散。方中王瓜根乃葫芦科植物王瓜的根。性味苦，寒。归手、足阳明经，一说归心、肺、膀胱三经。功能泻热生津，破血消瘀。治经闭，癥瘕等。汤剂内服用量5～9克。但一般多改用桃仁、红花。䗪虫亦是逐瘀之品。桂枝与芍药相配，是桂枝汤的基本构成，亦是桂枝茯苓丸的底方，旨在和血行血。

【带下病】

带下病指带下的量明显增多，色质气味发生异常，或伴全身或局部症状者。

原文15条与20条皆讲述了带下病的外治法。

15条："妇人经水闭不利，臟坚癖不止，中有干血，下白物，矾石丸主之。矾石丸方：矾石三分（烧）　杏仁一分。上二味，末之，炼蜜和丸枣核大，内臟中，剧者再内之。"

诊断："经水闭不利"是闭经。属月经不调。"下白物"是白带病。

"脏坚癖不止","脏"应是指子脏,即子宫。方后"内脏中"之"脏"具体则是指阴道。"癖",古同"痞",痞块。"坚",《说文》"刚也",泛指坚硬,结实。"脏坚癖不止"的原因是"中有干血"。干血是瘀血的一类。此当是导致闭经的病因。

"内有干血"之外,尚有"下白物"之疾,白物即是带下。带下的原因,从用药可知,应是湿浊下泄。亦有解作湿热者,但矾石丸燥湿确实,清热不足,若果是湿热带下,需做用药调整。

治疗:先治带下。燥湿止带。矾石丸外用,"内脏中"即纳入阴道。

20 条:"**蛇床子散方,温阴中坐藥。蛇床子散方:蛇床子仁。上一味,末之,以白粉少許,和令相得,如棗大,綿裹内之,自然温。**"

诊断:给药方式为"坐药""纳之"。这种方式,当是阴道病而非子宫病,换言之,是带下病而非月经病。故主症当是带下。"温阴中",治后"自然温",知属寒证的带下,常见脾虚与肾虚两种。俱是带下量多清稀无臭,阴部有寒冷感。因用蛇床子为方,蛇床子治寒湿带下及阴部湿痒。该药辛苦温,有小毒,功能杀虫止痒,燥湿止带,温肾壮阳。知本条病属肾阳不足的带下证。或亦有阴痒存在。

治疗:外治法。蛇床子仁研末,白粉所指有不同看法。一曰米粉,一曰铅粉。"和令相得,如枣大",似乎起的是黏合剂的作用,当是米粉。做成枣样大小,以丝绸包裹,纳入阴道。

【阴吹】

阴吹指妇人阴道时时有气排出,并能发出声响,状如矢气。

见原文 22 条:"**胃氣下泄,陰吹而正喧,此穀氣之實也,膏髮煎導之。**"

诊断:"阴吹而正喧",症状诊断。指阴道排气,声音响亮,令人可闻。喧,大语也,声音大而嘈杂。正,公然,显然。

"胃气下泄""谷气之实",是病理诊断。但腑实是否为病因,则待证实。部分学者提出可能是因为存在阴道直肠瘘。但我于临床见过此类阴吹病人,并无阴道直肠瘘,当然更无瘘管者。且若有阴道直肠瘘,则不仅是气体,还可能有粪便之类。不过,因这样的病人,往往伴有便秘,且通腑剂如麻子仁丸之类也确能有效,故或因此而将此证诊为谷气之实。

治疗:"导之",导者疏通。"之"代指此病。亦有将"导"解释为塞肛者。因张仲景和行文习惯,或谓"～方主之",或"可与～"。而"导之"《伤寒论》233条亦见:"阳明病,自汗出,若发汗,小便自利者,此为津液内竭,虽硬不可攻之,当须自欲大便,宜蜜煎导而通之。若土瓜根及大猪胆汁,皆可为导。"且有详细说明。"蜜煎导法方:食蜜(即供食用之蜂蜜)七合。上一味,于铜器内,微火煎,当须凝如饴状,搅之勿令焦着,欲可丸,并手捻作挺,令头锐,大如指,长二寸许。当热时急作,冷则硬。以内谷道(指肛门)中,以手急抱,欲大便时乃去之。""土瓜根方已佚"。"猪胆汁方:又大猪胆一枚,泻汁,和少许法醋(按官府法定标准酿造的食用米醋),以灌谷道内,如一食顷(约吃一顿饭的时间。顷,少时。形容时间短),当大便出宿食恶物,甚效。"蜜煎即是塞肛法;土瓜根方据《肘后方》:"治大便不通,土瓜采根捣汁,筒吹入肛门中,取通",此与猪胆汁方都类似灌肠法。故本条的"导之",当也是外用之意。

膏发煎中有大量猪膏入药,与血余组方,功能补虚润燥,化瘀通便。但现代临床猪油较难为病人接受,一般以小承气、麻子仁丸取代之。

其它:

水瘀互结于血室少腹满。

见原文 13 条:"**妇人少腹满如敦状,小便微難而不渴,生後者,此為水與血俱結在血室也,大黄甘遂湯主之。大黄甘遂湯方:大黄四兩 甘遂二兩 阿膠二兩。上三味,以水三升,煮取一升,頓服之,其血當下。**"

诊断:"妇人少腹满如敦状"是主症。指妇人少腹膨隆,突出,犹如敦状。敦(duì):古代食器,上下稍锐,中部肥大。

"小便微难而不渴",教材多从鉴别诊断作解。认为若小便不利,口渴,说明是蓄水证;若小便自利,口不渴,则说明是蓄血证;而现在是小便微难(较不利轻),不渴,结合病史"生后者"(生子以后得病),认为是水瘀互结。"水与血俱结在血室"也是原文自带的解释。

这也构成对本条病机的认识,即产后血瘀内停,与水结于血室。

瘀、水及水瘀互结皆可致少腹满。这里仅凭小便微难及生之后作诊断,依据不够。需待再作补充。以方药为例,大陷胸汤由大黄、芒硝、甘遂组成,与本方祛邪思路颇一致,但彼为泻热逐水,本方则谓其破血逐水。这是据原文"水与血俱结在血室"对方剂功效作的修正,诊断理由尚有待再展开。

治疗:破瘀逐水。方用大黄甘遂汤。方中大黄破瘀行血,甘遂攻逐水饮,阿胶补血扶正。

【内科病】

一、梅核气

梅核气是中医病证名,指以咽中有异物感,咳吐不出,但不影响进食为特征的疾病。

原文第5条讲述痰凝气滞的梅核气:"**婦人咽中如有炙臠,半夏厚朴湯主之。半夏厚朴湯方**《千金》作胸滿,心下堅,咽中帖帖,如有炙肉,吐之不出,吞之不下。:**半夏一升　厚朴三兩　茯苓四兩　生薑五兩　乾蘇葉二兩。上五味,以水七升,煮取四升,分溫四服,日三夜一服。**"

诊断:"妇人咽中如有炙脔"(炙脔:烤肉块。脔,小块肉),即自觉咽中有物阻塞感,今普遍用梅核气形容之。因虽感咽之不下,吐之不出,但固体食物的通过并无异状,故曰"气"。此病常见,据临床所见,病情呈发作性,每与情绪因素有关。

治疗:化痰理气,开结降逆。方用半夏厚朴汤。半夏厚朴汤是治疗梅核气的经典名方。

延伸问题:梅核气与半夏厚朴汤的关系

半夏厚朴汤治梅核气影响之广之大,以致普遍认为梅核气即等于是半夏厚朴汤证,这是一种误会。梅核气的典型证是半夏厚朴汤的痰气交阻,但随病情进展演变,它可向着两个方面延伸。一是气滞方向。气滞是肝气郁滞,它可发展为气滞血瘀,肝阴暗耗,甚至肝肾亏虚。另一是痰凝方向。痰是脾不健运所生,它可发展为脾气虚、脾阳虚,甚至脾肾阳虚。气滞与痰凝二者相合,演变出的证情远不止是半夏厚朴汤证。我即曾经在临床见过属黄芪建中汤证的梅核气。

二、脏躁

脏躁,中医学病证名。指情绪低落为特征的疾病。

原文第6条:"**婦人藏躁,喜悲傷欲哭,象如神靈所作,數欠伸,甘麥大棗湯主之。甘麥大棗湯方:甘草三兩　小麥一升　大棗十枚。上三味,以水六升,**

煮取三升,温分三服。亦补脾氣。"

诊断:"妇人脏躁",现已共识,脏躁不是妇科病,男性亦有。脏躁之脏,有多种解释,教材一般解作心脾两脏。但呼应心脾二脏的什么功能,理由未明。

"喜悲伤欲哭,象如神灵所作,数欠伸"是主症。喜者,容易、常常。因其近乎无故悲伤,有悖常理,似被神灵影响了般,使人难以理解。这是说的其人沉浸在自己的负面情绪中,类似今之抑郁症。"神灵所作",类似百合病之"如有神灵者",与神昏谵语时的"如见鬼状"(出《伤寒论》《金匮》之热入血室等),形貌大别。显示出张仲景表达病情时,为图准确,在用词上的讲究。此是特征性主症。

"数欠伸","欠伸"是打哈欠。"数"是频繁。也是此类病人常见的临床表现。

对其病机,教材多解读为心脾两虚,虚热躁扰。

治疗:补益心脾,宁心安神。方用甘麦大枣汤。

延伸问题:脏躁之脏为何脏?

脏躁所指历来是研究《金匮》的一个难题。脏躁之脏有"肝虚肺并伤其魂而然"说(赵以德《衍义》),"肺燥而肝心之病为病"说(黄元御《悬解》),"子宫血虚"说(沈明宗《编注》,尤在泾《心典》),"血虚脏空说"(魏荔彤《本义》),"五脏"说(黄树曾《释义》),"以心为主,影响肝肾"说(吴谦《金鉴》)等。各见虽然复杂,但除个别者外,多认为不是子宫。

如今脏躁属情志病已基本达成共识,情志病不是女性独有,显然不是子宫等妇人独有器官的病变所致,故脏不可能是指子宫大致可定。

于第一篇时已经述及,情志病在《金匮》中是滞后于外感致病的认识,从第三篇的百合病直至本篇,都有情志病的出没,零星而不系统,显示对这一类疾病,在理论上的认识深度不够,主要处在经验性层次而已。故此,对脏躁病位的认识,有所不清也就不难理解。

据此,这里的"脏",可理解为内伤病的意思,具体所指何脏,因未有交代,不可过度解释。

三、转胞

转胞,《金匮》病证名,后世舍弃不用。指以小便不得,小腹胀痛为特点的病症。

原文19条讲述肾气虚寒所致的**"不得溺"**:**"问曰:妇人病,饮食如故,烦热不得卧,而反倚息者,何也? 师曰:此名轉胞。不得溺也。以胞系了戾,故致此病,但利小便则愈,宜肾氣丸主之。"**

诊断："不得溺"，即不得尿，是主症。对此主症的病机解释，原文自带的是，因转胞，使胞系了戾使然。

"了戾"，萦回盘曲貌。《淮南子·原道训》"扶摇抮（zhěn，转也）抱羊角而上。"汉高诱注："抱，了戾也，扶摇如羊角，转如曲萦（yíng，缭绕也）行而上也。"段玉裁注："凡物二股或一股结纠绉缚（紾：zhěn，扭，拧。缚：fù，束也。捆挷）不直伸者，曰'了戾'。"转胞，胞系了戾，类似病理解剖性质的阐述。即因为胞的位置发生倒转或扭转，使胞上的各种系带发生扭曲缠结之类，系带中的小便于是被阻，不能正常排出。

按照此意，转胞的胞，注家多从"脬"（pāo）解。即膀胱。即转胞不是妇科病，而是内科病。

排尿不畅但无水肿的病，病变位置应在肾脏泌尿环节之后。肾气丸在临床可用治男性前列腺肥大引起的排尿困难，多中年以后起病，因肾气虚寒所致者，与此症相仿。而现代研究与临床病例亦已证实，女性的尿道后部也有相当于男性前列腺的腺体。这些腺体在胚胎时期与男性的前列腺同源，同时也受内分泌的影响与控制。如果发生慢性炎症或结节性瘤样增生，导致膀胱颈部狭窄甚至梗阻，也会产生以排尿不适为主的一系列症状。临床上称之为"女性前列腺闭塞综合征"或"女性前列腺肥大""女性前列腺残迹增生"。女性前列腺性闭塞综合征多发生于 40 岁以上的中老年妇女，早期可有排尿不畅，尿线细，冲力不大。与《金匮》转胞也相仿。病程一般都比较长，多数患者会出现顽固性尿路感染。

"烦热不得卧，而反倚息"，指心烦躁热甚或竟发热，不能静卧，坐立不安，倚几喘息。

"饮食如故"是饮食正常之意。意在鉴别诊断。

治疗："但利小便则愈"。用肾气丸。

本篇小结

本篇论述了除妊娠与产后病之外的妇科病。包括月经病、带下病及小腹前阴部位的疾病等。因是胎产病之外所有妇科病的汇总，所含较多，故曰"杂病"。与伤寒杂病论的"杂"含意相仿。甚至，因为认识条件的原因，尚包含有部分虽当时以妇科为多见，但实属内科病范畴者，且至今影响重大，如梅核气、脏躁等。

月经病部分述及的有崩漏，闭经，一月两行等；带下病部分仅一些外治的验方,未细述如何诊断的问题。以上皆是具体方治的汇集,未如内科病部分从病的角度阐述其分类、病因病机、治则治法及预后判断等各项,认识滞后于内科病。

延伸问题:妇人三篇的评价

《金匮》的妇科病部分共有妊娠病、产后病及妇人杂病三个篇章。前二者是胎与产,后者是除胎产病之外所有妇科病的集合,包括月经病、带下病及前阴小腹少腹部位的病变等。因其包含内容较多,故也曰杂病,只是"妇人杂病"。从这一命名杂病的"思路",也可以帮助理解"伤寒杂病"的关系。这两个杂病的性质是相同的。伤寒病与胎、产病死亡风险都较大,理当更被医家重视与强调。

妇人病三篇,病都被下降至篇章之下的级别,故妊娠恶阻、产后腹痛、崩漏等诸症俱是病名,但都尚处在临床表现层次。

妇科三篇的这一划分方法,是某种按科别的大致分法。分类本身,既未能揭示某种内在本质,也未能借由这一划分法推进认识。整个妇人三篇,以单一病为先的诊断思路并不明显。就张仲景贯彻自己的学术思想而言,他是有姑息与让步的。因其未能完成按病划分的全书设想。这当然是因为不得已。因为条件限制的做不到,更可能是因为看妇科病较少,经验积累不如内科病多的缘故。

妇人三篇未见冲、任字样。言及妇人病位,有子脏(妊娠病3条),太阴(妊娠11条),脐下(产后病6条),膀胱(产后病7条),血室(妇人杂病1~4、13条),胞门(杂病8条),少腹(杂病9条),脏(杂病15条),阴中(杂病20~21条)等,很不统一,似还处在学术探讨阶段。同时,妇人三篇的引用最频繁。所引不仅有前面诸篇多见的理论阐述类,更有之前各篇较少见的方治类。

从对疾病认识的深度而言,伤寒与杂病之间,张仲景更长于前者,因当时疾病谱的原因。就内科病与妇科病而言,张仲景又以内科病为长。但从整体学术思想而言,是与全书一致的,表现出其学术观点的体系性与完整性,或者说学术思想的形成与成型。而就篇中众多的有效治方而言,则是弥足珍贵的,说是神迹大约亦不为过。

2017 年 8 月 6 日初稿

2017 年 12 月 24 日二稿

2018 年 5 月 27 日定稿

2019 年 12 月重修

后　记

　　三审通过时,编辑东枢老师委婉地表达出对书的下半部有所保留。

　　仔细看了,是因为这本书之前有一段时间曾经名曰《金匮备课与思考》,那时的做法是,以"金匮"为主角,逐条展开。改成现书名后,体例未作更动,但"我读"却带来了"角色"的改变,作为学术性专著,原来的体例就变得很是不利,因有相当的部分没有"我读"(有些是因为很清楚,不需要;有些疑难的部分则是没有新的文本证据;更多的是我力不逮)。这应该就是东枢老师意见的主旨。

　　思之再三,某个清晨于海边散步时,突然就找到理由说服了自己:学校教育的原因,如今的中医人都至少人手一本全文原著,既书名冠以"我读",当一些条文没有"我",即没有个人意见时,应是可以允许将这部分原文在书中作简约甚或省略处理的吧。

　　突破这一瓶颈后,随之而来的另一问题是,如此处理后,如何使章节仍具有完整性?虽然,若体例改为以设问、回答这一问答体的方式,是最易解决的,但这种体例却非常不适合体系性学术理论的架构,而张仲景在学术上是已形成一致性思想的。临床医学无非诊断与治疗两件事。《金匮》(当今亦然)"治"的部分,都尚处在"用"的层次,属于经验,远未能形成理论体系,故对这部分有所减略,也不会破碎原书的思想,而"诊"的部分,因已形成全书一致的理论思路,若对其做出取舍,就很有可能使仲景失真于我的唐突造次。

　　心中不安,踌躇多日不能作决,甚至一度想过放弃作罢。是鉴于现实中对仲景书最大的误读已经发生了,这就是辨证论治角度,而且这种误读因为众口一词,使学人失去敏感度,浑不自知,那么,权且就让本书作一个探索性的尝试吧。

　　在做法上,将各篇中属于"诊"的内容梳理出来,以自己对仲景在诊断思路上的既有认识为平台,将篇中相关内容贯穿为一体。不是简单地削减即发生在这个环节。在试写了疟病、虚劳、黄疸三个病篇后,将其作为样稿,再回过头

我读《金匮》

来书写设计方案,梳理理念使更清晰,以供后篇参照掌握,因《金匮》各篇成熟度不同,书写困难性质不一。

　　我想,世间人写的书大概总有不如人意处,好比短板,只能无奈,好在书的价值并不由不如意处而定,只要能有些长板就好。希望本书亦能有它的存世价值。当然,虽是立足于"我读",但主观上,尽量忠实于作者,至少保留出作者的角度,不以代言人自居的意识是时刻也不敢忘的。

　　有些话未尽说,有些话或不当说,权且就这样吧。

2020 年 1 月 4 日
于香港家中